腹盆部影像诊断陷阱
与典型征象

SPECIALTY IMAGING™
PITFALLS AND CLASSIC SIGNS
OF THE ABDOMEN AND PELVIS

主编　Khaled M. Elsayes

　　　Akram M. Shaaban

　　　Christine O. Menias

主译　严福华　李若坤

科学出版社

北京

图字：01-2019-3850

内 容 简 介

　　"同病异影、异病同影"是临床影像诊断工作的挑战。腹盆部解剖结构复杂，疾病种类繁多，临床实践中非常容易误诊。本书主要章节按照"类似恶性肿瘤的良性病变"和"类似良性病变的恶性病变"进行编排，以临床征象为主线，系统描述相关部位疾病的典型征象与表现，每个章节都包含了数个可能被误诊的案例，强调诊断陷阱与误区（尤其是诊断技术相关性陷阱），注重影像知识点的横向及纵向联系，便于读者建立完整的鉴别诊断体系。全书包括肝、胰腺、胆囊、脾、肾上腺、肾、前列腺、女性生殖系统等领域，内容翔实，主要涵盖腹盆部放射学内容，兼顾超声、核医学等。

　　本书适用于医院放射科医师，以及消化科、普外科、肿瘤科、泌尿外科、妇产科等临床医师阅读参考。

图书在版编目（CIP）数据

腹盆部影像诊断陷阱与典型征象 /（埃及）哈立德·M. 埃尔萨耶斯（Khaled M. Elsayes）主编；严福华，李若坤主译. —北京：科学出版社，2019.6
书名原文：Specialty Imaging：Pitfalls and Classic Signs of the Abdomen and Pelvis
ISBN 978-7-03-061563-3

Ⅰ. ①腹… Ⅱ. ①哈… ②严… ③李… Ⅲ. ①腹腔疾病 - 影象诊断 Ⅳ. ① R572.04

中国版本图书馆 CIP 数据核字（2019）第 110541 号

责任编辑：高玉婷　郭　威 / 责任校对：郭瑞芝
责任印制：肖　兴 / 封面设计：龙　岩

ELSEVIER

Elsevier (Singapore) Pte Ltd.
3 Killiney Road, #08-01 Winsland House I, Singapore 239519
Tel: (65) 6349-0200; Fax: (65) 6733-1817

版权所有，违者必究。未经本社许可，数字图书馆不得使用

科 学 出 版 社 出版
北京东黄城根北街 16 号
邮政编码：100717
http://www.sciencep.com

三河市春园印刷有限公司　印刷
科学出版社发行　各地新华书店经销

*

2019 年 6 月第 一 版　　开本：889×1194　1/16
2019 年 12 月第二次印刷　印张：23 3/4
字数：765 000
定价：198.00 元
（如有印装质量问题，我社负责调换）

译 者 名 单

主　译　严福华　李若坤

副主译　张嘉佳（Jason Zhang）　赵晋华　强金伟

译　者　马媛媛　王璐娜　邓　林　师小凤　朱乃懿

　　　　任新平　孙　娜　孙　琨　李　雪　李　瀛

　　　　李卫侠　李勇爱　杨琰昭　陆　静　陈炽华

　　　　林慧敏　赵雪松　秦　乐　袁　正　徐学勤

　　　　曹琪琪　程增辉　Bipul Neupane

主　审　张嘉佳（Jason Zhang）

首先且最重要的是，我想把这个时刻献给全能的上帝，他引导我获得这些知识。

为了纪念我的父母。

致我的妻子和孩子。

我也借此机会感谢那些在我的放射学生涯中指导过我和激励我完成本书的人。

致我的导师、朋友和所有同事：

-MD安德森癌症中心，尤其是Chusilp Charnsangavej，Marshall Hicks，Joel Vikas Kundra，Randy Ernst和Aliya Qayyum

-密歇根大学，尤其是Isaac Francis，Joel Platt，James Ellis，Rich Cohan 和Hero Hussain

-埃及，特别是Hazem Moharram，Mamdouh Mahfouz，Tarek Eldiasty，Ikram Hamed，Ahmed Samy，Mohamed Moustafa，Moustafa Ismail，Omar Moawyah，Ihab Fathy和Amr Nasef

-Mallinckrodt放射学研究所，尤其是Jeffrey J. Brown，Vamsidhar R. Narra， Jay Heiken和Christine Menias

-其他，尤其是John Leyendecker（维克森林大学），Rich Baron（芝加哥大学）， Haitham Elsamalouty（托莱多大学）和Akram Shaaban（犹他州大学）

致本书的所有贡献者。

致我所有的医学生和住院医师。

KME

致我的父母，你们教会了我坚持不懈和努力的价值。

致我的妻子Inji，我的儿子Karim和我的女儿May和Jena，我生命中的珍宝，感谢你们的理解 和巨大的支持。

致我所有的住院医师，你们的挑战性问题使我成为一名更好的放射科医生。

AMS

我想把这本书奉献给我以前所有的住院医师、专科医师、同事和老师， 他们一直长期坚持不懈地教导我。没有他们，这项工作就无法完成。

COM

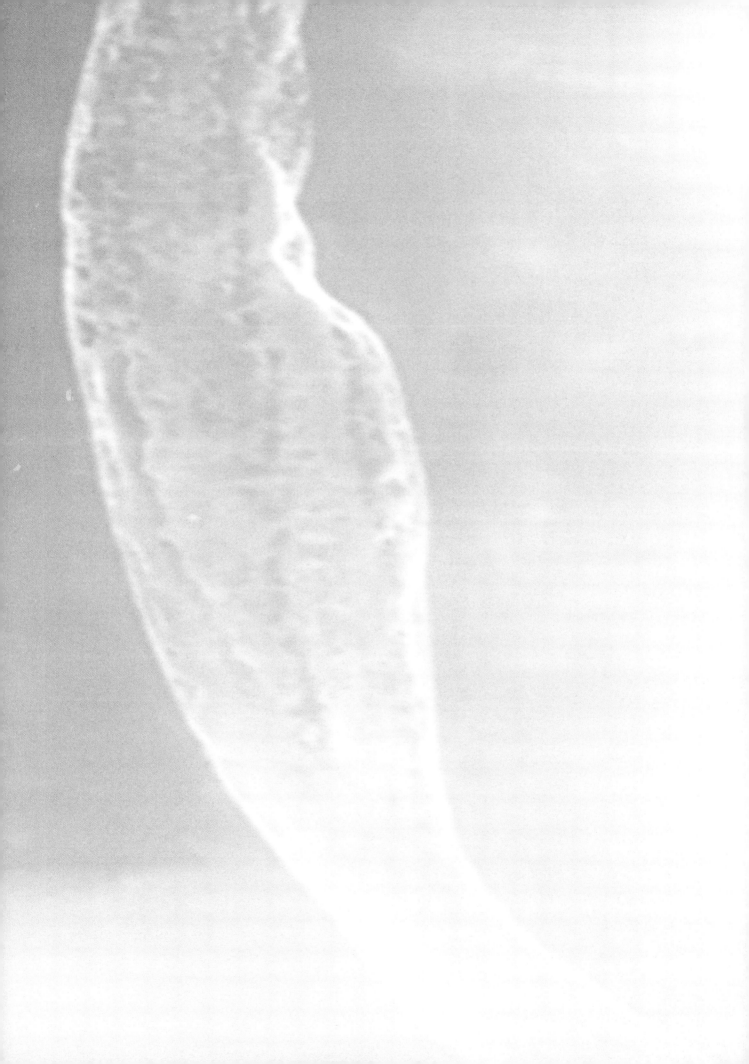

原 著 者

Miral P. Gupta, MD
Diagnostic Radiology Resident
University of Texas-Houston
Houston, Texas

Eslam Y. Wassal, MD, MSc
Research Intern
Department of Diagnostic Radiology
The University of Texas M.D. Anderson Cancer Center
Houston, Texas

Hubert H. Chuang, MD, PhD
Assistant Professor
Department of Nuclear Medicine
Division of Diagnostic Imaging
The University of Texas M.D. Anderson Cancer Center
Houston, Texas

Gregory C. Ravizzini, MD
Assistant Professor
Department of Nuclear Medicine
Division of Diagnostic Imaging
The University of Texas M.D. Anderson Cancer Center
Houston, Texas

Yehia M. ElGuindy, MD
Resident
Department of Radiology
University of Toledo
Toledo, Ohio

Rafael Andrés Vicéns, MD
Abdominal Radiologist
Department of Radiology
Auxilio Mutuo Hospital
San Juan, Puerto Rico

Kamran Ali, MD
Associate Professor of Radiology
Department of Radiology
University of Kansas School of Medicine-Wichita
Wichita, Kansas

Eniola F. Mudasiru-Dawodu, MD
Radiologist
West Houston Radiology Associates
Houston, Texas

Tina E. Sprouse, MD
Women's Imaging Fellow
Georgetown University Hospital
Department of Radiology
Washington, District of Columbia

Ketan Yogesh Shah, MD
PGY3 Radiology Resident
Baylor College of Medicine
Houston, Texas

Richard L. Baron, MD
Professor of Radiology
Department of Radiology
University of Chicago Pritzker School of Medicine
Chicago, Illinois

Ahmad A. Khan, MD
Fellow, Abdominal Imaging
Department of Radiology
The University of Texas M.D. Anderson Cancer Center
Houston, Texas

Ehab H. Youssef, MD, FRCR
Clinical Lecturer of Radiology
Department of Radiology
University of Michigan
Ann Arbor, Michigan

Nicolaus A. Wagner-Bartak, MD
Assistant Professor of Diagnostic Radiology
Section of Abdominal Imaging
Department of Diagnostic Radiology
The University of Texas M.D. Anderson Cancer Center
Houston, Texas

Veral D. Amin, MD
Diagnostic Radiology, PGY3 Resident
Department of Radiology
Baylor College of Medicine
Houston, Texas

Ravinder S. Legha, MD/MS
Assistant Professor of Radiology
Department of Diagnostic Imaging
The University of Texas M.D. Anderson Cancer Center
Houston, Texas

Kareem F. Ahmed, MD
Research Assistant II
Department of Diagnostic Radiology
The University of Texas M.D. Anderson Cancer Center
Houston, Texas

Mohammad K. Eldomery, MD
Postdoctoral Research Fellow of Genetics
Department of Molecular & Human Genetics
Baylor College of Medicine
Houston, Texas

Ajaykumar C. Morani, MBBS, DNB, MD
Assistant Professor of Radiology
Department of Diagnostic Radiology
The University of Texas M.D. Anderson Cancer Center
Houston, Texas

Ania Z. Kielar, MD, FRCPC
Department of Radiology
Associate Professor, University of Ottawa
Ottawa, Ontario, Canada
Adjunct Professor, University of Toronto
Toronto, Ontario, Canada

Stephen R. Lee, MD
Clinical Fellow in Radiology
Abdominal Imaging and Intervention, Department of Radiology
Massachusetts General Hospital
Boston, Massachusetts

Mohammed S. Al-Natour, MD
PGY5 Radiology Resident
Department of Radiology
University of Toledo Medical Center
Toledo, Ohio

Corey T. Jensen, MD
Assistant Professor of Radiology
Department of Radiology
The University of Texas M.D. Anderson Cancer Center
Houston, Texas

Amit Pandya, MD, RDMS, RVT, RDCS
Assistant Professor of Radiology
Department of Radiology
University of Michigan
Ann Arbor, Michigan

Ahmed Abdelbaki, MD
Surgery Resident
Guthrie Clinic/Robert Packer Hospital
Sayre, Pennsylvania

Priya Bhosale, MD
Associate Professor of Radiology
Department of Abdominal Imaging
The University of Texas M.D. Anderson Cancer Center
Houston, Texas

Ahmed M. Zaki, MD
Research Assistant in Abdominal Imaging
Department of Diagnostic Radiology
The University of Texas M.D. Anderson Cancer Center
Houston, Texas

Abdelhameed M. Nienaa
Medical Student
Alexandria University Faculty of Medicine
Alexandria, Egypt

译 者 前 言

　　腹盆部解剖结构复杂，疾病种类繁多，临床表现缺少特异性，影像学征象多有交叉重叠，在临床实践中非常容易误诊。《腹盆部影像诊断陷阱与典型征象》一书以独特的视角进行撰写，每个章节都包含了几个可能被误诊的案例，并提供详细的临床病史，最大可能的模拟临床实际情景。该书着重论述了各类典型征象，对相关病理生理学基础知识、临床特点及影像表现进行了精炼的讲解与总结。本书的另一特色之处是系统指出了可能导致误诊的各类诊断陷阱，深入分析了误诊原因和避免方法，对临床工作具有实际指导价值。

　　该书原著由来自美国安德森癌症中心、梅奥医学中心等10余所全球顶级医院的近30位知名放射学专家共同编写，所涉及的影像诊断知识极为丰富。全书共分为12章，涵盖腹盆部（肝脏、胰腺、胃肠道、泌尿生殖系统等）的常见及少见疾病，涉及超声、CT、MRI、PET-CT等领域，收集了临床病例精华，资料翔实，每一种疾病都附有清晰、典型的图像，有助于读者对腹盆部疾病影像诊断知识的综合掌握。该书立足常见病，辅以少见病和疑难病，以完整的临床资料和优质的影像资料为切入点，以问题解析为基本要点逐步分析推理，对疾病的典型征象、诊断陷阱、鉴别思路进行了科学、系统、规范的讲解，有助于启迪诊断思路，触类旁通，举一反三，提升腹盆部疾病影像诊断水平。

　　以上海交通大学医学院附属瑞金医院放射科为主的译者团队，在腹盆部疾病影像诊断及科研领域均有较深造诣。参译人员均为工作在临床一线的优秀中青年骨干，他们不辞辛劳，数易其稿，以匠心精神，力求最精准的反映原著精髓，将此专著共享于国内同道。

　　本书通俗易懂，图文并茂，贴合临床实践，适合于从事影像诊断专业各级人员学习参考。

上海交通大学医学院附属瑞金医院放射科主任

2019年6月

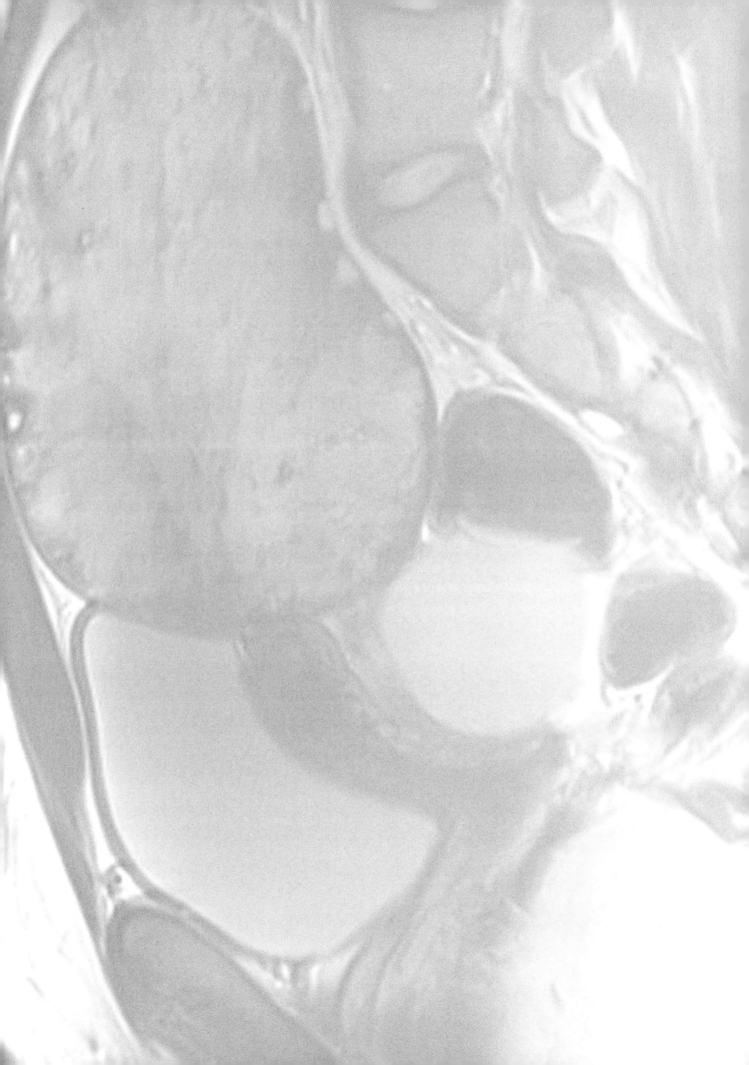

原 著 前 言

  影像诊断学在临床应用广泛，在疾病诊断和治疗中发挥着重要作用，但在临床实践中许多腹盆部病例常被误诊，因许多放射科医生不完全熟悉解剖、形态、生理、血流动力学、生物学基本知识，以及对临床和放射学知识的缺乏。频发的影像误诊会进一步造成错误治疗和潜在的不良后果。

  解决这些问题，需要通过案例分析的方法理解各种基本概念和原理。在本书中，每个章节都包含了数个可能被误诊的案例，深入讨论了误诊原因、基本原理和系统分析方法，以避免类似情况的发生。

  本书介绍了放射科执业医师和住院医师必须具备的专业知识，以避免临床误诊，并在具有典型特异征象时做出精准的诊断。

  与其他放射学书籍不同，本书从临床应用的角度诊断疾病。这些病例逐层递进地详细描述了放射学专家的分析思路，向读者展示了腹盆部病变影像诊断陷阱和典型征象。这些案例侧重描述常见疾病的临床表现、相关病理学、解剖学、生理学及影像学特异征象。

  和Amirsys出版社的其他专著一样，所有信息都被精简为摘要、文本符号，以及上千幅影像图像及图例。本书对任何面对腹盆影像诊断感到困难的人来说都是一本无可替代的著作。

  希望本书能够出现在您的图书馆书架及阅览室里的便利位置（放射科住院医师已经完整阅读后）。

Khaled M. Elsayes, MD 德克萨斯大学MD安德森癌症中心副教授

Akram M. Shaaban, MBBCh 犹他大学医学院副教授

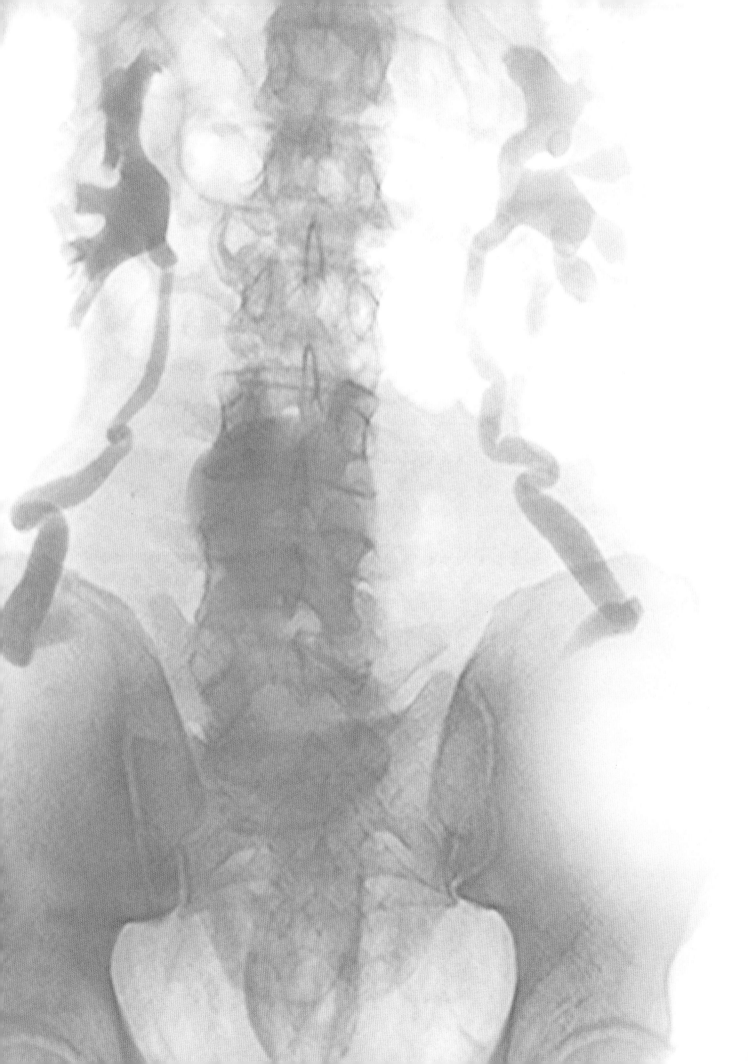

致　　谢

文字编辑

Dave L. Chance, MA, ELS
Arthur G. Gelsinger, MA
Sarah J. Connor, BA
Tricia L. Cannon, BA

制图编辑

Jeffrey J. Marmorstone, BS
Lisa A. M. Steadman, BS

医学编辑

Behrang Amini, MD, PhD

插图编辑

Laura C. Pliego, MA
Lane R. Bennion, MS
Richard Coombs, MS

艺术设计人员

Laura C. Pliego, MA
Tom M. Olson, BA

责任编辑

Angela M. Green Terry, BA

发行人员

Katherine L. Riser, MA
Rebecca L. Hutchinson, BA

AMIRSYS®
Names you know. Content you trust.®

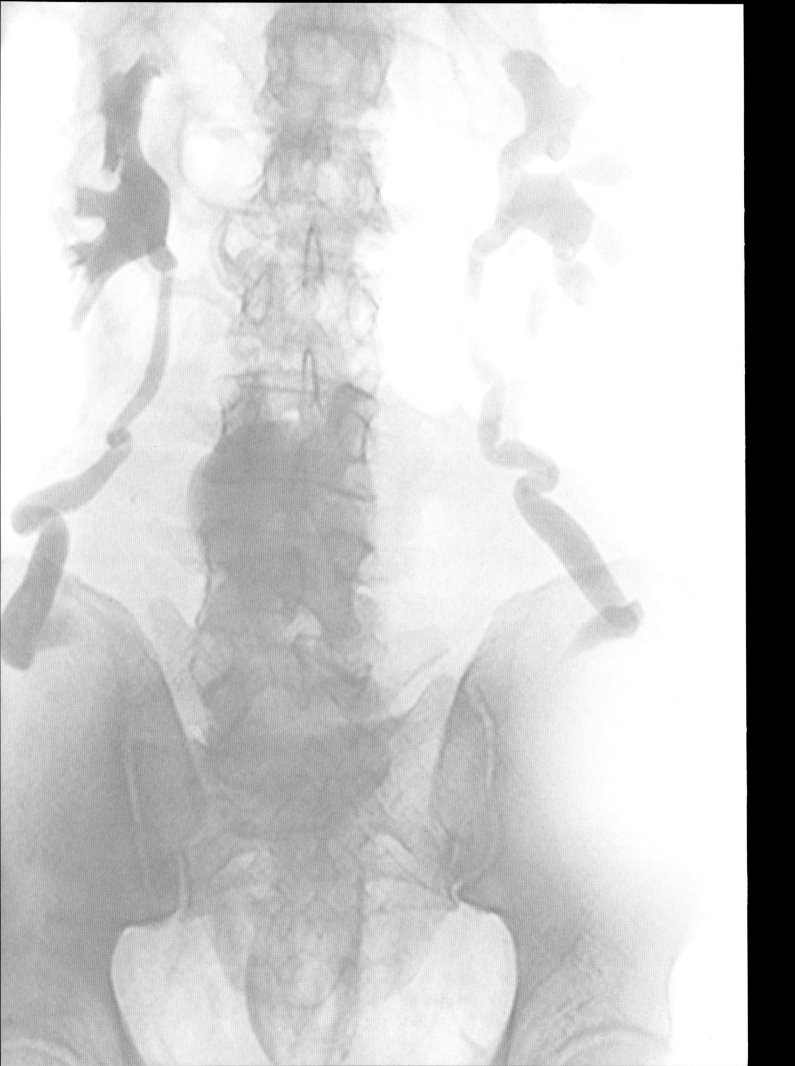

目　录
CONTENTS

第12章　PET/CT

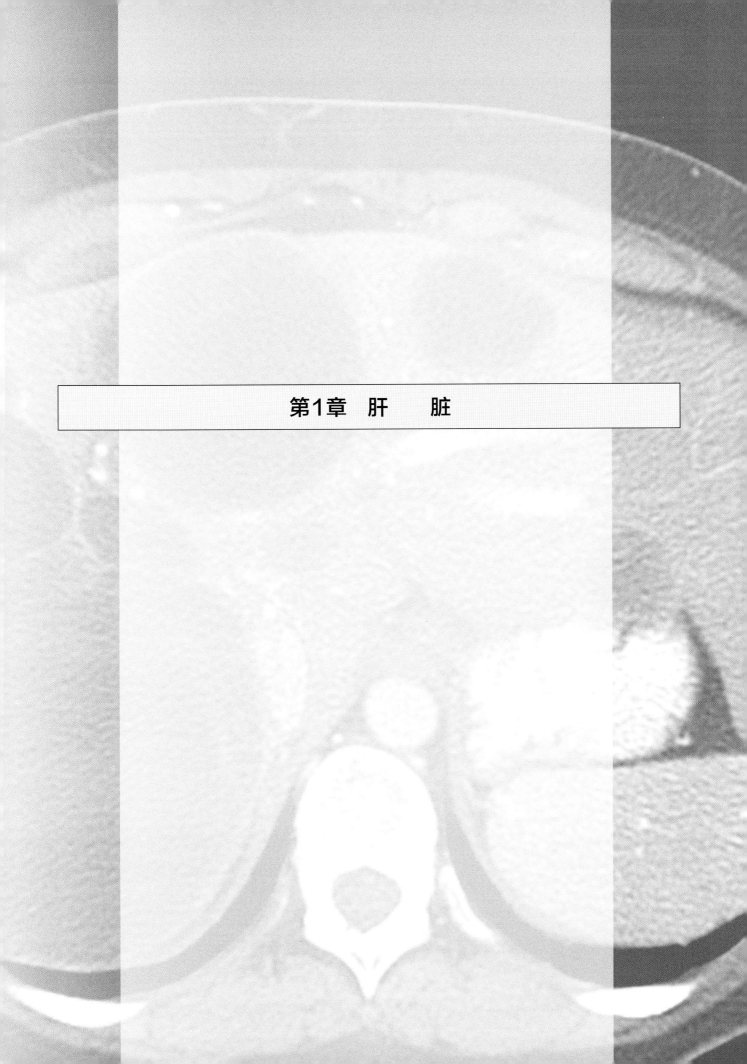

第1章 肝 脏

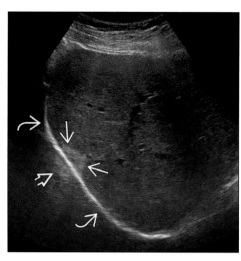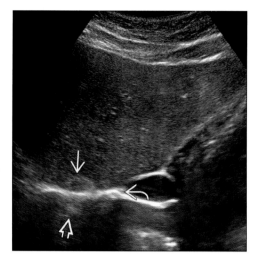

（左）纵切位超声显示肝右叶高回声灶➡，在横膈另一侧➡所对应的肺实质区域显示相似的高回声结构➡。（右）横断位超声显示肝右叶高回声灶➡，在横膈的另一侧➡显示相似的高回声结构➡

临床背景

病史
- 45岁男性，既往结肠癌病史，已知患肝右叶血管瘤。

影像解读

诊断陷阱
- 肝包膜下高回声灶，似乎横跨膈膜累及肺底。

正确诊断
- 肝右叶血管瘤。
- 膈肌和肺的"受累"是由于典型的超声镜像伪影。

诊断思路
- "镜像病灶"比原始结构的超声图像回声更低，图像相对模糊和扭曲。
  - 成因：超声波束长距离传播时的吸收衰减。
- 改变患者体位和探头扫描角度可能使伪影消失。

背　景

影像物理学
- 超声镜像伪影由位于超声探头远端的、处在高反射组织交界面同侧的结构造成。
  - 原始图像和镜像图像与反射界面等距。
- 高反射组织交界面导致位于其近端的组织结构成像时出现位于交界面另一侧的伪影，如同在镜子里看到的位于对侧的镜像。
- 超声设备成像时默认超声探头接收的超声波束由组织界面的单次反射造成。
  - 初始超声波束遇到高反射界面（胸膜-空气界面）。
  - 反射的回波遇到肝血管瘤的背面，从而在被探头接收器接收之前再次被反射向高反射界面。
  - 示例图片显示镜像图像和原始图像与反射界面等距，但位于反射界面的深部。
- 反射界面大而相对平滑时，才能同镜子反射光线一样反射超声波。
- 同样的现象也可见于经腹和经阴道产科超声检查。
  - 可能导致误诊异位妊娠（宫内或宫外）。

影像特征

US
- 肝内的结构（肿块）于横膈的另一侧有重复图像。

CT和MR
- 仅与超声相关的伪影。
- CT或MR上无相应的病变。

参考文献

1. Miglietta F et al：Mirror-image artifact of early pregnancy on transvaginal sonography. J Ultrasound Med. 31（11）：1858-1859，2012
2. Feldman MK et al：US artifacts. Radiographics. 29（4）：1179-1189，2009
3. Lim BH et al：The mirror image artifact of early pregnancy. Ultrasound Obstet Gynecol. 21（5）：518-520，2003

2. T₂WI图像上消退的病灶

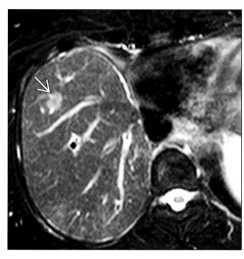
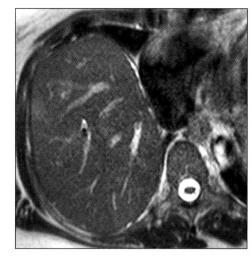

（左）通过快速自旋回波序列（FSE）获取的常规横断位T₂WI图像显示右肝内信号轻度增高的病灶➡。（右）通过单次激发快速自旋回波序列（SSFSE）获得的横断位重T₂加权图像在右肝的相应病变区域未发现明显病灶

临床背景

病史
● 患者有乙型肝炎病史。

影像解读

诊断陷阱
● 重T₂加权图像（如SSFSE）可能不显示常规T₂WI图像上发现的恶性病变。

正确诊断
● 小肝癌。

诊断思路
● FSE获取的常规T₂WI图像上显示较周围肝实质信号强度略有增加的病灶。
● 恶性病变通常在重T₂加权图像与肝呈等信号，与良性病变如血管瘤和囊肿刚好相反。

影像特征

MR
● 常规和重T₂加权图像可用于区分肝良性和恶性病变。
● 常规T₂WI（TE 90ms）图像
  ○ 良性病变（如囊肿和血管瘤）信号强度显著增加。
  ○ 恶性病变（如肝硬化背景下的肝癌和原发性恶性肿瘤的转移灶）表现为信号强度略有增加。
● 重T₂加权图像（TE＞160ms）
  ○ 良性病变的信号强度进一步增加。
  ○ 恶性病变的信号强度较低，可与周围的肝实质呈现等信号从而导致漏诊。

分析
● 肝恶性实性病变的弛豫时间（81ms）接近脾（53ms），因此肝细胞肝癌（HCC）和转移瘤的信号强度在常规T₂WI影像上轻度增加。
● 良性病变如囊肿和血管瘤在常规T₂WI图像上呈显著高信号（高于脾），血管瘤的弛豫时间为165ms，囊肿则为550ms。
● 重T₂加权图像上良性病变的信号强度保持显著增加，而恶性病变的信号强度则受到抑制。

关键知识点
● 肝恶性实性病变（包括HCC，通常表现为常规T₂WI图像上信号轻度增高）在重T₂加权图像上可能被遗漏。
● 慢性肝病患者的肝癌筛查中，病灶T₂信号强度的变化可能为HCC的发生发展提供重要线索。
  ○ 放射科医生必须牢记，不得将重T₂加权图像默认为典型的T₂WI图像进行解读（由于采集速度很快，通常扫描时都会包含重T₂加权图像），因为它无法检测到HCC的早期信号变化。

参 考 文 献

1. Siegelman ES et al：MR characterization of focal liver lesions：pearls and pitfalls. Magn Reson Imaging Clin N Am. 22（3）：295-313，2014
2. Cieszanowski A et al：Discrimination of benign from malignant hepatic lesions based on their T2-relaxation times calculated from moderately T2-weighted turbo SE sequence. Eur Radiol. 12（9）：2273-2279，2002
3. Ito K et al：Hepatic lesions：discrimination of nonsolid, benign lesions from solid, malignant lesions with heavily T2-weighted fast spin-echo MR imaging. Radiology. 204（3）：729-737，1997
4. Semelka RC et al：Malignant lesions of the liver identified on T1- but not T2-weighted MR images at 1.5 T. J Magn Reson Imaging. 4（3）：315-318，1994

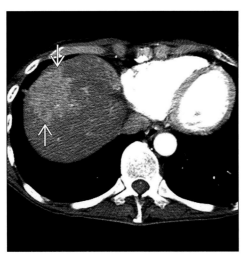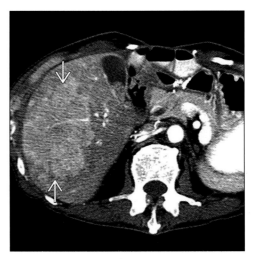

（左）横断位增强CT显示肝右叶内不规则强化灶➡️。（右）左侧图片以下层面可见该病灶向下延伸，表现为占据肝右叶大部的不均匀强化灶➡️

临床背景

病史
- 48岁男性，主诉腹痛与体重减轻。
- 既往有Epstein-Barr病毒（EBV）感染导致的脾切除史。

相关实验室检查
- AST、碱性磷酸酶、胆红素和白细胞计数增加。

影像解读

诊断陷阱
- 肝炎性假瘤（IPT）可能被误诊为下列肝病变，因其在CT和MR上有相似的增强表现。
  - 转移瘤。
  - 非典型HCC（特别是有病毒性肝炎或肝硬化等风险因素的情况）。
  - 肝内胆管细胞癌。
  - 肝脓肿伴部分液化或肉芽肿。

正确诊断
- 肝炎性假瘤。

诊断思路
- 肝实质性占位病变有以下一种或多种情况时需要考虑肝炎性假瘤。
  - 系统性疾病（发热、疼痛、疲劳、体重减轻）。
  - 炎性血象改变。
  - 肝肿瘤标志物正常（AFP，CA19）。
  - 有肝炎性假瘤既往史。

背　　景

流行病学
- 罕见，最常见于亚洲。
- 男性多于女性，通常见于年轻人。
- 肝炎性假瘤可发生在肺（最常见）、肝、脾、纵隔和肠系膜等器官。

相关病理学
- 确切原因未知［各种病因包括感染（如EBV）、血管源性或自身免疫性疾病］。
- 显微镜检：纺锤形细胞、肌成纤维细胞、混合的炎性细胞（浆细胞、淋巴细胞、中性粒细胞、嗜酸性粒细胞）及纤维基质。

影像特征

临床表现
- 通常为单个病变（81%），很少多发（19%）。

US
- 低回声或高回声灶。

CT
- 平扫：单个或多个低密度灶。
- 增强：通常表现为不均匀及周边强化伴中央低密度区病灶，偶尔可伴延迟强化。

MR
- T_1WI：低信号。
- T_2WI：高信号。
- T_1WI C＋：通常为动脉期周边强化，偶尔可伴延迟强化。

PET/CT
- 可表现为局部异常代谢及FDG高摄取。

参 考 文 献

1. Kong WT et al：The analysis of enhancement pattern of hepatic inflammatory pseudotumor on contrast-enhanced ultrasound. Abdom Imaging. 39（1）：168-174，2014
2. Park JY et al：Clinical features，image findings，and prognosis of inflammatory pseudotumor of the liver：a multicenter experience of 45 cases. Gut Liver. 8（1）：58-63，2014

3. 肝炎性假瘤

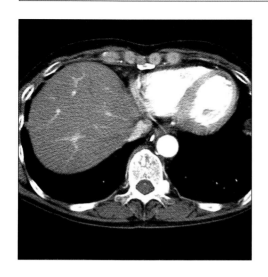
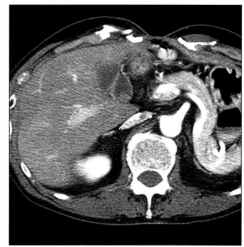

（左）抗炎治疗后增强CT上的病灶显著消退。（右）同一患者的另一扫描层面上的增强病灶几乎完全消失

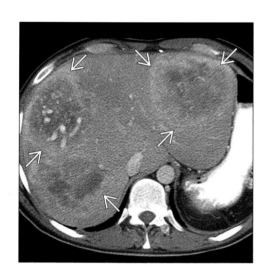
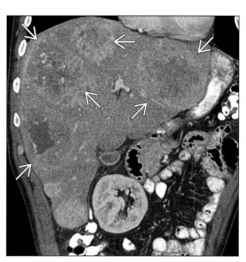

（左）48岁男性，有EBV感染病史，增强CT显示肝左右叶内多个周边强化的病灶➡。（右）同一患者的冠状位扫描层面显示周边强化的病灶遍布肝左右叶➡

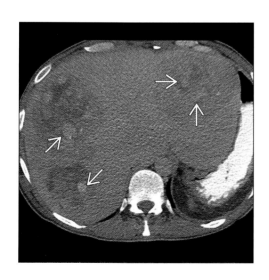
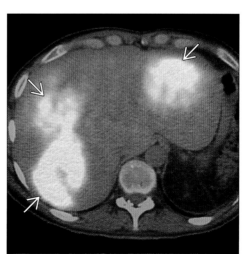

（左）增强CT延迟期显示病灶呈渐进性中心强化➡。（右）FDG-PET横断位融合图像显示病灶FDG高摄取➡

4. 巨大肝硬化再生结节

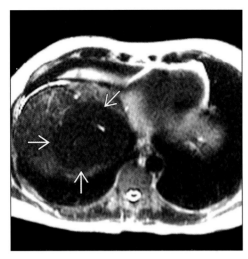 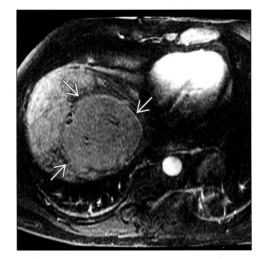

（左）MR横断位T$_2$WI图像显示边界清晰的卵圆形肿块➡，较周边肝实质信号略低。（右）MR横断位T$_1$WI增强图像显示病灶➡同周边肝实质呈等信号，提示病灶与肝实质具有相似程度的强化

临床背景

病史
● 64岁男性，有原发性硬化性胆管炎和肝硬化病史。

影像解读

诊断陷阱
● 可能被误诊为HCC，尤其是考虑到病灶的大小及肝硬化背景。

正确诊断
● 巨大肝硬化再生结节。

诊断思路
● T$_2$WI呈低信号，而HCC在T$_2$WI表现为高信号。
● 同HCC对比，无动脉期明显增强或延迟期廓清。

背　　景

概述
● 肝硬化的特点是不可逆的肝结构重塑，肝内桥接样纤维，可见和各类肝细胞结节。
● 与肝硬化相关的肝细胞结节来源于肝损伤后局部肝细胞和基质的反应性增生。
● 肝硬化再生结节通常被纤维间隔包绕。
● 再生结节可累及单腺泡或多腺泡，取决于它是否包含1条或多条门静脉终末分支。
● 再生结节也可以根据尺寸分类为小结节（<3mm）或大结节（≥3mm）。
　○ 尽管很罕见，仍有直径为5cm的巨大再生结节见于报道。
● 肝结节通常在先前肝脏受损的情况下发生，多种因素

可导致肝损伤。
● HCC被认为是由肝硬化结节渐进发展而来的。
　○ 再生结节→低级非典型增生结节→高级非典型增生结节→小HCC→大HCC。

病理学
● 再生结节具有完整的网状蛋白框架。
　○ 正常的血管结构。
　○ 保留肝细胞功能和吞噬功能。
　○ 再生结节中的肝细胞与相邻肝实质内的相似，但有时可见轻微的细胞核多形性。

影像特征

CT
● 再生结节通常同周边肝实质呈等密度，无明显强化差异。
　○ 含铁时可能呈高密度（铁质沉着结节）。

MR
● T$_1$WI：表现多样，同周边肝实质相比可呈等信号、高信号或低信号（铁质沉着）。
● T$_2$WI：同周边肝实质相比为等信号或低信号。
● T$_1$WI C＋：无异常增强（增强类似于周围的肝实质）。

参 考 文 献

1. Hanna RF et al：Cirrhosis-associated hepatocellular nodules：correlation of histopathologic and MR imaging features. Radiographics. 28（3）：747-769, 2008
2. Hussain SM et al：MR imaging of hepatocellular carcinoma. Magn Reson Imaging Clin N Am. 10（1）：31-52, v, 2002

4. 巨大肝硬化再生结节

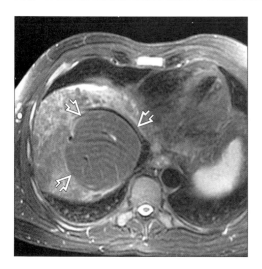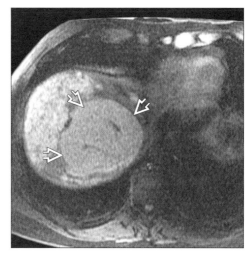

（左）横断位T$_2$WI图像显示低信号病灶➡️。（右）平扫➡️横断位T$_1$WI图像显示病灶相对于邻近肝实质呈等信号。

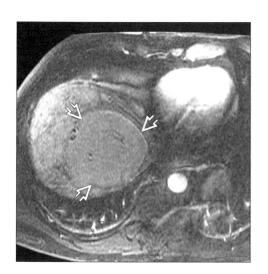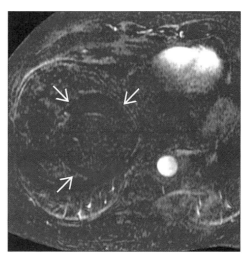

（左）横断位T$_1$WI增强动脉期图像显示病灶➡️同周边肝实质呈等信号，提示病灶与肝实质具有相似程度的增强。（右）减影增强图像显示病灶同周边肝实质相比无明显强化➡️

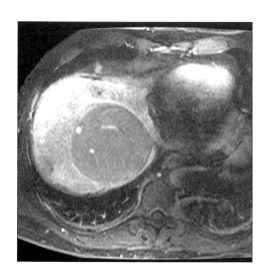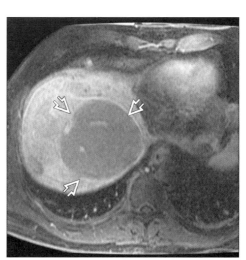

（左）横断位T$_1$WI增强门脉期图像显示病灶持续表现为无明显增强。（右）延迟期图像病灶继续表现为无明显增强➡️

5. 肝局灶性融合性纤维化

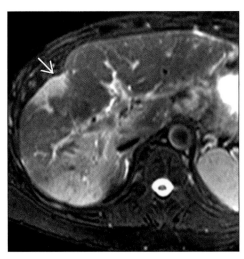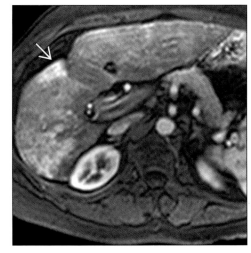

（左）横断位T₂WI FS MR图像显示位于S8/S4区域的边界模糊的楔形高信号区域➡。（右）横断位T₁WI FS C＋增强图像显示轻度增强的楔形区域➡并伴有包膜皱缩

临床背景

病史
- 45岁男性，有酒精性肝硬化病史。

影像解读

影像表现
- 肝右叶前段楔形增强区伴包膜皱缩。

诊断陷阱
- 可能与外周胆管细胞癌、治疗后的恶性肿瘤及肝海绵状血管瘤（尤其伴有肝硬化背景时）相混淆。

正确诊断
- 局灶性融合性纤维化。

诊断思路
- 典型位置（左叶内侧段、右叶前段，或两者兼而有之）。
- 楔形区域伴包膜皱缩。
- 同肝既往影像对比，肝硬化背景下显示进展性的纤维化能够帮助明确诊断。

背　　景

概述
- 见于大多数肝硬化（90%的病例）。
- 包膜皱缩（90%）伴体积减小。

流行病学
- 14%的晚期肝硬化患者。
- 大多数为原发性硬化性胆管炎（56%）引起的肝硬化，其他原因包括病毒性和酒精性肝炎。
- 性别：男性＞女性（与肝硬化发病率相关）。

相关解剖学
- 90%涉及肝左叶内侧段和（或）右叶前段，一般不累及尾叶和外侧段。

影像特征

一般特征
- 在典型位置的楔形改变伴体积缩小、延迟增强和包膜皱缩。
- 可从肝门部辐射延伸至肝包膜。
- 外周病灶可呈条带状或曲线状，常累及整个肝叶或呈节段分布。

CT
- 平扫
  - 楔形或条带状低密度区域。
  - 局部包膜皱缩（90%）。
  - 可累及整个肝段或肝叶伴体积缩小，甚至可见累及肝段萎缩缺失。
- 增强
  - 在门脉期通常与周边肝实质呈等密度（偶尔呈略低或略高密度）。
  - 与纤维性病灶相似的延迟期持续增强。
  - 萎缩区域内部血管或胆管密集拥挤。

MR
- T₁WI：较周边肝实质呈低信号。
- T₂WI：由水肿或活动性纤维化引起的高信号。
- T₁WI C＋
  - 钆剂增强早期较周边肝实质呈低信号（80%）。
  - 在延迟期可较周边肝实质呈等或高信号。
  - 门脉期和延迟期呈渐进性增强。
  - 活动性纤维化可见早期强化并在延迟期持续强化。

参 考 文 献

1. Brancatelli G et al：Focal confluent fibrosis in cirrhotic liver：natural history studied with serial CT. AJR Am J Roentgenol. 192（5）：1341-1347，2009
2. Brancatelli G et al：Cirrhosis：CT and MR imaging evaluation. Eur J Radiol. 61（1）：57-69，2007

5. 肝局灶性融合性纤维化

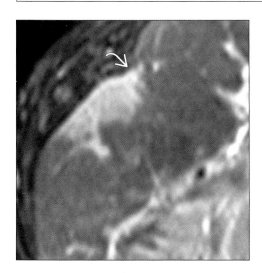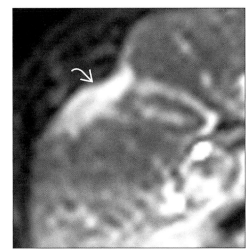

（左）横断位T₂WI FS MR图像示位于肝右叶前段和左叶内侧段的边界模糊的高信号区域并伴有包膜皱缩➡。（右）DWI图像显示信号强度增高［ADC上显示低信号（未显示）］，提示相应的包膜下区域弥散受限➡

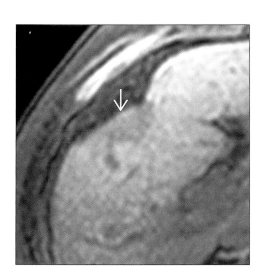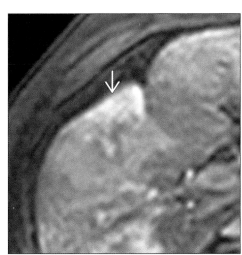

（左）平扫横断位T₁WI FS MR图像显示包膜下低信号区域➡。（右）动脉期T₁WI FS C＋图像显示包膜下轻度条片状强化➡

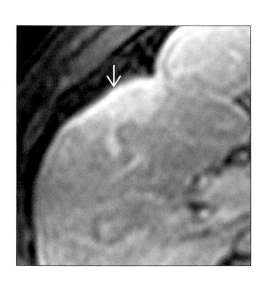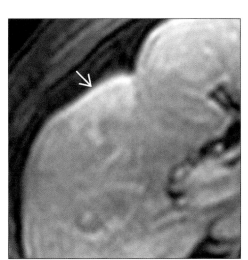

（左）门脉期T₁WI FS C＋图像显示包膜下区域➡持续增强。（右）延迟期T₁WI FS C＋图像显示持续强化➡伴包膜皱缩

6. 肝硬化性血管瘤

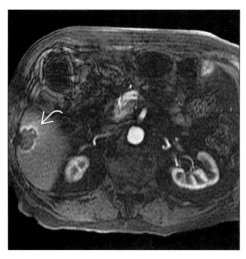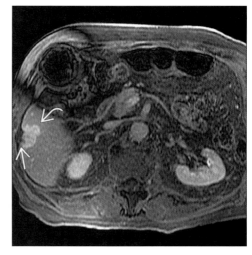

（左）MR动脉期T₁WI FS C＋图像显示肝S6段内低信号病灶，呈连续的环状强化➔。（右）门脉期T₁WI FS C＋图像显示肝S6段内病灶呈均匀的中心强化➔，可见相对应的包膜皱缩➔

临床背景

病史
- 87岁男性，患有乙状结肠腺癌。

影像解读

诊断陷阱
- 可因病史和环状强化而被误诊为转移瘤。

正确诊断
- 硬化性血管瘤。

诊断思路
- 硬化性血管瘤的特征
  ○ 边缘可不规则但边界明显。
  ○ 包膜皱缩。
  ○ 随着时间的推移病灶减小。
  ○ 之前显示的增强区域消失。
  ○ 可有一过性的灌注异常表现。
  ○ 动脉期周边强化。
  ○ 同典型血管瘤一致的结节状强化区域。

背　　景

概述
- 硬化性血管瘤是血管瘤的一个亚型，由基质和血管的纤维化或玻璃样变导致。

相关解剖学
- 大多数发生于肝周边，呈地图样分布。
- 可导致包膜皱缩。

相关病理学
- 显微镜下，纤维胶原基质的背景中可见多个扩张充血的血管。
- 偶尔可见营养不良性钙化和（或）出血、血栓和含铁血黄素。

影像特征

US
- 不均匀的高回声。

CT
- 平扫低密度，伴或不伴钙化。
- 动脉期周边不连续的结节样强化或呈连续的环形强化。
- 门脉期向心性强化结节。
- 延迟期渐进式向心增强。

MR
- T₁WI：低信号。
- T₂WI：等信号或高信号。
- 与CT相同的增强模式。
- 肝胆特异性造影剂［莫迪司（Multihance）或普美显（Primovist）］：无摄取。

PET/CT
- 低FDG摄取，等或略高于肝背景摄取（＜2.5 SUV）。

关键知识点

误读分析
- 硬化性血管瘤是少见的病变，易被误认为转移瘤。
- 应通过增强影像来帮助鉴别，常见周边连续环状增强，可伴有包膜皱缩。

参考文献

1. Doyle DJ et al：Imaging features of sclerosed hemangioma. AJR Am J Roentgenol. 189（1）：67-72，2007
2. Makhlouf HR et al：Sclerosed hemangioma and sclerosing cavernous hemangioma of the liver：a comparative clinicopathologic and immunohistochemical study with emphasis on the role of mast cells in their histogenesis. Liver. 22（1）：70-78，2002
3. Vilgrain V et al：Imaging of atypical hemangiomas of the liver with pathologic correlation. Radiographics. 20（2）：379-397，2000

6. 肝硬化性血管瘤

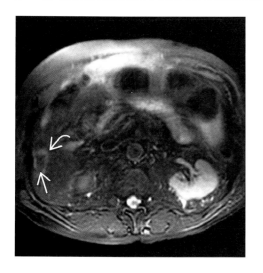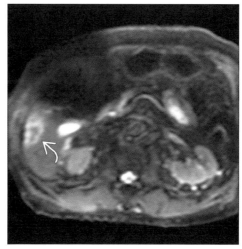

（左）横断位T₂WI MR图像显示肝右叶病灶，呈中心低信号➡周边环状高信号➡。（右）DWI图像显示周边环状高信号，提示弥散受限➡

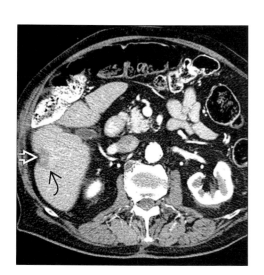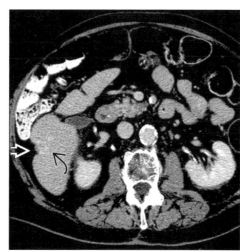

（左）动脉期图像显示位于肝周边的低密度病灶➡，呈边缘强化并伴有包膜皱缩➡。（右）延迟期图像显示位于肝周边的病灶➡，呈渐进性向心强化➡

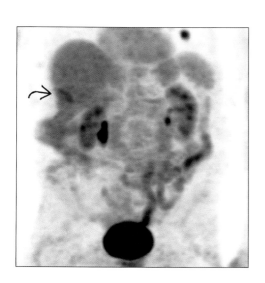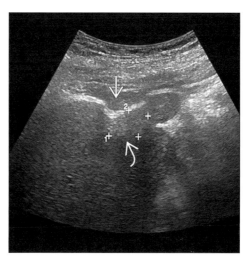

（左）PET图像显示肝右叶轻度FDG摄取，与病灶相对应➡。（右）活检之前的灰阶超声显示肝内高回声病灶➡伴包膜皱缩➡

7. HCC样铁沉积结节

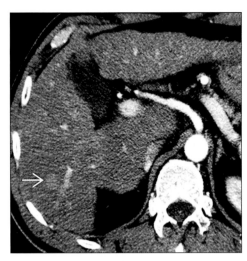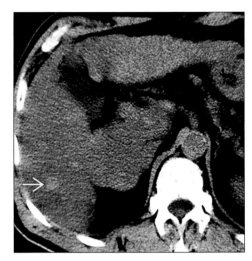

（左）增强CT动脉期横断位显示肝硬化表现，肝右叶有一个相对于周边肝实质呈高密度的1.5cm结节➡。（右）平扫CT显示病灶呈高密度➡（无强化），提示铁沉积结节

临床背景

病史
- 67岁男性，有慢性肝病史。

影像解读

诊断陷阱
- 在增强CT图像上，铁沉积结节可类似局灶性强化病灶，易被误诊为HCC，尤其伴发肝硬化时。

正确诊断
- 铁沉积结节。

诊断思路
- 在增强CT图像上，铁沉积结节相对于肝呈高密度，类似HCC等强化性病灶。
- 评价病变强化方式时必须参照平扫CT图像。

背 景

概述
- 肝硬化时临床常见类似HCC的良性病变。
- 断面影像学适用于肝硬化良恶性结节的鉴别，以MRI最佳。

流行病学
- HCC是全球第5位常见恶性肿瘤，居死因第3位。
- 乙型肝炎或丙型肝炎是最重要的高危因素。
- 高危患者应常规行影像学监测随访。

相关病理学
- 肝硬化结节可大致分为再生结节（RN）、异型增生结节（DN）和HCC。
- 再生结节是肝因坏死、血供改变及其他刺激因素所致的局灶性肝组织增生。

- 当增生结节被纤维间隔及条带包绕时称为硬化结节。
- 再生结节包含铁时称为铁沉积结节。

影像表现

概述
- 铁沉积结节中的铁具有特征性影像表现，US呈高回声，CT呈高密度，MR呈低信号。

US
- 不均质的肝硬化形态学表现。
- 铁沉积结节表现为非特异的局灶性高回声灶。

CT
- 平扫呈高密度。
- 增强CT也呈高密度，但不明显强化。
- 延迟期无明显强化或对比剂廓清。

MRI
- 不均质的肝硬化形态学表现。
- T_1WI呈低信号。
- T_2WI呈不均匀低信号。
- T_1WI正相位（长回波）相对于反相位可出现晕状伪影。

参 考 文 献

1. Brancatelli G et al：Helical CT screening for hepatocellular carcinoma in patients with cirrhosis：frequency and causes of false-positive interpretation. AJR Am J Roentgenol. 180（4）：1007-1014，2003
2. Baron RL et al：From the RSNA refresher courses：screening the cirrhotic liver for hepatocellular carcinoma with CT and MR imaging：opportunities and pitfalls. Radiographics. 21 Spec No：S117-132，2001

8. 巨大再生结节，Budd-Chiari综合征

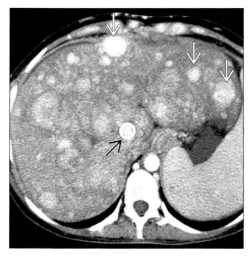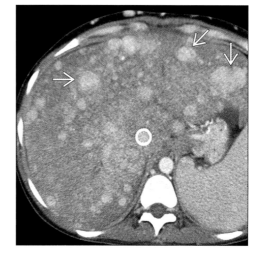

（左）动脉期增强CT显示肝内多发增强病灶➜，增强的下腔静脉内可见支架➜。（右）门脉期增强CT显示肝内多发病灶➜的增强程度减低（但无廓清）

临床背景

病史

● 63岁女性，既往史为下腔静脉狭窄引起的Budd-Chiari综合征，支架置入治疗。

影像解读

诊断陷阱

● 可能被误诊为肝细胞病变。
  ○ 多发性腺瘤、局灶性结节性增生、多灶性肝细胞癌、转移瘤。

正确诊断

● Budd-Chiari综合征伴巨大再生结节（LRN）。

诊断思路

● Budd-Chiari综合征的病史（下腔静脉支架置入）。
● LRN通常为多发。
● 在动脉期通常呈均匀的高度强化。
● 延迟期无造影剂廓清（与HCC和转移瘤不同）。

背　　景

诊断术语

● LRN长期以来一直与结节状再生性增生（NRH）相混淆。

相关病理学

● LRN和NRH是不同类型的肝细胞结节。
  ○ LRN通常伴发于Budd-Chiari综合征。
    ■ 大的增生性病灶（5mm至5cm）。
    ■ 注射造影剂后结节通常会增强。
  ○ NRH通常伴发于器官移植、骨髓移植或自身免疫性疾病。
    ■ 多发再生性小病灶（1mm），无纤维间隔。

    ■ 注射造影剂后结节通常不增强。

影像特征

US

● 结节可能不明显。
● 不均匀的组织回声或正常肝内结构的扭曲可能是唯一的超声表现。
● 若结节可见，可表现为边界清晰的均匀低回声灶，有时可呈高回声。
● 彩色多普勒：Budd-Chiari综合征的改变（不规则血管分布和收缩期高血流峰值速率）。

CT

● 平扫：多发低密度灶。
● 增强：病灶在动脉期或门脉期增强。
  ○ 延迟期：与周边肝实质呈等密度（无廓清）。

MR

● T_1WI：均匀、略高信号（由于结节内存在铜）。
● T_2WI：等信号或低信号。
● T_1WI C＋：可在动脉期或门脉期增强，延迟期变为等信号。
  ○ 中心瘢痕和周围晕圈：偶尔可见。

PET/CT

● 没有异常的FDG摄取（同周边肝实质摄取相同）。

参考文献

1. Ames JT et al：Distinguishing clinical and imaging features of nodular regenerative hyperplasia and large regenerative nodules of the liver. Clin Radiol. 64（12）：1190-1195，2009
2. Rha SE et al：Nodular regenerative hyperplasia of the liver in Budd-Chiari syndrome：CT and MR features. Abdom Imaging. 25（3）：255-258，2000

9. 肝假性动脉瘤

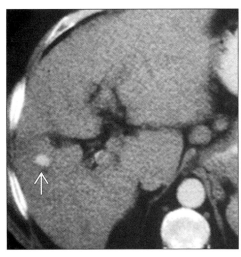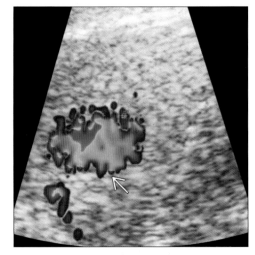

（左）增强CT显示肝硬化背景下的一个小的增强结节➡️，患者曾行超声引导下穿刺活检。（右）术前彩色多普勒检查显示病灶内典型的涡流血流往复征➡️

临床背景

病史

- 45岁患者，有慢性肝病史。

影像解读

诊断陷阱

- 可能被误读为动脉期增强病灶（如HCC，特别在慢性肝病中）。
- 快速填充型血管瘤在CT上可有相似的表现。

正确诊断

- 活检后假性动脉瘤（PSA）。

诊断思路

- 肝活检的病史。
- 增强图像上与动脉结构相同的表现。
- T₁WI和T₂WI呈信号流空。

背　　景

流行病学

- 慢性肝病患者中许多小病灶可在动脉期呈明显、均匀的强化。
- 慢性肝病患者中仅有10%～30%的动脉期增强结节是HCC。
- 活检后假性动脉瘤和动静脉瘘常见于有慢性肝病的患者为评估疾病进展接受频繁的穿刺活检时。
- 0.3%～2.1%的肝移植和0.6%的腹腔镜胆囊切除术后可发生假性动脉瘤，还可见于创伤后、经皮肝穿刺活检、经皮穿刺胆道引流术和经颈内静脉穿刺肝内门腔分流术。

相关病理学

- 假性动脉瘤由血液从动脉渗漏进入邻近组织引起，形成动脉与组织腔隙之间的通道。

- 假性动脉瘤通常在一侧动脉壁受损时更常见。
- 虽然通常无症状，但假性动脉瘤有破裂风险，导致危及生命的出血。

影像特征

US

- 无回声，界线清晰的圆形结构。
- 彩色多普勒图像上假性动脉瘤内的血流呈阴阳模式。

CT

- 界线清晰的圆形增强结构。

MR

- T₁WI：信号流空。
- T₂WI：信号流空。
- T₁WI C＋：早期增强图像上与主要动脉分支增强方式一致，没有延迟廓清。
- 与动脉结构相通。
- DWI：没有弥散受限。

PET/CT

- 没有异常的FDG摄取。

关键知识点

- 假性动脉瘤可成为各类肝脏手术的术后并发症，如肝活检。
- 表现可类似动脉期增强病变，如HCC。
- 假性动脉瘤在CT和MR的早期增强图像上与主要动脉分支增强方式一致，没有延迟廓清。

参考文献

1. Own A et al: Bleeding hepatic pseudoaneurysm complicating percutaneous liver biopsy with interventional treatment options. Eur Radiol. 15（1）：183-185，2005

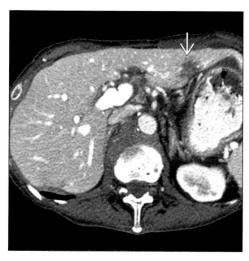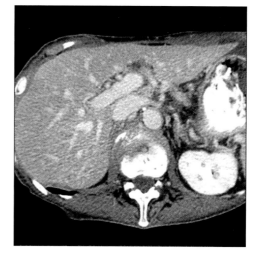

（左）门脉期增强CT显示肝左叶外侧段的低密度病灶➡️。（右）门脉期增强CT显示肝左叶外侧段的病灶强化后与周边肝实质呈等密度（与血管瘤不同，后者与血管结构呈等密度）

临床背景

病史

● 88岁男性，右上腹疼痛，有结直肠癌切除病史。

影像解读

诊断陷阱

● 延迟期向心强化填充的病灶被误诊为血管瘤。

正确诊断

● 转移性结肠腺癌。

诊断思路

● 原发恶性肿瘤的病史。
● 动脉期病灶边缘的强化可以呈连续而非结节样，或者像血管瘤一样不连续的周边强化。
● 延迟期同周边肝实质的增强类似（CT等密度/MR等信号）。
  ○ 与血管瘤强化不同，后者强化与血管相仿。
● 出血和坏死提示恶性肿瘤。

背　　景

概述

● 一些转移灶由于造影剂在肿瘤内的纤维结构滞留而显示为延迟增强。
● 此外，含有纤维成分的转移灶由于在延迟期呈等密度/等信号在增强检查中可能被遗漏。
  ○ 肝转移瘤可继发于结直肠肿瘤（最常见）、胰腺癌、胆囊腺癌和胆管癌。
● 结肠癌是第三大常见恶性肿瘤。
  ○ 转移瘤是最常见的肝恶性肿瘤。
  ○ 肝右叶最常受累。

● 每年有50 000名结直肠癌患者发生肝转移（注：美国数据）。

影像特征

CT

● 单发或多发的低密度结节，大小和形状各异。
● 动脉期常见连续周边强化。
● 延迟期可填充强化，与周边肝实质呈等密度。
● 可能发生中心坏死。
● 由于促纤维增生反应包膜下病变可能出现包膜皱缩。
● 病灶内钙化可见于转移性黏液腺癌及化疗后。

MR

● T_1WI：与周边肝实质相比呈低信号。
● T_2WI：与周边肝实质相比呈高信号。
● T_1WI C＋：与周边肝实质相比增强较弱。
  ○ 动脉期边缘强化较常见。
  ○ 延迟期向心填充强化（与周边肝实质相比呈等信号）。

PET/CT

● FDG摄取增加。

参 考 文 献

1. Kanematsu M et al：Imaging liver metastases：review and update. Eur J Radiol. 58（2）：217-228，2006
2. Sica GT et al：CT and MR imaging of hepatic metastases. AJR Am J Roentgenol. 174（3）：691-698，2000
3. Gabata T et al：Delayed MR imaging of the liver：correlation of delayed enhancement of hepatic tumors and pathologic appearance. Abdom Imaging. 23（3）：309-313，1998

11. 肝囊性转移瘤

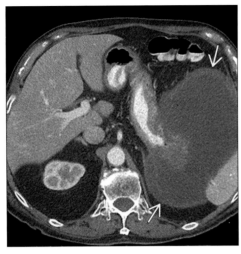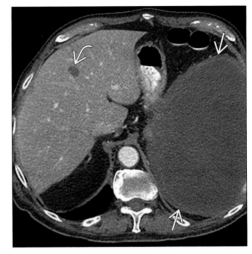

（左）增强CT可见位于左上腹的起源于胃大弯的巨大低密度病灶➡️。（右）增强CT显示胃壁起源的巨大低密度病灶➡️，同时可见肝左叶S4段内的低密度病灶➡️，CT值为24HU

临床背景

病史

- 80岁男性，患有胃肠道间质瘤（GIST）。

影像解读

诊断陷阱

- 可能被误诊为单纯或复杂性囊肿。

正确诊断

- 孤立囊性转移瘤，继发于GIST。

诊断思路

- 可见增强实质成分或壁结节。
- 内部边缘不规整，不规则分隔强化。
- 多灶性和高密度（内部出血或黏液）。
- 有囊性转移的恶性肿瘤病史。

背 景

概述

- 见于某些恶性肿瘤：结肠腺癌（特别是黏液性）、神经内分泌肿瘤和GIST。

流行病学

- 发病率因原发性肿瘤的类型而异。
- 结直肠癌的同期转移率约为1.5%，其中1.8%是单纯的囊性病灶。
- 在GIST转移瘤中，囊性变可见于未经治疗的病变或伊马替尼治疗后。

相关生理学

- 囊性转移倾向于通过下述3种机制形成。
  - 肿瘤生长速率超出血供。
  - 黏蛋白产生（如结直肠癌或卵巢癌）。
  - 治疗（如伊马替尼治疗后的GIST）。

相关病理学

- 大体病理：坏死碎屑和血凝块。
- 显微镜检：癌细胞通常在外周及外壁，内壁可见坏死细胞。

影像特征

US

- 低回声、后方声影增强、不规则厚壁、分隔及液-液平。

CT

- 平扫：低密度。
- 可见壁结节、分隔和液-液平。
- 增强：中心无强化，可见周边及分隔强化。

MR

- T_1WI：与肝实质相比呈低信号，如有出血（如结直肠癌转移）、黏蛋白成分（如卵巢来源）或含有黑色素（黑色素瘤）则可呈高信号。
- T_2WI：与肝实质相比呈高信号。
- T_1WI C＋：可见周边强化。

PET/CT

- 大多数活动性转移灶表现为FDG高摄取。
  - 小部分未治疗的GIST转移灶无FDG摄取。

关键知识点

- 囊性转移瘤可能被误读为良性囊性病变。
- 诊断：通常通过组织活检或随访治疗反应确诊。
- PET影像上活动性囊性转移瘤的FDG摄取增加。

参 考 文 献

1. Qian LJ et al：Spectrum of multilocular cystic hepatic lesions：CT and MR imaging findings with pathologic correlation. Radiographics. 33（5）：1419-1433, 2013
2. Del Poggio P et al：Cystic tumors of the liver：a practical approach. World J Gastroenterol. 14（23）：3616-3620, 2008

11. 肝囊性转移瘤

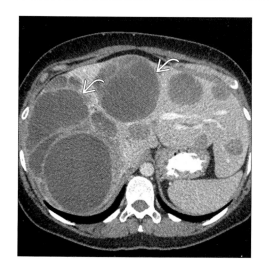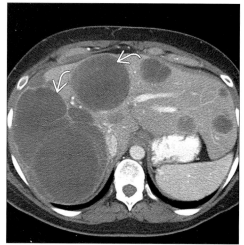

（左）增强CT显示来源于神经内分泌肿瘤的肝内多发囊性病灶➡。（右）同一患者经肝动脉灌注奥沙利铂、氟尿嘧啶和静脉注射贝伐珠单抗6个月后，显示病灶大小和间隔厚度减小➡，提示治疗有效

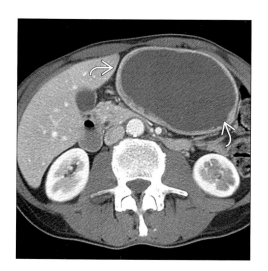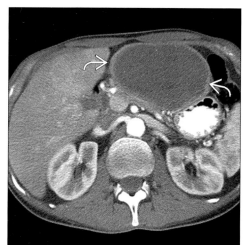

（左）增强CT显示继发于鼻咽癌的肝左叶巨大囊性转移灶➡。（右）同一患者经克唑替尼加培美曲塞治疗后2个月显示病灶减小➡，提示治疗有效

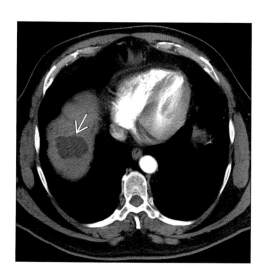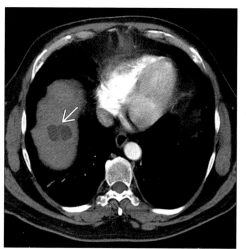

（左）增强CT显示继发于小肠类癌的接近膈顶的肝内转移灶➡。（右）同一患者经西妥木单抗、依维莫司和醋酸奥曲肽治疗后2个月显示病灶减小➡

12. 乳腺癌治疗后的假性肝硬化

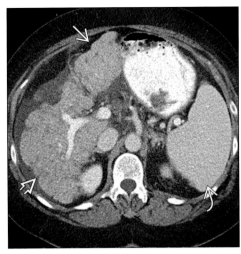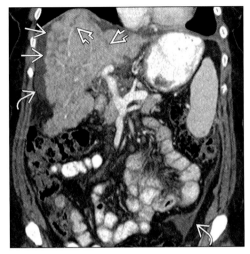

（左）52岁女性，乳腺癌肝转移治疗后的增强CT显示结节状肝轮廓改变➡️、包膜皱缩➡️和脾大➡️，类似肝硬化。（右）同一患者的冠状位增强CT显示结节状肝轮廓改变➡️、肝内条状低密度分隔➡️和腹水➡️，类似肝硬化

影像特征

影像表现

- 类似肝硬化的影像学改变，但缺乏肝硬化的典型病理特征。
  - 形态学改变类似肝硬化。
    - 肝表面结节。
    - 肝叶或肝段体积缩小。
    - 尾状叶增大。
    - 条状或网状肝实质分隔。
    - 肝包膜牵拉。
  - 门静脉高压的特征，如门-体侧支循环和腹水。
- 与肝硬化相比，假性肝硬化进展迅速，肝脏形态的快速变化可以在连续影像学检查上观察到。
  - 早期，CT显示肝脏表面光滑，伴多个转移灶，可能造成局灶性肝轮廓凸起。
  - 进展期，包膜牵拉和结节变得明显，而转移性病灶变得边界不清或完全无法识别。

影像分析

患病率

- 假性肝硬化的确切患病率尚不清楚。
  - 17%～50%的乳腺癌肝转移中可见各种程度的肝轮廓异常。

病理生理学

- 假性肝硬化可在肝转移的患者中发生。
  - 乳腺癌患者最常见。
  - 可见于多种来源的肝转移，包括胰腺癌、食管癌、小细胞肺癌和甲状腺癌。

- 假性肝硬化的明确发病机制仍不清楚，但可能与下列因素有关。
  - 肝对化疗药物的反应。
    - 全身性化疗的肝毒性作用的结果，或肿瘤组织对化疗的反应。
    - 肝组织学检查显示肝NRH，位于结节间的实质受压和萎缩，但不伴有纤维化。
  - 浸润性转移瘤造成的转移性纤维化。
    - 广泛的纤维化提示浸润性肿瘤的促纤维化反应。

临床意义

- 假性肝硬化可导致对转移瘤进展或消退的评估变得困难。
  - 假性肝硬化可见于伴有弥漫性浸润性病变和NRH的患者。
  - 假性肝硬化时PET/CT的效果评价不一。
- 假性肝硬化不是良性改变，可以很严重并导致危及生命的肝衰竭或静脉曲张破裂出血。

参 考 文 献

1. Lee SL et al：Pseudocirrhosis of breast cancer metastases to the liver treated by chemotherapy. Cancer Res Treat. 46（1）：98-103，2014

2. Jeong WK et al：Pseudocirrhosis as a complication after chemotherapy for hepatic metastasis from breast cancer. Clin Mol Hepatol. 19（2）：190-194，2013

3. Jha P et al：Radiologic mimics of cirrhosis. AJR Am J Roentgenol. 194（4）：993-999，2010

4. Young ST et al：CT of the liver in patients with metastatic breast carcinoma treated by chemotherapy：findings simulating cirrhosis. AJR Am J Roentgenol. 163（6）：1385-1388，1994

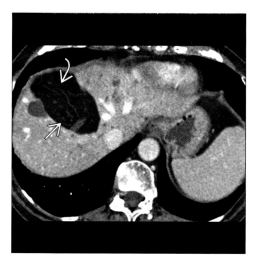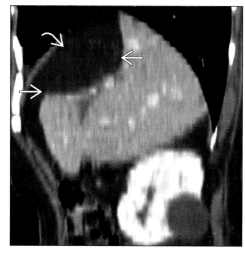

（左）增强CT显示"肝内"巨大的卵圆形脂肪密度病灶➡️，内见分支血管➡️。（右）矢状位增强CT图像显示巨大卵圆形脂肪密度病灶➡️，对应肝近膈面表面缺损➡️

临床背景

病史

● 73岁女性，右上腹不适。

影像解读

诊断陷阱

● 可以被误诊为含脂肪的肝病变，如脂肪瘤和血管平滑肌脂肪瘤。

正确诊断

● 肝囊肿去顶术后的局部大网膜填塞。

诊断思路

● 大网膜填塞表现为脂肪密度，可能与含脂肪的病变混淆。
● 注意肝表面的缺损和病史有助于避免误诊。
● 病灶内分支血管结构可以追溯到网膜血管。

背　　　景

临床表现

● 大网膜填塞通常用于肝创伤或手术切除肝肿瘤、大的囊肿或腔体结构。
● 用于防止胆瘘、出血或脓肿形成。

相关病理学

● 各种良性和恶性的肝病变均可能含有肉眼可见的脂肪组织。
　○ 良性
　　■ 肝血管平滑肌脂肪瘤：无包膜的含有血管、平滑肌和成熟脂肪成分的病灶（可与结节性硬化相关）。
　　■ 肝脂肪瘤可仅由脂肪细胞组成，或可能与腺瘤样、血管瘤样或肌肉样组织混杂，形成腺脂肪瘤、血

管平滑肌脂肪瘤或髓样脂肪瘤等。
　　■ 朗格汉斯细胞组织细胞增生症（LCH）引起的黄色瘤样病变、肝畸胎瘤和肝肾上腺剩余瘤。
　○ 恶性
　　■ 肝细胞癌（通常是镜下脂肪变，但可有肉眼可见的脂肪）。
　　■ 原发性或继发性脂肪肉瘤：常见于40～60岁的成年人，显示软组织增强区域。

影像特征

一般特征

● 脂肪在各种成像技术上都具有独特的表现。

US

● 通常表现为高回声。
● 脂肪比邻近肝更容易衰减声波，因此脂肪的深部可能产生部分声影。

CT

● 与正常肝相比，脂肪呈低密度，CT值的范围为 －100～－10 HU。
● 病变部位可见大网膜血管。

MR

● 非抑脂T_1WI图像上呈高信号。
● 抑脂T_1WI图像上信号减低。
● 与同相位序列图像相比较，含脂肪成分的病灶边缘在反相位影像上有黑色边界伪影。

参 考 文 献

1. Prasad SR et al：Fat-containing lesions of the liver：radiologic-pathologic correlation. Radiographics. 25（2）：321-331，2005
2. Fabian TC et al：Arrest of severe liver hemorrhage by an omental pack. South Med J. 73（11）：1487-1490，1980

14. 右侧异位肝管结扎后改变

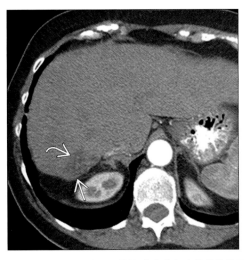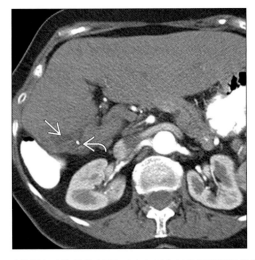

（左）增强CT显示肝右叶后方楔形低密度灶伴轻度线样强化➡，可见肝右叶体积缩小➡。（右）下方扫描层面靠近低密度灶见手术夹➡。病灶的楔形轮廓更加明显，内部可见线样强化➡

影像解读

诊断陷阱
● 可能被误诊为肝占位。

正确诊断
● 继发于右侧异位肝管结扎后的肝右叶萎缩。

诊断思路
● 病变附近肝实质体积减小。
● 胆管扩张引起的管状形态。
● 相邻的手术夹（胆囊切除术后）。

背　　景

概述
● 有胆囊切除史或肝手术史的患者。

流行病学
● 人群中10%可有异位胆管。
● 胆囊切除术后胆道损伤的患者中约17%有异位胆管。

相关解剖学
● 迷走右后肝管，通常引流肝S7和S8段。
● 可能汇入肝总管或胆囊管（较少见）。

相关生理学
● 继发于胆道梗阻的肝细胞损伤导致肝实质萎缩。
● 梗阻引起胆管间质的增生。

相关病理学
● 大体病理：扭曲扩张的胆管。
● 镜检
　○ 胆管间质增生，桥接的小叶间和小叶内胆管增加。
　○ 肝细胞数量减少。
　○ 肝细胞水肿。

影像特征

US
● 回声高于正常肝。
● 区域内扩张的无回声胆管。

CT
● 累及区域较正常肝实质密度减低。
● 区域可呈楔形。
● 可见蜿蜒扩张的胆管。
● 沿着胆管壁的强化。

MR
● 在T_2WI上可见蜿蜒扩张的胆管。
● 在MRCP上可见胆管中断。
● 肝段萎缩：T_2WI高信号，T_1WI低信号。
　○ 可呈现T_1WI高信号，具体取决于肝细胞的改变。
● 可能显示弥散受限，具体取决于肝细胞的改变。

PET/CT
● 病变区域无异常FDG摄取。

关键知识点
● 少见的病变，类似肝占位。
● 胆囊切除术后患者出现肝实质体积减小时需要考虑。
● MR/MRCP通常可明确诊断。

参 考 文 献

1. Khalid TR et al：Using MR cholangiopancreatography to evaluate iatrogenic bile duct injury. AJR Am J Roentgenol. 177（6）：1347-1352，2001
2. Lillemoe KD et al：Isolated right segmental hepatic duct injury：a diagnostic and therapeutic challenge. J Gastrointest Surg. 4（2）：168-177，2000
3. Christensen RA et al：Inadvertent ligation of the aberrant right hepatic duct at cholecystectomy：radiologic diagnosis and therapy. Radiology. 183（2）：549-553，1992

14. 右侧异位肝管结扎后改变

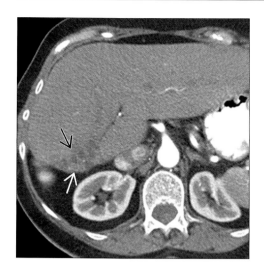 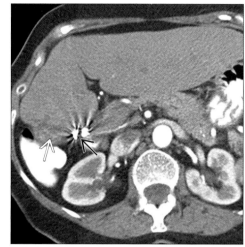

（左）增强CT显示线样强化➡️，对应增强的胆管壁，少量残余的正常增强肝组织➡️。（右）下方扫描层面靠近肝右叶后方低密度灶可见手术夹➡️，病灶内部可见线样强化➡️，肝左叶内的低密度对应尚未增强的门静脉

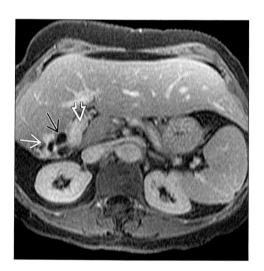 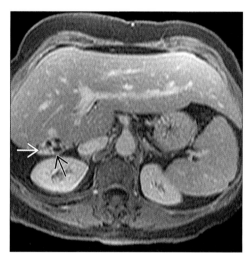

（左）门脉期T₁WI图像显示蜿蜒扩张和聚集的胆管➡️，无伴随的软组织肿块，肝实质萎缩明显伴胆管壁和间质➡️强化，邻近的门静脉➡️通畅。（右）门脉期T₁WI C＋MR图像显示蜿蜒扩张和聚集的胆管➡️，病变的楔形分布很明显，胆管壁和间质强化➡️

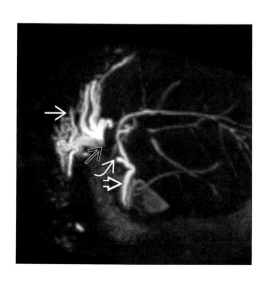 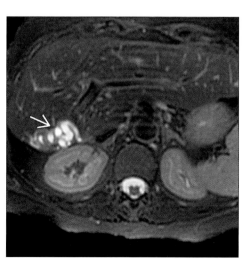

（左）MRCP显示聚集的扩张胆管➡️，内侧可见管腔中断➡️，右肝管➡️汇入胆总管下部，其余胆管包括胆总管正常➡️，胆囊已切除。（右）T₂WI MR显示扩张聚集的胆管➡️

15. 肝放射性损伤

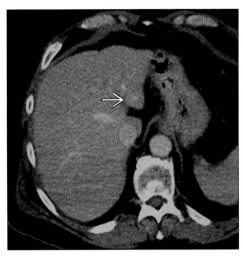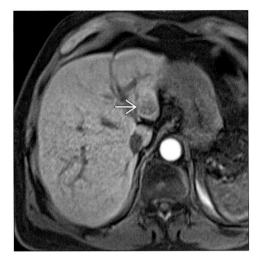

（左）PET/CT显示肝左叶后方一个不明显的代谢增强灶➡️。（右）T₁WI C＋FS MR图像显示圆形低信号灶➡️，与PET/CT显示的异常代谢灶对应

临床背景

病史
- 65岁男性，有胃食管交界区肿瘤史，接受新辅助放射治疗。
- PET/CT进行术前分期。

影像解读

诊断陷阱
- 肝左叶高代谢病变可能被误认为转移灶。

正确诊断
- 肝放射性损伤。

诊断思路
- 当病变呈节段性且位于放疗照射野内时可以直接诊断。
- 病变呈肿块样时诊断困难。
  - 位于放疗照射野内。
  - 随访图像上逐渐变得不明显并最终消失。

背　　景

概述
- 远端食管或胃食管交界处的肿瘤患者接受放射治疗→邻近肝实质炎性改变和坏死→放射性肝损伤。

相关病理学
- 初始组织学变化包括小的肝静脉闭塞、充血和细胞减少。
  - 外部放疗后1～3个月表现最明显。
- 被照射肝实质的影像改变可能反映了局部含水量增加和灌注受损。

影像特征

一般特征
- 肝异常节段。

- 对应放疗照射野。
- 与正常肝实质有线性界面。

US
- 低或高回声。

CT
- 密度减低。
- 动脉期和门脉期较周边肝实质强化减弱。
- 放疗后几个月门脉期或延迟期出现明显强化。
  - 可能是由于血液回流受损。
- 还可能出现环形强化。

MR
- T₁WI：信号强度降低。
- T₂WI：信号强度增加。
- 动脉期和门脉期较周边肝实质强化减弱。

PET/CT
- 照射肝内的代谢改变各异。
  - FDG代谢增加或减少。

参 考 文 献

1. Iwasa S et al：Ring-enhancing lesion associated with radia-tion-induced liver disease. J Clin Oncol. 31（14）：e243-244，2013
2. Maturen KE et al：Imaging effects of radiation therapy in the abdomen and pelvis：evaluating "innocent bystander" tissues. Radiographics. 33（2）：599-619，2013
3. Iyer RB et al：PET/CT and hepatic radiation injury in esophageal cancer patients. Cancer Imaging. 7：189-194，2007
4. Nishino M et al：Uterine contractions evaluated on cine MR imaging in patients with uterine leiomyomas. Eur J Radiol. 53（1）：142-146，2005

15. 肝放射性损伤

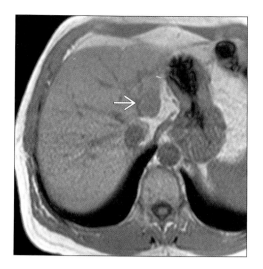
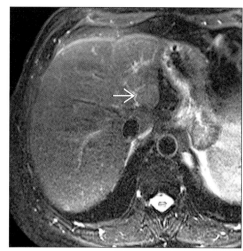

（左）同相位T₁WI MR图像显示接受过放疗的远端食管癌的患者位于肝左叶后方的、放疗照射野内的圆形低信号病灶➡。（右）T₂WI FS MR图像显示略高信号➡的圆形区域

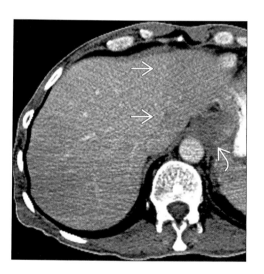
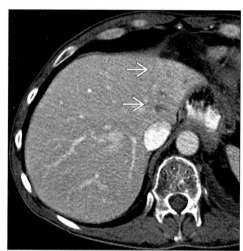

（左）增强CT显示远端食管癌➡的患者接受放疗6个月后位于肝左叶的楔形区域➡，与正常肝实质交界清晰。（右）9个月后增强CT显示照射野内的肝左叶强化增加➡，同时肝左叶体积缩小

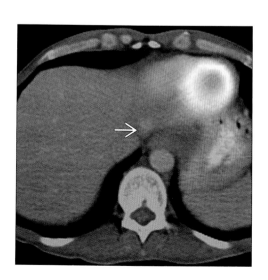
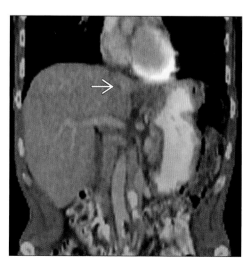

（左）远端食管癌放疗后横断位PET/CT图像显示肝左叶后方一个轻度代谢增强灶➡。（右）冠状位PET/CT显示远端食管癌放疗后位于肝左叶后方的一个轻度代谢增强灶➡

16. 肝移植术后早期影像陷阱

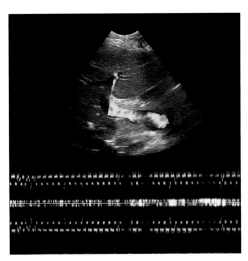 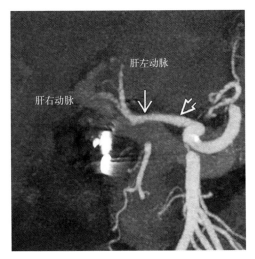

（左）彩色多普勒超声检查显示肝动脉彩色血流缺失，仅显示回波噪声。（右）CT血管造影最大密度投影（MIP）重建显示正常强化的肝总动脉➡和肝固有动脉➡，以及肝左、右动脉

临床背景

病史
- 54岁男性，有长期肝硬化病史，原位肝移植术后，2d前行超声评估。

相关实验室检查
- 肝功能检查异常，数值升高。

影像解读

诊断陷阱
- 可能被误诊为肝动脉闭塞。

正确诊断
- 正常术后表现。

诊断思路
- CT或MR血管造影上的肝动脉顺畅。
- 术后肝动脉阻力增加甚至缺乏血流。

背　　景

概述
- 术后早期超声检查的各种发现通常在几天内好转。
- 从供体提取到受体移植后，冷缺血正常化后肝出现再灌注和功能运作。
- 即使在无并发症的肝移植中，肝功能检查中也可能出现异常，因此早期肝功能检查值增高与影像表现无关联。

影像特征

结论
- 肝实质
  - "星空"样表现。
    - 细胞外间隙的液体沉积及再灌注引起的水肿可导致肝实质回声减低，导致门静脉壁突出显示。
    - 可由血管痉挛、组织水肿、门静脉血流增加、供体年龄偏大及延长的冷缺血时间造成。
  - 局部回声增强及不均匀，可能由于挫伤和（或）出血。
- 肝动脉
  - 多普勒超声上血流可缺失。
  - 由于管腔直径减少，血流速度可能增加。
    - 在原位肝移植后的最初几天，血流速度增加可被视为短期的正常表现。
    - 因门静脉高压造成的持续增加的动脉流入或吻合口水肿导致管腔狭窄。
    - 增高的阻力指数（RI）可能是正常的一过性的术后表现，可在近50%的患者中发生并在几天内恢复。
    - 发现Tardus parvus波形应密切随访而非直接诊断动脉狭窄，特别是肝功能正常的情况下。
- 门静脉
  - 周边水肿和其他原因可能导致血流速度增加→多普勒超声上显示湍流或搏动性血流。
- 肝静脉
  - 可能失去正常的三相波形并显示异常的单相波模式。
- 原位肝移植后数天内上述临时表现会消失。
  - 密切超声随访以确认异常表现缓解。
    - 如果未缓解，则需要行增强CT或MR。

参 考 文 献

1. Sanyal R et al: Orthotopic liver transplantation: reversible Doppler US findings in the immediate postoperative period. Radiographics. 32（1）: 199-211, 2012
2. García-Criado A et al: Doppler ultrasound findings in the hepatic artery shortly after liver transplantation. AJR Am J Roentgenol. 193（1）: 128-135, 2009

17. 外科止血包1

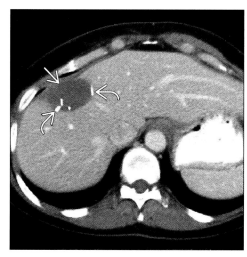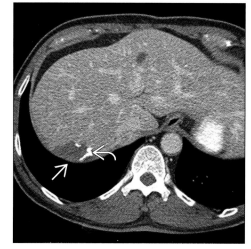

（左）增强CT显示低密度病灶➡位于肝近膈顶部分的前缘并与外科手术夹➡相邻，提示复杂性积液或黏液性转移瘤。（右）59岁男性楔形切除肝细胞癌术后，增强CT显示位于肝近膈顶部分的后缘并与外科手术夹➡相邻的低密度灶➡，确认为外科止血包

临床背景

病史
● 48岁男性，有转移性结肠病史，肝转移灶切除术后9个月行CT随访再分期。

影像解读

诊断陷阱
● 局灶性肝病变，类似于实性占位或液性病灶。

正确诊断
● 手术部位的外科止血包。

诊断思路
● 与手术夹相邻的病变。
● 均匀、不强化。
● 手术记录显示使用了Surgicel Fibrillar控制持续渗血。

背　　景

概述
● 组织黏合剂和止血剂经常用于止血，特别是在微创手术和经皮介入手术中。
● 还用于组织闭合及防止体液漏出。
● 用于出血程度严重、复杂损伤和（或）解剖位置异常导致传统方法无法有效止血时。
● 预计出现术后渗出时，可特意置留在手术部位。

相关病理生理学和放射病理学
● 放置止血包后，血液和间质渗液可渗透止血包，形成软组织样的外观。
  ○ 如果在此阶段扫描，可能会类似软组织肿块。
● 逐渐变得不规则，体积渐进性减小直至消失。
● 相关的肿块可持续超过18个月。

影像特征

US
● 手术部位术后低回声肿块样病变，无中心血管分布。
● 可类似术后液性区、血肿、脓肿或坏死病灶。

CT
● 无强化，但可因密度增高类似术后液性区。
● 有时轻度或不明确的增强可能由于肉芽组织向内生长、部分容积效应或伪增强导致，类似肿块或肿瘤复发。

MR
● T_1WI：高信号。
● T_2WI：低信号。
● T_1WI C＋：无强化，除非有肉芽组织向内生长。

PET/CT
● 无或轻微高代谢，随时间推移而消失。

参 考 文 献

1. Pai D et al：CT appearances following laparoscopic partial nephrectomy for renal cell carcinoma using a rolled cellulose bolster. Cancer Imaging. 10：161-168，2010
2. Sandrasegaran K et al：Distinguishing gelatin bioabsorbable sponge and postoperative abdominal abscess on CT. AJR Am J Roentgenol. 184（2）：475-480，2005

18. 外科止血包 2

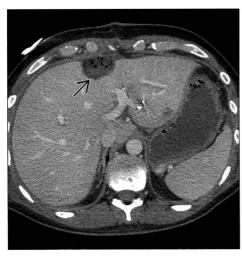 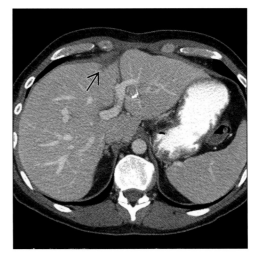

（左）增强CT显示肝楔形切除区域边界清晰的含气病灶➡️，影像表现疑似脓肿。（右）9个月后的增强CT显示对应区域病灶缩小➡️，对应肝楔形切除手术区域的外科止血包。

临床背景

病史

- 46岁男性，乙状结肠癌肝转移行楔形切除术。

影像解读

诊断陷阱

- 含气的液体/软组织密度病灶可能类似脓肿表现。

正确诊断

- 手术区域使用的止血包。

诊断思路

- 手术记录显示止血包用于控制手术区域的渗血，虽然边缘强化和内部气泡影疑似脓肿或感染的积液/血肿。
- 通常在无症状患者中偶然发现。
- 外观逐渐改变和变小以致消失。

背　景

相关影像病理学

- 放置止血包时，空气可能进入其空隙，并可能滞留长达1个月，甚至可能显示气-液平从而类似脓肿表现。
- 当空气被吸收时，可能与实质性占位病灶类似。
- 有些可能会因异物炎性肉芽肿反应出现环状强化，或与脓肿共存时则难以鉴别区分，尤其是在有症状的患者中。

影像特征

US

- 手术区域病灶由气体形成的表现为混响效应的高回声灶。

- 气体可能影响区域细节的显示。

CT

- 与病变相关的手术止血材料。
- 可在早期显示散布的气体从而类似脓肿表现，晚期可类似实质性病灶。
- 缺乏环形强化或气-液平可能帮助诊断。
- 逐渐变得不规则，体积减小并最终消失。

核医学

- 铟标记白细胞检查表现为局部轻微活性或无活性，PET/CT可与脓肿区分。

关键知识点

- 外科止血包的表现可能类似于脓肿或肿瘤。
- 有临床症状的病例诊断困难，可能需要诊断性穿刺以排除脓肿。
- 可在手术区域长时间存留。
- 逐渐缩小变得不规则直至最终消失。
- 放射科医生应意识到此诊断陷阱并复习外科手术/临床记录。

参考文献

1. Wheat JC et al：Advances in bioadhesives，tissue sealants，and hemostatic agents. Urol Clin North Am. 36（2）：265-275，x，2009
2. Sandrasegaran K et al：Distinguishing gelatin bioabsorbable sponge and postoperative abdominal abscess on CT. AJR Am J Roentgenol. 184（2）：475-480，2005

19. 抗血管生成治疗

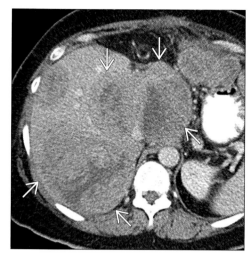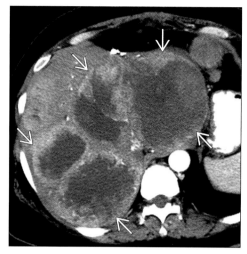

（左）增强CT显示一个巨大分叶状不均匀强化➡️的肝细胞癌病灶（治疗前的基线影像）。（右）索拉非尼治疗4个月后的增强CT显示病灶体积轻度增大➡️，但强化明显降低，内部坏死增加，表明对治疗反应良好

临床背景

病史

● 57岁女性，患有肝细胞癌，接受索拉非尼治疗。

影像解读

诊断陷阱

● 根据实体瘤治疗疗效评价标准（RECIST），病灶增大可能被误诊为疾病进展。

正确诊断

● 根据改良的RECIST标准，影像表现提示对治疗的良好反应。

诊断思路

● 增强减少，坏死增加。
● 临床表现和实验室检查提示疾病改善。

背景

流行病学

● HCC是排名第5位的最常见恶性肿瘤，全球第3位的常见肿瘤死亡原因。

相关病理学

● 血管生成是HCC生长、扩散和转移的关键机制。
● 新生血管的作用。
  ○ 向肿瘤细胞提供氧气和营养。
  ○ 排泄代谢废物。
  ○ 提供肿瘤生长因子（通过内皮细胞）。

相关生理学

● HCC的进展伴随着更丰富的血液供应（血管生成）。
● 抗血管新生疗法（如索拉非尼）是当前针对晚期HCC的全身治疗方式。
● RECIST实体瘤治疗效果评价标准仅监测肿瘤大小。

● 病灶大小不是评价抗血管生成疗法的最佳标准。
● 改良RECIST标准评估活性肿瘤的大小（增强和坏死形成）。

影像特征

US

● HCC最常见的表现是低回声伴彩色多普勒显示血流增加。
● 血流减少和低回声坏死改变表明对抗血管新生疗法有良好的反应。

CT

● 新生血管生成使得病灶富血供，从而在动脉期明显强化，在延迟期廓清伴包膜强化（HCC的典型表现）。
● 可以通过以下方式评估对治疗的反应。
  ○ 增强减弱。
  ○ 出现无增强的低密度坏死区域。

MR

● 增强模式和治疗后表现类似于CT。
● DWI：抗血管新生疗法治疗后弥散受限有所缓解。
● 治疗后产生的坏死表现为T_1WI低信号，T_2WI高信号，增强后无明显强化。

PET/CT

● 通常表现为FDG摄取增加，治疗后可能出现摄取减少。

参考文献

1. Edeline J et al: Comparison of tumor response by Response Evaluation Criteria in Solid Tumors（RECIST）and modified RECIST in patients treated with sorafenib for hepatocellular carcinoma. Cancer. 118（1）: 147-156, 2012

第五节　脂肪相关性诊断陷阱　| 20. 肝局灶性脂肪浸润

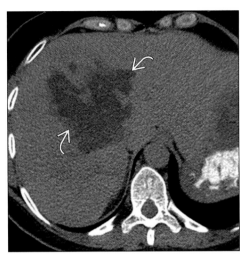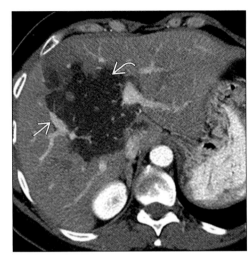

（左）平扫CT显示肝中央区域累及多个肝段的不规则低密度灶➡。（右）增强CT显示肝中央区域累及多个肝段➡的不规则低密度灶，内部可见穿通血管➡，无局部占位效应

临床表现

病史
● 49岁女性，有乳腺癌病史。

影像解读

诊断陷阱
● 低密度病变可能在CT上被误诊为其他病变，如转移。

正确诊断
● 肝局灶性脂肪浸润。

诊断思路
● 无局部占位效应。
● 正常血管通过病变，无血管包绕、移位或侵犯。
● CT上边界清晰的低密度灶。
● MR反相位与同相位图像比较，可见局部信号降低。

背　　景

流行病学
● 局灶性脂肪浸润的成因通常与弥漫性脂肪变性的病因相同。
　○ 包括肥胖、糖尿病、酒精滥用、静脉高营养、外源性类固醇和某些毒品。

相关解剖学
● 小叶中心中央静脉附近的肝细胞易受代谢影响，因此倾向于早期积聚脂质。

相关生理学
● 游离脂肪酸途径缺陷可能导致甘油三酯在肝细胞内累积（脂肪变性）。

影像特征

US
● 局灶性或不规则的回声增强区域，无占位效应。

CT
● 局灶性或不规则的低密度区域，无占位效应。
● 可以看到正常的血管穿过。
● 常见于门静脉周边，也可能位于小叶中央或肝包膜下。

MR
● 与同相位图像比较，反相位上可见局部信号降低。
● 增强表现与肝实质相同。

PET/CT
● 用来区分局灶性脂肪和转移灶，通常表现为PET影像上的摄取增加，而局部脂肪无相同表现。

关键知识点

误诊
● 低密度病变可能在CT上被误诊为其他病变。
　○ 缺乏占位效应、有正常血管通过是诊断局灶性脂肪浸润的线索。
　○ MR通过反相位图像上的信号丢失可辅助诊断。

参 考 文 献

1. Lin E et al：FDG PET/CT diagnosis of hepatic lymphoma mimicking focal fatty infiltration on CT. J Radiol Case Rep. 4（4）：34-37, 2010
2. Hamer OW et al：Fatty liver：imaging patterns and pitfalls. Radiographics. 26（6）：1637-1653, 2006
3. Brunt EM et al：Pathology of steatohepatitis. Best Pract Res Clin Gastroenterol. 16（5）：691-707, 2002

20. 肝局灶性脂肪浸润

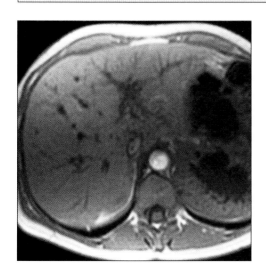
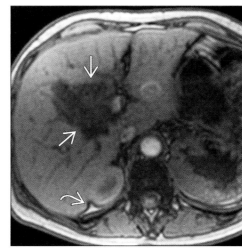

（左）同相位T₁WI MR图像肝显示均匀信号，无肝占位。（右）反相位T₁WI MR图像显示肝中央区域不规则的区域性低信号➡，对照同相位影像提示细胞内脂质成分，注意肝和肾边界的低信号化学位移伪影➡

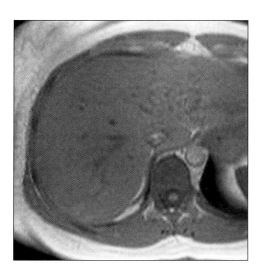
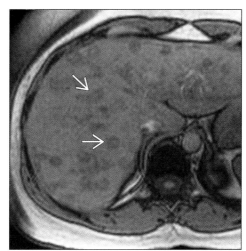

（左）乳腺癌病史的患者因CT上显示多发低密度灶疑似转移瘤而接受MR进一步检查，同相位T₁WI MR图像肝显示均匀信号，无肝占位。（右）反相位T₁WI MR图像显示肝内多发局灶性➡信号减低，诊断为多发局灶性脂肪浸润

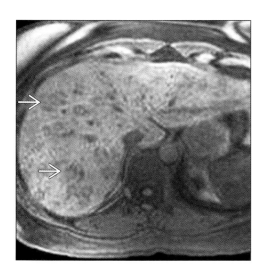
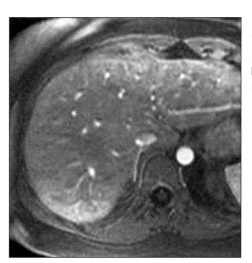

（左）同一患者平扫T₁WI MR图像（抑脂序列）同样显示多发低信号灶➡。（右）增强扫描上述病变无明显强化

21. 肝结节性脂肪缺失

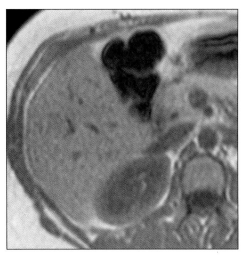
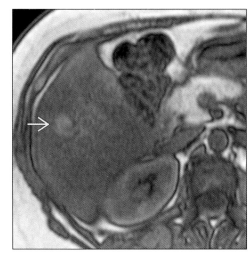

（左）横断位同相位图像显示均匀肝实质，无占位病灶。（右）同一患者的反相位图像显示肝广泛信号减低，可见一个边界清晰相对高信号的结节➡

临床背景

病史
● 67岁男性，结肠癌病史，进行临床分期。

影像解读

诊断陷阱
● 弥漫性肝脏脂肪变性背景中边界清晰的肝脏结节可能被误诊为转移瘤或其他局灶性肝病变。

正确诊断
● 肝脂肪变性患者肝内局灶性脂肪缺失。

诊断思路
● 结节性脂肪缺失通常伴有肝段脂肪缺失。
● 结节在同相位图像上不可见，在反相位图像上显示清晰。
● T₂WI图像上结节几乎看不到或呈略微低信号。
  ○ 然而，转移几乎总是高信号。

鉴别诊断
● 占位性病变如血管瘤和转移瘤周围可发生局灶性脂肪缺失。
  ○ 占位性病变的特征性影像学表现可能在脂肪缺失区域明显。
  ○ DWI可用于显示被局灶性脂肪缺失掩盖的转移灶。

背　　景

概述
● 局灶性脂肪缺失通常呈地图样轮廓，好发于肝内特定位置。
  ○ 胆囊窝附近的S4和S5段。
  ○ 肝门附近。
● 结节性脂肪缺失很少见。

影像特征

US
● 弥漫性回声增强的肝实质内低回声的结节区域。

CT
● 肝弥漫性密度减低，可见相对高密度的结节，其强化类似于脾。

MR
● T₁WI
  ○ 同相位：未见病变。
  ○ 反相位：低信号肝背景下相对高信号的结节灶。
    ■ 由弥漫性脂肪变性引起的肝实质信号减低。
● T₂WI
  ○ 相对于脂肪浸润的肝实质，病灶几乎不可见或呈略低信号。
  ○ T₂WI FS抑脂图像上病灶不可见。
● T₁WI C＋FS
  ○ 均匀强化，程度类似脾强化。

PET/CT
● 曾有局部FDG摄取而表现类似肝转移的病例报道。

参 考 文 献

1. Purandare NC et al：Focal fat spared area in the liver masquerading as hepatic metastasis on F-18 FDG PET imaging. Clin Nucl Med. 33（11）：802-805，2008
2. Tom WW et al：Hepatic pseudotumor due to nodular fatty sparing：the diagnostic role of opposed-phase MRI. AJR Am J Roentgenol. 183（3）：721-724，2004

21. 肝结节性脂肪缺失

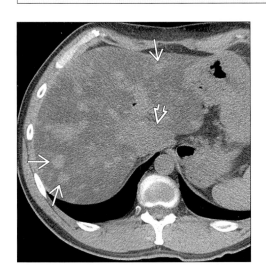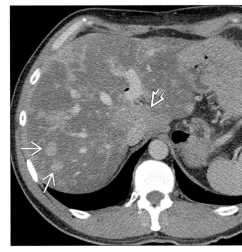

（左）59岁结肠癌病史的患者，平扫CT显示弥散性肝实质密度减低（0～10HU），伴多个边界清晰的圆形结节➡，尾状叶➡的密度也显著增高。（右）同一患者的增强CT显示这些结节➡及尾状叶➡同脾的强化程度一致，由于既往肿瘤病史，转移性疾病的可能性被提出

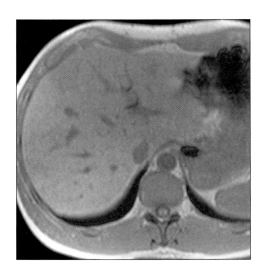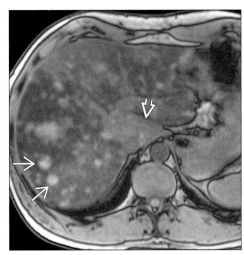

（左）同相位T₁WI MR显示均匀肝实质，未见于CT对应的局灶性病变。（右）同一患者的反相位图像显示弥漫性肝脂肪变性引起的肝实质信号减低，散在分布的正常的肝岛表现为局灶性脂肪缺失，呈结节样➡或节段性➡边界清晰

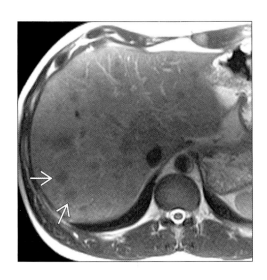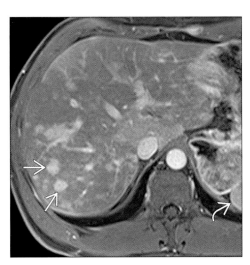

（左）同一患者的T₂WI MR显示局灶性脂肪缺失呈相对低信号的结节区域➡。与之相反，转移瘤一般呈高信号。（右）同一患者的T₁WI C＋FS增强图像显示增强结节➡，其强化程度似脾➡

22. 血管周肝脂肪沉积

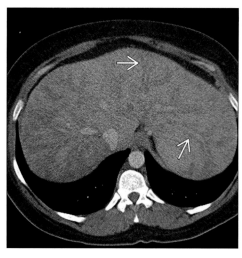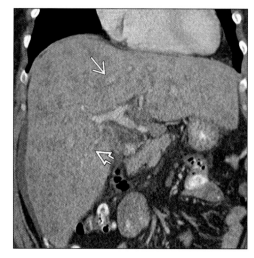

（左）47岁女性患者主诉腹部疼痛，增强CT显示肝内分支状➡低，密度灶沿肝静脉分支分布。（右）同一患者的冠状位增强CT显示分支状低密度灶沿肝静脉➡和门静脉➡分布，其密度约30HU

临床背景

病史
- 34岁女性，严重的腹痛和黄疸，有过量饮酒史。

相关实验室检查
- 肝功能明显异常。

影像解读

诊断陷阱
- 肝内血管周围区域的低密度病灶在成像平面呈轨道样（平行于扫描界面）或环形（垂直于扫描界面）。
  - 可见脂肪沉积于肝静脉和（或）门静脉周围。
- 这种表现可能与肝血管性和肿瘤性病变混淆，如Budd-Chiari综合征。

正确诊断
- 酒精性肝硬化患者血管周边脂肪变性。

诊断思路
- 血管周围区域的CT密度值测量＜40HU。
- 以血管周边分布的肝脂肪变性是酒精性肝硬化的特征。

背　　景

相关病理学
- 血管周边脂肪变性的发病机制尚不清楚。
- 其表现主要见于酒精性肝硬化。
  - 根据笔者经验，这种改变可以逐渐扩展成弥漫性肝脂肪变性。
  - 类似表现也可见于下述疾病。
    - 获得性免疫缺陷综合征。
    - 肝内胰岛细胞移植的患者。

影像特征

US
- 肝血管周围高回声，高于肾实质；肝内超声波束衰减；肝内结构显示不清。

CT
- 平扫
  - 血管周围区域的CT绝对密度值＜40HU，相对密度值至少比脾低10HU。
- 增强CT
  - 血管周围区域的CT绝对密度值＜40HU。

MR
- 反相位T_1WI图像上血管周围区域信号较同相位T_1WI下降。

PET/CT
- 血管周围脂肪变性的区域不应该有增加的代谢活动。

参 考 文 献

1. Décarie PO et al：Fatty liver deposition and sparing：a pictorial review. Insights Imaging. 2（5）：533-538，2011
2. Hamer OW et al：Fatty liver：imaging patterns and pitfalls. Radiographics. 26（6）：1637-1653，2006
3. Hamer OW et al：Imaging features of perivascular fatty infiltration of the liver：initial observations. Radiology. 237（1）：159-169，2005
4. Markmann JF et al：Magnetic resonance-defined periportal steatosis following intraportal islet transplantation：a functional footprint of islet graft survival? Diabetes. 52（7）：1591-1594，2003

22. 血管周肝脂肪沉积

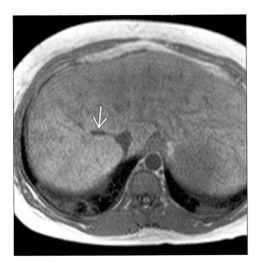 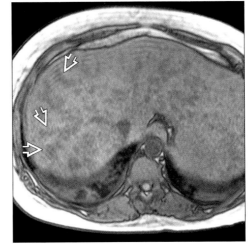

（左）34岁女性，有过量饮酒史，同相位T₁WI MR显示大致均匀的肝实质信号，无局部占位性病灶，肝体积略微缩小，肝静脉➡变细。（右）同一患者的反相位T₁WI MR显示分布于血管周围的低信号结构➡，反相位图像上信号较同相位信号下降是由于存在脂肪

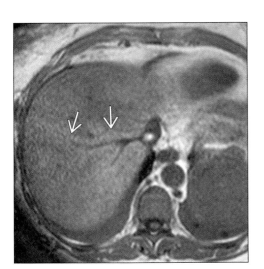 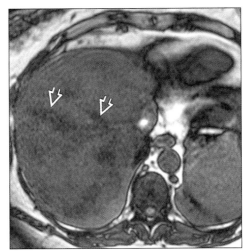

（左）58岁男性，腹痛，有过量饮酒史，同相位T₁WI MR显示肝静脉➡周边轻度增高的信号。（右）同一患者的反相位T₁WI MR显示血管周围区域信号较同相位下降➡，提示存在脂肪浸润

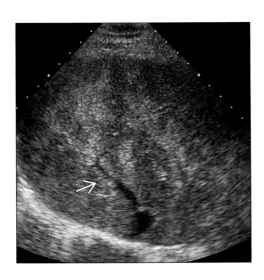 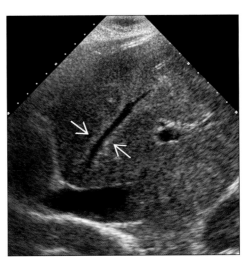

（左）肝衰竭的48岁女性，有过量饮酒史，超声显示肝不均匀回声伴血管周围条状高回声➡。（右）同一患者矢状位扫描显示以血管➡为中心的周边条状高回声

23. 弥漫性肝转移瘤

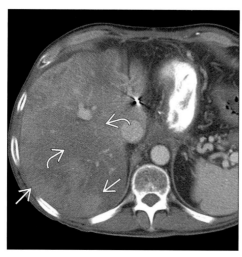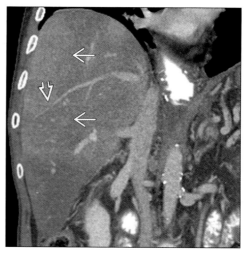

（左）增强CT显示肝内地图样和片状低密度改变➡，伴周边融合的相对高密度➡。（右）冠状位增强CT显示周边融合性高密度➡，周边肝静脉➡轻度不规整，肝右叶外上部分轻度膨出

临床背景

病史
- 49岁男性，胃癌患者。

影像解读

诊断陷阱
- 脂肪变性限制肝肿块的评估。
- 弥漫性转移可以呈现类似弥漫性脂肪浸润的表现。

正确诊断
- 融合性肝周边转移灶伴弥漫性中央脂肪浸润。

诊断思路
- 无正常的血管通过肿瘤。
- 脂肪浸润和脂肪缺失一般都有典型分布。
- 肝包膜膨出提示存在占位性病变。

背　　景

相关生理学
- 脂肪变性：肝细胞内甘油三酯过量积聚，可以局部或弥漫性地发生。
- 胃癌通过门静脉转移至肝。

影像特征

US
- 脂肪变性
  - 高回声仅在脂肪含量达到肝体积的15%～20%时才出现。
- 转移
  - 局灶性转移最常见的是低回声。
  - 浸润性转移可能难以检出。

CT
- 脂肪变性

  - 通常在S4肝段前方或靠近血管、韧带和肝裂处呈地图状分布。
  - 通过的血管不发生移位（没有占位效应）。
  - 平扫：较脾密度低［正常肝脏密度高于脾8～10HU］。
  - 局灶性脂肪缺失：S5或胆囊窝。
- 弥漫性肝转移
  - 肿瘤融合使血管和胆管扭曲。
  - 肝转移瘤可呈等、低或高密度。

MR
- 优先选择的检查方式。
- 肝脂肪变性：与同相位T_1WI相比，信号在反相位图像上表现为特征性地下降。
- 肝转移：与同相位影像相比反相位图像上信号无下降。
  - T_2WI：信号强度增加。
  - T_1WI C＋：增加肝转移的检出。
  - DWI：转移灶显示弥散受限。

PET/CT
- 肝脂肪变性：正常的FDG摄取。
- 肝转移：FDG摄取增加。

关键知识点
- 弥漫性和局灶性脂肪浸润可以类似肝转移瘤，反之亦然。
- 弥漫性脂肪肝限制了肝肿块的评估。
- 与肿瘤相比，血管穿过局部脂肪变性时不会发生扭曲。
- 脂肪浸润和缺失一般具有典型的分布特征。
- MR可以在不确定的情况下明确诊断。

参 考 文 献

1. Abele JT et al：Effect of hepatic steatosis on liver FDG uptake measured in mean standard uptake values. Radiology. 254（3）：917-924，2010
2. Boll DT et al：Diffuse liver disease：strategies for hepatic CT and MR imaging. Radiographics. 29（6）：1591-1614，2009

23. 弥漫性肝转移瘤

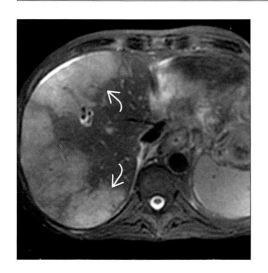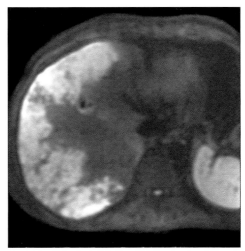

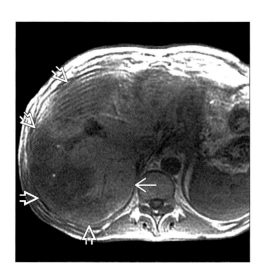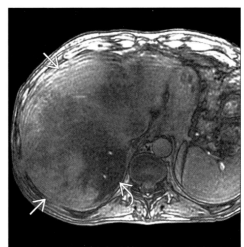

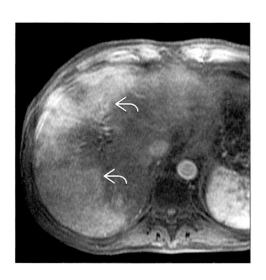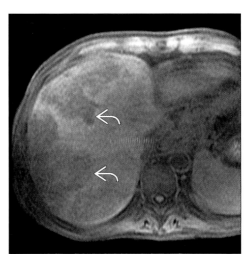

（左）横断位 T₂WI MR 显示右肝➜周边融合性的高信号，提示肝转移。（右）DWI图像显示融合的高信号，表明在相对区域存在弥散受限，提示肝转移（相应的ADC图片未显示）

（左）同相位 T₁WI MR 显示不均匀的肝实质伴有团片区域，肝中央区域➜比周边➜呈相对高信号。（右）反相位 T₁WI MR 显示中央区域较同相位影像信号下降，提示弥漫性脂肪浸润➜，外围区域无信号下降➜

（左）静脉给予钆塞酸二钠（普美显）后的动脉期 T₁WI C＋FS 图像显示肝右叶➜周边信号融合区域明显强化。（右）20min 延迟期扫描（肝胆特异期）显示周边区域呈低信号➜，提示融合病变为无肝细胞的浸润性转移瘤

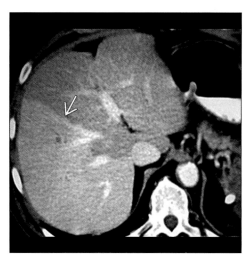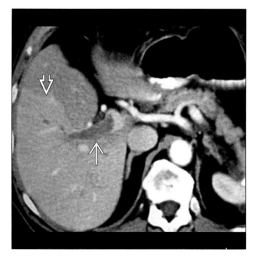

（左）横断面CT增强动脉期示一大的楔形强化区➡️，边界清晰，为一过性肝实质密度差异（THAD）。（右）横断面CT增强门脉期示门静脉右支无强化，内见栓子➡️，导致THAD➡️。注意THAD的强化有所减低

临床背景

病史
- 73岁女性，行MR检查除外腹部CT肝脏异常。

影像解读

诊断陷阱
- 被误认为是其他强化的肝局灶性病变。
- 如果在增强CT或MR上发现该征象，必须仔细检查是否有局部占位灶或门静脉栓子。

正确诊断
- CT上这种征象称作一过性肝实质密度差异（THAD）。
- MR上这种征象称作一过性肝实质信号差异（THID）。

诊断思路
- 动脉期表现为肝包膜下呈楔形强化的区域通常呈肝亚段分布。
  - 之后强化逐渐消退，门脉期变为等密度。

背　　景

相关生理学
- 肝是双重供血器官：门静脉（75%），肝动脉（25%）。
- 补偿现象：门静脉血流减小时动脉血流代偿性增加。
  - 动脉期在肝小叶水平由非强化的门静脉血对对比剂（即早期强化）的局部稀释作用减低。

发病机制
- 不伴有局部病灶的THAD/THID可继发于下列情况。
  - 由于门静脉受压或血栓导致门静脉低灌注→肝段改变（边缘笔直的楔形改变）。
  - 动脉门静脉分流或异常的血供导致的血流的变化→多个肝段THAD。
  - 胆道血管或邻近组织的炎症。
  - 可表现为多形性或弥漫性。
- 伴有局部病灶的THAD/THID可继发于下述情况。
  - 虹吸效应→叶内多段的形态。

影像表现

US
- 可能在增强超声造影图像上显示。
- 征象称作一过性肝实质回声差异。

CT
- 动脉早期强化程度增加，随后强化减弱。
- 根据不同的潜在原因，可以有各种分布方式。
- 可能与肝的病灶有关（如肝转移瘤、血管瘤等），或是与不同原因所致的肝脏疾病（如肝硬化或炎症）有关。

MR
- T_1WI 增强：表现与CT相似，即为动脉早期强化程度增加，随后强化减弱。
- T_2WI：无相应的信号异常。

参考文献

1. Catalano O et al: Transient hepatic echogenicity difference on contrast-enhanced ultrasonography: sonographic sign and pitfall. J Ultrasound Med. 26（3）: 337-345, 2007
2. Colagrande S et al: Transient hepatic intensity differences: part 1, Those associated with focal lesions. AJR Am J Roentgenol. 188（1）: 154-159, 2007
3. Colagrande S et al: Transient hepatic intensity differences: part 2, Those not associated with focal lesions. AJR Am J Roentgenol. 188（1）: 160-166, 2007
4. Colagrande S et al: Transient hepatic attenuation differences. AJR Am J Roentgenol. 183（2）: 459-464, 2004

24. 一过性肝实质密度差异

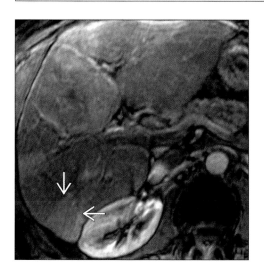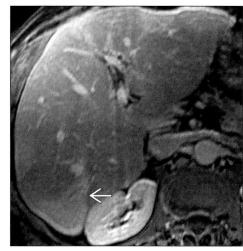

（左）MR T$_1$WI横断位增强动脉期图像显示楔形强化➡位于肝右叶后段包膜下区域。（右）MR T$_1$WI横断位增强延迟期图像显示位于肝右叶内的楔形强化区域信号减弱➡，尽管该区域信号仍稍高于正常肝组织

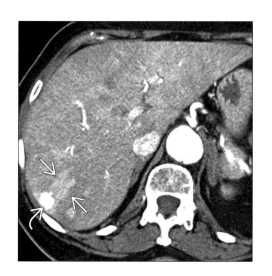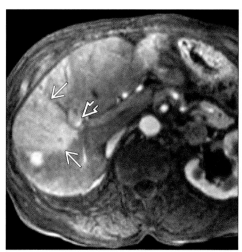

（左）47岁，男性，横断面增强CT动脉期图像显示边界清晰的强化灶➡，延迟期对比剂滞留，符合小血管瘤。注意伴随的楔形区域强化区，代表一过性肝实质密度异常（THAD）➡。（右）68岁，女性，卵巢癌肝转移➡，MR T$_1$WI横断位增强动脉期显示强化的转移灶➡导致THAD➡

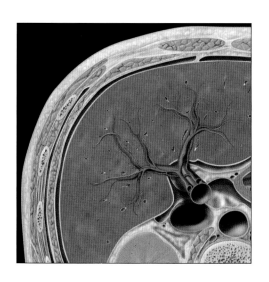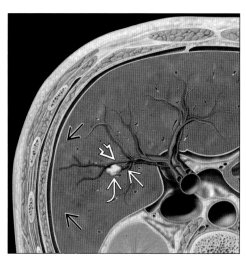

（左）肝横断面图像显示肝血供；大部分由门静脉（75%）供应，小部分（25%）由肝动脉供应。（右）肝横断面图像显示一楔形区域➡，主要由通畅的肝动脉分支➡供血。这表示THAD可能继发于被肿块➡堵塞的门静脉分支➡

25. 迷走胃右静脉回流

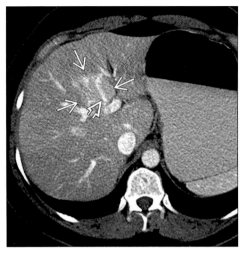 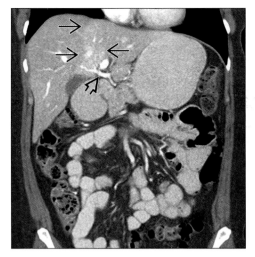

（左）增强CT显示肝左叶内侧肿块样强化➡️，其中可见一条穿行的血管➡️。（右）冠状位增强CT显示肝左叶内侧团片状强化➡️，其中可见一条血管➡️穿行入肝

临床背景

病史
- 53岁男性，颈部恶性黑色素瘤，行影像检查进行肿瘤全身分期。

影像解读

诊断陷阱
- 肝IV段肿块样结构可能被误认为强化的肿块，在上述有黑色素瘤病史的患者，则很可能误诊为肝转移瘤。

正确诊断
- 迷走胃右静脉（ARGF）直接回流入肝导致的假性病灶。

诊断思路
- 典型的部位在肝IV段的后方。
- 假性病变表现为肝段性和地图样分布。
- 异位胃右静脉可见在相对强化的区域行进，静脉无堵塞或移位。

背 景

相关解剖学
- 胃右静脉通常沿胃小弯汇入门静脉或脾静脉。
  - 异常的胃右静脉直接流入肝。

相关生理学
- 迷走胃右静脉导致肝的假肿瘤征象因其可造成局部脂肪缺失，从而在脂肪肝背景中形成假性病变。
  - 形成肝细胞脂肪变性的基质通过门静脉供给入肝。
- 对比剂在迷走胃右静脉和门静脉内转运时间的不同，决定了由迷走胃右静脉供血的肝组织和其他肝组织强化程度的不同。

影像特征

US
- 在脂肪肝的声像图中，局灶性脂肪缺失的肝组织与肝背景回声相比，表现为低回声。
- 彩色多普勒可以显示迷走胃右静脉。

CT
- 局部强化程度增加的区域出现在肝IV段后部，即使在没有脂肪肝的背景下。
  - 对比剂在迷走胃右静脉内的转运时间较门静脉短所致。
- 在脂肪肝病例中，含脂肪较少的肝组织密度通常高于其他肝组织。
- 迷走胃右静脉可出现于局灶性脂肪缺失的肝组织中，其走向可以追踪到胃小弯。

MR
- 与T_1WI同相位图像比较时，T_1WI反相位图像上缺乏脂肪的肝组织不会出现信号减低，而其他含脂肪的肝组织则出现明显的信号减低。
- 局部强化程度增加的区域出现在肝IV段后部。

PET/CT
- 累及的肝IV段呈现正常的代谢。

参 考 文 献

1. Seong NJ et al：Right gastric venous drainage：angiographic analysis in 100 patients. Korean J Radiol. 13（1）：53-60，2012
2. Yoon KH et al：Pseudolesion in segments II and III of the liver on CT during arterial portography caused by aberrant right gastric venous drainage. J Comput Assist Tomogr. 23（2）：306-309，1999
3. Matsui O et al：Focal sparing of segment IV in fatty livers shown by sonography and CT：correlation with aberrant gastric venous drainage. AJR Am J Roentgenol. 164（5）：1137-1140，1995

26. 肝硬化背景下的海绵状血管瘤

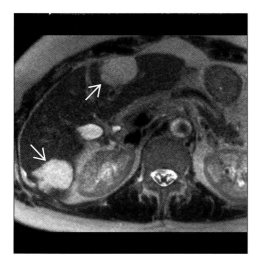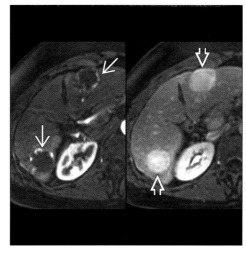

（左）横断位 T_2WI MR图像显示肝左、右叶内2枚边界清晰的明显高信号病灶➡。（右）横断位 T_1WI C＋图像显示动脉期➡病灶周边结节状强化伴延迟期填充⇨，为典型血管瘤的表现

临床背景

病史

● 52岁患者，有慢性肝病病史。

影像解读

诊断陷阱

● 血管瘤在肝硬化患者中比较少见，所以很容易误诊为更常见的病灶（如HCC）。

正确诊断

● 肝硬化背景下发生的血管瘤。

诊断思路

● 发现慢性肝病患者的肝有血管样强化的病灶时，很重要的一点是确定该病灶的影像学征象是否符合典型血管瘤表现。
  ○ 延迟期对比剂滞留。

背　　景

流行病学

● 血管瘤是肝最常见的良性肿瘤。
● 然而血管瘤在晚期肝硬化中非常罕见（在肝移植的晚期肝硬化病例中占2%）。

相关病理学

● 血管瘤是边界清晰的良性肿瘤。
● 由扁平上皮细胞和黏液样或纤维基质覆盖的大小不等的血管间隙。

影像特征

US

● 边界清楚的高回声病灶伴后壁声影增强。

CT

● 平扫：低密度。
● 增强静脉期：周边不连续的结节样强化。
● 增强延迟期：造影剂充填（造影剂呈向心性填充）。

MR

● 不均匀信号的肝硬化背景。
● T_1WI：低信号。
● T_2WI：高信号。
● T_1WI C＋（静脉期）：周边不连续的结节样强化。
● T_1WI C＋（延迟期）：对比剂充填（对比剂呈向心性填充）。
● 延迟期血管瘤强化程度应高于肝组织。

关键知识点

● 血管瘤是最常见的肝良性肿瘤。
● 在晚期肝硬化患者中罕见。
● 发现慢性肝病的患者肝有血管样强化的病灶时，诊断时很重要的是，考虑是否符合血管瘤表现。
  ○ 确认血管瘤典型的影像学表现。
  ○ 病灶强化的程度高于肝组织。

参考文献

1. Elsayes KM et al：Focal hepatic lesions：diagnostic value of enhancement pattern approach with contrast-enhanced 3D gradient-echo MR imaging. Radiographics. 25（5）：1299-1320，2005

2. Miller WJ et al：Malignancies in patients with cirrhosis：CT sensitivity and specificity in 200 consecutive transplant patients. Radiology. 193（3）：645-650，1994

27. 形态改变的肝海绵状血管瘤

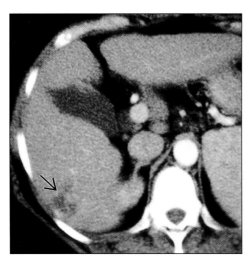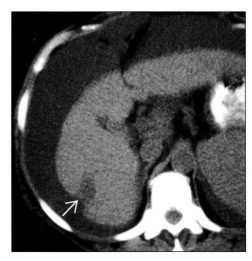

（左）增强CT显示肝硬化表现（结节样边缘、肝左叶外侧段萎缩）伴边缘清晰的病灶➡️，呈现周边结节状强化。（右）随访平扫CT（18个月以后）显示进一步发展的弥漫性肝纤维化和体积缩小，其中左图所示病灶缩小伴包膜皱缩，提示瘢痕性改变➡️

临床背景

病史
- 64岁男性，有慢性肝病病史。

影像解读

诊断陷阱
- 肝硬化中，血管瘤会发生形态学改变，因此，需要注意，不要误诊为恶性病变。

正确诊断
- 肝硬化背景下的血管瘤。

诊断思路
- 与晚期肝硬化相关。
- 在早期的图像上有典型的血管瘤影像学表现。
- 在随访的检查中，病灶产生瘢痕性改变伴体积缩小。

背　　景

相关病理学
- 晚期肝硬化患者中血管瘤发生的概率很低，可能与肝纤维化和瘢痕形成有关。
- 肝硬化所伴随的纤维化和瘢痕可导致低压力的血管瘤受压和塌陷。
- 瘤内淤血伴随血栓形成，使得血管瘤逐渐消失并诱发同其他慢性纤维化的肝组织一样的纤维化改变。
- 之前的检查中发现的血管瘤在随访中出现病灶缩小，这种现象并不少见。

影像特征

US
- 边界清楚的病灶伴后壁声影增强。
- 随着肝硬化的进展，病灶形态学发生改变，体积缩小。

CT
- 血管瘤在平扫、静脉期和延迟期的典型表现。
  - 平扫时为低密度。
  - 早期呈周边不连续结节状强化。
  - 延迟期造影剂向心性填充。
  - 晚期肝硬化病例中血管瘤的强化表现可改变。
- 在随访复查中，随着肝纤维化的进展，血管瘤的大小和形态发生改变。
  - 被覆包膜牵拉回缩。

MR
- 不均匀信号的肝硬化形态。
- 血管瘤在平扫、静脉期和延迟期，以及T_2WI的典型表现。
  - T_1WI：低信号。
  - T_2WI：高信号。
  - T_1WI C+：典型的强化方式可能由于肝硬化的进展发生改变。
- 在随访复查中，随着肝纤维化的进展，血管瘤的大小和形态发生改变。

关键知识点
- 由于晚期肝硬化的瘢痕形成，血管瘤的大小和形态可发生改变。

参 考 文 献

1. Galia M et al：Focal lesions in cirrhotic liver：what else beyond hepatocellular carcinoma? Diagn Interv Radiol. Epub ahead of print，2014

2. de Caralt TM et al：Distortion of subcapsular hepatic hemangioma by hepatic cirrhosis. Can Assoc Radiol J. 50（2）：137-138，1999

3. Miller WJ et al：Malignancies in patients with cirrhosis：CT sensitivity and specificity in 200 consecutive transplant patients. Radiology. 193（3）：645-650，1994

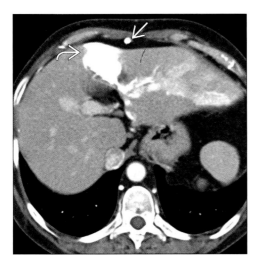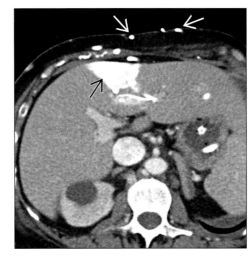

（左）增强CT示肝Ⅳ段内存在一显著强化区域➡。前方增强的结构为扩张的脐旁静脉➡。（右）增强CT示肝Ⅳ段内显著强化的楔形区域，为肝热点征➡，同时可见扩张的皮下侧支形成➡

临床背景

病史
- 76岁女性，有转移性结直肠癌病史。

影像解读

诊断陷阱
- 肝Ⅳ段楔形强化区域类似于强化的病灶，如肝腺瘤和肝细胞肝癌。

正确诊断
- 热点征形成的原因通常是上腔静脉堵塞。

诊断思路
- 肝Ⅳ段的早期强化。
- 多发的扩张扭曲的前腹壁静脉。
- 上腔静脉堵塞。
- 患者有呼吸困难、面部肿胀、头痛和胸腔积液等症状。

教学要点
- 如在腹部CT、MR发现热点征，应尽快行胸部影像检查，明确是否有上腔静脉栓塞。

背　　景

临床表现
- 局限性的热点征被认为是上腔静脉和门静脉之间的分流导致的肝内区域性血流量增加。

流行病学
- 上腔静脉堵塞是最常见原因。
  - 在78%～97%的发生上腔静脉堵塞病例中，病因是恶性肿瘤，其中肺癌和淋巴瘤是最常见的原因。
  - 其他原因，如内置的腔内导管导致的静脉血栓。

相关解剖学
- 导致局限性热点征的相关解剖
  - 内乳静脉通过脐旁静脉汇入门静脉左支。
- 其他的侧支循环通路
  - 奇静脉和半奇静脉。
  - 侧胸静脉和椎静脉。
  - 胸腹壁静脉和肌膈静脉。

影像特征

CT
- 动脉期
  - 方叶强化，程度≥主动脉。
- 门脉期
  - 部分廓清，密度与肝实质相近或略低于肝实质。

MR
- 肝Ⅳ段的早期强化。
- 延迟期呈等信号。

^{99m}Tc 硫胶体扫描
- 方叶显示摄取增加或热点征。

参 考 文 献

1. Al-Makhzomi M et al：Abnormal liver uptake of（99m）Tcmacroaggregated albumin in a patient with superior vena cava syndrome. Am J Respir Crit Care Med. 187（9）：1028, 2013
2. Katabathina VS et al：Imaging of oncologic emergencies：what every radiologist should know. Radiographics. 33（6）：1533-1553, 2013
3. Dickson AM：The focal hepatic hot spot sign. Radiology. 237（2）：647-648, 2005

29. 繁星征

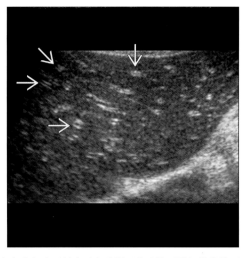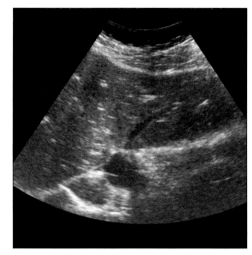

（左）横向灰度超声示肝实质水肿低回声（繁星样）的背景下以小叶为中心分布的回声灶 ➡️，肝实质水肿由于急性病毒性肝炎所致。（右）58岁女性，因胆汁淤积性肝炎导致疼痛和黄疸，横断面灰阶超声示肝呈繁星样外观

临床背景

病史

● 53岁男性，右上腹痛、发热、黄疸。

影像解读

繁星征

● 急性肝炎的典型表现。
● 显示在低回声的肝组织背景下，门静脉周围回声增强的声像。
● 没有特异性，可见于导致肝细胞水肿的病理特征的疾病（伯基特淋巴瘤、白血病、中毒休克综合征、禁食后的肝及充血后肝病）。
● 该征象仅见于5%的急性肝炎病例。

背　景

概述

● 急性肝炎是肝细胞的非特异性炎症过程，通常由于病毒感染所致。
  ○ 肝炎的其他病因包括自身免疫性、酒精性、代谢性疾病和药物性肝炎等。
● 自限性、爆发性或慢性肝炎。
● 影像学表现非特异性，因此，诊断主要根据临床病史、血清学和病毒学结果。

相关病理学

● 急性肝炎→肝细胞水肿。
● 根据感染的慢性程度，可有不同类型的白细胞浸润。
● 肝炎的级别→肝功能损伤的严重程度，坏死，纤维化及肝硬化。

相关生理学

● 通常表现为发热、右上腹痛、黄疸和肝大，也可以无明显症状。

● 诊断主要基于临床表现、血清学和病毒学。

流行病学

● 美国最常见为甲肝、乙肝和丙肝
● 乙肝病毒高危因素：高危性行为、静脉药物注射
● 慢性乙肝全球发生率约5%
● 全球范围内50%HCC由慢性乙肝所致

影像特征

概述

● 非特异性，肝大，门静脉周围肝水肿。
● 对图像分析时需排除其他异常（如肝外胆道梗阻、弥漫性肝转移、肝硬化）。

US

● 小叶中心的繁星征（如上所述）。
● 由于炎症和水肿可以导致胆囊壁增厚（尤其是甲肝）。
● 与慢性肝炎不同，慢性肝炎声像图表现为肝组织不均匀的回声增强。

CT

● 肝体积增大，肝组织不均匀强化。
● 与门静脉血管平行的带状低密度影代表门静脉周围组织的水肿。

MR

● T_2WI：与门静脉血管平行的带状高信号带代表门静脉周围组织的水肿。
● T_2WI：不规则的肝实质内高信号区。

参 考 文 献

1. El-Serag HB：Epidemiology of viral hepatitis and hepatocellular carcinoma. Gastroenterology. 142（6）：1264-1273, 2012
2. Abu-Judeh HH：The "starry sky" liver with right-sided heart failure. AJR Am J Roentgenol. 178（1）：78, 2002
3. Tchelepi H et al：Sonography of diffuse liver disease. J Ultrasound Med. 21（9）：1023-1032；quiz 1033-1034，2002

30. 靶征

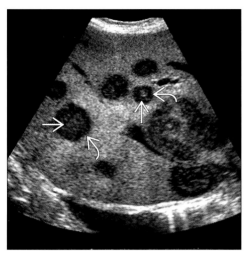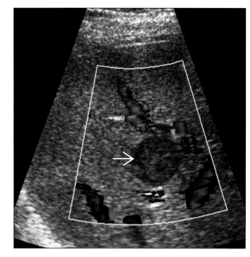

（左）横向灰阶超声示肝内多个靶样病变。病变表现为中心高回声➜伴低回声边缘➚。（右）彩色多普勒超声显示肝内靶样病变➜没有异常血流

临床背景

病史
- 45岁患者，右上腹痛伴发热。

影像解读

靶征
- 中心高回声，周围低回声的环形边缘。
- 结合临床和实验室检查及影像学表现，可以诊断经典的脓肿。
- 无特异性：也可见于其他疾病，如肝细胞肝癌、腺瘤和转移瘤等。

背　　景

概述
- 在健康个体中，肝脓肿罕见。
- 在美国，＞80%的病例是由多种病原菌感染所致。
- 通常是糖尿病或其他免疫缺陷疾病的并发症。
- 阿米巴脓肿占肝脓肿比例约10%。
- 真菌（念珠菌属）感染所致脓肿所占不到10%。
- 大小：很少超过10cm，门静脉来源的脓肿往往较大，而胆道来源者大多是小脓肿。
- 化脓性感染所致的脓肿，治疗通常采用经皮穿刺引流和抗生素。

流行病学
- 发病率：住院患者（8～16）/100 000。
- 致死原因：败血症，肝脏或多脏器衰竭。
- 憩室炎和胆管炎中发病率增高。
- 好发于右叶（与左叶相比）。

相关生理学
- 胆道是化脓性感染所致脓肿最常见的感染源。
- 胆道梗阻（结石、胆管炎和恶性肿瘤）导致细菌的繁殖。

- 门静脉血管床的感染可导致感染性血栓静脉炎。
- 感染性栓子被限制在肝窦内，导致多发微脓肿。

影像特征

US
- 不一表现
  - 低回声。
  - 靶征表现：由于脓液机化中心高回声。
  - 高回声病灶伴由内部气体形成的后方伪影。
  - 病灶内可有分隔。

CT
- 边界清楚，低密度病灶（0～50HU）。
- 内部有气体或气-液平。
- 小的脓肿可融合成大的多房的大脓肿。
- 增强CT：有时表现为周边或内部分隔强化。
- 偶尔发现病灶邻近肝段的异常灌注。

MR
- T_1WI：典型低信号（真菌感染时可表现为轻度高信号）。
- T_2WI：典型高信号（有时可见低信号分隔），病灶周围组织水肿。
- DWI：高信号（弥散受限）。
- T_1WI C＋：有时表现为环形强化，如果脓肿较小（亚厘米）可表现为均匀强化。

核医学
- 镓或标记白细胞扫描时表现为典型的高摄取。

参 考 文 献

1. Alsaif HS et al：CT appearance of pyogenic liver abscesses caused by Klebsiella pneumoniae. Radiology. 260（1）：129-138，2011
2. Benedetti NJ et al：Imaging of hepatic infections. Ultrasound Q. 24（4）：267-278，2008

31. 睡莲征

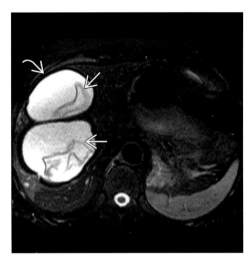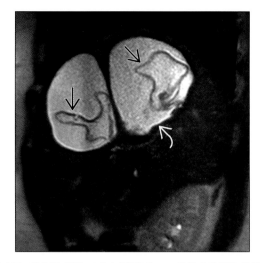

（左）横断面T₂WI示肝右叶的囊性病灶➡️，囊腔内有"浮动膜"➡️，称为睡莲征。（右）冠状面T₂WI示较大的囊性病灶➡️，边界清楚，囊腔内有波状低信号"浮动膜"➡️，称为睡莲征

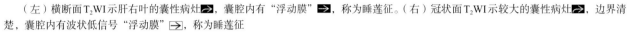

影像解读

表现与解释

- 睡莲征见于感染棘球蚴时，子囊的囊壁破裂→漂浮在母囊周边。

鉴别诊断

- 主要与复杂的囊性肿块进行鉴别。
  - 胆管囊腺瘤、脓肿、囊肿、阿米巴囊肿及肝内钙化病灶（无睡莲征表现）。

背　　景

概述

- 临床表现的严重程度与囊肿大小和部位有关。
- 棘球蚴好发部位是肝（大多是肝右叶），肺，肌肉，骨骼，肾脏，脑，脾脏，心脏。
- 很多肝棘球蚴的患者往往没有症状或可能表现为腹部肿块、腹痛、疲乏、体重减轻和黄疸。
  - 如果是肺棘球蚴则表现为咳嗽、呼吸困难和胸痛。
  - 肝棘球蚴的破裂所占比例可达58%→表现为疼痛、面部潮红、过敏、高热及败血症。

流行病学

- 病因：细粒棘球绦虫（最常见）。
- 泡状棘球绦虫（恶性度最高），福氏棘球绦虫（最少见）。
- 绦虫是人畜共患寄生虫，主要来自狗、牛、羊（最为常见）。
- 人常由于摄入被幼虫污染的食物而感染。
- 疫区主要位于中东、非洲、冰岛、澳大利亚，南美的南部地区，但在美国很罕见。

病理学

- 囊肿通常包含3种成分：囊壁（宿主产生的炎症反应）、外囊、内囊［头节（幼虫）和分层的包膜在该处产生］。
- 包虫囊肿分类

  - Ⅰ：没有内部结构的单纯性囊肿。
  - Ⅱ：包含子囊的囊肿。
    - Ⅱa：分布于母囊周边的子囊。
    - Ⅱb：大而不规则的子囊占据母囊的大部分。
    - Ⅱc：内部散在钙化的卵圆形肿块，偶尔可见子囊。
  - Ⅲ：钙化的囊（死囊）。
  - Ⅳ：复杂性囊肿（如破裂的囊）。

影像特征

腹部X线平片

- 偶尔在肝囊肿或肺空洞病例中发现环状钙化。

US

- 子囊或包膜导致病灶高回声。
- 子囊可以是高回声或无回声。
- 棘球蚴的碎片可以在胆总管中发现。

CT

- 充满液体的肿块，部分病灶内有分隔。
  - 可有多个子囊。
- 囊壁可见钙化，增强时可强化。
- 囊壁内层和外层分离→囊内蜿蜒条带样结构（睡莲征）。
- 多个肝叶的棘球蚴囊肿可为蜂窝状表现。

MR

- 多囊的棘球蚴病灶。
- 确定囊液成分的最好的检查手段。
- T₂WI：小囊变或坏死的信号增高，纤维或胶原成分信号降低。

参考文献

1. Gwee A et al：The water lily sign. J Pediatr. 162（6）：1294, 1294, 2013
2. Hamid R et al：Hydatid cyst of liver：Spontaneous rupture and cystocutaneous fistula formation in a child. J Indian Assoc Pediatr Surg. 17（2）：73-74, 2012

32. 周边廓清征

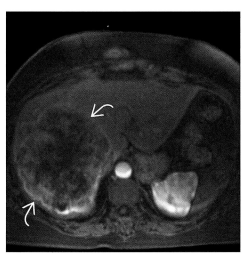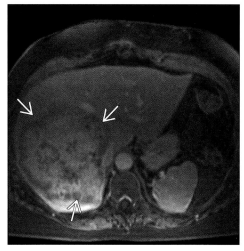

（左）横断面T₁WI C＋动脉期示肝右叶巨大不均匀病灶，动脉期不均匀强化，病灶周边强化明显➡，中心强化不明显。（右）横断面T₁WI C＋延迟期病灶中心强化，伴环形低信号➡，称为周边廓清

临床背景

病史
- 53岁男性，有结肠腺癌病史。

影像解读

诊断陷阱
- 肝局灶性病灶易被误诊为良性病变，如血管瘤。

正确诊断
- 转移性结肠腺癌。

诊断思路
- 边缘廓清是特异性恶性征象。
- 原发肿瘤病史。

背　景

解读
- 一些恶性病变以周边强化减低为特征。
- 肿瘤边缘和中心的不同可通过血管、组织的不同来解释。
  - 肿瘤迅速增长，血供不足导致病灶中心缺血、坏死、变性。
  - 周边区域包含伴新生血管生成的肿瘤。

重要性
- 鉴别良恶性局灶性肝病变的特异性征象。
  - 只见于恶性肿瘤。
  - 不存在于良性病变中，良性病变中无此征象是由于良性病变组织的同质性。

鉴别诊断
- 周边廓清征象已在以下病变报道。
  - 转移性肿瘤，继发于类癌、结肠癌、乳腺癌、胃癌。
  - 原发恶性肿瘤，肝细胞肝癌、胆管细胞癌。

影像特征

概述
- 周边廓清征象既往认为发生于增强MRI 10min延迟期，呈低信号。
- 以笔者的经验，此征象可发现于增强CT延迟期，注射造影剂后10min内。

MRI
- T₁WI信号多变，多为低信号。
- T₂WI信号多变，多为高信号。
- T₁WI　C＋
  - 边缘带（平均3.5mm层厚）。早期显著强化，延迟期廓清。
  - 中心早期不强化，延迟期强化。

PET/CT
- 病灶FDG摄取增高。

参 考 文 献

1. Kanematsu M et al: Imaging liver metastases: review and update. Eur J Radiol. 58（2）: 217-228, 2006
2. Elsayes KM et al: Focal hepatic lesions: diagnostic value of enhancement pattern approach with contrast-enhanced 3D gradient-echo MR imaging. Radiographics. 25（5）: 1299-1320, 2005
3. Mahfouz AE et al: Peripheral washout: a sign of malignancy on dynamic gadolinium-enhanced MR images of focal liver lesions. Radiology. 190（1）: 49-52, 1994

33. 中心点征

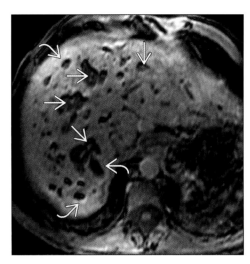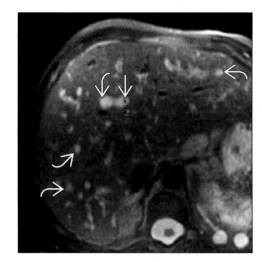

（左）T_1WI 增强图像示肝左右叶多发散在低信号病灶➡，部分病灶呈管状结构，于中心处可见微小的增强点➡。（右）T_2WI 横断面示肝左右叶多发高信号病灶➡，部分病灶中心呈低信号➡

病史

● 44岁女性，右上腹痛数天。

影像解读

典型征象

● 中心点征是Caroli病的典型征象。

背　　景

概述

● Caroli病是罕见的常染色体隐性遗传病。
● 先天性囊性肝内胆管扩张。

流行病学

● 非常罕见（1/1 000 000）。

相关解剖学

● Caroli病多累及全肝，但也可仅累及部分肝段或肝叶。

相关病理学

● 肝内胆管树多发囊性扩张。
● 中心点征与突入囊性扩张肝内胆管的门静脉小分支有关。
● 已发现两种类型Caroli病。
　○ 1类：少见，单纯型。
　○ 2类：多见，复杂型，伴有其他胆板异常，如肝纤维化。
● 患者多有反复发热及右上腹痛病史。
● 综合征
　○ 胆汁淤积，导致胆管炎及结石形成，引起胆道扩张及黄疸。

　○ 据报道，7%的Caroli病与胆管癌相关。

影像特征

典型征象

● 中心点征是Caroli病的典型征象。

CT

● 肝内胆管多发囊性扩张。
● 轴位示多发囊性病变。
● 囊性扩张胆管树中心点征。
● 显示Caroli病相关的并发症。

US

● 无回声囊肿，伴中心门静脉回声。

PET/CT

● 多发囊性扩张胆管低摄取。

MRI

● T_1WI：囊状结构呈低信号。
● T_2WI：与肝内胆管相延续的管状/囊状高信号结构，偶可见中央点状低信号。
● T_1WI：偶发中心点状强化。
● MRCP最具有敏感性、特异性。
　○ 显示肝内胆管的异常囊性扩张。

参 考 文 献

1. Lefere M et al：Caroli disease：review of eight cases with emphasis on magnetic resonance imaging features. Eur J Gastroenterol Hepatol. 23（7）：578-585, 2011
2. Vachha B et al：Cystic lesions of the liver. AJR Am J Roentgenol. 196（4）：W355-366, 2011
3. Yonem O et al：Clinical characteristics of Caroli's syndrome. World J Gastroenterol. 13（13）：1934-1937, 2007

33. 中心点征

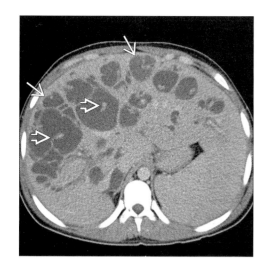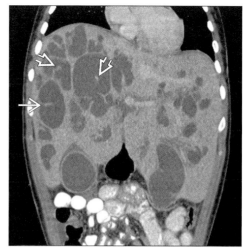

（左）35岁女性，肝功能异常。增强CT示肝大伴多发低密度囊性病灶➡️，部分病灶包含圆形或长条形中心强化点➡️。注意肝纤维化所致门静脉高压及脾大。（右）同一患者冠状位增强CT示肝内多发低密度囊性病灶➡️，大部分病灶包含一个中心点➡️

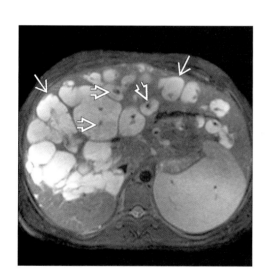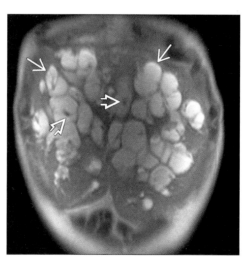

（左）同一患者的横断面T₂WI示肝内多发高信号囊性病灶➡️，大部分病灶含流空的中心点➡️。注意肝纤维化所致门静脉高压和脾大。（右）同一患者冠状面T₂WI示肝内多发高信号囊性病灶➡️，大部分病灶含有流空的中心点➡️

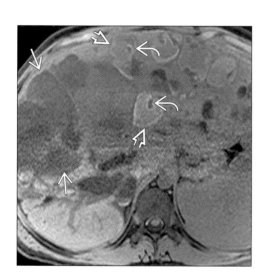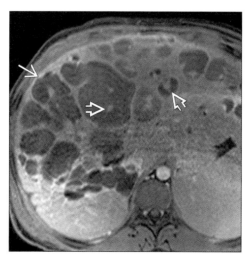

（左）同一患者横断面T₁WI FS示肝内多发低信号囊性病灶➡️和多发高信号的病灶（囊内出血所致）➡️。出血病灶可见中心点征➡️。（右）轴位T₁WI FS C＋在同一患者显示肝内多个低信号的囊性病灶➡️，伴有强化的中心点➡️。Caroli病和先天性肝纤维化的出现提示Caroli综合征

34. 结中节征

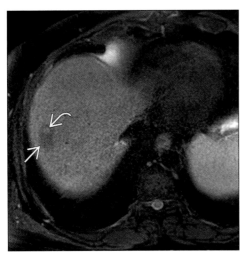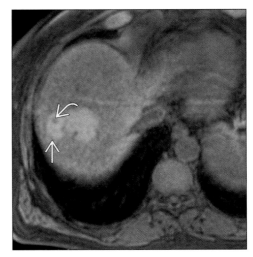

（左）横断面 T_2WI 示位于肝右叶一低信号结节➡，其内存在一高信号区域➡。（右）横断面 T_1WI 示高信号结节➡，中心可见低信号灶➡

临床背景

病史
- 54 岁女性，有丙型肝炎病史。
- 行 MRI 检查评价肝内结节。

影像解读

表现
- 如果可以发现癌前病变中的 HCC 灶，异型增生向 HCC 的进展可能在极早期被诊断。
- 结中结征象是高级别异型增生结节内早期 HCC 典型表现。

背　　景

流行病学
- HCC 是最常见的肝原发恶性肿瘤。
- 相对于非肝硬化患者，肝硬化患者高发（乙肝是最重要的高危因素）。
- HCC 男性发病率是女性的 3 倍。

相关病理学
- HCC 发病机制：起始于良性再生结节，进而发展为异型增生结节。
  - 异型增生结节是癌前病变，最终发展为 HCC。
  - 可以观察到起源于异型增生结节的 HCC 灶。

影像特征

US
- 用于肝硬化的筛查。
- 敏感但不具有特异性。

- US 尚无结中结征象的描述。

CT
- 平扫 CT：低密度结节，中心小结节不显示。
- 增强 CT：较大的轻度强化结节内可见强化结节。
- 肝硬化形态背景。

MR
- 肝硬化结节的典型形态特征。
- T_1WI：较大高信号结节内低信号结节。
- T_1WI C＋：较大无强化结节中心结节强化。
- T_2WI：较大低信号结节内高信号结节。
- DWI：较大无扩散受限结节中心结节呈高信号（扩散受限）。

关键知识点
- MRI 是肝硬化结节鉴别的最准确方法。
- HCC 逐步从良性再生结节转化为低级别异型增生结节，再发展为高级别异型增生结节，最终发展为 HCC。
- 结中结是异型增生结节内早期 HCC 的典型征象。

参 考 文 献

1. Willatt JM et al：MR Imaging of hepatocellular carcinoma in the cirrhotic liver：challenges and controversies. Radiology. 247（2）：311-330，2008
2. Elsayes KM et al：Focal hepatic lesions：diagnostic value of enhancement pattern approach with contrast-enhanced 3D gradient-echo MR imaging. Radiographics. 25（5）：1299-1320，2005
3. Mitchell DG et al：Hepatocellular carcinoma within siderotic regenerative nodules：appearance as a nodule within a nodule on MR images. Radiology. 178（1）：101-103，1991

34. 结中节征

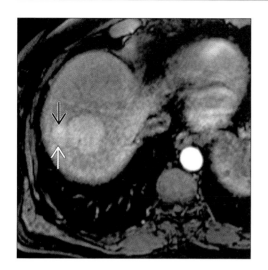 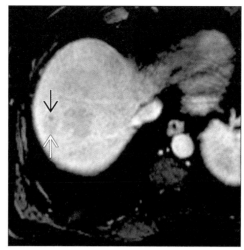

（左）T$_1$WI抑脂增强动脉期示病灶强化➡，中心部位显著强化➡。（右）横断面T$_1$WI抑脂增强示中心病灶➡在延迟期相对于背景病灶➡出现廓清

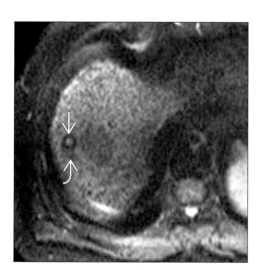 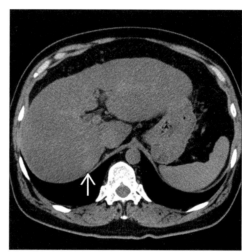

（左）横断面DWI示病灶中心呈高信号（弥散受限）➡，背景结节呈低信号➡。（右）另一患者的增强CT示肝Ⅶ段内一相对高密度的结节➡，动脉期无增强，最符合铁沉积结节

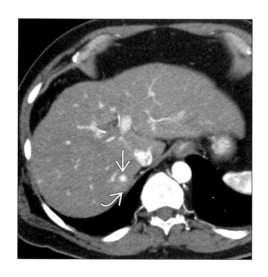 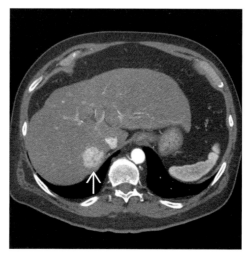

（左）同一患者2年后的增强CT显示病灶中心强化➡，背景结节无强化➡，符合异型增生结节内的早期HCC。（右）同一患者3年后的增强CT示中心病灶扩大，病灶均匀强化➡，符合进展期HCC

35. 中心瘢痕征

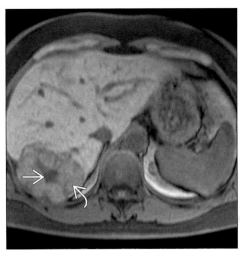 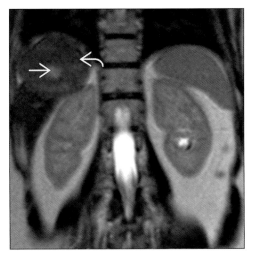

（左）横断面 T_1WI 示肝右叶后段低密度肿块➔，边界清晰，呈分叶状。病灶呈稍低信号，可见低信号的中心瘢痕➔。（右）冠状位 T_2WI（HASTE）示病灶呈稍高信号➔，中心瘢痕➔呈显著高信号，与液体相似

影像解读

表现与解释
● 中心瘢痕是相对不常见的影像征象。
● 最先在局灶性结节增生（FNH）内描述。
● FNH中心瘢痕不是由纤维瘢痕构成，而是由汇聚的血管、胆管，以及偶发的局部纤维化形成。

鉴别诊断
● 可见于纤维板层型肝癌（FHCC）、腺瘤、海绵状血管瘤。
　○ 罕见于传统HCC，周围型胆管细胞癌，部分肝转移瘤。
● FHCC中心瘢痕由纤维组织构成
　○ 不同于FNH，常见中央钙化。
　○ 纤维瘢痕无显著强化，在 T_1WI 及 T_2WI 呈低信号。
● 血管瘤中心瘢痕通常由血栓组织构成（CT呈低密度，T_1WI/T_2WI 呈低信号，增强无强化）。

背景

概述
● FNH通常为偶然发现。
● 偶发症状：腹痛，触诊包块，全身症状，如体重减轻、虚弱、发热。

流行病学
● FNH是继血管瘤之后第二常见的肝良性肿瘤。
● 常见于育龄女性。

相关病理学
● 局部血管畸形导致增生的结果。
● FNH中心由正常肝细胞、Kupffer细胞、血管、原始胆管组成，由纤维组织包裹。
● 病灶通常有纤维包膜，表面光滑，直径小于5cm，

20%多发、23%伴有血管瘤。
● 脂肪、钙化、坏死、出血不常见于FNH。

影像特征

US
● FNH在超声常呈稍低回声或等回声，高回声极罕见。
● 中心瘢痕呈稍高回声，但在超声很难发现。

CT
● 平扫：呈等-低密度。
● 增强CT：动脉期除中心瘢痕无强化外仍呈低密度，病灶呈均匀强化。
● 静脉期病灶同肝实质，呈等密度。
● 80%病例瘢痕延迟强化。

MR
● T_1WI：等-低信号，瘢痕为低信号。
● T_2WI：等-高信号，瘢痕为高信号。
● T_1WI C＋：动脉早期强化，门脉期与肝实质呈等信号，中心瘢痕在延迟期对比剂滞留而呈高信号。
● T_1WI（肝胆特异性对比剂）：FNH肝胆期摄取对比剂而强化［Multihance（莫迪司）为60min，Primovist（普美显）为20min］。
● 超顺磁性氧化铁对比：FNH内Kupffer细胞摄取造影剂，在 T_2WI 及 T_2^* 序列呈较低信号（注：目前，临床上已不使用）。

参考文献

1. Kim T et al：Liver masses with central or eccentric scar. Semin Ultrasound CT MR. 30（5）：418-425，2009
2. Elsayes KM et al：The central scar：pathophysiology and imaging features. Curr Probl Diagn Radiol. 36（6）：247-257，2007

35. 中心瘢痕征

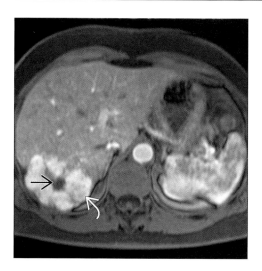
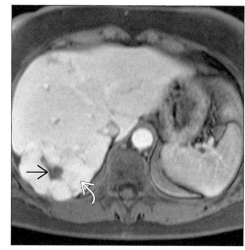

（左）横断面T₁WI增强（普美显增强动脉期）显示相对均匀强化肿块➔，中心瘢痕无强化➔。（右）横断面T₁WI增强（普美显增强门脉期）显示肿块强化程度减低➔，呈等信号，中心瘢痕仍然无强化➔

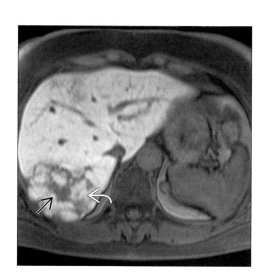
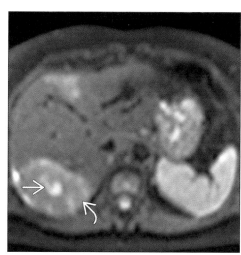

（左）横断面T₁WI增强（普美显增强肝胆特异期）显示肿块内对比剂滞留，呈不均匀高信号➔，中心瘢痕无强化➔。（右）横断面DWI示肿块轻度高信号➔，中心瘢痕呈显著高信号➔，这是由于T₂透射效应，并非真正的弥散受限

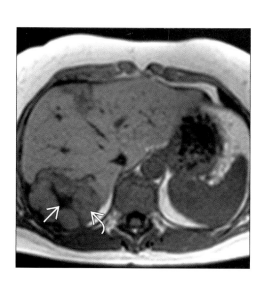
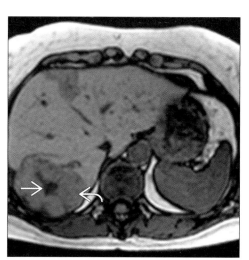

（左）横断面T₁WI正相位图像示肝右叶分叶状肿块➔，中心瘢痕呈低信号➔。（右）横断面T₁WI反相位图像示肿块无信号衰减➔，中心瘢痕仍为低信号➔

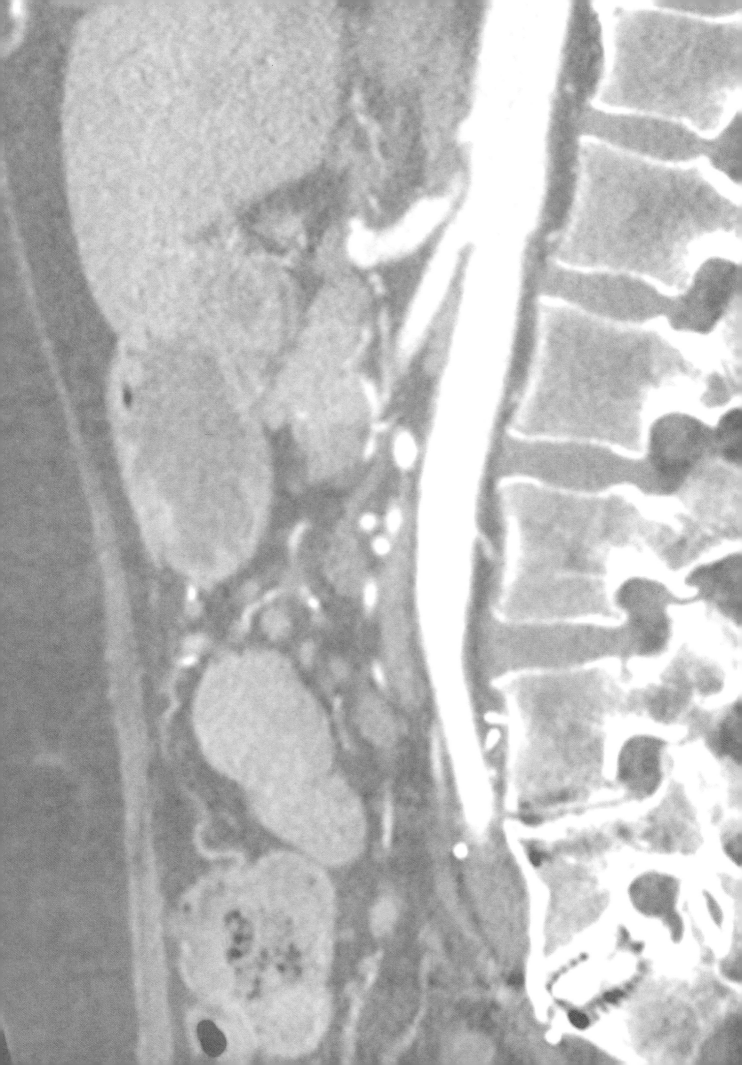

第2章 胰 腺

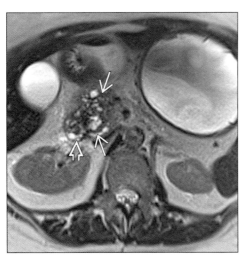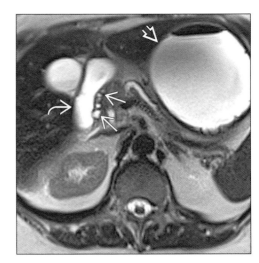

（左）MRI T$_2$WI序列示：胰头➡肿块样增大伴有小囊性灶，十二指肠降段肠壁内也可见小囊性灶➡。（右）MRI T$_2$WI序列示：同一患者，十二指肠肠壁内➡可见小囊性灶，并可见位于Vater壶腹部水平的梗阻引起的近端胃➡和十二指肠➡扩张

临床背景

病史
- 52岁男性，酗酒史，剧烈上腹痛。

相关实验室检查
- 血清淀粉酶和脂肪酶轻度升高。
- 白细胞计数正常。

影像解读

诊断陷阱
- 胰腺病灶可能被误诊为胰腺癌。

正确诊断
- 十二指肠旁胰腺炎包括下述多种病理类型。
  - 沟槽状胰腺炎。
  - 异位胰腺囊性营养不良。
  - 十二指肠壁胰腺错构瘤。
  - 壶腹周围十二指肠壁囊肿。
  - 肌腺瘤。

诊断思路
- 无血管侵蚀是区分沟槽状胰腺炎和胰腺癌最可靠的征象。
- MRCP可显示沟槽状胰腺炎患者胆管胰内段管腔变窄，管壁尚光整。
  - 不同于胰腺癌患者胆管受累狭窄及突然截断。
- 肿块或增厚的十二指肠壁伴囊性灶的征象更倾向于沟槽状胰腺炎的诊断。
- 磁共振DWI序列和FDG-PET有助于区分病灶。
- 但许多病例仍需要进一步超声内镜及组织活检明确诊断。

背　景

概述
- 沟槽状胰腺炎属于罕见的局灶性胰腺炎。
- 病因目前尚不明确，但其疾病发展可能与以下多种因素相关。
  - 长期酗酒史，被认为具有重要相关性。
  - 消化性溃疡。
  - 十二指肠小乳头、副胰管功能性梗阻。
  - 胃切除术后。
  - 十二指肠壁真性囊肿。
  - 十二指肠 Brunner 腺增生，胰液排出受阻淤积在背侧胰腺（胚胎发育形成小部分胰头，以及胰腺颈、体、尾部）。
  - 十二指肠内异位胰腺。
  - 酗酒、吸烟所致的胰腺黏液分泌异常。

流行病学
- 人口统计学特征与其他形式的慢性胰腺炎相似。
  - 有严重酗酒史的中年男性。

相关解剖学
- 胰十二指肠沟槽区（Groove区）是指介于胰头、十二指肠降部、胆总管之间的潜在性腔隙。

临床表现
- 临床表现通常与十二指肠胆胰结合部和胆道梗阻有关。
  - 十二指肠梗阻引起反复呕吐。
- 不同的临床表现
  - 部分患者临床表现与急性胰腺炎相似。
    - 表现为剧烈腹痛、恶心、呕吐。
  - 长期慢性病程者可表现为黄疸（由胆总管远端狭窄所致）、体重减轻。
- 实验室检查
  - 胰酶水平多正常，或仅表现为轻度升高。

36. 沟槽状胰腺炎

○ 肿瘤标志物（如CEA、CA19-9）常处于正常范围。
○ 病灶引起胆总管梗阻时，可有胆红素水平升高。
○ 无胆管阻塞时碱性磷酸酶水平也可升高。

治疗

- 在急性情况下，可根据影像学特征做出诊断。
  ○ 支持治疗与常规急性水肿性胰腺炎病例相似。
    - 禁食、肠外营养、卧床休息、戒烟、戒酒。
    - 黄疸患者可能需要胆道支架解除梗阻。
    - 胃出口部梗阻可通过内镜下球囊扩张术治疗。
- 在慢性情况下
  ○ 可能需要施行限期手术。
  ○ 手术指征
    - 严重的胰腺功能不全；
    - 体重减轻；
    - 顽固性疼痛。
  ○ 由于慢性炎症和幽门狭窄，经典的Whipple手术可能优于保留幽门的Whipple手术。

相关病理学

- 沟槽状胰腺炎的病理类型
  ○ 单纯性
    - 炎症瘢痕组织局限于胰十二指肠沟槽区。
  ○ 节段性
    - 胰十二指肠沟槽区炎症瘢痕组织累及胰头。

影像特征

概述

- 胆总管胰内段管腔变窄，管壁尚光整。
- 胰头部主胰管不规则变窄。
- 十二指肠壁增厚伴小囊性灶。

US

- 经腹超声检查通常仅示胰头部混合回声团块。
- 胰十二指肠沟槽区可见带状低回声区域。
- 十二指肠降段肠壁增厚，胰头背侧混合回声。

CT

- 胰十二指肠沟槽区可见低密度薄片状纤维瘢痕组织。
- 异常瘢痕组织可表现为延迟强化。
- 在节段性沟槽状胰腺炎中，胰头部可见界线不清的肿块样病灶，相对于正常胰腺实质呈低密度。

MR

- T_1WI
  ○ 胰十二指肠沟槽区异常组织相对正常胰腺实质呈低信号。
- T_2WI
  ○ 胰十二指肠沟槽区异常组织相对正常胰腺实质呈高信号。
  ○ 节段性沟槽状胰腺炎中，邻近胰头实质受累呈低信号，伴有胰腺实质萎缩和胰管扩张。
- DWI
  ○ B值为$600s/mm^2$时，胰腺炎病灶与正常胰腺实质难以区分，而胰腺癌病灶呈相对高信号。
- T_1WI C＋FS
  ○ 增强扫描病灶可见延迟强化。

PET/CT

- FDG PET可用于鉴别胰腺癌与局灶性胰腺炎。
  ○ 几乎所有胰腺癌病灶都可见高FDG摄取。
  ○ 大部分慢性胰腺炎通常无FDG摄取。

参考文献

1. Zaheer A et al：Dual-phase CT findings of groove pancreatitis. Eur J Radiol. 83（8）：1337-1343，2014
2. Raman SP et al：Groove pancreatitis：spectrum of imaging findings and radiology-pathology correlation. AJR Am J Roentgenol. 201（1）：W29-39，2013
3. Perez-Johnston R et al：Imaging of chronic pancreatitis （including groove and autoimmune pancreatitis）. Radiol Clin North Am. 50（3）：447-466，2012
4. Low G et al：Multimodality imaging of neoplastic and nonneoplastic solid lesions of the pancreas. Radiographics. 31（4）：993-1015，2011
5. Wronski M et al：Sonographic findings in groove pancreatitis. J Ultrasound Med. 30（1）：111-115，2011
6. Tezuka K et al：Groove pancreatitis. Dig Surg. 27（2）：149-152，2010
7. Casetti L et al："Paraduodenal" pancreatitis：results of surgery on 58 consecutives patients from a single institution. World J Surg. 33（12）：2664-2669，2009
8. Shanbhogue AK et al：A clinical and radiologic review of uncommon types and causes of pancreatitis. Radiographics. 29（4）：1003-1026，2009

36. 沟槽状胰腺炎

（左）55岁男性，酗酒史，上腹痛伴反复呕吐2周。CT增强示胰头➡与十二指肠降段➡间可见带状相对低强化肿块影➡，胰头胰腺实质未见明显异常。（右）冠状面CT增强图像示胰头➡与十二指肠降段➡间可见带状相对低强化肿块影➡

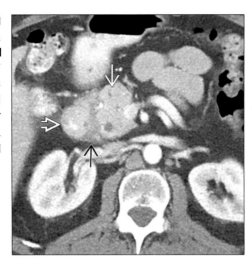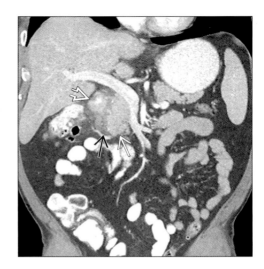

（左）MRI T₂WI序列示胰十二指肠沟槽区片状异常稍高信号➡。（右）MRI T₂WI抑脂序列示胰十二指肠沟槽区片状高信号影➡；在T₂WI抑脂序列中可以更好地观察高信号区域

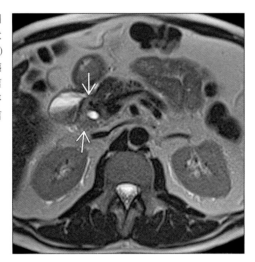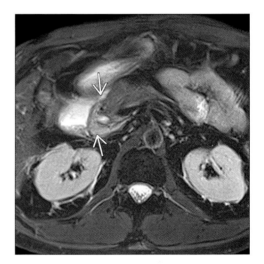

（左）MRI T₁WI C＋FS序列：动脉期可见胰十二指肠沟槽区带状低信号影➡。（右）注射对比剂5min后，MRI T₁WI C＋FS序列：胰十二指肠沟槽区延迟强化的异常纤维组织灶➡；胰头胰腺实质强化均匀，未见异常信号；这是一例胰头未受累的单纯性沟槽状胰腺炎

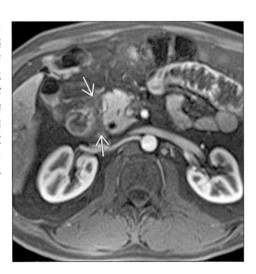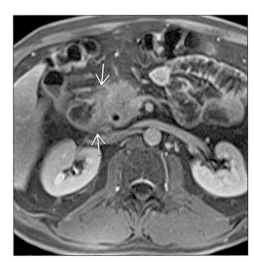

36. 沟槽状胰腺炎

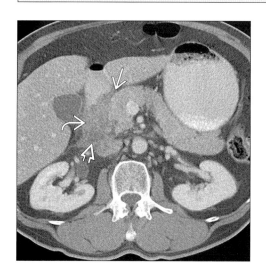
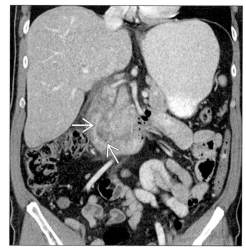

（左）48岁男性，酗酒史，上腹痛伴肝功能异常。CT增强示胰十二指肠沟槽区➡带状相对低强化肿块影➡伴局部囊性病变➡。（右）冠状面CT增强示胰十二指肠沟槽区带状相对低强化肿块影➡

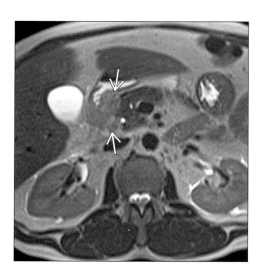
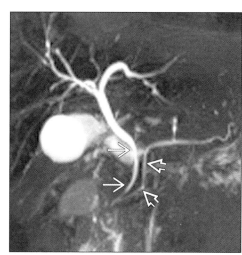

（左）MRI T₂WI序列：胰十二指肠沟槽区可见片状稍高信号影➡，十二指肠局部肠壁轻度增厚。（右）MRCP：胰头部主胰管➡及胆总管胰内段管腔变窄，管壁尚光整➡

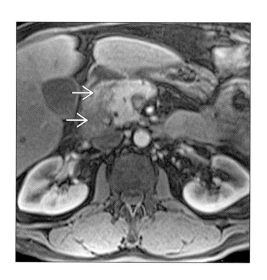
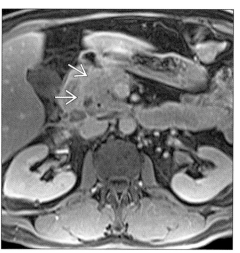

（左）MRI T₁WI C＋FS序列：动脉期可见胰十二指肠沟槽区➡带状低信号影，病灶累及邻近部分胰头胰腺实质。（右）对比剂注射5min后，MRI T₁WI C＋FS序列：胰十二指肠沟槽区➡延迟强化的异常纤维组织灶

37. 胰腺异位副脾

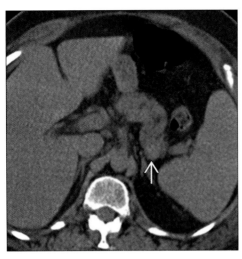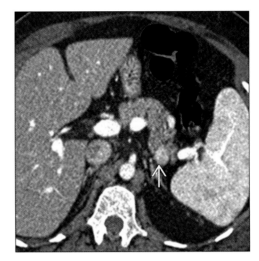

（左）CT平扫示胰尾部小卵圆形肿块影➡，密度稍高于肝实质，与同层面脾实质密度相仿。（右）CT增强示胰尾部小卵圆形肿块影➡，动脉期明显强化，强化程度与脾相仿，高于肝实质

临床背景

病史
● 45岁女性，霍奇金淋巴瘤。

影像解读

诊断陷阱
● 类似肿瘤（如神经内分泌肿瘤、富血供转移瘤）。
● 误诊可能导致不必要的手术。
● 对脾进行功能性全切除时应该注意副脾的存在。
● 副脾可呈FDG高摄取表现。

正确诊断
● 胰腺内异位副脾。

诊断思路
● 病灶强化方式与脾一致。
● 病灶多位于胰尾远端3cm以内。
● ^{99m}Tc标记的红细胞是异位副脾的特异性检查。

背　景

概述
● 副脾最常位于脾门处。
  ○ 其次常见于胰尾部（约占20%）。
● 由脾动脉分支血管参与血供。
● 病灶大小不等，通常大于1mm，小于1.5cm。
● 多无临床症状，部分可出现疼痛、恶心。
● 很少出现扭转、破裂、出血、囊变。

流行病学
● 副脾发生率（尸检）为10%～30%。

相关生理学
● 胚胎发育第5周，胃背系膜内脾原基融合异常。
● 脾切除术后，副脾可能代偿性增生。
● 血液性疾病脾切除术后，可能在副脾中复发。

相关病理学
● 肉眼所见：纤维包膜包绕病灶，与周围正常胰腺组织分界清楚。
● 镜下所见：脾实质红髓（血管窦）、白髓（淋巴滤泡）和网状内皮细胞。

影像特征

US
● 左上腹、胰腺内圆形或卵圆形均匀低回声团块。

CT
● 与肝实质相比，CT平扫副脾可呈等或稍低密度。
● 增强扫描，各期强化方式与同层面脾同步。
  ○ 动脉期呈花斑样强化，门脉期均匀强化。

MRI
● T_1WI：信号低于正常肝、胰腺实质。
● T_1WI C＋：动脉期呈花斑样强化，门脉期均匀强化。
● T_2WI：信号高于正常肝、胰腺实质。
● DWI：弥散不受限，有助于与恶性肿瘤相鉴别。

核医学显像
● ^{99m}Tc标记热变性红细胞：最佳、最敏感的显像方式，病灶放射活度增加。
● ^{99m}Tc标记的硫胶体（SC）：对＞2cm的结节敏感。
● ^{99m}Tc标记的SC不如^{99m}Tc标记的红细胞敏感，因为10%的^{99m}Tc SC被脾摄取（与90%的^{99m}Tc标记的红细胞相比）。

PET/CT
● FDG高摄取。

参 考 文 献

1. Hagan I et al: Superior demonstration of splenosis by heat-denatured Tc-99m red blood cell scintigraphy compared with Tc-99m sulfur colloid scintigraphy. Clin Nucl Med. 31（8）: 463-466, 2006

37. 胰腺异位副脾

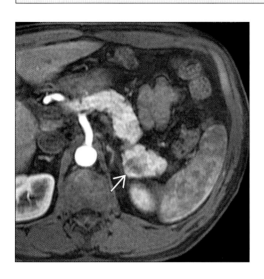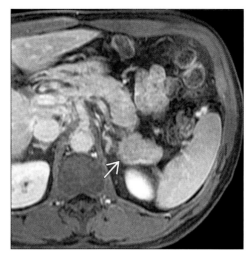

MRI T_1WI C＋FS序列：同一患者，增强动脉期（左）可见胰尾部病灶➡边界清晰，强化方式与同层面脾相仿。延迟期（右）病灶➡强化方式与胰腺、脾相仿，与周围胰腺实质分界不如其他序列清晰

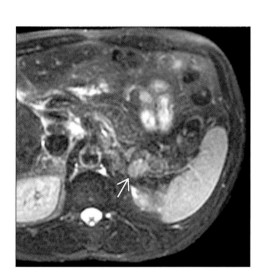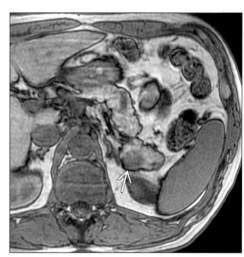

（左）MRI T_2WI FS序列：胰尾部病灶➡边界清晰，信号高于邻近胰腺实质，与同层面脾信号相仿。（右）MRI T_1WI 反相位：胰尾部病灶➡边界清晰，病灶信号低于胰腺实质，与脾相仿

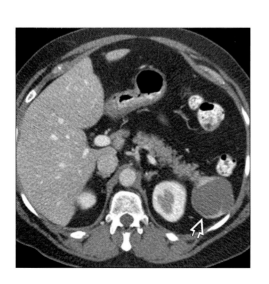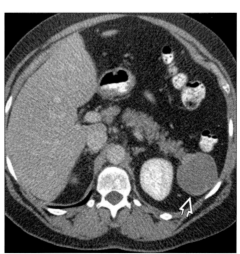

（左）CT增强动脉期：患者有胃癌病史。胰尾部厚壁囊性病灶➡，增强扫描可见壁强化。手术证实为胰腺内异位副脾伴表皮样囊肿。（右）CT增强延迟期：胰尾部囊性灶➡，囊壁强化相对减弱

38. 胰腺局灶性脂肪浸润

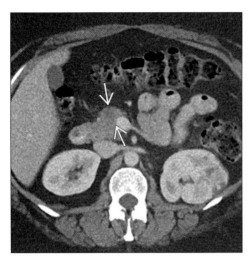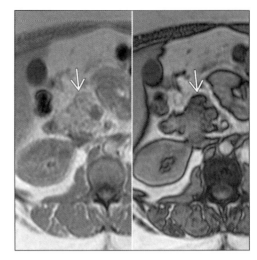

（左）CT平扫示胰头部边界欠清低密度区➡️，疑似胰腺癌。（右）MRI T₁WI 同相位（左）、反相位（右）：可疑区域反相位信号较同相位减低➡️

临床背景

病史
- 73岁男性，上腹部CT体检发现胰头低密度灶。

影像解读

诊断陷阱
- 胰腺低密度灶可能被误诊为胰腺肿瘤（尤其是腺癌）。

正确诊断
- 胰腺局灶性脂肪浸润。

诊断思路
- 局灶性脂肪浸润缺乏胰腺癌的相关征象（如占位效应、胰管扩张、血管侵犯、淋巴结肿大等）。
- MRI化学位移成像可证实病灶存在脂肪成分（胰腺肿瘤多不含脂肪成分）。
  - 可疑区域T₁WI反相位信号较同相位减低。

背　　景

概述
- 胰腺脂肪浸润也称胰腺脂肪瘤病。
- 可呈弥漫性分布（常见）或局灶性（相对少见）。
- 常与高龄、肥胖、慢性胰腺炎、糖尿病、胰腺囊性纤维化、类固醇使用相关。

相关生理学
- 多发生于胰头前侧，主要因胰腺腹侧及背侧脂肪的分布差异。

相关病理学
- 胰腺脂肪浸润过程局限于胰腺间质（不累及胰腺内、外分泌腺）。
- 可含有肉眼或镜下可见的脂肪成分。

影像特征

概述
- 脂肪灶常见于胰头前侧。
- 无确切占位效应及胰管扩张征象。

US
- 病灶回声较正常胰腺实质高。

CT
- 胰腺内低密度灶。
- 如果病灶包含肉眼可见的脂肪成分，则可表现为特征性的脂肪密度值（仅有轻度脂肪浸润时无此现象）。
- 脂肪组织可见轻度强化（有时可见肿瘤样强化，由脂肪浸润部位内部的正常胰腺实质造成）。

MRI
- 相比正常胰腺实质，病灶在T₁WI和T₂WI序列上可呈等或高信号。
- 相比T₁WI同相位，病灶T₁WI反相位信号有所减低。

参考文献

1. Low G et al：Multimodality imaging of neoplastic and non-neoplastic solid lesions of the pancreas. Radiographics. 31（4）：993-1015，2011
2. Kim HJ et al：Focal fatty replacement of the pancreas：usefulness of chemical shift MRI. AJR Am J Roentgenol. 188（2）：429-432，2007

39. 实性浆液性囊腺瘤

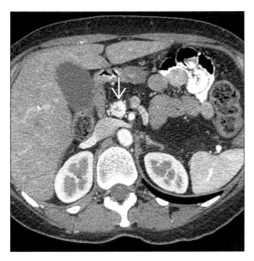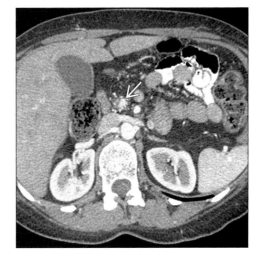

（左）CT增强示胰头部异常强化灶伴中央低密度区，境界清晰，直径约1.5cm➡️。（右）扫描下方层面显示病灶下极➡️位于胰头内

临床背景

病史

- 45岁女性，右上腹痛。
- 超声发现胰腺肿块，为明确诊断进一步行CT检查。

影像解读

诊断陷阱

- 与常见的神经内分泌肿瘤（NET）相似，实性浆液性囊腺瘤常表现为明显强化的实性团块。

正确诊断

- 实性浆液性囊腺瘤。

诊断思路

- 实性浆液性囊腺瘤比较罕见，胰腺异常强化病灶鉴别诊断很少考虑此类疾病。
  - 当病灶中央出现瘢痕时，可提高实性浆液性囊腺瘤诊断的可能性。
- 通常无激素水平异常（功能性神经内分泌肿瘤常伴激素水平异常）。

背 景

流行病学

- 浆液性囊腺瘤好发于60岁以上中老年女性，男女比1:3。

病理学

- 浆液性囊腺瘤起源于泡心细胞或小胰管的上皮细胞。
- 肿瘤多为良性，恶变少见。
- 多房微囊性表现（＞6个小囊，每个直径＜2cm）。
- 星状中心瘢痕（10%～30%），可有钙化。
- 形态学分型：浆液性微囊腺瘤、浆液性寡囊腺瘤、浆液性混合型囊腺瘤、实性浆液性囊腺瘤。

鉴别诊断

- 需与常见的胰腺富血供实性肿瘤相鉴别：神经内分泌肿瘤、富血供转移（肾透明细胞癌）。

影像特征

US

- 浆液性囊腺瘤多呈囊性。
- 病灶回声多样。
- 少部分实性浆液性囊腺瘤可表现为低回声。

CT

- 多表现为微囊型（＞6个小囊，每个直径＜2cm）。
- 中央星状瘢痕/钙化（10%～30%）。
- 实性浆液性囊腺瘤非常罕见，可以呈实性肿瘤样强化。
- 平扫呈低密度：属于呈实性表现的变异类型。

MR

- 常见的浆液性囊腺瘤多呈囊性改变。
- 实性浆液性囊腺瘤：
  - T$_1$WI：低信号。
  - T$_2$WI：稍高信号。
  - T$_1$WI增强：明显强化。

关键知识点

- 实性浆液性囊腺瘤较少见。
- 典型影像学表现为异常强化的实性团块。
- 与常见的神经内分泌肿瘤影像表现相似。
- 术前鉴别诊断比较困难。
- 中央星状瘢痕比较少见，如出现则有提示意义。
- 激素水平正常可以排除功能性神经内分泌肿瘤的诊断，但部分神经内分泌肿瘤无功能。

参 考 文 献

1. Kim HJ et al：CT of serous cystadenoma of the pancreas and mimicking masses. AJR Am J Roentgenol. 190（2）：406-412，2008

2. Yamamoto T et al：A case of solid variant type of pancreatic serous cystadenoma mimicking islet cell tumor. Clin Imaging. 28（1）：49-51，2004

第二节　血管相关性诊断陷阱 | 40. 胰十二指肠动脉瘤破裂

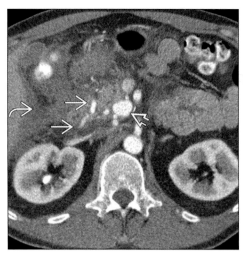 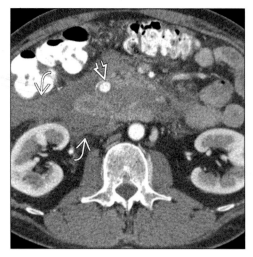

（左）CT增强示胰十二指肠动脉弓➡️局部管腔扩张呈动脉瘤改变➡️，腹膜后可见大量高密度液体➡️。（右）CT增强示同一患者胰十二指肠动脉弓可见第二个动脉瘤➡️，腹膜后可见大量高密度液体➡️

临床背景

病史
- 79岁男性，腹部剧烈疼痛伴低血压。

影像解读

诊断陷阱
- 腹膜后液体可提示胰腺炎伴假性动脉瘤形成。

正确诊断
- 正中弓状韧带压迫腹腔干致腹膜后胰十二指肠动脉瘤破裂。

诊断思路
- 胰十二指肠动脉弓局部管腔扩张伴多个小动脉瘤。
- 应行矢状面重建，评估腹腔干及肠系膜上动脉的管腔通畅情况。

诊断要点
- 胰十二指肠动脉瘤常伴腹腔干管腔狭窄。

背　景

概述
- 约1/2以上胰十二指肠动脉瘤与腹腔干狭窄或闭塞相关。
  - 病因
    - 正中弓状韧带压迫。
    - 动脉粥样硬化钙化性狭窄。

流行病学
- 胰十二指肠真性动脉瘤少见，约占所有腹腔脏器动脉瘤的2%。

相关生理学
- 胰十二指肠动脉瘤形成可能与腹腔干狭窄或闭塞引起

的胰十二指肠动脉血液反流有关。
- 胰十二指肠动脉管腔代偿性扩张，随之可出现动脉瘤改变。

相关病理学
- 报道的约60%病例合并动脉瘤破裂。
  - 致死率21%。
- 胰十二指肠动脉瘤破裂常见于腹膜后。
- 相比大小稳定的动脉瘤，持续增大的动脉瘤提示临床情况不稳定，有较高的破裂风险。

影像表现

X线片
- 动脉瘤钙化可见环形钙化影。

US
- 彩色多普勒超声动脉瘤表现为无回声结构伴血液湍流信号。

CT
- 动脉瘤强化程度与主动脉相仿。
- 可见管壁周围钙化。

MR
- 流空效应，腔内强化与主动脉相仿。

参 考 文 献

1. Armstrong MB et al：Pancreaticoduodenal artery aneurysm associated with median arcuate ligament syndrome. Ann Vasc Surg. 28（3）：741，2014
2. Takao H et al：Natural history of true pancreaticoduodenal artery aneurysms. Br J Radiol. 83（993）：744-746，2010

40. 胰十二指肠动脉瘤破裂

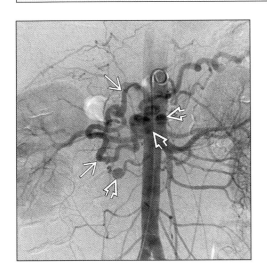
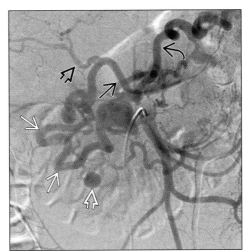

（左）前后位血管造影图像显示扩张的胰十二指肠动脉弓➡️伴多发动脉瘤⏩。（右）选择性肠系膜上动脉造影显示扩张的胰十二指肠动脉弓➡️伴多发动脉瘤⏩，可见胃十二指肠动脉➡️、肝动脉⏩和脾动脉⏪由来自肠系膜上动脉通过胰十二指肠动脉弓至腹腔干分支的反流血液充盈

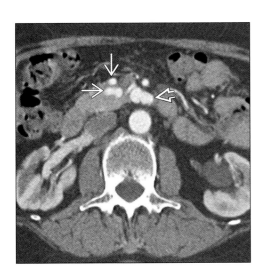
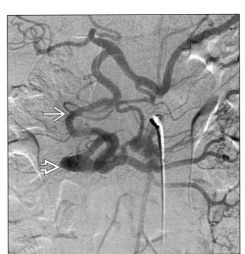

（左）主诉餐后腹部疼痛的68岁患者，横断位增强CT图像显示扩张的胰十二指肠动脉弓➡️伴动脉瘤⏩。（右）选择性肠系膜上动脉造影显示扩张的胰十二指肠动脉➡️伴动脉瘤⏩，可见作为腹腔干分支来自肠系膜上动脉的反流血液通过胰十二指肠动脉弓灌注

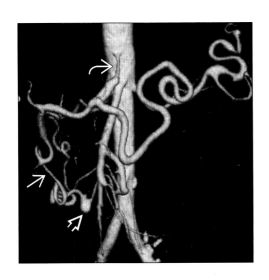
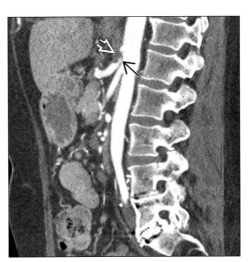

（左）增强CT三维重建显示扩张的胰十二指肠动脉➡️伴动脉瘤⏩，可见正中弓状韧带压迫导致的腹腔干➡️明显狭窄。（右）矢状位增强CT显示腹腔干➡️由于正中弓状韧带⏩压迫导致明显狭窄，前者是连接左右膈脚的纤维组织，通常在T_{12}～L_1水平，主动脉裂孔的前方

腹盆部影像诊断陷阱与典型征象

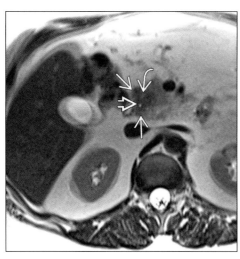 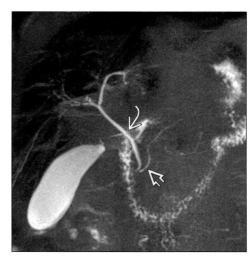

（左）横断位 T₂WI 显示位于胰头的边界不清的肿块样病灶➡包绕胆总管➡和胰管➡。（右）MRCP MIP 重建显示通过病变区的胰管➡形态正常，无阻塞或扩张，胆总管➡亦显示正常的尖削状改变

临床背景

病史
● 55 岁女性，慢性上腹部疼痛。

影像解读

诊断陷阱
● 光滑狭窄的或正常的主胰管穿透肿块。
　○ 胰头部局灶性炎性肿块可误诊为胰腺癌。

正确诊断
● 胰头部局灶性慢性胰腺炎。

诊断思路
● 主胰管无阻塞，可穿过异常信号区。
　○ 胰管可完全正常或呈光滑性狭窄。

临床表现
● MRCP 显示导管穿透征，鉴别炎性胰腺肿块与胰腺癌的敏感度为 85%，特异度为 96%。

背　　景

概述
● 慢性局灶性胰腺炎的临床特征为胰腺局灶性炎症。
　○ 胰腺局部病变或结构异常，与胰腺癌难以鉴别。
● 各种引起慢性胰腺炎的病因，如酒精性（最常见）或自身免疫性胰腺炎，均可导致慢性局灶性胰腺炎。
● 慢性局灶性胰腺炎与胰腺癌的症状和影像学表现有重叠。

影像特征

概述
● 本节主要讨论慢性局灶性胰腺炎与导管穿透征的影像学特点。

US
● 由于体型及肠道气体干扰，超声对于诊断慢性局灶性胰腺炎价值有限。
● 通常为低回声肿块。
● 伴或不伴胆总管和胰管扩张。

CT
● 胰腺局灶性肿块样增大，平扫较邻近胰腺实质和脾呈等密度。
● 静脉期较周围胰腺组织呈低密度，与胰腺癌表现相似。
● 可见主胰管扩张，也与胰腺癌类似。
● 若主胰管无梗阻表现，则更倾向于慢性局灶性胰腺炎的诊断。
● 无胰外浸润和血管侵犯。
● 见包膜样边缘即可排除胰腺癌。

MR
● T₁WI：局限性低信号区。
● T₂WI：低信号。
● T₁WI FS C＋：通常早期轻度强化，延迟期渐进性强化。
● MRCP：导管穿透征（光滑狭窄的或正常的主胰管穿透肿块）可鉴别慢性胰腺炎和恶性肿瘤。

参 考 文 献

1. Sun GF et al：Focal autoimmune pancreatitis：radiological characteristics help to distinguish from pancreatic cancer. World J Gastroenterol. 19（23）：3634-3641, 2013
2. Ichikawa T et al：Duct-penetrating sign at MRCP：usefulness for differentiating inflammatory pancreatic mass from pancreatic carcinomas. Radiology. 221（1）：107-116, 2001

42. 湖泊链征

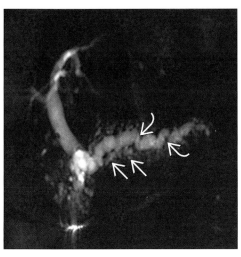
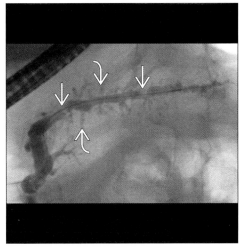

（左）MRCP 3D重建显示扩张的主胰管，可见其间的局部管腔狭窄➡及扩张的侧支➡。（右）ERCP显示扩张的主胰管伴局部管腔狭窄➡及扩张的侧支➡

临床背景

病史
- 55岁男性，酗酒后慢性间歇性腹部疼痛。

影像解读

正确诊断依据
- 典型慢性胰腺炎表现：湖泊链征，主胰管弥漫性扩张与节段性狭窄相间隔，分支胰管扩张。

背　　景

概述
- 慢性炎症→进行性损害→内外分泌功能紊乱。
- 3种类型：钙化、梗阻、炎症。
- 可表现为脂肪泻、疼痛、糖尿病。
- 炎性狭窄→胆道梗阻和黄疸。
- 胰腺癌风险增加。
- 外科手术/内镜可治疗并发症，如胆道狭窄或有症状的假性囊肿。

流行病学
- 男性多于女性，中年患者。
- 在美国大多数（70%）与酗酒有关。

相关生理学
- 基础胰酶分泌增多。
- 蛋白酶抑制剂减少。
- 胰腺分泌功能改变→结石和蛋白栓。

相关病理学
- 淋巴细胞浸润，纤维化，腺体组织不规则减少。

影像特征

ERCP
- 可显示主胰管不规则扩张伴分支胰管扩张，形成湖泊链征。
- 导管内充盈缺损提示结石。

US
- 胰腺钙化。
- 主胰管扩张。
- 胰腺实质萎缩或增大。
- 假性囊肿：囊肿边界清晰、内部无回声及血流。

CT
- 胰腺钙化。
- 主胰管扩张。
- 胰腺实质萎缩或增大。
- 胰腺内或胰周假性囊肿：边界清晰，液性密度，其内无强化。
- 可表现为等或低密度肿块样区域。

MR
- T_1WI：早期表现为胰腺信号减低、实质强化减弱，延迟强化。
- 晚期表现：胰腺萎缩或增大，主胰管不规则扩张，导管内钙化，假性囊肿。
- MRCP：主胰管不规则扩张伴分支胰管扩张（湖泊链征）。

参 考 文 献

1. Hansen TM，et al. Morphological and functional evaluation of chronic pancreatitis with magnetic resonance imaging. World J Gastroenterol. 19（42）：7241-7246；2013
2. Miller FH et al：MRI of pancreatitis and its complications：part 2，chronic pancreatitis. AJR Am J Roentgenol. 183（6）：1645-1652，2004
3. Leyendecker JR，et al. MR cholangiopancreatograph：spectrum of pancreatic duct abnormalities. AJR Am J Roentgenol. 179（6）：1465-1471；2002

43. 双管征

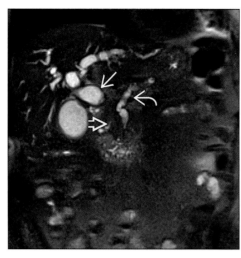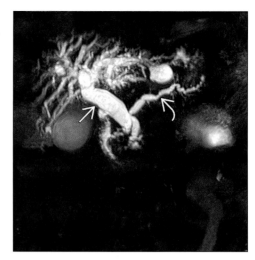

（左）重T_2WI图像显示胰头➡低信号占位引起的胰管➡和胆总管➡明显扩张。（右）冠状位厚层重建MRCP图像显示胰头癌引起的胰管➡和胆总管➡明显扩张，呈双管征

临床背景

病史
- 70岁男性，黄疸、体重下降。

影像解读

典型征象
- 胰头癌的典型征象：胆总管（CBD）和胰管扩张（双管征）。
- 少见于其他梗阻性病理改变，包括局灶性慢性胰腺炎。

背　　景

概述
- 胰腺癌最常见于胰头部（60%），其次为体部（15%）、尾部（5%）。
- 临床表现：体重下降、疼痛、梗阻性黄疸。
- 可出现CEA或CA19-9升高。
- 治疗方案取决于胰腺癌分期。
- 预后：不良（5年生存率＜5%）。

流行病学
- 男性多于女性，好发年龄＞50岁（峰值年龄70岁）。
- 遗传易感性：10%～15%，包括遗传性非息肉性结肠癌（HNPCC），*BRCA1*及*BRCA2*，毛细血管扩张性共济失调，P-J综合征。
- 其他危险因素：吸烟，糖尿病，肥胖，慢性胰腺炎。

相关生理学
- Vater壶腹受侵犯致胆胰管梗阻。
- 肿瘤扩散：常见沿淋巴管扩散、直接侵犯、血管扩散、神经周边侵犯。

相关病理学
- 大体：边界不清，灰白色，质硬肿块。
- 镜下：黏蛋白产物，管状腺体周围包绕基质，显著异型性，纤维组织增生。

影像特征

ERCP
- 常见胰管扩张伴或不伴胆总管扩张。

上消化道GI
- 十二指肠C环扩大或呈反"3"字征：十二指肠第二段内侧肠壁结构异常。

US
- 形态异常、边界不清、低回声实性肿块。
- 超声内镜：常用于引导组织穿刺取样。
- 表现无特异性，US检查诊断特异度仅为53%。

CT
- 增强CT推荐用于肿瘤分期。
- 典型表现为动脉期低强化肿块。
- 远段胰管扩张、实质萎缩。
- 双管征常见。

MR
- T_1WI：低信号。
- T_2WI：信号多变。
- T_1WI C＋：相对正常胰腺组织呈低强化。
- MRCP：双管征。

PET/CT
- 局灶FDG摄取高。
- 无特异性，良性病变如胰腺炎也可有FDG摄取增高。
- 可帮助诊断CT发现的可疑病灶。

参 考 文 献
1. Ahualli J：The double duct sign. Radiology. 244（1）：314-315, 2007
2. Brennan DD et al：Comprehensive preoperative assessment of pancreatic adenocarcinoma with 64-section volumetric CT. Radiographics. 27（6）：1653-1666, 2007
3. Tamm EP et al：Diagnosis, staging, and surveillance of pancreatic cancer. AJR Am J Roentgenol. 180（5）：1311-1323, 2003

44. 自身免疫性胰腺炎腊肠征

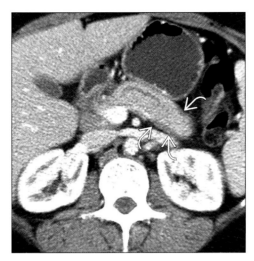
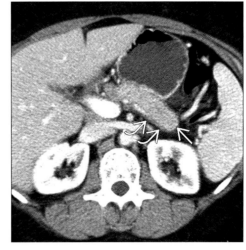

（左）横断位增强CT显示自身免疫性胰腺炎患者胰腺周边低密度晕征➡及少许胰周条索影。（右）增强CT显示弥漫性胰腺肿大呈腊肠样改变➡，伴周边低密度晕征➡

临床背景

病史
● 55岁男性，黄疸、腹部疼痛。

影像解读

表现
● 胰腺轻度增大，边缘光滑，呈腊肠样，伴周围低密度带和胰周少许胰周条索，提示自身免疫性胰腺炎。

背　　景

概述
● 慢性胰腺炎的一种亚型。
● 又名淋巴浆细胞性硬化性胰腺炎。
● 临床表现为梗阻性黄疸、腹痛、糖尿病，或有体重下降。
● 血清IgG4升高。
● 胰外表现：累及胆管树、肾、腹膜后、动脉、肠系膜、肺和唾液腺。

流行病学
● 平均年龄：56岁（年龄范围：14～77岁）。

相关病理学
● 围绕中、大叶间胰管的淋巴细胞、浆细胞浸润及粒细胞上皮损伤。
● 导管上皮及小静脉破坏。
● 导管内钙化不常见。
● 大量IgG4阳性浆细胞。
● 激素治疗有效。

相关解剖学
● 常见弥漫性胰腺受累。

● 局限性受累常位于胰头和远端胆总管。

影像特征

US
● 弥漫性或局限性胰腺肿大伴回声减低。

CT
● 胰腺轻度增大，边缘光滑，呈腊肠样，伴周围低密度带和胰腺少许胰周条索。
● 小叶轮廓消失（不典型胰腺）。
● 平扫CT：胰腺密度减低。
● 增强CT：强化程度减弱，伴周围低密环。
● 钙化和假性囊肿不常见。

MR
● T_1WI：低信号。
● T_2WI：高信号。
● T_1WI C＋：相对周围胰腺实质，强化程度减低。
● T_1WI和T_2WI上可见胰腺周边低信号带。
● MRCP：弥漫或节段性胰管和（或）胆总管狭窄。
  ○ 胆管受累表现：胆总管壁增厚，偶见肝管汇合处管壁增厚，类似肝门胆管癌。

参 考 文 献

1. Kawamoto S et al: Lymphoplasmacytic sclerosing pancreatitis（autoimmune pancreatitis）: evaluation with multidetector CT. Radiographics. 28（1）: 157-170, 2008
2. Kamisawa T et al: MRCP and MRI findings in 9 patients with autoimmune pancreatitis. World J Gastroenterol. 12（18）: 2919-2922, 2006
3. Klöppel G et al: Autoimmune pancreatitis: pathological findings. JOP. 6（1 Suppl）: 97-101, 2005

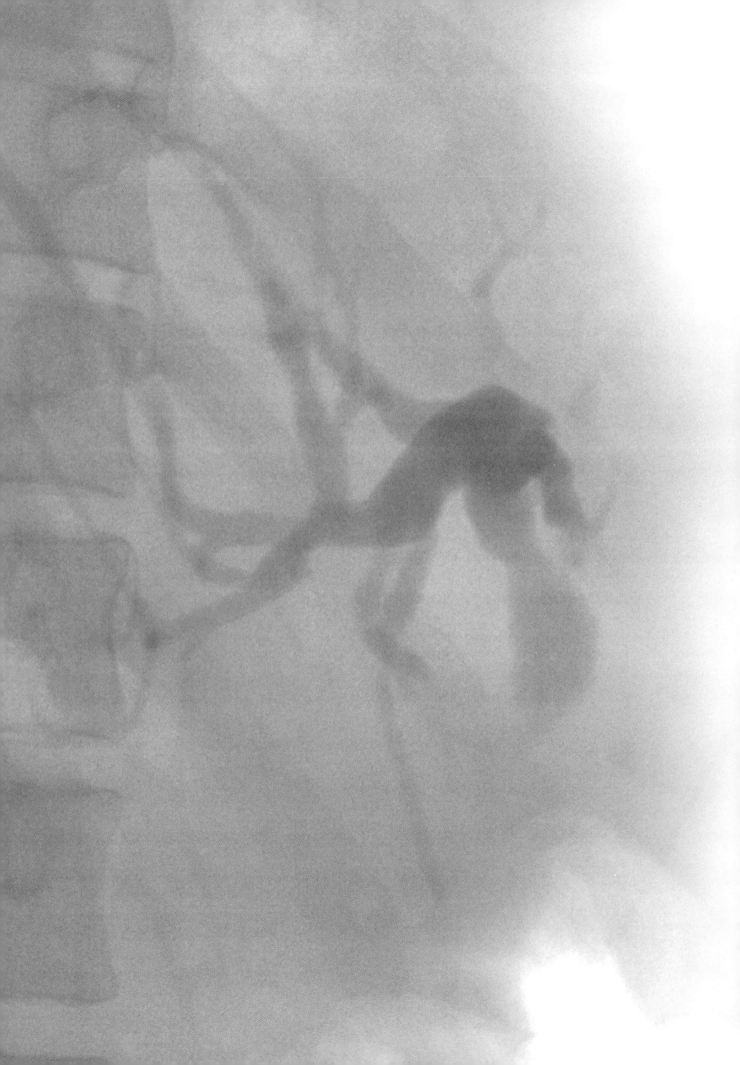

第3章　胆囊及胆道

腹盆部影像诊断陷阱与典型征象

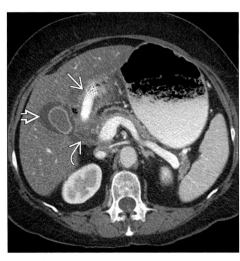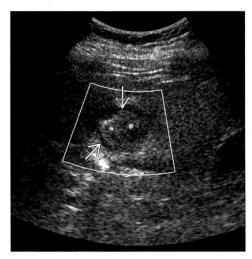

（左）CT增强横断面显示胰头浸润性肿块➡️导致胆总管扩张，并可见胆总管支架置入➡️及胆囊壁增厚➡️。（右）上述患者在同一天行彩色多普勒超声检查，提示胆囊腔内可见一息肉样肿块➡️伴血流增加

临床背景

病史
- 57岁女性，有胰腺癌病史，新发右上腹痛。

影像解读

诊断陷阱
- CT无法显示胆囊腔内情况。

正确诊断
- 超声显示胆囊内肿块样回声，经手术证实为转移。

诊断思路
- 评估胆囊病变可选择超声成像。
- 研究表明超声在检测和诊断胆囊腔内病变如结石和息肉方面优于CT。

背景

概述
- 评估胆囊病变，如结石、息肉和急性胆囊炎可选择超声。
- CT在评估胆囊病变（如气肿性胆囊炎和浸润性胆囊癌）程度方面可能更有优势。
- 与CT和MR相比，超声在诊断胆囊和胆道疾病方面准确性最高。
- 超声的优势为无电离辐射，使用更为广泛，收费低，安全，无须静脉注射对比剂。

影像特征

US
- 为胆囊病变的首选，费用低，敏感性及特异性好。

- 优势：多普勒超声可评估病变血流。
- 劣势：依赖操作者的经验和技术，肥胖患者的准确性下降。

CT
- 可评估胆囊腔外浸润程度，进行肿瘤分期。
- 在评估胆道梗阻和肝内胆管扩张方面比超声更有优势。

MRI
- MRCP在评估胆囊和胆道病变方面比US和CT准确性更高。
- MR在检测非钙化结石方面比CT更有优势。
- 劣势：成本较高，耗时。

关键知识点
- US在检测胆囊腔内病变如胆囊腔内肿块和结石方面比CT更敏感。
- CT可评估病变在胆囊腔外的浸润程度，并可用于胆囊癌分期。
- MRCP在评估胆囊和胆道病变方面比US和CT准确性更高，但是MR经济和人力成本均较高。

参考文献

1. Maurea S et al：Comparative diagnostic evaluation with MR cholangiopancreatography, ultrasonography and CT in patients with pancreatobiliary disease. Radiol Med. 114（3）：390-402, 2009
2. Baron RL et al：A prospective comparison of the evaluation of biliary obstruction using computed tomography and ultrasonography. Radiology. 145（1）：91-98, 1982

45. CT相关诊断陷阱

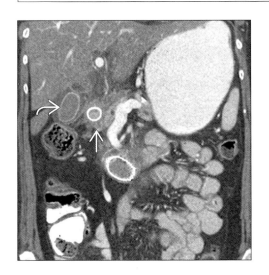

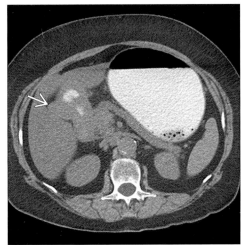

（左）增强CT冠状面重建显示胰头肿块 ➡️，边界不清，胆道支架在位，胆囊腔内未见病变 ➡️。（右）与左图为同一患者，于胆道支架置入前行CT平扫，横断面图像未见胆囊腔内异常 ➡️

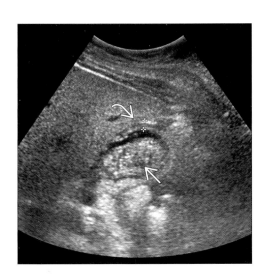

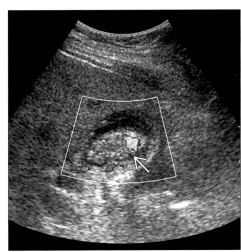

（左）横向灰阶超声显示胆囊腔内等回声息肉样肿块 ➡️，呈分叶状，胆囊壁增厚 ➡️。（右）横向彩色多普勒超声显示胆囊内息肉样肿块血流增加 ➡️

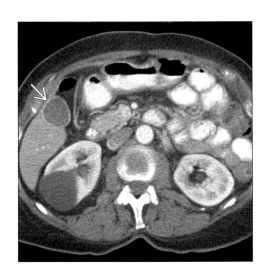

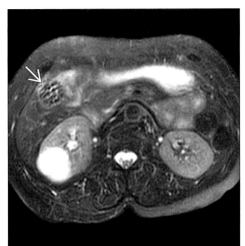

（左）55岁女性，因右上腹痛行腹部增强CT，横断面增强CT未见胆囊腔内异常改变 ➡️。（右）与左图为同一患者，于腹部CT增强1周后行腹部MR扫描，T_2WI横断面图像显示胆囊腔内多发结石影 ➡️（腹部CT图像未见显示）

46. MRCP 相关诊断陷阱

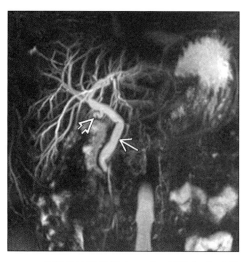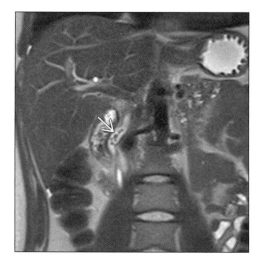

（左）MRCP MIP图像显示胆总管（CBD）正常➡️，胆囊管残留➡️。（右）冠状面T₂ HASTE显示胆总管内多发充盈缺损➡️，于MRCP MIP图像未见显示

临床背景

病史

● 35 岁女性，胆囊切除术后，右上腹痛及发热。

相关实验室检查

● 肝功能指标升高。

影像解读

诊断陷阱

● 单独采用MRCP图像可能漏诊胆总管结石。

正确诊断

● 胆总管结石。

诊断思路

● 放射科医师不能单独依据MRCP MIP图像评估胆总管结石。

MRCP 成像

技术

● 目前用于提供辅助信息的MRCP成像序列包括以下两个。
  ○ 单层厚层序列
    ■ 提供胆道系统的总体观，尤其有助于发现梗阻点及狭窄点。
    ■ 采用重 T₂W RARE序列。
    ■ 患者需屏气3 ～ 7s采集冠状面厚层图像（40 ～ 90mm）
  ○ 薄层多层序列
    ■ 有助于观察胆管内疾病如胆管结石。
    ■ 以单次激发，中度 T₂W RARE序列采集图像。
    ■ 患者需连续屏气20 ～ 28s，采集15 ～ 20层图像以覆盖胆道系统，层厚为2 ～ 5mm。

MRCP 陷阱

结石在MRCP MIP图像中表现为阴性

● 以一系列薄层MRCP图像进行MIP重建
  ○ MIP图像可能完全掩盖小的充盈缺损。
    ■ 原因为部分容积效应。
  ○ 需要于原始薄层图像上评估胆总管结石。

类似胆管结石的结构

● 流动相关伪影
  ○ 可能会在胆管中央产生信号缺失，被误认为胆管结石。
  ○ 更容易发生于
    ■ 扩张胆管内。
    ■ 大的胆囊管与肝总管汇合处，局部可产生涡流。
  ○ 流动敏感的MR图像（如时间飞跃法MR血管造影）可通过显示胆管内液体流动，从而有助于确定胆管中央的信号缺失为流动相关伪影。
● 胆道积气
  ○ 在胆道非重力作用侧产生信号缺失，可被误认为结石。
  ○ 在横断面MRCP或T₂WI图像上更容易辨别。
    ■ 气泡漂浮于胆管的腹壁侧，可产生气-液平面。
● 胆囊管
  ○ 胆囊管较长，与胆总管伴行时类似扩张的胆总管。
    ■ 胆囊管低位汇合于胆总管时，于汇合口处形成的间隙于MRCP MIP图像上有时类似于结石。
    ■ 需要仔细观察原始图像和T₂WI图像，以做出正确诊断。
  ○ 胆囊管汇入胆总管的正切面可能与充盈缺损相似。
● 十二指肠憩室
  ○ 十二指肠憩室内充满气体或食物残渣时，于MRCP MIP图像上可能与结石表现相似。

46. MRCP 相关诊断陷阱

○ 需仔细观察原始图像和T$_2$WI图像以做出正确诊断。
● 胆总管括约肌收缩
　○ 可能误诊为胆总管末端结石嵌顿或胆总管末端狭窄。
　○ 在直接胆道造影中被称为假结石征（pseudocalculus sign）。
　○ 只有在充盈缺损的上缘才可见到高信号的胆汁影。
　○ 一过性征象
　　■ 当怀疑壶腹周围有充盈缺损或管腔狭窄时，建议再次行MRCP检查以明确诊断。

解剖变异
● 血管结构所致的假性狭窄。
　○ 搏动性血管压迫可导致胆总管假性梗阻改变。
　　■ 肝右动脉可压迫肝总管后部或左肝管。
　　■ 胃十二指肠动脉可压迫胆总管中段的右前外侧面。
　○ 最容易发生非病理性缩窄的部位：
　　■ 肝总管
　　■ 左肝管
　　■ 胆总管中段
　○ MRCP原始图像，T$_2$WI或MR血管造影图像有助于识别导致胆管狭窄的动脉。
● 壶腹突起
　○ 胆总管壁内段逐渐变窄，仅含有少量液体。
　○ 邻近壶腹部的结石，由于周围没有液体包绕很难被检测出。
　○ 这种情况下横断面图像可能有一定的帮助。

金属异物
● 例如，外科手术夹和血管内弹簧圈。
● 目前腹腔镜胆囊切除术所用外科手术夹为钛夹，属于无磁性金属，不会引起信号丢失。
　○ 既往的外科手术夹更容易产生伪影。
● 这些导致邻近信号丢失的因素可能引起梗阻假象。
● MRCP并不像其他MR成像序列那样容易受到磁敏感伪影的影响。
● 有利于正确诊断的线索：
　○ 肝内胆管未见扩张。
　○ T$_1$WI图像上的磁敏感伪影。
　　■ 由于T$_1$WI正相位比反相位的TE长，所以磁敏感伪影在T$_1$WI正相位上更明显。

扫描范围不完全
● 有时容积扫描成像时部分胆道系统未完全进入扫描范围。

○ 特别是有胆道纤曲扩张的患者。
● 可能导致某个肝段的胆道树未显影。

胆道狭窄的过度评价
● 与ERCP容易低估胆道系统狭窄相比，MRCP更容易高估胆道狭窄的程度。
　○ MRCP在生理状态下显示胆道树，而ERCP则是在具有一定注射压的情况下显示胆道树。

碘对比剂
● 高浓度的碘对比剂可使T$_2$信号降低，从而导致胆管和胆囊不显影。
　○ ERCP术后不能立即进行MRCP成像。

扩张胆道系统内充满碎屑
● 由于MRCP是依靠胆道系统内的液体进行成像，充满碎屑的扩张胆道系统内由于没有液体或液体过少，导致MRCP难以显影。

参 考 文 献

1. Hossary SH et al: MR cholangiopancreatography of the pancreas and biliary system: a review of the current applications. Curr Probl Diagn Radiol. 43（1）: 1-13, 2014
2. Yam BL et al: MR Imaging of the Biliary System. Radiol Clin North Am. 52（4）: 725-755, 2014
3. Griffin N et al: Magnetic resonance cholangiopancreatography: the ABC of MRCP. Insights Imaging. 3（1）: 11-21, 2012
4. Hyodo T et al: CT and MR cholangiography: advantages and pitfalls in perioperative evaluation of biliary tree. Br J Radiol. 85（1015）: 887-896, 2012
5. Shaikh F et al: Debris-filled biliary system: a difficult diagnosis on MRI and MRCP. Clin Imaging. 36（2）: 153-155, 2012
6. Van Hoe L et al: MRCP pitfalls. Abdom Imaging. 29（3）: 360-387, 2004
7. Irie H et al: Pitfalls in MR cholangiopancreatographic interpretation. Radiographics. 21（1）: 23-37, 2001
8. Watanabe Y et al: Diagnostic pitfalls of MR cholangiopancreatography in the evaluation of the biliary tract and gallbladder. Radiographics. 19（2）: 415-429, 1999
9. David V et al: Pitfalls in the interpretation of MR cholangiopancreatography. AJR Am J Roentgenol. 170（4）: 1055-1059, 1998
10. Fulcher AS et al: Pitfalls of MR cholangiopancreatography（MRCP）. J Comput Assist Tomogr. 22（6）: 845-850, 1998

46. MRCP 相关诊断陷阱

（左）一位子宫平滑肌肉瘤患者，肝功能指标升高，MRCP MIP图像显示肝总管内明显偏心性充盈缺损➡️，肝内外胆管无扩张。（右）为同一患者的MRCP，薄层原始图像显示为一流空结构➡️穿过肝总管，同时还可见胆囊结石➡️，于左图MIP图像未见显示

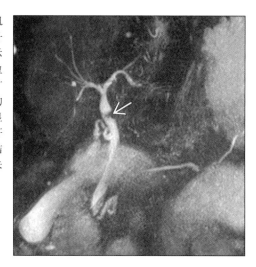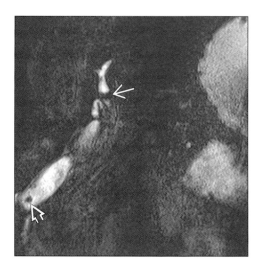

（左）同一患者的横断面T₂WI显示肝总管➡️后方可见一流空结构➡️穿行。（右）同一患者的横断面T₁WI FS增强图像显示为强化的血管结构➡️，导致肝总管➡️后方轻度狭窄，强化的结构代表肝右动脉

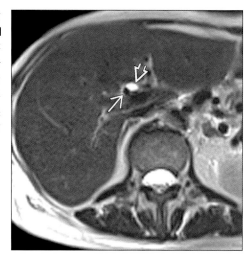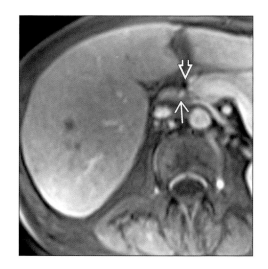

（左）44岁男性，肝功能异常史，MRCP薄层原始图像显示一充满液体的结构➡️，内可见黑色充盈缺损影➡️，形似胆总管远端结石。（右）同一患者T₂WI横断面显示胆总管➡️显影正常，胆总管后方另见一囊性结构➡️，内含食物残渣，可被误认为胆管结石

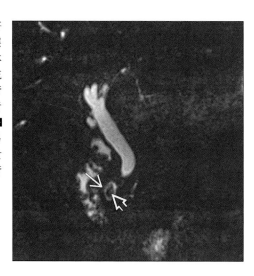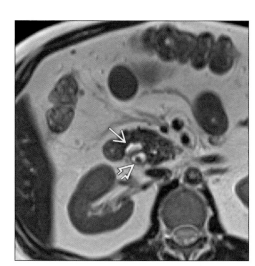

腹盆部影像诊断陷阱与典型征象

46. MRCP相关诊断陷阱

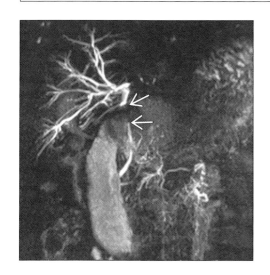
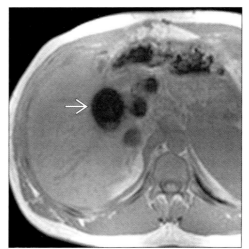

（左）该患者有腹部外伤导致胆瘘及部分肝切除病史，MRCP MIP图像显示肝总管较长节段未显影➡。（右）同一患者横断面T₁WI正相位图像显示由于外科手术夹区域磁敏感伪影区域➡。由于T₁WI正相位有较长的TE，伪影区域显示比反相位更大

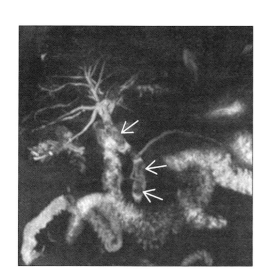
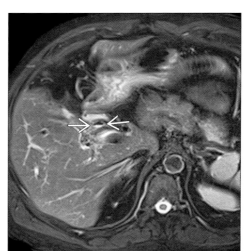

（左）患者因胆总管远端狭窄行反复括约肌切开术，MRCP MIP图像显示肝内胆管多发充盈缺损➡，与胆道结石相似。（右）同一患者横断面T₂WI图像显示无信号的气泡影漂浮在高信号胆汁的腹壁侧，并可见气-液平面➡

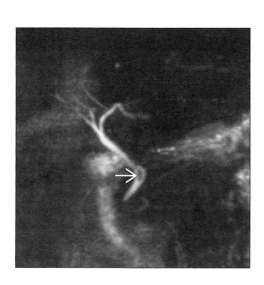
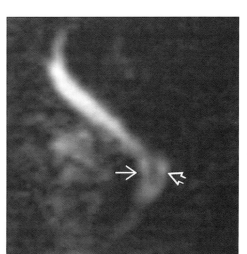

（左）患者既往胆囊切除史，现肝功能指标升高，MRCP MIP显示肝外胆管内充盈缺损影➡，与胆道结石相似。（右）MRCP原始图像，显示MIP图像上的充盈缺损，是肝总管远端➡与胆囊管残端➡的一个间隙

第二节　类似恶性肿瘤的良性病变　| 47. 黄色肉芽肿性胆囊炎

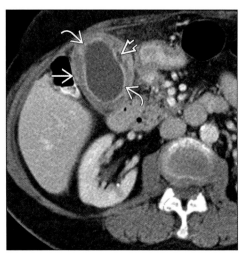 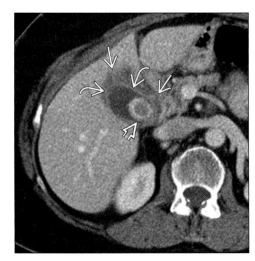

（左）横断面增强CT显示胆囊壁弥漫性增厚➡️，胆囊壁内可见多发低密度带➡️，胆囊黏膜线连续强化➡️，无中断。（右）横断面增强CT显示胆囊壁弥漫性增厚➡️，并可见胆囊黏膜线连续强化➡️，胆囊腔内钙化结石➡️

临床背景

病史
- 45岁女性，右上腹痛2周。

相关实验室检查
- 白细胞计数正常。

影像解读

诊断陷阱
- 可能误诊为胆囊癌。

正确诊断
- 黄色肉芽肿性胆囊炎。

诊断思路
- 增强CT有以下5个表现者更倾向于黄色肉芽肿性胆囊炎的诊断。
  - 胆囊壁弥漫性增厚。
  - 黏膜线连续。
  - 胆囊壁内低密度结节和（或）低密度带。
  - 无肝实质侵犯。
  - 无肝内胆管扩张。

背　　景

概述
- 罕见的胆囊炎性病变。

流行病学
- 在有症状胆囊疾病中，黄色肉芽肿性胆囊炎美国发病率为0.7%，印度和日本发病率高达10%。
- 常见发病年龄为44～63岁。
- 男：女＝1：（2～9）。

相关病理学
- 为局灶性或弥漫性炎性病变，炎症区含脂质巨噬细胞、纤维组织、急性和慢性炎症细胞堆积。

- 胆汁经破裂的罗-阿窦进入胆囊壁所致。
  - 胆囊结石在病程中具有重要作用。
- 超过30%的患者并发症发生率很高。
  - 胆囊穿孔和肝脓肿。
  - 与邻近结构间形成瘘管。

影像特征

概述
- 胆囊壁增厚（局灶性或弥漫性），伴发胆囊结石。

US
- 胆囊壁可见低回声结节或低回声带。

CT
- 胆囊壁可见低密度结节或低密度带。
- 胆囊黏膜线连续强化。

MR
- T_1WI
  - 因存在脂肪，导致反相位图像损失，低于同层面正相位图像。
- T_2WI
  - 胆囊壁内病变，T_2信号明显增高。
- 胆囊黏膜线完整，呈线状连续强化。

PET/CT
- FDG PET代谢活性增加。
  - 对鉴别胆囊癌和黄色肉芽肿性胆囊炎并无帮助。

参 考 文 献

1. Zhao F et al：CT and MR features of xanthogranulomatous cholecystitis：an analysis of consecutive 49 cases. Eur J Radiol. 82（9）：1391-1397，2013
2. Shuto R et al：CT and MR imaging findings of xanthogranulomatous cholecystitis：correlation with pathologic findings. Eur Radiol. 14（3）：440-446，2004

47. 黄色肉芽肿性胆囊炎

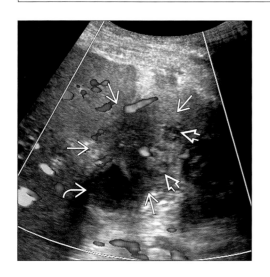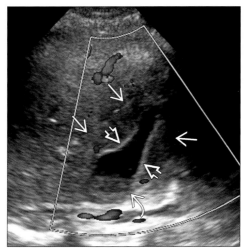

（左）56岁女性，右上腹痛1个月，轴位彩色多普勒超声显示胆囊壁明显增厚➡，增厚胆囊壁内可见多发低回声结节➡，胆囊腔未见扩张➡。（右）同一患者的轴位彩色多普勒超声成像，显示胆囊壁弥漫性明显增厚➡，胆囊腔未见扩张➡，胆囊黏膜回声完整➡

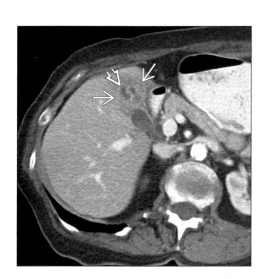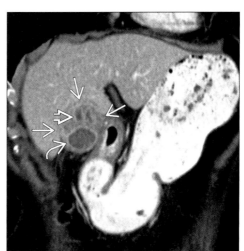

（左）44岁女性，右上腹痛，白细胞计数正常，横断面增强CT显示胆囊壁增厚➡，壁内见多发囊状低密度结构➡。（右）同一患者增强CT冠状面重建显示毗邻肝的胆囊壁增厚➡，壁内多发囊状低密度结构➡，胆囊黏膜线完整➡

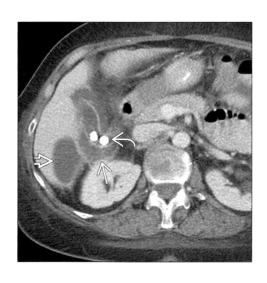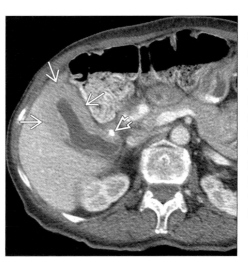

（左）75岁女性，具有急性胆囊炎的临床表现，横断面增强CT显示胆囊结石➡，胆囊旁脓肿➡及肝包膜下脓肿➡，该患者由于其他并存疾病推迟外科手术治疗，仅行脓肿经皮穿刺引流。（右）同一患者3个月后再次行横断面增强CT检查，显示胆囊壁明显增厚➡，结石嵌塞于胆囊颈部➡，经手术证实为黄色肉芽肿性胆囊炎

48. 巨大胆管错构瘤

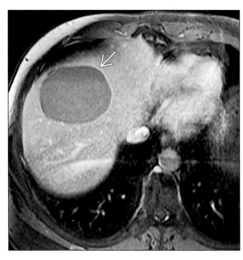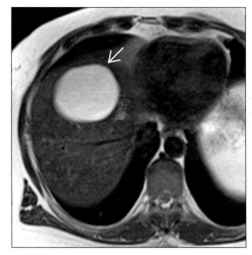

（左）横断面T₁WI增强扫描延迟期显示肝内巨大的、边界清晰的相对低信号病变，囊壁可见轻度强化➡。（右）横断面T₂WI MR显示肝内巨大的、边界清晰的高信号囊性灶，周围可见低信号囊壁➡

临床背景

病史

●腹部隐痛史。

影像解读

诊断陷阱

●可能误诊为巨大单纯囊肿或胆管囊腺瘤（如被误诊为胆管囊腺瘤，则可能采取更为激进的治疗方式）。

正确诊断

●巨大胆管错构瘤（von Meyenburg综合征）。

诊断思路

●边界清楚，囊内容物无强化。

●囊壁于T₂WI呈低信号改变，增强扫描呈薄边样强化（纤维包膜）。

●有时因囊内出血和（或）囊液富含蛋白成分导致T₁WI呈高信号改变。

背　　景

概述

●良性胆道畸形归类于纤维多囊性疾病谱。

●病因为胆管板发育异常引起的胆管胚胎残留。

●多发较为常见，也可单发，多较小。

流行病学

●发病率约为3%。

●巨大胆管错构瘤非常罕见，多继发于胆管错构瘤出血后。

相关解剖学

●肝各叶内散发，肝包膜下为主。

相关病理学

●由于胚胎退化失败而导致的先天性胆管畸形。

●大体上，病变一般是灰色的，大小均匀，＜1.5cm。

●镜下为被纤维基质包裹的由单层立方上皮细胞排列而成的扩张扭曲或分支状扩张的胆管。

影像特征

概述

●一般比较小（＜1.5cm），多个，大小均匀。

●单发巨大病变非常罕见，常继发于病变出血后。

US

●表现为高回声和低回声病变，伴后方回声增强。

CT

●多发低密度病变，伴囊壁轻度强化。

●CT难以检出过小的病变。

●较大病变表现为液性密度，如伴发出血性病变则密度增高。

MR

●T₁WI：与邻近肝实质相比为低信号病变，如伴发出血或囊内蛋白含量增加则表现为高信号。

●T₂WI：为高信号病变，囊壁因含纤维组织表现为低信号。

●T₁WI增强：囊内容物无强化，囊壁延迟强化。

●MRCP：与胆道系统无交通。

参 考 文 献

1. Martin DR et al：Giant and complicated variants of cystic bile duct hamartomas of the liver：MRI findings and pathological correlations. J Magn Reson Imaging. 31（4）：903-911, 2010

48. 巨大胆管错构瘤

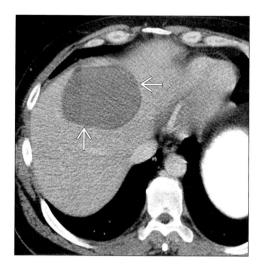

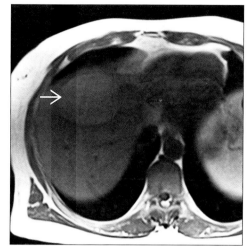

（左）横断面增强CT显示肝内巨大的、边界清晰的液体密度影，囊壁轻度强化➡️。（右）横断面T₁WI 正相位MR图像显示肝内巨大的、边界清晰的病变，囊液因出血信号增高➡️

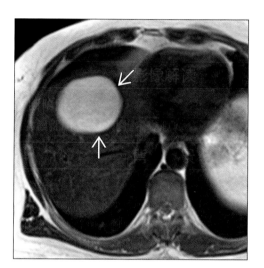

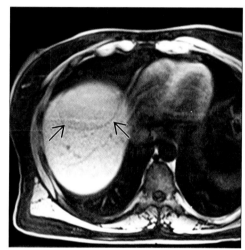

（左）同一患者横断面T₂WI MR图像显示囊液信号增高，囊壁为纤维包膜，呈低信号改变➡️。（右）横断面T₁WI FS MR图像显示囊液因出血导致信号轻度增高，囊壁为纤维包膜，呈低信号改变➡️

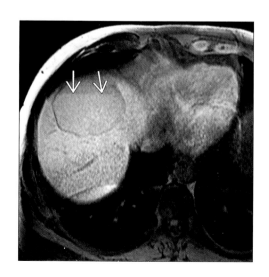

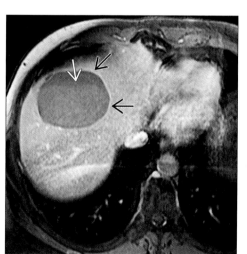

（左）横断面T₁WI FS图像显示病变因继发出血导致信号轻度增高，并可见液-液平面（注意血液沉积平面）➡️。（右）横断面T₁WI FS增强图像显示囊壁为纤维包膜，增强扫描轻度强化➡️，囊内容物无强化。并可见液-液平面（血液沉积平面）➡️

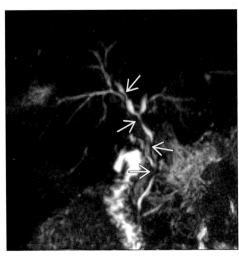 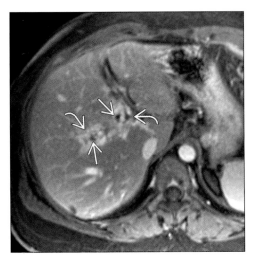

（左）MRCP MIP图像显示肝内外胆管多发局灶性平滑压痕➡️，导致未受累段胆管局部扩张。（右）同一患者 T₁WI FS增强图像门静脉海绵样变性➡️。肝内胆管➡️表现为低信号结构，可被误诊为门静脉血栓

临床背景

病史

● 58岁男性，既往有血小板增多症病史。

影像解读

诊断陷阱

● 明显的胆管狭窄，可能被误诊为原发性硬化性胆管炎或胆管癌。
● 门静脉内明显的充盈缺损影，可能被误诊为门静脉栓塞。

正确诊断

● 由于门静脉海绵样变性包绕压迫肝总管及胆总管导致门脉性胆道病。

诊断思路

● 认识门静脉海绵样变性。
● 胆道狭窄段光滑，胆道系统为轻到中度扩张。
● 由胆管形成的充盈缺损假象可延续至肝内段，并与正常肝内胆管相通。

背　　景

流行病学

● 肝外门静脉梗阻患者70%～100%可继发门脉性胆道病。
● 多见于具有高凝状态的非肝硬化患者。

相关解剖学

● 胆总管血管回流
　○ 胆总管表面静脉丛（Saint静脉丛）
　　■ 走行于胆总管表面的网状细小静脉丛。

　○ 胆总管旁静脉丛（Petren静脉丛）
　　■ 与胆总管平行，回流至胃、胰十二指肠或门静脉。

相关病理学

● 门脉性胆道病的病因
　○ 侧支循环对胆道的外源性压迫。
　○ 由于胆道缺血损伤导致的胆道周围纤维化改变。
● 门静脉阻塞后，侧支循环压迫导致梗阻改变。
　○ 导致胆管壁不规则，胆道系统受压改变。

影像特征

概述

● US、CT和MR可见胆道周围扩张血管影。
● 胆囊静脉曲张。
● 胆总管狭窄伴上游胆管扩张。

MRCP

● 单发或多发胆道狭窄。
● 胆管呈波浪状改变。
● 胆总管角度改变。
● 上游胆管呈串珠样扩张。

参考文献

1. Aguirre DA et al：Portal biliopathy：imaging manifestations on multidetector computed tomography and magnetic resonance imaging. Clin Imaging. 36（2）：126-134，2012
2. Besa C et al：Portal biliopathy：a multitechnique imaging approach. Abdom Imaging. 37（1）：83-90，2012
3. Ozkavukcu E et al：Imaging features of portal biliopathy：frequency of involvement patterns with emphasis on MRCP. Eur J Radiol. 71（1）：129-134，2009

49. 门脉性胆道病

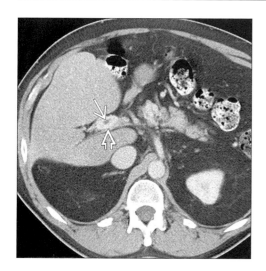 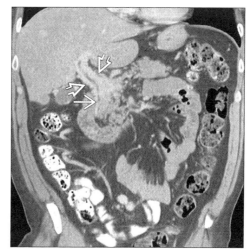

（左）54岁男性，既往血小板增多症病史，横断面增强CT显示胆管类似扩张门静脉右支➡内充盈缺损影➡。（右）增强CT冠状面重建图像显示胆管旁及胆管周静脉丛➡纤曲扩张，与胆总管密切相接➡，使胆总管表现类似为明显扩张门静脉的腔内充盈缺损影

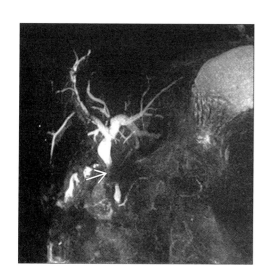 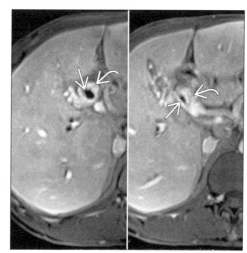

（左）MRCP MIP图像显示胆总管可见较长段的光滑压痕➡，近端胆管扩张。（右）两层T_1WI FS增强图像显示门静脉海绵样变性➡，肝总管呈相对低信号➡，可被误诊为门静脉血栓，右图可见肝总管被扩张的胆管周围静脉丛压迫

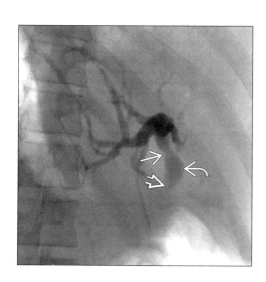 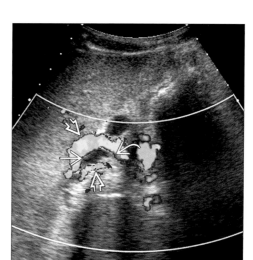

（左）ERCP图像显示胆总管明显狭窄➡，上段胆管扩张➡，另可见近端胆管光滑压痕➡。（右）轴位彩色多普勒超声示门静脉海绵样变性➡，右肝管被包绕其中➡，并可见胆管被扩张的胆管周围静脉丛压迫形成局部狭窄➡

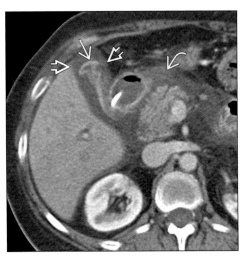 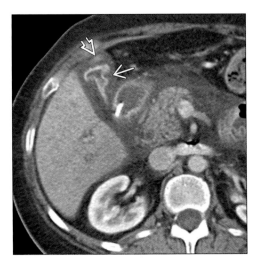

（左）横断面增强CT显示胆囊塌陷，毫无张力➡️，轮廓不规则，呈锯齿状，胆囊壁增厚⇨，胰周积液➡️。（右）横断面增强CT显示胆囊塌陷，毫无张力➡️，轮廓不规则，呈锯齿状，胆囊壁增厚，壁内局部因出血导致密度增高⇨

临床背景

病史

● 55岁男性，摩托车车祸后，明显右上腹痛。

影像解读

诊断陷阱

● 胆囊形态表现类似于胆囊收缩。

正确诊断

● 创伤性胆囊破裂。

诊断思路

● 有外伤或手术史（如肝活检）。
● 偶尔可观察到胆囊壁缺损。
● 胆囊塌陷，轮廓呈锯齿状，胆囊壁增厚。
　○ 胆囊生理性收缩仍保持梨状外形，轮廓光滑。

背　景

概述

● 胆囊由于其保护性解剖结构，损伤罕见。
　○ 单独发生罕见，多并发于其他腹部脏器损伤。

临床表现

● 临床多期相进程具有一定特征性。
　○ 创伤后初期
　　■ 肋下剧烈疼痛，一般情况良好。
　○ 潜伏期（数小时或数周内）
　　■ 相对无症状期。
　○ 晚期（胆源性腹膜炎或胆道出血）

相关病理生理学

● 外伤时胆囊内压力增大所致。
● 在钝性外伤中，倾向考虑胆囊穿孔的因素。

○ 正常薄壁胆囊。
○ 胆囊扩张。
○ 酒精摄入。
　■ 腹部肌肉组织松弛，无法提供反射保护。
　■ Oddi括约肌张力增加可引起胆管内压升高。

影像特征

概述

● 胆囊壁塌陷皱褶，囊壁呈锯齿状。
● 胆囊壁增厚。
● 可能伴有胆囊壁缺损。
● 可伴有胆囊周围及肝包膜下积液。

US

● 胆囊腔及胆囊周围出血表现为高回声影。

CT

● 胆囊腔及胆囊周围出血表现为高密度影。

MR

● 胆囊腔及胆囊周围出血因出血时间不同而信号不同。

HIDA扫描

● 可显示胆瘘。
● 对于精确诊断胆瘘位置并无帮助。

参考文献

1. Huang CC et al：Percutaneous transhepatic gall bladder drainage：a better initial therapeutic choice for patients with gall bladder perforation in the emergency department. Emerg Med J. 24（12）：836-840，2007
2. Kao EY et al：Sonographic diagnosis of traumatic gallbladder rupture. J Ultrasound Med. 21（11）：1295-1297，2002

51."囊壁-结石-声影"三联征（WES征）

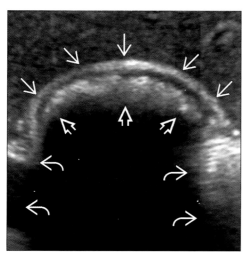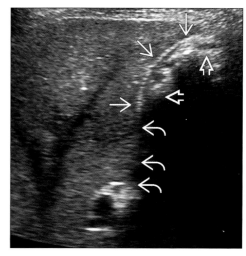

（左）横断位二维超声示由低回声带分隔的2条并行高回声线（胆囊壁➡，钙化⇨），后方伴有声影➡。（右）纵向超声图示线状高回声胆囊壁➡，深部见线状钙化影⇨及后方伴有声影➡

临床背景

病史
● 42岁女性，右上腹痛。

影像解读

典型征象
● WES为胆囊壁间结石的典型征象。
　○ 超声示低回声带分隔的2条并行高回声线（WES征）。
　　■ 2条高回声线代表胆囊壁及结石。
　　■ 低回声区域代表胆囊腔内的胆汁。

意义
● 鉴别胆囊壁结石嵌顿与胆囊壁钙化（瓷胆囊）。
　○ 瓷胆囊仅可见后方声衰减，胆囊壁无法显示。

背　景

概述
● WES征对胆石症具有诊断意义，但亦可见于急性或慢性胆囊炎。
● 在胆囊多发小结石中更为常见。
　○ 较少见于单发结石充满整个胆囊。
● 近端高回声影为胆囊壁，远端高回声影为结石影。
● 低回声影（胆汁）边界多不规则，主要由于胆汁被动性填充在多发结石间隙中。
　○ 单发较大结石，少见，其低回声区域边界较光滑。

相关病理学
● 可能与亚临床性胆囊炎有关。

影像特征

US
● 由于设备普及且价格低廉，为评估胆囊疾病的推荐手段。
● 仅可显示前壁及浅层结石
　○ 后壁无法显示（后方存在显著声影）。
● 超声示薄低回声带分隔的2条并行高回声线。

HIDA
● 怀疑急性胆囊炎时可采用。
● 诊断急性胆囊炎最敏感的检查手段。

CT
● 对胆石症及其他胆囊腔内病变的诊断敏感性低于超声及MR。

MR
● T_2WI：典型胆囊结石为高信号胆汁内的低信号。

参考文献

1. Rybicki FJ：The WES sign. Radiology. 214（3）：881-882，2000
2. Raptopoulos V et al：Dynamic cholecystosonography of the contracted gallbladder：the double-arc-shadow sign. AJR Am J Roentgenol. 138（2）：275-278，1982
3. MacDonald FR et al：The WES triad--a specific sonographic sign of gallstones in the contracted gallbladder. Gastrointest Radiol. 6（1）：39-41，1981

52. 彗星尾伪影

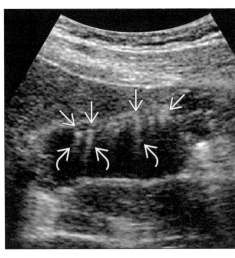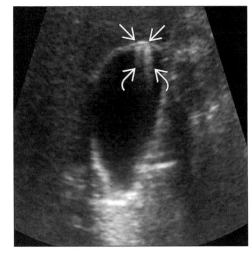

（左）横向灰阶超声示胆囊壁轻度增厚，内部可见点状高回声灶➡️，后方伴有V形混响（特别是彗星尾）伪影➡️。（右）另一患者的纵向灰阶超声示胆囊底壁增厚，内部可见点状高回声灶➡️，后方伴彗星尾征➡️，这是腺肌症最常见的位置

临床背景

病史
● 45岁女性，阵发性右上腹痛。

影像解读

征象
● 胆囊壁增厚伴点状高回声（胆囊壁彗星尾征是胆囊腺肌症的典型表现）。
● 彗星尾征是混响伪影的典型表现，是由于光束遇到结石等强回声物质产生多重反射。
● 表现为回声振幅衰减→宽度减少→呈三角形、锥形。

背 景

概述
● 后天获得的良性胆囊增生症。
● 胆囊增生性疾病的一种。
● 又名腺瘤样增生、胆囊憩室病。
● 节段型胆囊腺肌增生症癌变率高。
● 通常为无症状，但也可伴有右上腹痛。

流行病学
● 好发于50～60岁；女性多于男性。
● 占所有胆囊切除标本的1%～9%。
● 25%～75%患者伴发胆囊结石。
● 可见于异常胆胰管吻合的患者。

相关生理学
● 目前的假说认为，由于管腔内压力增加，导致肌层增生和罗-阿窦囊性扩张。
● 胆固醇晶体从扩张的罗-阿窦中的胆汁中沉淀出来。

相关病理学
● 大体：局灶性或弥漫性胆囊壁增厚。
● 显微镜：黏膜上皮及肌层增生伴上皮内陷，罗-阿窦扩张。

影像特征

概述
● 根据大体形态，腺肌症可以分为3种类型。
  ○ 弥漫型，局灶型（常见于胆囊底部），节段型或环型（累及胆囊体部，呈沙漏样改变）。

US
● 推荐检查手段。
● 局限性或弥漫性胆囊壁增厚。
● 胆囊壁内高回声灶伴彗星尾征，归因于胆固醇晶体沉淀在扩张的罗-阿窦中。

CT
● 胆囊壁增厚及黏膜明显强化。
● 可能看到胆囊憩室。
● CT串珠征：黏膜上皮增厚伴强化，肌层萎缩呈相对低密度，内部包绕壁内憩室。

MRI
● T_1WI：胆囊壁增厚伴黏膜强化。
● T_2WI：串珠征（胆囊壁内见多个圆形高信号灶呈线状排列）。

参 考 文 献

1. Feldman MK et al：US artifacts. Radiographics. 29（4）：1179-1189，2009
2. Boscak AR et al：Best cases from the AFIP：Adenomyomatosis of the gallbladder. Radiographics. 26（3）：941-946，2006
3. Haradome H et al：The pearl necklace sign：an imaging sign of adenomyomatosis of the gallbladder at MR cholangiopancreatography. Radiology. 227（1）：80-88，2003

53. 壁球征

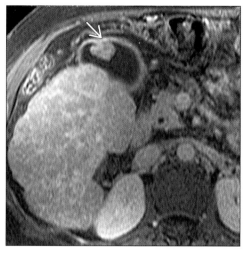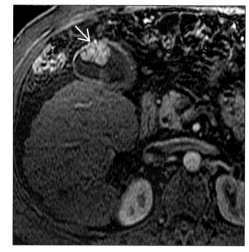

（左）横断面T₁WI增强MR示胆囊底部一枚均匀强化的息肉➡️，无蒂，其大小为2.3 cm×1.5cm。（右）横断面T₁WI增强MR示（6个月后随访复查）胆囊底部见息肉➡️均匀强化，明显增大，大小约2.9 cm×2.3cm

临床背景

病史

- 57岁男性，腹痛。

影像解读

诊断陷阱

- 胆囊息肉应被重视。
- 处理应基于息肉的形态、大小、患者年龄及症状。

正确诊断

- 外科手术证实为胆囊腺癌。

诊断思路

- 直径＞1cm，无蒂。

鉴别诊断

- 胆固醇结晶、炎症、腺瘤、胆囊癌和转移瘤。
- 类似息肉的病变：局灶性胆囊腺肌症，囊壁黏附的结石/泥沙。

背　景

概述

- 多数胆囊息肉是良性的。
- 多数良性息肉为无症状性。
- 胆囊癌可表现右上腹疼痛、黄疸、体重减轻和呕吐。

流行病学

- 胆囊息肉样病变的发病率为2%～12%。
- 胆囊息肉在男性中更为常见。

恶性倾向

- 直径＞1cm，年龄＞50～60岁、单发、无蒂。
- 伴有原发性硬化性胆管炎（PSC）。

处理

- ＜5mm：无须随访。
- 6～10mm：超声随访（每6个月1次，然后每年1次）。
- ＞10 mm：胆囊切除。

影像特征

US

- 首选检查手段：低成本，灵敏度及特异度高。
- 彩色多普勒：胆囊癌的血流量增高。
- 黏膜不规则，宽基底伴黏膜增厚，均提示恶性可能。

CT

- 息肉在CT上可能难以显示。
- 评估胆囊腔外侵犯及胆囊癌分期的推荐手段。

MR

- 大多数良性息肉表现
  - T₁WI：等信号或低信号。
  - T₂WI：等信号或高信号。
    - 恶性息肉可能信号欠均匀，在T₂WI上呈高信号。
    - 胆囊结石呈低信号。
  - T₁WI增强：均匀强化。
- DWI：胆囊癌呈弥散受限。

PET/CT

- 胆囊癌FDG摄取增高（＞1cm的息肉伴有FDG高摄取，是胆囊癌的危险因素）。

参考文献

1. Sebastian S et al：Managing incidental findings on abdominal and pelvic CT and MRI，Part 4：white paper of the ACR Incidental Findings Committee Ⅱ on gallbladder and biliary findings. J Am Coll Radiol. 10（12）：953-956，2013
2. Andrén-Sandberg A：Diagnosis and management of gall-bladder polyps. N Am J Med Sci. 4（5）：203-211，2012
3. Irie H et al：High b-value diffusion-weighted MRI in differentiation between benign and malignant polypoid gallbladder lesions. Acta Radiol. 52（3）：236-240，2011

54. Rigler 三联征

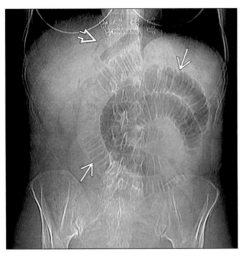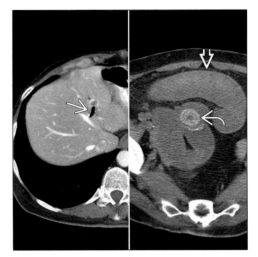

（左）CT定位相示小肠环状扩张➡，肝左叶旁见一条形气体密度影➡。（右）增强CT示肝内胆管积气➡，小肠扩张➡及胆囊结石➡阻塞小肠

影像解读

表现

- Rigler 三联征
  - 胆道积气
    - 胆囊或肝内胆管内可见气体影。
  - 肠梗阻
  - 结石位置异常
    - 在连续摄片时位置可能发生变化。

背　　景

临床表现

- 胆结石肠梗阻的典型征象。
- 腹部CT上出现Rigler三联征。
  - CT诊断胆石性肠梗阻的敏感度、特异度和准确率分别为93%、100%和99%。
  - 其他可能出现的征象
    - 胆囊壁不规则增厚。
    - 十二指肠壁增厚。
- 因大多数胆结石是射线可透的，普通X线平片易漏诊。
  - 仅15%的病例出现Rigler三联征的所有诊断要素。

流行病学

- 所有胆石症病例中发生胆石性肠梗阻并发症的概率为0.3%～0.5%。
- 胆石性肠梗阻约占0.1%。
  - 约25%的患者＞65岁。
- 70%的患者＞65岁。
- 女性多见
  - 女性：男性＝3.5:1。
- 死亡率高（12%～27%）。

临床特征

- 患者常表现为间歇性肠梗阻。
- 大多数患者有右上腹疼痛病史。

相关病理学

- 亚急性或慢性胆囊炎患者亦可发生胆石性肠梗阻。
  - 炎性病变的胆囊与邻近胃肠道形成粘连。
- 胆囊内较大结石→胆结石进入胃肠道导致压迫引起坏死→胆囊与肠道之间发生瘘管。
  - 瘘管最易累及十二指肠
    - 也有与胃和结肠之间形成瘘管的报道。
  - 无瘘管的胆石性肠梗阻很少发生
    - 通过内镜括约肌切开术或胆囊切除术，经胆总管将较大结石推入肠管。
- 回肠末端管径最小，因此最易发生结石嵌顿。
  - Bouveret综合征，即十二指肠或幽门部胆结石嵌顿所致的继发性胃出口梗阻。
- 大多数梗阻性胆结石直径≥2.5cm。

参 考 文 献

1. Halabi WJ et al：Surgery for gallstone ileus：a nationwide comparison of trends and outcomes. Ann Surg. 259（2）：329-335，2014
2. Patel NB et al：Multidetector CT of emergent biliary pathologic conditions. Radiographics. 33（7）：1867-1888，2013
3. Lassandro F et al：Role of helical CT in diagnosis of gallstone ileus and related conditions. AJR Am J Roentgenol. 185（5）：1159-1165，2005
4. Yu CY et al：Value of CT in the diagnosis and management of gallstone ileus. World J Gastroenterol. 11（14）：2142-2147，2005

55. 胆囊壁钙化

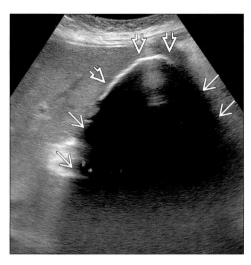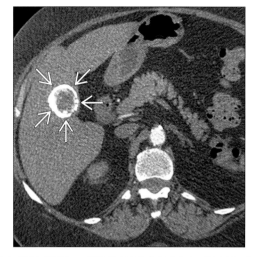

（左）灰度超声检查示右上腹线样高回声影➡后方伴声影➡。（右）横断面增强CT示胆囊壁呈致密钙化➡，类似瓷胆囊

临床背景

病史
- 55岁女性，右上腹痛。

影像解读

诊断陷阱
- 弥漫性胆囊壁钙化提示瓷胆囊。

背　　景

概述
- 属于慢性胆囊炎。
- 由于钙盐沉积在胆囊壁所致。
- 通常为无症状，常偶然发现。

流行病学
- 在胆囊标本中的发病率达0.06%～0.8%。
- 女性：男性＝5:1。
- 平均发病年龄：54岁（范围38～70岁）。

相关病理学
- 大体
  - "瓷化"是指手术时胆囊总体外观呈蓝色。
- 镜下
  - 钙化程度及范围可小至灶性黏膜钙化，大至全层胆囊壁钙化。
- 大多数瓷胆囊（90%）与胆结石有关。
- 可能是由于胆囊管阻塞导致的碳酸钙盐在黏膜形成沉淀。
- 亦可能是由于结石或轻度炎症导致的慢性刺激。
- 是胆囊腺癌的危险因素。
- 需考虑切除胆囊。

影像特征

X线平片
- 右上腹线样钙化影。

US
- 胆囊壁呈线样高回声伴后方声衰减。
- 需与伴发结石、收缩状态的胆囊相鉴别，后者胆囊壁位于高回声影（结石）外侧。

CT
- 最敏感的检查手段。
- 胆囊壁可见线样钙化。

MR
- T_1WI：胆囊壁信号缺失。
- T_2WI：胆囊壁信号缺失。
- T_1WI增强：无异常强化。

HIDA
- 无功能胆囊。

参 考 文 献

1. Revzin MV et al：The gallbladder：uncommon gallbladder conditions and unusual presentations of the common gallbladder pathological processes. Abdom Imaging. Epub ahead of print，2014
2. Schnelldorfer T：Porcelain gallbladder：a benign process or concern for malignancy? J Gastrointest Surg. 17（6）：1161-1168，2013
3. Gupta S et al：Rare presentation of malignant porcelain gallbladder with intrahepatic ductal calcification and surgical obstructive jaundice. Indian J Surg Oncol. 3（1）：44-46，2012
4. Ash-Miles J et al：More than just stones：a pictorial review of common and less common gallbladder pathologies. Curr Probl Diagn Radiol. 37（5）：189-202，2008

56. 树枝状肝内积气

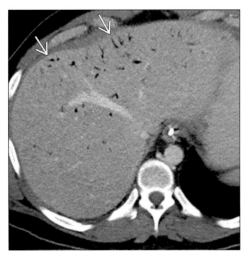 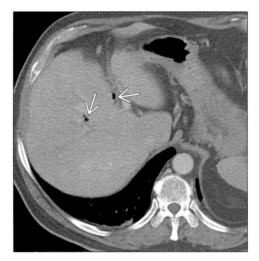

（左）由于门静脉积气，横断面增强CT示肝周围多发小分支状空气密度影➡（位于肝包膜2cm内）。（右）横断面增强CT示管状空气密度影➡积聚在肝中央区域，由于累及胆道，不会延伸到包膜下2cm以内

影像解读

临床表现

- 门静脉积气和胆道积气均表现为肝内分支状气体密度影。
  - 可通过肝内气体的分布来鉴别。
    - 了解患者临床病史，仔细寻找相关征象，有助于明确肝内积气的位置。

鉴别诊断

- 门静脉积气
  - 肝周边多见。
    - 通过离心血流进入肝周边区域。
  - CT表现为肝周包膜下2cm范围内，多发、细小、广泛的分支样气体密度影。
  - 多见于肝左叶。
  - 可伴有肠系膜静脉气体。
  - 增强CT上见积气影与胆管（分支样液性密度影）伴行，提示门静脉积气。
  - 超声发现细小高回声影向肝周移动。
- 胆道积气
  - 中央区多见。
    - 随胆汁向心性流向肝门区。
  - 不延伸至肝包膜2cm内。
  - 伴有或不伴有胆总管积气。
  - 增强CT见积气影与强化的门静脉分支伴行，提示胆道积气。
  - 超声可见线性高回声影伴后方声影。

背 景

病因

- 门静脉积气

- 肠缺血
  - 约占门静脉积气病例的50%。
  - 门静脉积气并不是肠缺血患者透壁性肠梗死的诊断标志。
- 肠管扩张（医源性或非医源性）
  - 胃肠道内镜检查，如结肠镜检查。
- 胃肠炎、创伤、溃疡和肿瘤。
- 腹腔内败血症（憩室炎，盆腔脓肿等）。
- 特发性。
- 移植手术、皮质类固醇治疗和慢性阻塞性肺疾病（COPD）。
- 肝内胆管积气
  - 胆道介入术（ERCP，胆道支架等）
  - Oddi括约肌功能不全
    - 括约肌切开术。
    - 结石所致的通道。
    - 慢性胰腺炎相关性瘢痕。
  - 胆肠吻合术
    - 手术相关。
    - 自发性：胆石性肠梗阻、十二指肠溃疡。
  - 胆道感染，气肿性胆囊炎。

参 考 文 献

1. Milone M et al：Computed tomography findings of pneumatosis and portomesenteric venous gas in acute bowel ischemia. World J Gastroenterol. 19（39）：6579-6584，2013

2. Shah PA et al：Hepatic gas：widening spectrum of causes detected at CT and US in the interventional era. Radiographics. 31（5）：1403-1413，2011

3. Sebastià C et al：Portomesenteric vein gas：pathologic mechanisms，CT findings，and prognosis. Radiographics. 20（5）：1213-1224；discussion 1224-1226，2000

57. 胆囊壁积气

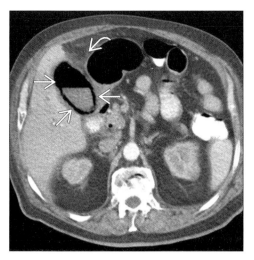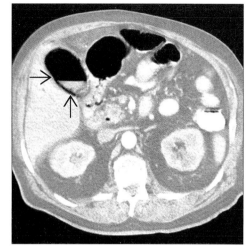

（左）轴向增强CT示胆囊壁及腔内线性气体密度影➡，另可见胆囊周围炎性改变➡。（右）轴向增强CT（骨窗中）示胆囊壁及腔内的线性气体密度影➡

临床背景

病史
● 68岁男性，右上腹痛。

影像解读

典型征象
胆囊壁积气、胆囊周围炎症是蜂窝织性胆囊炎的典型表现

背 景

概述
● 胆囊内产气性感染。
● 最常见的致病菌包括产气荚膜梭菌（*Clostridium Perfringens*）和大肠埃希菌（*Escherichia coli*）。
● 发病率低，但临床进展迅速。
● 可缺乏典型的右上腹痛及压痛。
● 急诊时通常采用胆囊切除术和静脉注射抗生素治疗。
● 分子靶向治疗的罕见副作用。

流行病学
● 男性多于女性。
● 年龄：50 ~ 70岁。
● 多见于患有糖尿病和（或）潜在外周血管疾病的患者。

相关生理学
● 胆囊动脉缺血、闭塞是重要的致病原因。

相关病理学
● 大体：胆囊壁坏疽、坏死。
● 镜下
  ○ 胆囊黏膜及胆囊壁水肿、出血及坏死。
  ○ 可伴有黏膜脓肿。
  ○ 革兰氏染色偶可见微生物。

影像特征

US
● 胆囊壁的回声效应和（或）胆囊腔后壁环回声衰减。
● 香槟征：小的高回声灶，代表空气，不依赖重力作用，漂浮到胆囊上方。
● 气肿性胆囊炎易被误诊为肠管。
● 超声Murphy征阴性：可能由于去神经性病变/糖尿病周围神经病变或由胆囊壁坏死导致。

CT
● 对于气肿性胆囊炎的检出非常敏感。
● 胆囊壁或腔内积气。
● 胆囊周围炎症性改变。

核医学成像
● 放射性核素肝胆显像不能显示胆囊。
● 胆囊窝周围的示踪活动明显活跃（又名环状征）是由于炎症反应，但不是气肿胆囊炎的特征性表现。

MR
● 胆囊壁或胆囊腔内无信号。
● 胆囊内非重力依赖区呈无信号，可与胆囊结石鉴别，其常出现于重力依赖区。

参 考 文 献

1. Smith EA et al：Cross-sectional imaging of acute and chronic gallbladder inflammatory disease. AJR Am J Roentgenol. 192（1）：188-196, 2009
2. Grand D et al：CT of the gallbladder：spectrum of disease. AJR Am J Roentgenol. 2004 Jul；183（1）：163-170. Erratum in：AJR Am J Roentgenol. 183（20）：543, 2004
3. Grayson DE et al：Emphysematous infections of the abdomen and pelvis：a pictorial review. Radiographics. 22（3）：543-561, 2002

58. 珍珠项链征

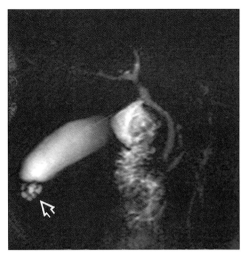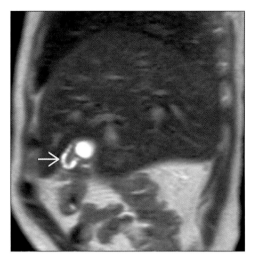

（左）MRCP MIP图像示胆囊底部簇状多发小囊状结构➡，呈胆汁样显著高信号。（右）同一患者矢状位T₂WI示胆囊壁增厚区域内弧形排列的小囊状结构➡，类似珍珠项链

影像特征

表现

- 珍珠项链征又称串珠征，MRCP或T$_2$WI上胆囊壁内曲线排列的多个结节状高信号区（类似于胆汁信号强度）。
  - 增强CT可观察到增厚的胆囊壁内小的低密度灶。

意义

- 局灶性或节段性的胆囊腺肌症影像表现类似于肿块，鉴别胆囊良恶性肿块有一定困难。
- 诊断胆囊腺肌症和胆囊癌的准确性高（92%～100%）。
- 在鉴别胆囊腺肌瘤症与胆囊恶性病变时，MRI优于增强CT。

局限性

- 敏感度较低（只有62%），因为部分病例不存在此表现。
  - 窦腔较小（>3mm）。
  - 窦腔内充满蛋白含量丰富的胆汁和小钙化灶。
    - 在超声成像中可能更易观察，可能伴彗星尾征和（或）彩色多普勒成像中的快闪伪像。
- 胆囊癌伴有胆囊腺肌症的珍珠项链征象如前所述。

背　　景

解释

- T$_2$WI中的结节状高信号对应胆囊壁中充满胆汁的罗-阿窦。
- 罗-阿窦是由胆囊上皮细胞形成的憩室，与胆囊腔相通。

流行病学

- 见于5%～8.7%胆囊切除标本。

- 多见于女性。
- 90%病例可伴发胆囊结石。

相关解剖学

- 腺肌症是一种良性胆囊增生性胆固醇增多症。
  - 非炎症性良性疾病。
  - 黏膜上皮过度增生，陷入增厚的胆囊壁肌层，形成罗-阿窦。
- 胆囊腺肌症可表现为弥漫性、节段性或局灶性。
  - 弥漫性腺肌症
    - 弥漫性胆囊壁增厚伴管腔狭窄。
  - 节段性腺肌症
    - 胆囊体部增厚，形成沙漏样结构。
  - 局灶性腺肌症
    - 结节状、半月形或新月形，实性软组织灶，好发于胆囊底。

参 考 文 献

1. Bang SH et al：Differentiating between adenomyomatosis and gallbladder cancer：revisiting a comparative study of high-resolution ultrasound，multidetector CT，and MR imaging. Korean J Radiol. 15（2）：226-234，2014
2. Imai H et al：Gallbladder adenocarcinoma with extended intramural spread in adenomyomatosis of the gallbladder with the pearl necklace sign. Am Surg. 77（3）：E57-58，2011
3. Catalano OA et al：MR imaging of the gallbladder：a pictorial essay. Radiographics. 28（1）：135-155；quiz 324，2008
4. Haradome H et al：The pearl necklace sign：an imaging sign of adenomyomatosis of the gallbladder at MR cholangiopancreatography. Radiology. 227（1）：80-88，2003

58. 珍珠项链征

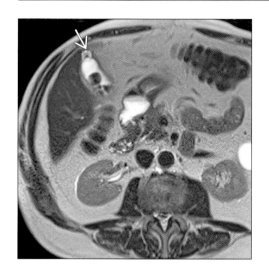
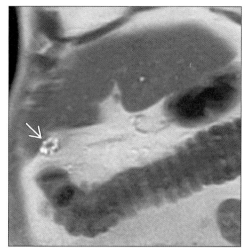

（左）64岁女性，出现右上腹疼痛，横断面T₂WI MR示胆囊底壁局灶性增厚➡，可见呈珍珠样排列的小囊状结构。另可见胆囊内多发结石，是腺肌瘤病的常见表现。（右）同一患者，冠状面T₂WI MR示珍珠样排列的多个小囊状结构➡。病理证实为局灶性腺肌症

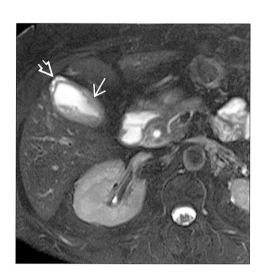
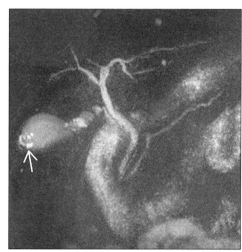

（左）横断面T₂WI FS MR示胆囊壁➡呈弥漫性不规则增厚，胆囊底部见多个点状T₂高信号灶➡呈曲线排列。（右）同一患者的MRCP MIP图像示多个高信号的小囊状结构➡。病理证实为弥漫性腺肌症

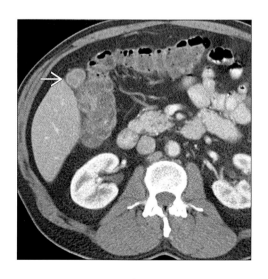
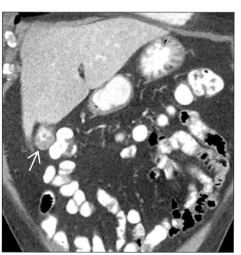

（左）横断面增强CT示胆囊底部局灶性增厚➡，小的低密度灶可见环形强化。（右）同一患者，冠状面增强CT示胆囊底部局灶性增厚➡，内部见玫瑰花结样排列的小的低密度灶。病灶最初在T₂WI MR和MRCP上发现，在增强CT上亦有类似表现，反映囊状扩张的罗-阿窦

59. 坠落胆石性脓肿

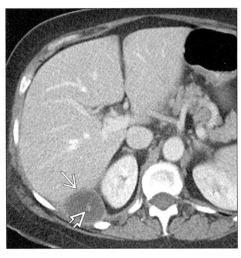 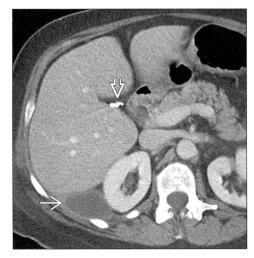

（左）横轴位增强CT示肝周积液➡积聚于Morison隐窝内，增强后见环形强化，内部见一枚圆形致密影➡。（右）同一患者，轴向增强CT示Morison隐窝➡内积液。胆囊窝➡内见胆囊切除后的手术夹影

临床背景

病史

● 67岁男性，腹腔镜胆囊切除术后1年，出现发热、右上腹疼痛。

影像解读

诊断陷阱

● 易被误诊为腹膜肿瘤。
● 当诊断为脓肿后，其病因常不明确。

正确诊断

● 胆囊切除术所致胆囊结石脱落，引起肝周脓肿。

诊断思路

● 既往胆囊切除病史。
● 肝周脓肿，最好发于Morison隐窝。
● 积液内可能伴发结石影。

背　　景

概述

● 约有1/3的胆囊切除术伴发胆囊结石掉落。
  ○ 开腹胆囊切除术也可伴发结石掉落，但较大的手术范围更易取回结石。

流行病学

● 在出现结石掉落及胆汁溢出的病例中，0.6%～2.9%的患者伴发腹腔脓肿。
● 发病时间多样
  ○ 可能发生在胆囊切除术后数周、数月甚至数年内。

相关解剖学

● 与结石掉落相关的脓肿最常发生于肝周。

○ 仰卧位时，Morison隐窝是腹膜腔的最低区域，因此结石常沉积于此。
● 但是，脓肿可发生于腹腔任何部位。

影像特征

X线平片

● 通常难以显示结石。

US

● 低回声的液性区域内见高回声灶伴后方回声衰减。

CT

● 单发或多发的肝周积液。
● 钙化结石表现为积液密度内致密结节影。
● 非钙化结石可能在增强CT上难以发现。

MR

● 肝周液性信号灶内可见T_2低信号结节（掉落的胆囊结石）。

临床价值

治疗并发症

● 了解胆石相关肝脓肿的表现是至关重要的，根除性治疗需取出残留的胆囊结石。
  ○ 否则脓肿可复发。

参 考 文 献

1. Nayak L et al：Dropped gallstones：spectrum of imaging findings，complications and diagnostic pitfalls. Br J Radiol. 86（1028）：20120588，2013

59. 坠落胆石性脓肿

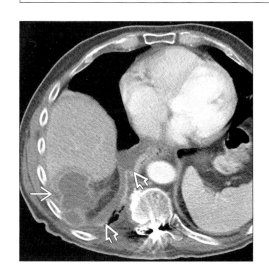
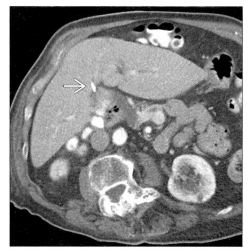

（左）63岁男性，腹腔镜胆囊切除术后3年，出现右上腹疼痛、发热，其横断面增强CT示一积液密度影伴周围环形强化➡，中央位于Morison隐窝，累及腹膜后间隙，另可见少量并发的胸腔积液➡。CT及超声均未发现结石。（右）同一患者，横断面增强CT示胆囊切除金属夹➡

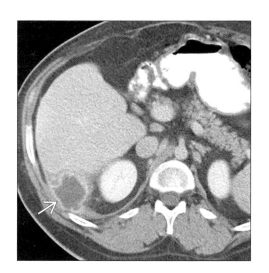
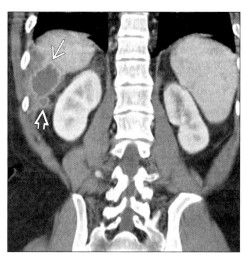

（左）65岁女性，腹腔镜胆囊切除术后1个月，出现右上腹疼痛和发热，其横断面增强CT示在Morison隐窝内可见包裹性积液影➡伴周边环形强化。CT及超声均未发现结石。（右）同一患者，冠状位增强CT示环形强化的包裹性积液影➡，向肾上腺区域延伸➡，未见结石影

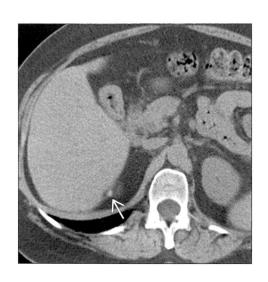
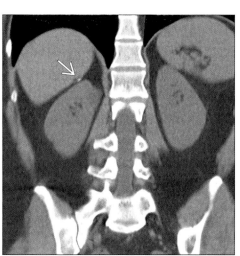

（左）55岁患者，出现肾绞痛，既往有肾结石病史，横断面CT平扫示肝后方、Morison隐窝区域可见一高密度影➡。5年前曾行腹腔镜胆囊切除术。（右）同一患者，冠状位CT平扫示该高密度影➡，考虑胆结石脱出，未伴发脓肿或其他并发症

60. 肾盂肾炎性胆囊壁增厚

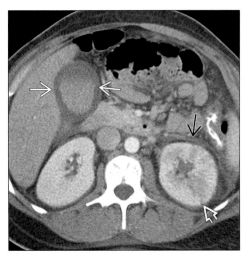 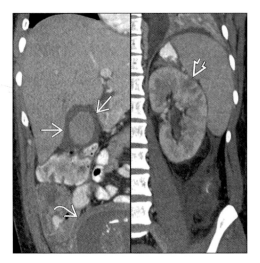

（左）24岁妊娠患者，左侧腰痛，横断面增强CT示胆囊壁增厚➡，左肾不均匀强化➡伴有肾周筋膜增厚➡。（右）冠状位增强CT示胆囊壁➡增厚及左肾➡楔形强化减弱区，盆腔内可见妊娠子宫➡

临床背景

病史
- 29岁女性，发热，双侧腰痛和排尿困难。

相关实验室检查
- 白细胞计数为22 900/mm³，升高。
- 肝功能轻度异常，指标升高。
- 低蛋白血症。
- 尿液分析。
  - 脓尿（每高倍视野80～100个白细胞）。

影像解读

诊断陷阱
- 急性肾盂肾炎患者出现弥漫性胆囊壁增厚，可能伴有胆囊炎。
  - 可能导致不必要的胆囊切除术。

正确诊断
- 胆囊壁增厚为重度急性肾盂肾炎的肾外表现。

诊断思路
- 认识到胆囊壁增厚可能是由急性肾盂肾炎引起的。
- 临床特征
  - 无症状或仅有右上腹隐痛。
  - 轻度右上腹压痛。
- 可能存在重度急性肾盂肾炎的相关肾外表现。
  - 肝强化不均匀。
  - 门静脉周围晕征。
    - 提示重度肾盂肾炎。
  - 下腔静脉增宽。
  - 腹水和皮下水肿。
  - 胸腔积液和小叶间隔增厚。

背景

概述
- 严重的急性肾盂肾炎伴发胆囊壁增厚的可能原因
  - 邻近炎症的直接扩散。
  - 血管通透性增加和钠重吸收伴或不伴有败血症相关的低蛋白血症。

流行病学
- 胆囊壁增厚可见于4%的急性肾盂肾炎患者。

相关解剖学
- 胆囊壁增厚在右侧肾盂肾炎患者中更为常见。

影像特征

US
- 弥漫性，范围较大的胆囊壁增厚。
- 门静脉周围水肿类似于门脉周围袖套样高回声影。

CT
- 肾脏可见楔形低强化区。
  - 所有与胆囊壁增厚相关的肾盂肾炎的患者，CT均可见肾脏受累。
- 胆囊壁增厚。

参考文献

1. Han GJ et al：Septic liver：clinical relevance of early inhomogeneous enhancement of the liver in patients with acute pyelonephritis. Acta Radiol. 54（8）：975-980，2013
2. Vollmann R et al：Clinical significance of periportal tracking as an extrarenal manifestation of acute pyelonephritis. Abdom Imaging. 36（5）：557-560，2011
3. Zissin R et al：Extrarenal manifestations of severe acute pyelonephritis：CT findings in 21 cases. Emerg Radiol. 13（2）：73-77，2006

60. 肾盂肾炎性胆囊壁增厚

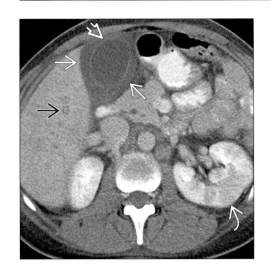 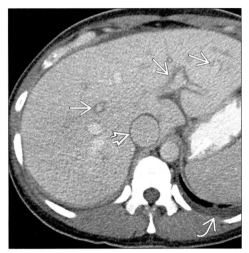

（左）横断面增强CT示胆囊增大➡️伴弥漫性胆囊壁增厚➡️，另可见门静脉周围水肿➡️（门静脉周围袖带样低密度影）。肾实质强化减弱➡️，提示肾盂肾炎。（右）同一患者，横断面增强CT示门静脉周围袖套样低密度影➡️，下腔静脉扩张➡️及左侧少量胸腔积液➡️

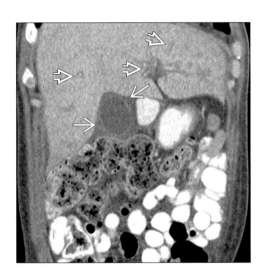 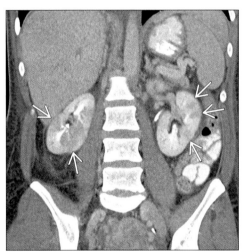

（左）同一患者，冠状面增强CT示弥漫性胆囊壁增厚➡️及门静脉周围低密度影➡️。（右）同一患者，冠状面增强CT示双侧肾实质楔形强化减弱区➡️

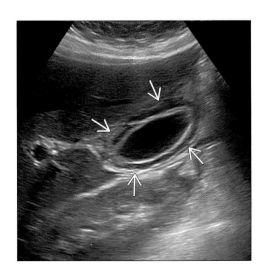 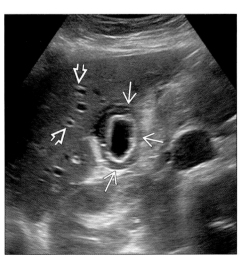

（左）22岁女性，尿源性脓毒血症，矢状面经腹超声示胆囊壁明显增厚➡️，呈条纹状改变，可能是由黏膜下疏松结缔组织水肿和积液引起的。（右）同一患者，轴位经腹超声示胆囊壁增厚➡️及门静脉周围袖套样高回声影➡️

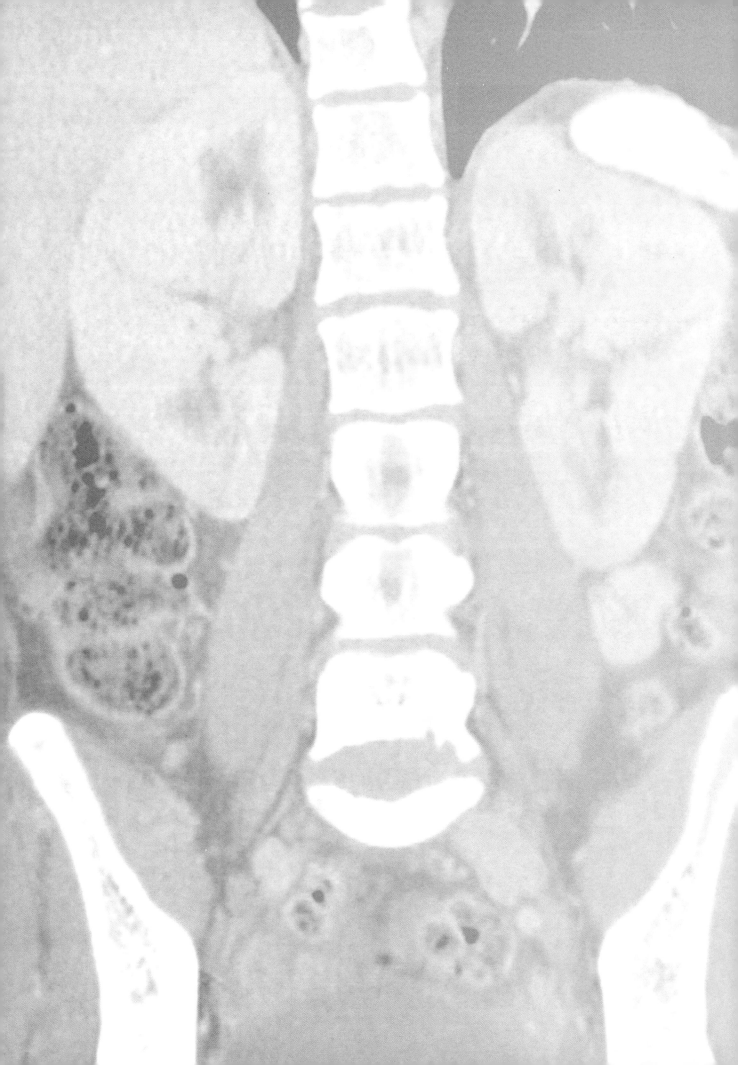

第4章　脾

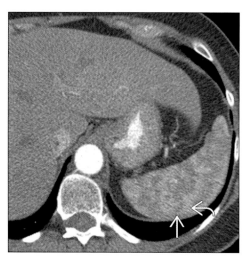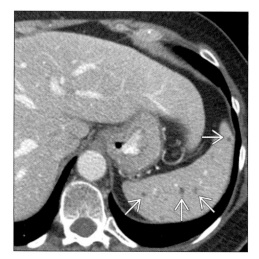

（左）横断位增强CT动脉期图像显示脾不均匀强化伴曲线样低密度➡️及高密度带➡️。脾内未见局灶性病变。（右）横断位增强CT静脉期图像显示脾脏均匀强化，内见多发静脉期显示明显的局灶小低密度灶➡️，静脉期显示明显

临床背景

病史
● 48岁男性，慢性淋巴细胞性白血病。

影像解读

诊断陷阱
● 脾病灶在动脉期可能被漏诊，因为脾的动脉期不均匀拱形强化模式。

正确诊断
● 脾病灶在动脉期可能因为拱形强化模式被遮挡。

诊断思路
● 在静脉期及延迟期，当脾均匀强化时，脾病灶可清楚显示。

背景

流行病学
● 可见于儿童与成人。
● 新生儿较少见（＜8个月）。

相关解剖学
● 特异性的脾质地组成：包括白髓（淋巴滤泡）和红髓（血管血窦丛），两部分在边缘区分开。
● 新生儿：降低的白红髓比例。

相关生理学
● 这种现象出现的原因是白髓及红髓内对比剂流速不同。

影像特征

血管造影术
● 在常规血管造影图像上，脾呈不均匀强化。

US
● 在超声微气泡对比增强图像上，不均匀强化出现于30s左右或更早。

CT
● 拱形不均匀性：具有曲线或斑马条纹样的高低密度交替带。
● 局灶不均匀性：局部低密度区与其余增强脾形成对比。
● 弥漫不均匀性：整个脾呈现弥漫性、斑点状的不均匀密度。
● 多样性的增强模式可能同时或循序出现于同一个脾中。
● 在60～70s时，脾密度均匀。

MR
● T_1WI：高低信号交替的拱形模式。
● 在60～90s，信号均匀。
● 在婴儿及早期新生儿（8个月）更加均匀。

PET/CT
● PET可无异常表现。
● 无论CT表现如何，恶性脾病灶均可表现为FDG浓聚；良性病灶常表现为低摄取。

参 考 文 献

1. Görg C: The forgotten organ: contrast enhanced sonography of the spleen. Eur J Radiol. 64（2）: 189-201, 2007
2. Donnelly LF et al: Heterogeneous splenic enhancement patterns on spiral CT images in children: minimizing misinterpretation. Radiology. 210（2）: 493-497, 1999
3. Donnelly LF et al: Normal changes in the MR appearance of the spleen during early childhood. AJR Am J Roentgenol. 166（3）: 635-639, 1996
4. Mirowitz SA et al: Dynamic gadolinium-enhanced MR imaging of the spleen: normal enhancement patterns and evaluation of splenic lesions. Radiology. 179（3）: 681-686, 1991

61. 脾的拱形强化模式

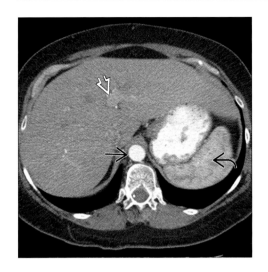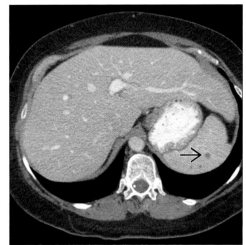

（左）横断位CT动脉晚期示主动脉➡️和肝动脉分支明显强化，门静脉分支➡️的微弱强化。整个脾中见曲线样低密度带，形成拱形强化➡️，未见局灶性脾病灶。（右）该患者的静脉期横断位CT示均匀强化的脾，内见小的局灶性低密度病变➡️

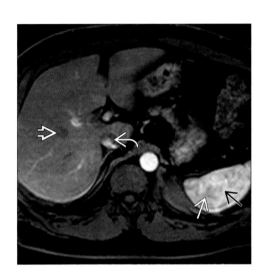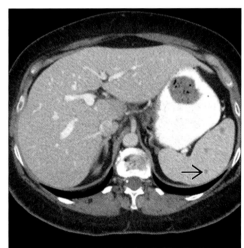

（左）T₁WI MRI（同一患者）显示高➡️低➡️信号强度交替的曲线，形成拱形强化表现。注意主动脉及肝动脉分支的明显强化，肝静脉未见强化➡️。注意下腔静脉➡️的部分强化源于肾反流。可见副脾。（右）横断位CT静脉期（同一患者）显示门静脉分支强化程度增高以及脾呈均匀强化，小的低密度病灶➡️在该期显示

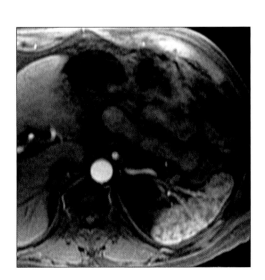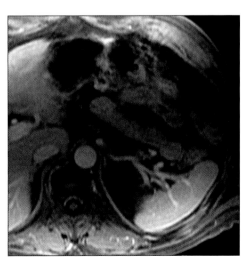

（左）另外一名患者的横断位T₁WI增强动脉期图像显示脾的不均匀强化（可能被误认为多个局灶病变）。（右）静脉期横断位的T₁WI增强图像表现为脾的均匀强化，无局灶病变

腹盆部影像诊断陷阱与典型征象

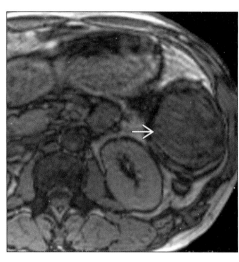 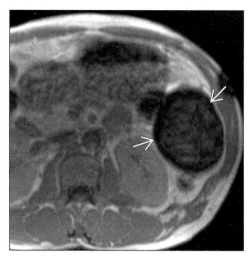

（左）横断位反相位T_1WI MRI 显示脾内一个大的、形态规则的肿块样病灶➡️，与骨骼肌相比呈低信号。（右）横断位正相位 MR 显示脾内一个边界清楚的肿块➡️，与反相位相比为较低信号，继发于含铁血黄素中的铁（较长 TE 的磁化率）

临床背景

病史
- 79 岁男性，淋巴瘤化疗后。

影像解读

诊断陷阱
- 可能被误诊为脾淋巴瘤，转移瘤，错构瘤，假瘤或肉芽肿性病变。

正确诊断
- 髓外造血（EMH）。

诊断思路
- 血液病/骨髓异常增生病史。
- 其他部位髓外造血证据，如肝或椎旁。

背　景

流行病学
- 脾的肿块样髓外造血较少见。
- 在骨髓异常增生中，脾是髓外造血最常见的部位。

相关生理学
- 见于先天性溶血，骨髓置换，骨髓增生异常综合征，特发性，化疗后或放疗后。
- 是对骨髓异常造血或造血不足的代偿性反应。
- 多能干细胞在脾中发育，脾是胎儿发育过程中的造血器官。

相关病理学
- 大体：伴纤维包膜的肿块。
- 活动期病变
  - 具有成熟和未成熟的粒细胞前体、母细胞，成红细胞和巨核细胞的造血成分。
  - 细胞外含铁血黄素。
- 静止期病灶：脂肪和含铁血黄素。

影像特征

US
- 边界清楚，高回声肿块。

CT
- 边界清楚，轻度不均匀肿块。
- 在 CT 平扫上，密度稍高于脾脏。
- 轻度渐进性强化（但强化程度低于脾脏）。

MR
- 取决于造血演变过程。
  - 处于造血活动期的病灶包含成熟或不成熟的成红细胞和粒细胞。
    - T_1WI：中等信号强度。
    - T_2WI：高信号强度。
  - 晚期静止期病灶
    - T_1 和 T_2WI 低信号（继发于含铁血黄素的铁沉积），或高信号（继发于脂肪成分）。
    - 铁→脉冲在具有较长回波时间的脉冲序列上信号减低更明显（在 1.5T，正相位显示优于反相位，T_2WI 显示优于 T_1WI）。

PET/CT
- FDG 高摄取。

核医学
- 在 ^{99m}Tc 硫胶体肝-脾扫描时为高摄取，不同于其他病灶的低摄取。

参考文献

1. Wang CW et al：Focal extramedullary haematopoiesis of the spleen：unusual MR appearance with pathological correlation. Br J Radiol. 81（968）：e211-214，2008
2. Singer A et al：Extramedullary hematopoiesis presenting as a focal splenic mass：a case report. Abdom Imaging. 29（6）：710-712，2004

62. 髓外造血

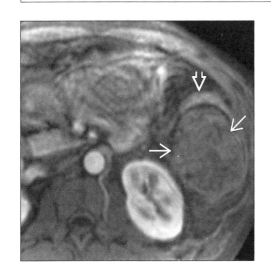
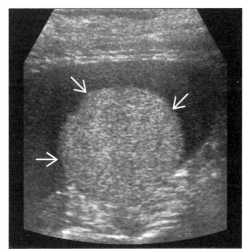

（左）横断位T₁WI增强MR表现为轻度不均匀强化的较大脾肿块➡，强化程度弱于周围明显强化的脾组织➡。（右）对具有β-珠蛋白生成障碍性贫血病史患者的脾行灰阶超声检查，显示一个边界清楚的高回声较大肿块➡位于脾脏内侧部分

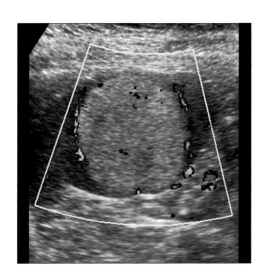
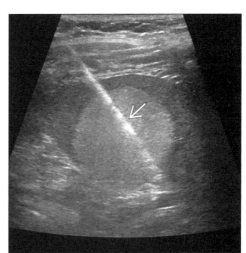

（左）同一患者的彩色多普勒检查显示肿块内无明确血流信号。（右）同一患者进行了超声引导下穿刺活检，穿刺轨迹➡穿入脾肿块。组织病理学检查提示造血成分，表明髓外造血

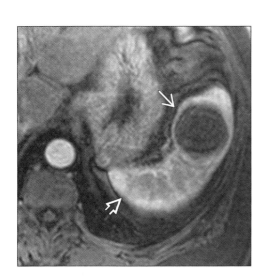
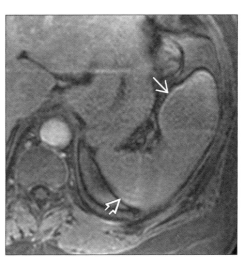

（左）另一患者的动脉期横断位T₁WI增强MRI显示，与明显强化的周围脾实质➡相比，脾肿块➡呈相对低强化。（右）延迟期横断位T₁WI增强显示肿块➡呈渐进性强化，但强化仍低于周围脾实质➡

63. 脾种植

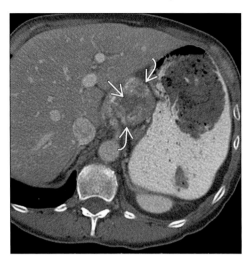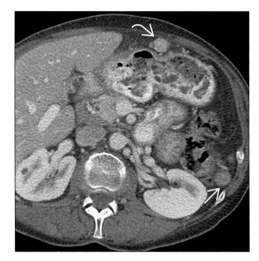

（左）横断位增强CT显示一个位于肝胃韧带的不均匀强化肿块➡️，伴肿块周围呈花斑样强化，中央为低密度➡️。（右）同一患者横断位增强CT显示几个较小的均匀强化结节，沿着胃轮廓➡️和脾切除位置后方分布➡️。脾缺如

临床背景

病史
- 54岁女性，胃癌病史。
- 车祸后行脾切除术。

影像解读

诊断陷阱
- 脾种植与腹膜转移相仿。
  - 种植脾可能表现为FDG高摄取。

正确诊断
- 种植脾出现于转移性胃癌患者。

诊断思路
- 种植脾在所有影像表现下均与正常脾类似。
- 核素显像提示⁹⁹ᵐTc标记的红细胞摄取增多从而除外转移。

背　景

概述
- 脾种植出现于脾包膜创伤破裂后腹膜种植。
- 发生在浆膜表面（小肠、大网膜、壁腹膜）
  - 罕见腹膜外或经血管扩散。
  - 罕见于胸腔、颅内、肝及皮下。
- 创伤后，一般不见于脾切除术后。
- 无症状，有其他并发症时才需要治疗。

流行病学
- 67%的患者均在创伤后行脾切除术。
- 成年男性更常见（创伤风险）。

相关生理学
- 因损伤而溢出的脾髓在邻近腔隙中种植；可在10年后出现结节影。
- 结节数量与损伤的严重程度和释放入腹腔的脾髓有关。
- 罕见血源性播散，如通过门静脉进入肝。

相关病理学
- 无明确的包膜，由局部组织的小穿支血管供血（非脾动脉）。

影像特征

US
- 圆形、椭圆形、均匀、低回声肿块。
- 单发或多发（数十个），圆形或卵圆形。

CT
- CT平扫：均匀，与肝相比呈相对低密度。
- 增强CT：在动脉期呈花斑样强化（强化程度大于肝），60～90s后强化均匀。

MR
- T₁WI：与肝相比呈低信号，与肌肉相比呈高信号。
- T₁WI C＋：与CT相似。
- T₂WI：与肝相比呈高信号。

PET/CT
- 表现为放射活性的增加
  - ⁹⁹ᵐTc标记的热变性红细胞：敏感。
  - ⁹⁹ᵐTc SC：仅对于2cm以上结节敏感。

关键知识点
- 脾种植与腹膜转移类似
- 有脾外伤或脾切除病史后出现浆膜肿块应考虑脾种植。
- 异位种植脾可表现为FDG高摄取。
- 确诊检测：⁹⁹ᵐTc标记的热变性红细胞。

参 考 文 献

1. Fremont RD et al：Splenosis：a review. South Med J. 100（6）：589-593，2007
2. Hagan I et al：Superior demonstration of splenosis by heat-denatured Tc-99m red blood cell scintigraphy compared with Tc-99m sulfur colloid scintigraphy. Clin Nucl Med. 31（8）：463-466，2006

63. 脾种植

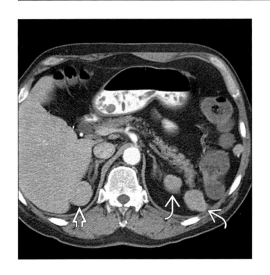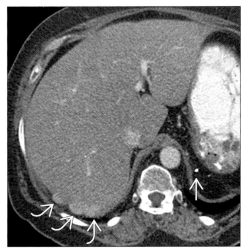

（左）横断位增强CT示左后上象限的圆形均匀强化结节➡，位于肝右叶后方➡，与慢性淋巴细胞白血病患者异位种植脾相符。（右）B细胞淋巴瘤和脾切除➡病史患者的横断位CT显示肝因多发的小圆形均匀强化结节➡，均为种植脾

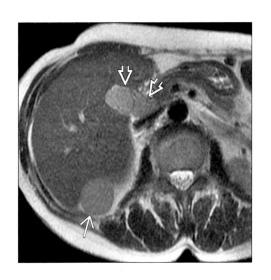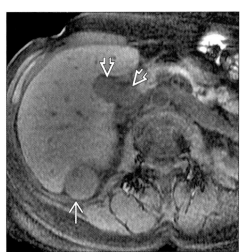

（左）横断位T₂WI MR显示肝门区2枚边界清楚的肿块➡，一枚圆形肿块位于肝右叶后方➡，呈高信号（符合脾信号强度）。（右）同一患者的横断位T₁WI FS MR显示肝门区的2枚肿块➡和肝右叶后方的圆形肿块➡，呈轻度低信号，符合脾信号强度

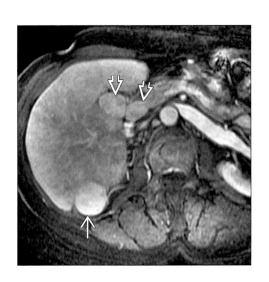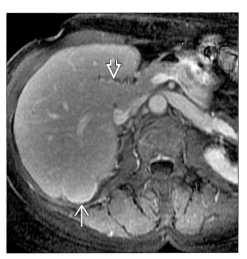

（左）同一患者的动脉期横断位T₁WI C＋FS MR显示肝门区的2枚肿块➡和肝右叶后方➡的圆形肿块明显强化，符合脾强化程度。（右）同一患者的延迟期图像示肝门区2枚肿块➡和肝右叶后方的椭圆形肿块➡，变为等信号（符合脾脏增强信号）

第4章 脾
103

64. 脾内异位胰腺

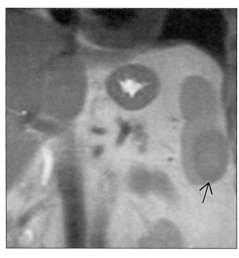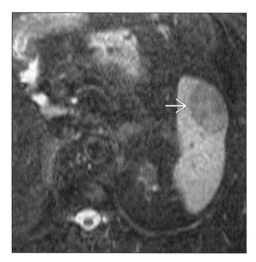

（左）冠状位T₂WI MR显示脾下极边界清楚的病灶，与周围脾相比，呈低信号➡️。（右）横断位T₂WI FS MR显示病灶位于脾前部。与周围脾实质相比，呈低信号➡️

（左）冠状位T_2WI MR显示脾下极边界清楚的病灶，与周围脾相比，呈低信号$\rightarrow$。（右）横断位T_2WI FS MR显示病灶位于脾前部。与周围脾实质相比，呈低信号$\rightarrow$

临床背景

病史

- 67岁女性，子宫内膜癌。
  - MR用于进一步评估在CT上显示为实性、不确定、低密度脾病灶。

影像解读

诊断陷阱

- 可与各种病灶相仿，如转移，尤其在有原发恶性肿瘤的情况下。

正确诊断

- 脾中的异位胰腺。

诊断思路

- 非常罕见（太罕见以至于不包含在脾实质性病灶的鉴别诊断中）。
- 如果病灶表现为与正常胰腺相似的信号强度与强化，则建议诊断。

背　景

概述

- 定义为缺乏血管或解剖结构与正常胰腺组织不相连的异常胰腺组织。
- 最常见的部位：上腹部胃肠道（十二指肠和胃）。
- 其他报道的部位：空肠、Meckel憩室、大肠、肝、脾，很少见于淋巴结。
- 通常无症状，但可通过压迫正常结构而出现相应临床症状。
- 与正常胰腺病理表现相同（如胰腺炎、胰管扩张和肿瘤）。

流行病学

- 异位胰腺发病率：0.55% ～ 13.7%；脾内异位胰腺发病

率：占所有胰腺异位的0.4% ～ 1%。

相关解剖学

- 脾中的异位病灶通常较小、位于包膜下。

相关病理学

- 脾中异位胰腺组织的病例报道非常罕见，大多数伴发囊性黏液性胰腺肿瘤出现。

影像特征

US

- 较难检测（与脾回声基本相同）。

CT

- 增强CT：强化程度低于脾实质。
- 静脉期及延迟期呈等密度。

MR

- 与胰腺实质类似的信号及强化程度。
  - T_1WI：相对于脾呈略高信号。
  - T_2WI：相对于脾呈稍低信号。
  - T_1WI C＋
    - 动脉期：相对于背景脾呈低强化；可有环状强化的包膜或假性包膜。
    - 静脉期和延迟期：与周围背景脾信号相仿，呈等信号。

PET/CT

- 无异常FDG摄取。

参 考 文 献

1. Elsayes KM et al：MRI of heterotopic pancreatic tissue in the spleen. AJR Am J Roentgenol. 185（3）：816-817，2005
2. Nisar PJ et al：Heterotopic pancreas in the spleen：malignant degeneration to mucinous cystadenocarcinoma. Eur J Gastroenterol Hepatol. 14（7）：793-796，2002
3. Dolan RV et al：The fate of heterotopic pancreatic tissue. A study of 212 cases. Arch Surg. 109（6）：762-765，1974

64. 脾内异位胰腺

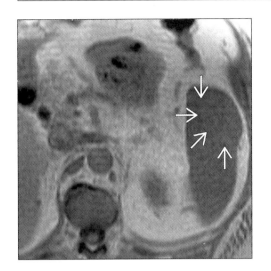
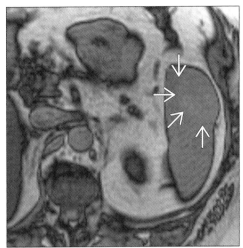

（左）横断面T₁WI正相位图像示病灶相对于正常脾呈稍高信号➡。（右）横断面T₁WI反相位图像示病灶相对于正常脾仍呈稍高信号➡，无信号减低

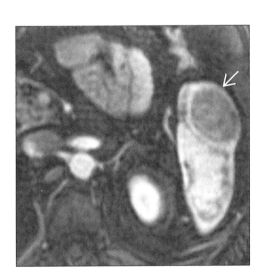
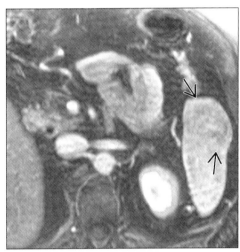

（左）横断面T₁WI增强动脉期图像示病灶相对于脾呈轻度强化➡，可见环形强化的包膜或假包膜。（右）横断面T₁WI增强静脉期图像示病灶几乎与脾同等程度强化➡

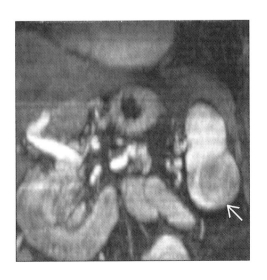
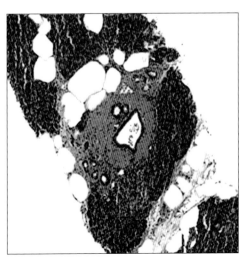

（左）冠状面重建T₁WI增强动脉期图像示病灶相对于脾呈轻度强化➡。胰腺与脾病灶信号相仿。（右）HE染色镜下图像示胰腺实质，含有环状结构和少许管状结构

65. 脾错构瘤

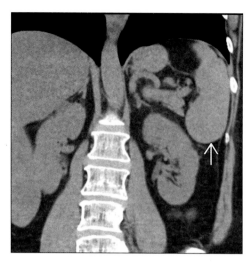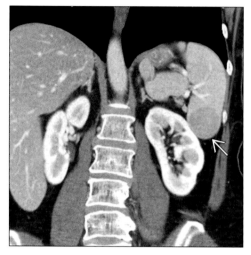

（左）CT平扫冠状面重建显示脾下极的圆形肿块➡️，肿块密度与脾实质密度相似。（右）CT增强冠状面重建显示与周围强化的脾实质相比，肿块➡️呈相对低密度

临床背景

病史
● 54岁女性，有卵巢癌史。

影像解读

诊断陷阱
● 易被误诊为原发性恶性肿瘤、血管瘤及转移瘤。

正确诊断
● 脾错构瘤。

诊断思路
● 错构瘤应与表现为实质性强化的脾局灶性肿块相鉴别。
● 与正常脾实质相比，CT上呈等密度或MR上呈等信号可提示诊断。
● 确诊依靠病理活检。
● CD8阳性是鉴别错构瘤与脾其他血管病变的一个重要特征。

背　　景

概述
● 错构瘤（又名脾瘤、脾腺瘤，或脾脏结节样增生）是罕见的良性病变。
● 通常表现为孤立病灶，在结节性硬化或Wiskott-Aldrich综合征可见多发结节。

临床特点和流行病学
● 错构瘤通常是在影像学检查、手术或尸检中偶然发现。
● 可发生于任何年龄阶段。
● 当肿块生长到较大程度时会产生一定症状；血小板减少症和贫血也可能由造血细胞的隔离引起。

相关病理学
● 错构瘤通常为边界清楚、无包膜的突出结节，压迫邻近正常脾实质。
● 可以看到局部纤维化和囊性区域。
● 错构瘤被认为是脾红髓的先天性发育畸形；然而，有些学者认为它们是血管源性肿瘤或对先前创伤的反应性病变。

影像特征

US
● 错构瘤通常是高回声实性肿块，可能伴有囊变。
● 在彩色多普勒超声上血流丰富。

CT
● 平扫呈等密度或低密度的实性肿块，增强后呈不均匀或低密度表现。

MRI
● 同血管瘤鉴别的最佳检查方法。
● T_1WI呈等信号。
● T_2WI呈混杂高或等信号。
● T_1WI C+：轻度不均匀强化（可与血管瘤相鉴别），延迟期持续强化，偶尔伴有中心乏血管区。

血管造影术
● 在血管造影术中错构瘤通常表现为血管丰富的病灶。

参考文献

1. Sim J et al：Splenic hamartoma：A case report and review of the literature. World J Clin Cases. 1（7）：217-219，2013
2. Abbott RM et al：From the archives of the AFIP：primary vascular neoplasms of the spleen：radiologic-pathologic correlation. Radiographics. 24（4）：1137-1163，2004

65. 脾错构瘤

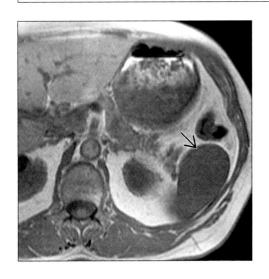 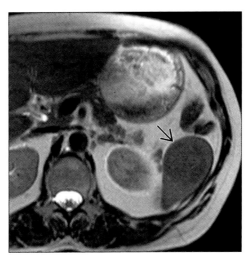

（左）MR横断位T₁WI正相位显示与脾实质呈等信号的圆形肿块➡。（右）MR横断位T₂WI显示与脾实质呈等信号的圆形肿块➡

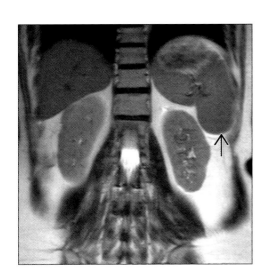 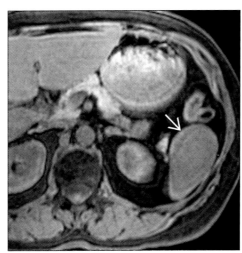

（左）MR冠状面T₂WI显示脾下极➡呈圆形表现，继发于与脾其余部分分界不清的肿块。（右）MR横断位T₁WI显示脾前部➡呈圆形表现，该区域脾实质呈等信号

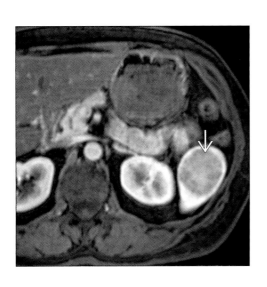 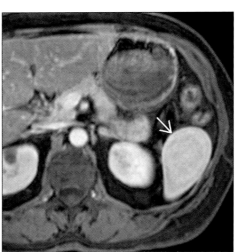

（左）MR横断位T₁WI增强动脉期显示，相对于周围脾实质，肿块➡呈低信号。（右）MR横断位T₁WI增强延迟期肿块➡表现为均匀强化。脾错构瘤CT或MR表现多数一致，其在CT的不同期相和MR的不同序列与脾相比均为等密度/等信号

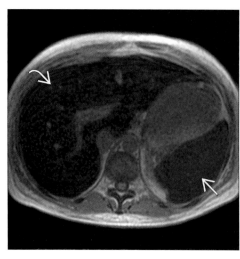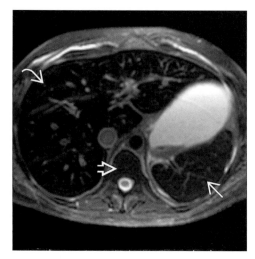

（左）MR 横断位 T_1WI 肝➜和脾➜均表现为低信号。当与 T_2WI 序列图像比较时，其被用作基线，特别是那些具有更长 TE 的序列。
（右）MR 横断位 T_1WI 显示肝➜和脾➜、腰椎椎体➜弥漫性信号减低，符合反复性输血导致的铁沉积

临床背景

病史
- 27岁男性，患有Fanconi贫血和镰状细胞贫血，有多次输血史。

相关实验室检查
- 血清铁蛋白升高，总铁结合力（TIBC）降低。

影像解读

诊断陷阱
- 易被误诊为原发性血色素沉积症。

正确诊断
- 输血性铁过载。

诊断思路
- 重复输血史。
- 由于铁沉积，肝、脾在CT上呈高密度，MRI T_2WI 上呈明显低信号。
- 输血性铁过载累及肝和脾；原发性血色素沉积症通常累及胰腺，而脾不受累。

背　　景

概述
- 铁沉积的最主要原因
  - 遗传性血色素沉积症。
  - 反复多次输血导致的输血性铁过载（如镰状细胞疾病、珠蛋白生成障碍性贫血、再生障碍性贫血、溶血性贫血、骨髓增生异常综合征、白血病）。

流行病学
- 心脏毒性是输血性铁过载最常见的死因。
- 输血后产生症状的平均时间，地中海贫血为4年，而镰状细胞贫血为13年。
- 遗传性血色素沉积症在白种人患者中最为常见，发生

在0.6%的人群中。

相关病理学
- 铁被小肠吸收（铁每天通过肠黏膜和皮肤的脱落，少量可经尿液和胆汁排泄，通常每天排泄 1 ～ 2mg）。
- 大多数形式的遗传性血色素沉积症表现为缺乏铁调素（在肝中合成的多肽，能够减少铁被转运出血浆）。
- 在血浆中结合铁蛋白转铁蛋白饱和后，过量的非转铁蛋白铁迅速被肝和其他组织摄取，从而损害组织。
- 在遗传性血色素沉积症，实质细胞（肝、胰腺及心脏），关节及皮肤受到影响。
- 在输血性铁过载中，铁首先沉积在网状内皮系统，当网状内皮系统饱和时，铁沉积在实质细胞中。

影像特征

CT
- 弥漫性肝密度增高。
- 晚期肝可表现为纤维化。

MRI
- 在长 TE 的脉冲序列上铁磁化率信号强度下降（1.5T场强下，T_2WI 优于 T_1WI，T_1WI 正相位优于反相位）。
- 肝和脾累及（在原发性血色素沉积症中，脾可不受累）。
- T_2^* GRE 序列是量化铁含量的较为精确的方法，因此，减少了活检的需要。

参 考 文 献

1. Hope TA et al：MR imaging of diffuse liver disease：from technique to diagnosis. Radiol Clin North Am. 52（4）：709-724, 2014
2. Crownover BK et al：Hereditary hemochromatosis. Am Fam Physician. 87（3）：183-190, 2013
3. Anderson GJ et al：Regulation of systemic iron homeostasis：how the body responds to changes in iron demand. Biometals. 20（3-4）：665-674, 2007

66. 输血性铁过载

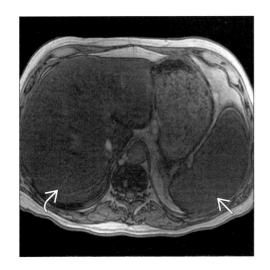
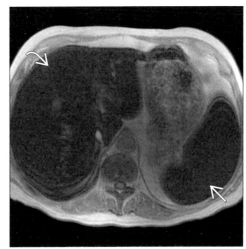

（左）反相位MR横断位图像在肝➡️和脾➡️层面没有显示明显异常。（右）同一患者的MR正相位图像（更长TE）显示肝➡️和脾➡️弥漫性信号减低，与继发于反复输血导致的铁沉积一致

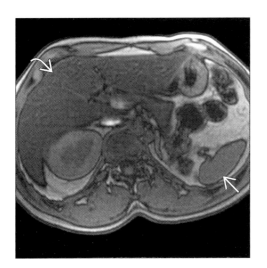
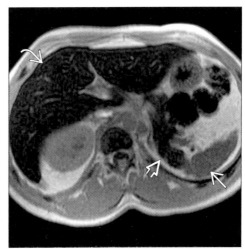

（左）45岁男性，横断位MR T_1WI反相位图像显示肝➡️和脾➡️信号强度与骨骼肌基本相等。（右）同一患者的MR横断位正相位（更长TE）显示肝➡️和胰腺➡️弥漫性信号减低，与铁沉积一致。脾➡️没有铁沉积，表明为原发性血色素沉积症

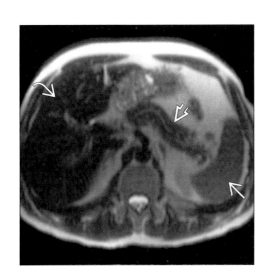
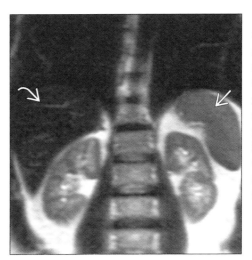

（左）同一患者的MR横断位T_2WI显示肝➡️和胰腺➡️弥漫性信号减低，提示铁沉积。病变累及肝和胰腺，而脾➡️不累及，进一步提示原发性血色素沉积症。（右）同一患者的MR冠状面T_2WI显示肝➡️弥漫性信号减低，提示铁沉积。但脾➡️没有铁沉积，表明为原发性血色素沉积症

腹盆部影像诊断陷阱与典型征象

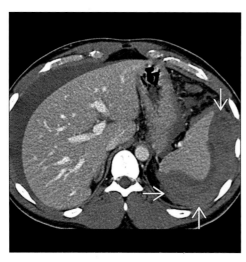 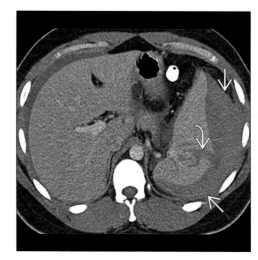

（左）CT横断位增强显示腹腔内高密度的液体（腹腔积血），伴随与脾相邻的更高密度液体，提示前哨血块➡️。（右）另一位患者的CT横断位增强显示邻近脾的前哨血块➡️，伴随不规则的低密度撕裂➡️，延伸至脾表面

临床背景

病史
● 35岁男性，车祸事故后腹痛，之前无其他相关病史。

影像解读

典型征象
● 脾内未见撕裂，邻近前哨血块的存在高度提示潜在的脾损伤（称为前哨血块征）。

描述
● CT对创伤性脏器损伤所致腹腔积血很敏感（86%）。
● 约14%病例，CT不能显示实质脏器的损伤。
  ○ 在这种情况下，前哨血块征可能是提示邻近脏器损伤的唯一线索。

背　　景

概述
● 腹腔积血常发生在创伤后严重腹部损伤的患者中。
● 在肠系膜损伤中，前哨血块征可能更有价值，因为肠系膜损伤的征象可以是非特异性的，如肠壁增厚。
● 前哨血块征对肝创伤没有太大价值，因为大多数肝撕裂很容易在CT上显示。

相关病理学
● 当血液外渗时，外渗血液密度与循环血是相等的。
● 在血液外渗后不久，外渗血开始凝成血块，密度增加。
● 最接近损伤部位的血液有更多的时间凝成血块，并且

变为高密度。

影像特征

CT平扫
● 大多数腹腔积血的局部高密度区域被称为前哨血块征，提示邻近内脏损伤。
● 腹部创伤患者需要行CT检查来确认损伤程度。

增强CT
● 对检测血管潜在累及活动性出血非常重要。

US
● 腹腔积血和前哨血块表现为混杂不均质液体。

MR
● 腹腔积血和前哨血块同血液降解产物的信号改变一致。

关键知识点
● 在有腹腔积血的腹部创伤患者中，如果没有内脏损伤的直接表现，如撕裂或对比剂外渗，前哨血块可以帮助定位损伤的器官。

参考文献
1. Lubner M et al: Blood in the belly: CT findings of hemoperitoneum. Radiographics. 27（1）：109-125，2007
2. Orwig D et al: Localized clotted blood as evidence of visceral trauma on CT: the sentinel clot sign. AJR Am J Roentgenol. 153（4）：747-749，1989
3. Federle MP et al: Hemoperitoneum studied by computed tomography. Radiology. 148（1）：187-192，1983

68. 脾裂痕

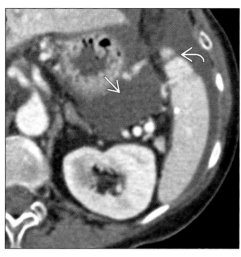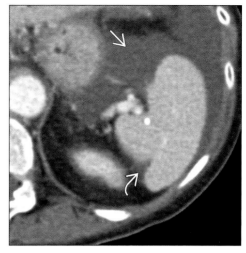

（左）CT横断位增强显示脾周积液➡和穿过脾前缘的边界清楚的线性低密度影➡。（右）CT横断位增强显示脾周积液➡和脾后内侧表面的边界清楚的线性低密度影➡

临床背景

病史
● 33岁男性，有创伤史。

影像解读

诊断陷阱
● 易被误诊为脾撕裂。

正确诊断
● 先天性脾裂痕。

诊断思路
● 脾裂痕边缘平滑或呈圆形。
● 脾裂痕通常在内侧缘发现，而撕裂大多起源于外侧缘。
● 在延迟影像上，脾裂痕由于含有脂肪表现为低密度，而脾撕裂表现为高密度（含有血液）。
● 其他相关的表现如皮下血肿可以支持脾撕裂的诊断。

背 景

概述
● 正常胎儿脾为分叶状。
● 成人脾的裂隙是形成胎儿脾正常分叶的小叶凹槽的残余。

脾创伤流行病学
● 脾是创伤后最常见的损伤性器官，机动车事故是最常见的原因，其次是直接打击和摔倒。
　○ 脾大更容易受到创伤。

影像特征

概述
● 脾裂痕被认为是脾表面光滑的压痕，而撕裂通常与异

常出血相关。

US
● 有助于脾损伤的筛查，特别是血流动力学不稳定的患者。
● 撕裂伤和血肿可表现为等回声，但新鲜和慢性血肿均表现为低回声。

CT
● 脾损伤筛查的主要影像检查技术。
● 除了动脉期，门脉期对评估脾实质的损伤是必需的，因为动脉早期不均匀强化通常与脾损伤相仿。

MR
● 脾血肿在T_1WI及T_2WI影像上均为高信号。
● 由于时间因素，尤其在血流动力学不稳定的患者中，MR对脾损伤的患者价值不大。

核医学
● ^{99m}Tc硫胶体扫描十分敏感，但特异性不高。

血管造影术
● 对脾血管栓塞治疗有价值。

参 考 文 献

1. Kamaya A et al：Multiple lesions of the spleen：differential diagnosis of cystic and solid lesions. Semin Ultrasound CT MR. 27（5）：389-403，2006
2. Madoff DC et al：Splenic arterial interventions：anatomy, indications, technical considerations, and potential complications. Radiographics. 25 Suppl 1：S191-211，2005

69. 镰状细胞贫血脾自切

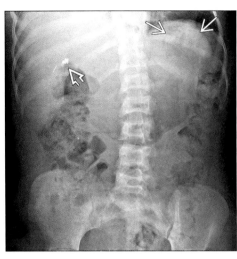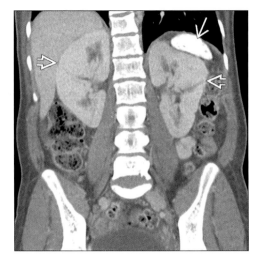

（左）腹部仰卧位X线平片显示左上象限新月形致密结构➡️。注意右上象限由于之前胆囊切除术留下的手术夹➡️。（右）冠状位CT增强显示缩小、密集钙化的脾➡️和增大的双肾➡️。无肝和淋巴结钙化

临床背景

病史
● 29岁女性，有镰状细胞贫血史。

影像学表现
● 在X线平片及CT上脾表现为小的、致密钙化。

鉴别诊断
● 二氧化钍暴露
  ○ 可导致脾局部密度增高。
    ■ 接触史。
    ■ 常有肝和淋巴结的密度增加。

镰状细胞贫血的其他腹部表现
● 色素胆结石
  ○ 镰状细胞贫血最常见的胃肠道表现。
  ○ 见于约50%的患者。
● 肝内胆管结石和胆汁淤积。
● 肾增大。
  ○ 见于50%以上的患者。
  ○ 如果发展为肾衰竭，则肾缩小。

背　景

概述
● 镰状细胞贫血常见于非洲裔人口。
● 患病率：纯合子型0.2%，杂合子型8% ～ 10%。

相关病理学
● 缓慢、纡曲的脾微循环使其容易受到血管阻塞性疾病反复发作的影响。
  ○ 导致脾梗死，随时间进展出现功能性脾自切。
  ○ 纤维组织代替梗死的脾，从而引起含铁血黄素及钙质的沉积。

○ 脾功能的丧失使镰状细胞贫血患者更易于感染。
  ■ 特别是肺炎链球菌，流感嗜血杆菌B型，沙门菌，克雷伯杆菌和其他荚膜细菌。

影像特征

X线平片
● 在平片上可见缩小钙化的脾脏表现，为左上象限新月形致密结构。

US
● 缩小的高回声脾脏，伴随致密声影。
  ○ ± 保留脾组织的小岛，具有与正常脾脏相似的回声。

CT
● 脾脏缩小，密度很高。
  ○ ± 保留脾组织的小岛，密度与正常脾脏相似。

MR
● 来自铁MR所有脉冲序列均为低信号，钙质沉着的影响。
  ○ ± 保存脾组织的小岛，信号强度与正常脾脏相似。

99mTc硫胶体成像
● 99mTc硫胶体的摄取可能会完全消失。
  ○ 保留脾组织或脾组织的再生小岛偶尔可能存在于年龄较大的儿童和成人镰状细胞贫血患者。

参 考 文 献

1. Lonergan GJ et al：Sickle cell anemia. Radiographics. 21（4）：971-994，2001
2. Adler DD et al：MRI of the spleen：normal appearance and findings in sickle-cell anemia. AJR Am J Roentgenol. 147（4）：843-845，1986

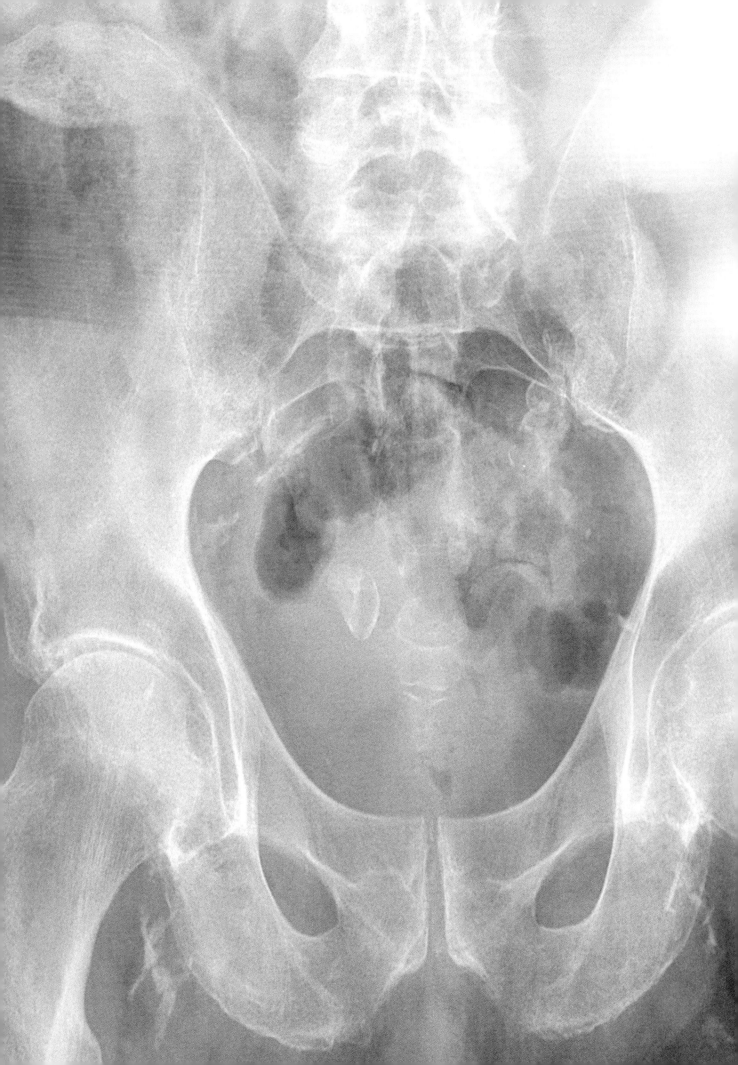

第5章　腹壁、腹膜、后腹膜与膈肌

第一节　类似恶性肿瘤的良性病变 | 70. 骶前髓样脂肪瘤

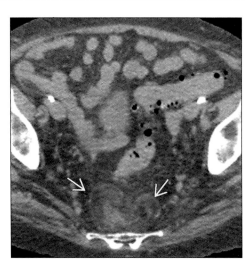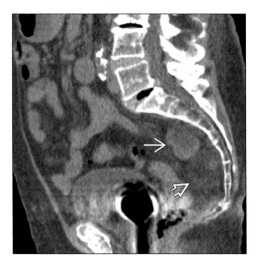

（左）79岁女性，轴位CT显示一分叶状骶前肿块➡️，内含低密度脂肪成分并混杂软组织密度区。（右）同一患矢状面CT增强显示2枚分叶状骶前肿块。上方的病灶➡️主要为软组织密度，而下方的病灶➡️脂肪含量更多并混杂软组织密度区

临床背景

病史

- 79岁女性，影像学检查偶然发现。

影像解读

诊断陷阱

- 骶前含脂病变可能被误诊为脂肪肉瘤。

正确诊断

- 骶前髓样脂肪瘤。

诊断思路

- 位于骶前间隙的特征性发病部位和特征性发病人群（老年患者）能提示诊断。
- 无特征性CT、MRI或US影像表现能够与脂肪肉瘤相鉴别。
- 缺乏如骨质破坏等侵袭性特征。
- ^{99m}Tc硫胶体标记法扫描。

背景

概述

- 为良性肿瘤，包括骨髓造血细胞（造血组织）和成熟脂肪。
- 几乎均发生于肾上腺。
- 骶前区是最常见的肾上腺外发病部位。
- 其他报道的发病部位包括腹膜后、纵隔、肾、胃和肝。
- 有报道可出现多发病变。

病因学

- 未知；可能的机制如下所述。
  - 非定向肾上腺皮质间充质细胞化生。
  - 结缔组织造血恢复（正常见于胚胎时期）。

流行病学

- 大多数为老年患者。

- 女性与男性比为2：1。
- 库欣综合征、21-羟化酶缺乏症、非功能亢进肾上腺腺瘤和2型多发性内分泌瘤病（MEN2A）的患者中发病率增加。

影像特征

US

- 肿瘤主要为脂肪时呈高回声肿块，肿瘤主要为骨髓时呈低回声肿块。

CT

- 包裹性肿块，并可见大体脂肪组织混杂软组织区。
- 脂肪含量多变。
- 软组织成分可强化。

MRI

- T_1WI
  - 脂肪成分表现为高信号，脂肪抑制序列上信号丢失。
  - 造血成分表现为低信号。
- T_2WI
  - 成分不均匀并含脂肪，表现为高信号。
- T_1WI C＋FS
  - 造血软组织成分可强化。

^{99m}Tc硫胶体标记法影像

- 由于存在网状内皮细胞成分，因而表现为高摄取。

参　考　文　献

1. Itani M et al：Radiologic-pathologic correlation in extraadrenal myelolipoma. Abdom Imaging. 39（2）：394-397，2014
2. Baker KS et al：Presacral myelolipoma：a case report and review of imaging findings. J Radiol Case Rep. 6（6）：1-9，2012

70. 骶前髓样脂肪瘤

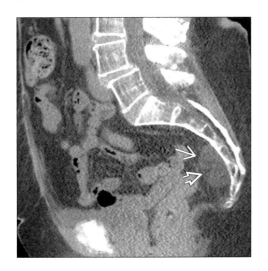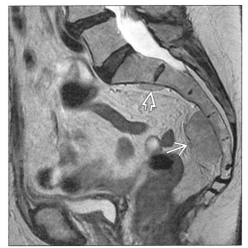

（左）72岁男性，矢状面CT图像显示一骶前肿块➡️表现为低密度伴条状混杂脂肪密度➡️。（右）同一患者矢状面T₂WI MR图像显示一骶前肿块➡️，信号相对于骨骼肌高且不均匀，但低于正常盆腔脂肪信号。在S₁～S₂水平可见另一独立的小病灶，但信号特点相似➡️

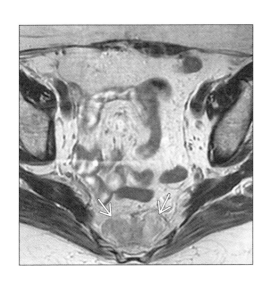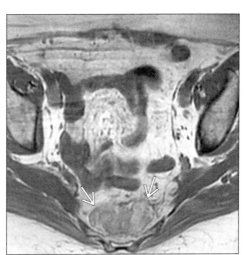

（左）同一患者轴位T₂WI MR显示一骶前肿块➡️，信号相对于骨骼肌高且不均匀，但低于正常盆腔脂肪信号。（右）同一患者轴位T₁WI MR显示一骶前肿块➡️，表现为不均匀高信号

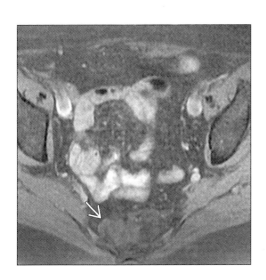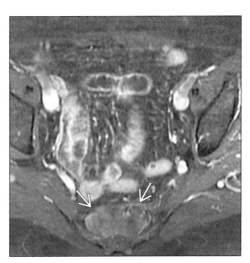

（左）同一患者轴位抑脂T₁WI FS MR显示可见骶前肿块➡️，由于大体脂肪而表现为T₁高信号丢失。（右）同一患者轴位T₁WI FS MR显示一骶前肿块➡️，增强后表现为边界不清的斑片状强化

71. 包裹性脂肪坏死

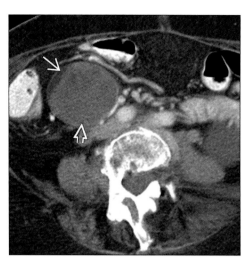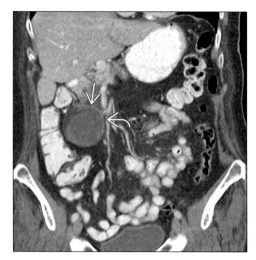

（左）轴位增强CT显示一境界清楚的肠系膜肿块，密度不均伴脂肪区➡和液体-软组织➡密度。（右）冠状面增强CT显示一境界清楚的肠系膜肿块➡伴脂肪和液体-软组织成分。肿块包膜较薄，可见强化➡

临床背景

病史
● 85岁女性，肠梗阻手术后3个月出现压痛性腹部肿块。

影像解读

诊断陷阱
● 可能被误诊为含脂肪肿瘤，如脂肪肉瘤。

正确诊断
● 包裹性脂肪坏死。

诊断思路
● 触诊时可出现局部压痛。
● 包裹性脂肪坏死在手术后随时间演变，根据该特点可将其与脂肪肉瘤相鉴别。
● 随时间体积缩小。
● 出现壁钙化时提示包裹性脂肪坏死。

背 景

概述
● 包裹性脂肪坏死可出现在体内任何部位。

流行病学
● 少见。

相关病理学
● 被认为是由于创伤或缺血损伤导致脂肪变性所致。
● 坏死脂肪组织在薄壁或厚壁纤维包膜中机化。
● 包裹性脂肪坏死偶尔可与炎性反应相关。

影像特征

概述
● 轻度占位效应，不侵犯周围结构。
● 增强后包裹坏死脂肪的包膜可有轻度强化。

US
● 混合回声伴脂肪所致的高回声区。
● 彩色多普勒显示内部无血管。

CT
● 密度不均，含脂肪和软组织密度。
● 慢性病例中可见包膜钙化。

MRI
● T_1WI：信号不均匀。
  ○ 脂肪抑制技术显示大体脂肪信号丢失。
  ○ 相比正相位，反相位可见大体脂肪区信号丢失。
● T_2WI：不均匀高信号。

PEC/CT
● 轻度代谢活动增加，特别是病灶周围。

参 考 文 献

1. Lee SA et al：Encapsulated fat necrosis mimicking subcutaneous liposarcoma：radiologic findings on MR，PET-CT，and US imaging. Skeletal Radiol. 42（10）：1465-1470，2013
2. Kamaya A et al：Imaging manifestations of abdominal fat necrosis and its mimics. Radiographics. 31（7）：2021-2034，2011
3. Takao H et al：Encapsulated fat necrosis mimicking abdominal liposarcoma：computed tomography findings. J Comput Assist Tomogr. 28（2）：193-194，2004

71. 包裹性脂肪坏死

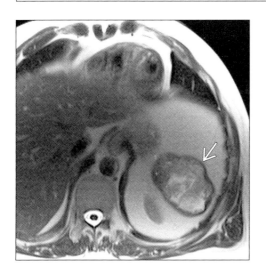 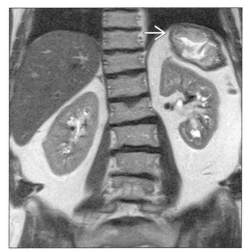

（左）55岁男性，脾切除术后3个月出现腹痛，轴位T₂WI MR显示脾床内一境界清楚的肿块样结构➡。病灶为不均匀高信号伴低信号环。（右）同一患者冠状面T₂WI MR显示脾床内一境界清楚的肿块样结构➡

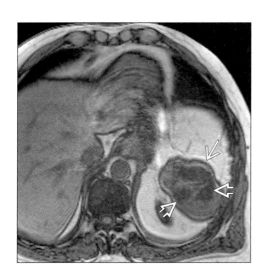 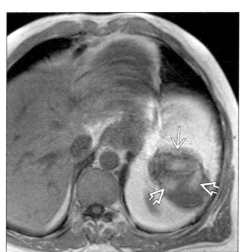

（左）同一患者轴位反相位T₁WI MR显示脾床内一境界清楚的肿块样结构➡。由于存在大体脂肪，反相位高信号区出现信号丢失➡。（右）同一患者轴位正相位T₁WI MR显示脾床内一境界清楚的肿块样结构➡。病灶表现为信号不均匀伴多发高信号区➡

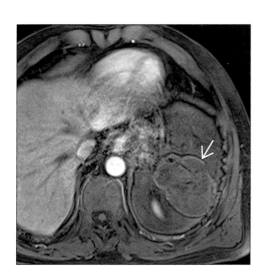 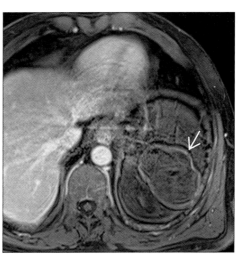

（左）同一患者轴位T₁WI C＋FS MR动脉期显示脾床内一境界清楚的肿块样结构➡无强化。（右）同一患者轴位T₁WI C＋FS MR增强延迟期显示包膜轻度强化➡，无内部强化。由于肿块的出现与脾切除术存在时间上的关联，因此提示包裹性脂肪坏死的诊断。术后2年的随访中肿块轻度缩小

72. 剖宫产瘢痕子宫内膜异位

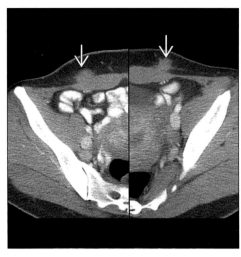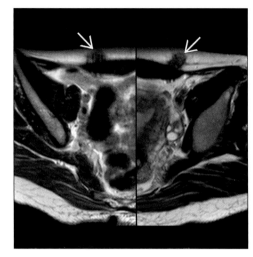

（左）2幅连续轴位CT增强图像分屏排列，显示2枚皮下脂肪内强化的软组织密度椭圆形结节➡️，位于双侧腹直肌鞘前方。（右）2幅连续轴位T₂WI图像分屏排列，显示相同的2枚皮下脂肪圆形结节➡️，呈相对骨骼肌等/稍低信号

临床背景

病史

- 67岁女性，下腹部疼痛。
- 行CT检查以排除急性阑尾炎。
- 2次剖宫产手术史。

影像解读

诊断陷阱

- 可能被误诊为转移、肉芽肿、硬纤维瘤或血肿。

正确诊断

- 剖宫产瘢痕子宫内膜异位症。

诊断思路

- 沿剖宫产瘢痕分布的皮下脂肪结节。
- 周期性腹痛。
- 子宫内膜异位症确诊需进行组织病理学检查。

背　　景

流行病学

- 育龄期妇女中8%～15%的妇女可发生子宫内膜异位。
- 发生率：剖宫产切口瘢痕上发生率为0.05%～1%。

鉴别诊断

- 腹壁肿块最常见的鉴别诊断
  - 血肿。
  - 注射性肉芽肿。
  - 子宫内膜异位。
  - 脓肿。
  - 硬纤维瘤。
  - 转移性病变和淋巴瘤。

临床表现

- 沿剖宫产瘢痕的疼痛性肿块（周期性疼痛）。

相关病理学

- 手术时子宫内膜细胞沿剖宫产瘢痕种植所致。

影像特征

US

- 无特异性；可为单发或多发，实性或混杂囊实性。
- 实性成分通常为极低回声。
- 多普勒超声可见内部血管。

CT

- 平扫CT：无特异性，但一般表现为实性高密度软组织肿块，与手术瘢痕区相关。
- 增强CT：轻至中度强化。

MRI

- T₁WI：相对肌肉呈高至等信号。
- T₂WI：相对肌肉呈等至稍低信号。
- T₁WI C＋：轻至中度强化。

参 考 文 献

1. Cöl C et al：Cesarean scar endometrioma：Case series. World J Clin Cases. 2（5）：133-136，2014
2. Gidwaney R et al：Endometriosis of abdominal and pelvic wall scars：multimodality imaging findings, pathologic correlation, and radiologic mimics. Radiographics. 32（7）：2031-2043，2012
3. Stein L et al：Subcutaneous abdominal wall masses：radiological reasoning. AJR Am J Roentgenol. 198（2）：W146-151，2012

72. 剖宫产瘢痕子宫内膜异位

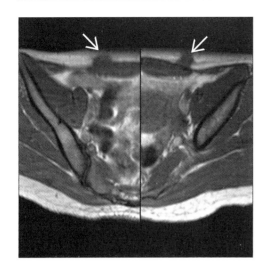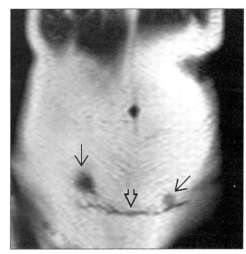

（左）轴位T₁WI图像分屏排列，显示皮下脂肪圆形结节➡，相对骨骼肌呈等/稍高信号。（右）同一患者冠状面T₂WI低信号圆形病灶➡，沿剖宫产横行瘢痕➡分布

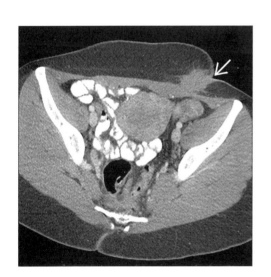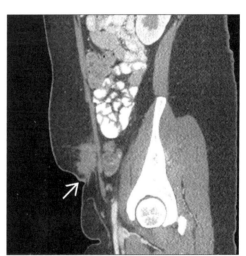

（左）38岁女性，有剖宫产史，轴位增强CT显示一强化的大块软组织密度，与继发于剖宫产瘢痕的皮肤收缩相关➡。（右）同一患者矢状面重建增强CT显示该强化的软组织肿块沿剖宫产瘢痕➡方向走行，与皮肤收缩相关

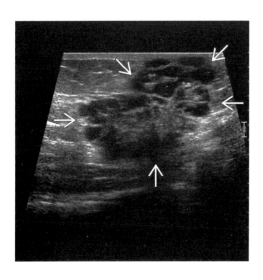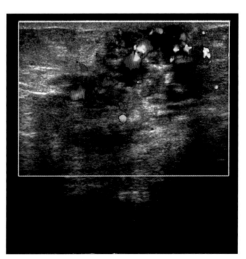

（左）横断面灰阶超声检查显示一分叶状、不均匀的混合回声肿块伴多发囊腔➡。（右）长轴彩色多普勒超声检查显示肿块内血管增加，可证实为沿剖宫产瘢痕分布的子宫内膜异位症

73. 异位肠系膜骨化

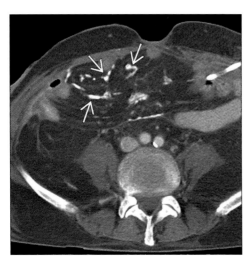 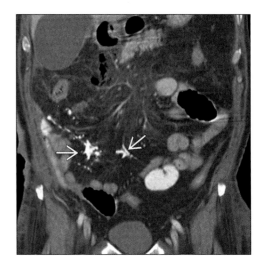

（左）轴位增强CT显示小肠系膜内多发线状分支样、高密度（骨密度）结构➡。（右）冠状面增强CT显示小肠系膜内多发线状分支样、高密度（骨密度）结构➡。这些结构相对小肠内的口服对比剂密度更高

临床背景

病史

- 64岁男性，因反复肠梗阻和腹腔内脓肿多次行腹部手术。

影像解读

诊断陷阱

- 易被误诊为下述疾病。
  - 肠道口服对比剂外渗。
  - 腹膜转移钙化。
  - 形成骨组织的肉瘤。
  - 硬化性肠系膜炎。
  - 类癌钙化。

正确诊断

- 肠系膜和腹膜异位骨化。
  - 也指骨样化生。

诊断思路

- 与对比剂外渗鉴别诊断
  - 对比剂漏出的表现
    - 不会显示异位骨化常见的小梁样结构。
    - 聚集在重力依赖区。
    - 在连续图像上可见形态改变，密度变低。
- 与钙化腹膜转移中的营养不良性钙化鉴别诊断
  - 营养不良性钙化一般为不规则形、点状或粗大状。
  - 小梁样结构高度提示骨化，该表现不是营养不良性钙化的特征。

背景

概述

- 是外伤或反复腹腔内手术后发生的少见情况。
  - 通常在刺激后1～3周发生。
- 有报道显示1次或以上腹部手术的患者可能发生。

流行病学

- 男性多见。

相关病理学

- 异位肠系膜骨化的发病机制尚不完全清楚。
  - 可能为间充质间皮的化生所致。
- 并发症
  - 肠道皮肤瘘。
  - 胃肠道出血。
  - 小肠梗阻和肠穿孔。

影像特征

X线平片

- 肠系膜内多发高密度、线状分支样结构，向上延伸至腹膜表面。

CT

- 肠系膜内多发高密度、线状分支样结构，向上延伸至腹膜表面。

参考文献

1. Gayer G et al：Foreign objects encountered in the abdominal cavity at CT. Radiographics. 31（2）：409-428，2011

74. 腹部淋巴管瘤

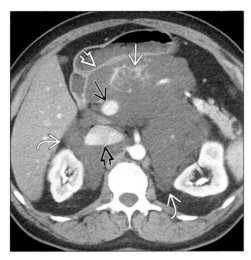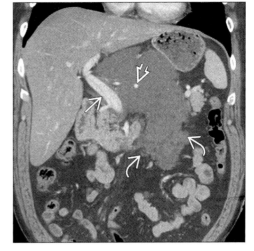

（左）轴位增强CT显示一较大的上腹部肿块累及胰腺➡，小网膜囊➡和腹膜后➡。肿块包绕门静脉➡和下腔静脉➡，无明显占位效应。（右）冠状面增强CT显示一较大上腹部肿块包绕门静脉➡和腹腔动脉➡，延伸至肠系膜➡，无明显占位效应

临床背景

病史
- 48岁男性，腹胀。

影像解读

诊断陷阱
- 较大腹部肿块易被误诊为恶性肿瘤。

正确诊断
- 腹腔内淋巴管瘤。

诊断思路
- 肿块沿空隙内生长。
  - 肿块累及多个腹膜和腹膜后间隙。
- 对周围组织无明显占位效应。
- CT呈水样密度，MR呈水样信号。

背　　景

概述
- 淋巴管瘤是少见的血管起源的良性先天性畸形病变，并显示淋巴分化。
- 由于发育中的淋巴系统无法与其余淋巴系统正常相通所致。

流行病学
- 大部分发生在颈部和腋部。
- 5%位于肠系膜、腹膜后、腹腔脏器、肺和纵隔。

相关病理学
- 薄壁囊性肿块由相互连通的囊肿（囊性淋巴管瘤）或微小囊肿（海绵状淋巴管瘤）组成。

- 囊肿包括乳糜、血清、出血或混合液体。
- 囊腔壁由内皮细胞排列形式，类似于排列形成正常淋巴系统的细胞。
- 腹部淋巴管瘤并发症少见，但可包括肠梗阻或肠扭转和肠坏死。

影像特征

US
- 多房囊性肿块，无回声，或包含强回声碎屑。

CT
- 多房囊性肿块伴或不伴囊壁和间隔强化。
- 典型均匀低密度
  - 偶尔出现乳糜时有负值密度。
  - 出血和感染可导致囊肿内容物密度增高。
  - 伴或不伴囊壁或间隔钙化。

MRI
- 一般为液体信号，除非发生并发症。
  - T_1WI低信号，T_2WI高信号。

PET/CT
- 通常无代谢活动增加。
- 少数病例报道代谢活动增加，类似肿瘤。

参考文献

1. Hwang SS et al：Cavernous mesenteric lymphangiomatosis mimicking metastasis in a patient with rectal cancer：a case report. World J Gastroenterol. 15（31）：3947-3949，2009
2. Levy AD et al：Abdominal lymphangiomas：imaging features with pathologic correlation. AJR Am J Roentgenol. 182（6）：1485-1491，2004

第二节　类似病变的治疗后改变 | 75. 疝网片修补术

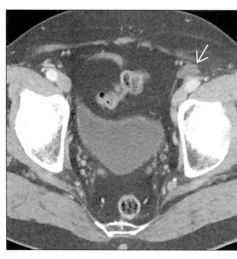 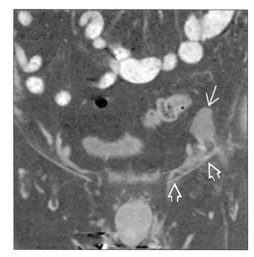

（左）轴位增强CT显示一不规则软组织密度肿块样结构➡，位于髂外肌前方。（右）同一患者冠状面增强CT显示一不规则软组织密度肿块样结构➡，位于左腹股沟韧带➡上方，处于深部腹股沟环内

临床背景

病史

- 45岁男性，有左足黑素瘤病史，现进行术前分期。

影像解读

诊断陷阱

- 左腹股沟肿块样结构易被误诊为
  - 怀疑转移性病变的淋巴结。
  - 术后积液。

正确诊断

- 腹股沟疝修补术所用的聚丙烯网塞。

诊断思路

- 腹股沟肿块的部位和表现是疝修补术所用的普理灵网塞的特征。

背　　景

概述

- 根据疝缺口大小，肿块可大可小。
- 根据缺口数量，可有1个或多个网塞。
- 认识肿块样的普理灵网塞能避免误诊为结节样转移，或使患者避免不必要的活检。

流行病学

- 腹股沟疝很常见。
  - 终身罹患风险
    - 男性为27%。
    - 女性为3%。
- 腹股沟疝修补术（疝成形术）是最常见的手术方式。
- 目前使用如普理灵网塞之类的不可吸收材料来填补疝口以加强固定缺口。

影像特征

US

- 线状强回声伴后方声影。

CT

- 腹股沟组织肿块，其边缘可为光滑、结节样或羽毛样。
- 较邻近肌肉密度相仿或略低。
- 可表现为环状肿块，周围为软组织密度，中央为脂肪密度。
  - 若邻近乙状结肠，其表现可类似肠脂垂炎。
- 网塞内可见空气。

MRI

- T_1WI呈低信号
  - 磁敏感伪影提示有手术史。
- T_2WI呈等至低信号
- 普理灵网塞周围或大部分可强化。

PET/CT

- FDG摄取方式多种多样
  - 通常无明显摄取。
  - 曾有FDG摄取增高的报道，可能是因为肉芽组织浸润。

参考文献

1. Cronin CG et al：Multitechnique imaging findings of Prolene plug hernia repair. AJR Am J Roentgenol. 195（3）：701-706，2010
2. Yeung VH et al：Computed tomographic appearance of Prolene Hernia System and polypropylene mesh plug inguinal hernia repair. J Comput Assist Tomogr. 32（4）：529-532，2008
3. Chernyak V et al：Pelvic pseudolesions after inguinal hernioplasty using prosthetic mesh：CT findings. J Comput Assist Tomogr. 31（5）：724-727，2007

76. 纱布瘤

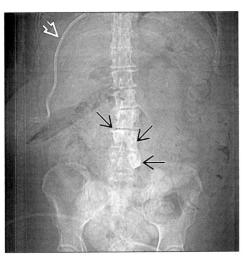 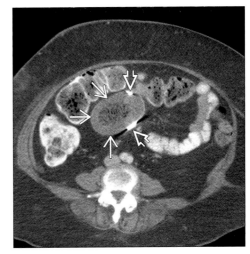

（左）X线平片检查显示下腹部可见一不透光的金属标志物➡。右上腹可见一手术引流管➡。（右）轴位增强CT显示下腹部可见一边界清楚的肿块样结构➡，内含多发斑点状气泡影，其周围可见金属标志物➡。

临床背景

病史
- 近期部分肝切除术和胆囊切除术史。
- 术后伤口裂开伴腹痛。

影像解读

诊断陷阱
- 气体出现时易误诊为脓肿。
- 无气体时易误诊为实性肿瘤。

正确诊断
- 纱布瘤：遗留的海绵。

诊断思路
- 出现不透明的标志物及海绵内含气体。
- 近期腹部手术史。

背　　景

概述
- 定义：遗留的手术巾。
  - 同义词：纱布瘤（textiloma）。
  - 拉丁语：棉花（gossypium）＝棉花（cotton）。
  - 手术过程中棉制的手术材料遗留在体腔内。

流行病学
- 为维持体内平衡所使用的棉垫、毛巾、纱布或海绵可导致纱布瘤。
  - 手术海绵是最常见的类型。
- 平均年龄：49岁（范围6～92岁）。
- 部位：腹部（56%），盆腔（18%），胸腔（11%）。
  - 检出方法：CT（61%），X线（35%）。

病理学
- 异物可导致两种反应。
  - 渗出性组织反应→脓肿形成。
  - 无菌性纤维组织反应→粘连→包裹和肉芽肿形成。

临床表现
- 大多数患者无症状
  - 但是患者可表现为腹痛、恶心、呕吐、贫血、腹部肿块、腹泻、营养不良、体重下降或肠梗阻。
  - 症状可在术后1d至数年后出现。
  - 可自发穿过直肠、膀胱或手术伤口。

影像特征

X线平片
- 若存在不透光的标志物，X线片可见。
- 若无不透光的标志物则可能无法诊断。
- 海绵可为多发、小斑点状的气体透亮影。

US
- 边界清楚的肿块伴低回声区和强回声区及后方声影。

CT
- 敏感性和特异性最高的检查。
- 菲薄的条状金属不透光标志物。
- 较厚，钙化，网状外壳征：见于术后多年，可能是沿手术纱布纤维网状结构的慢性钙化沉积所致。
- 海绵样改变伴气泡是最具特征性的表现。
- 偶尔周边包膜强化。

PET/CT
- 中央低摄取。
- 继发于成纤维细胞包膜的周边摄取增高。

参 考 文 献

1. Gümüş M et al: A serious medicolegal problem after surgery: gossypiboma. Am J Forensic Med Pathol. 33（1）：54-57，2012

2. Manzella A et al: Imaging of gossypibomas: pictorial review. AJR Am J Roentgenol. 193（6 Suppl）：S94-101，2009

3. Wan W et al: Improving safety in the operating room: a systematic literature review of retained surgical sponges. Curr Opin Anaesthesiol. 22（2）：207-214，2009

第三节　典型征象与表现　　77. 脏器重力依赖征

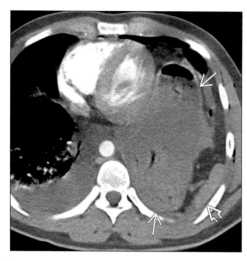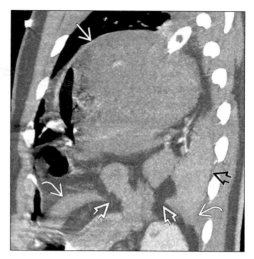

（左）轴位增强CT显示左半胸内有胃➡和脾➡，由于后肋骨膈窝闭塞，毗邻后肋骨而不影响肺。（右）矢状位增强CT显示胃➡和脾➡疝入胸腔。注意可见膈肌增厚➡和大的膈肌缺损➡

影像特征

影像表现

- 脏器重力依赖征在胸腹部仰卧位CT可见。
- 内脏（即肠道或实体器官）紧贴后肋骨，后肋膈凹陷消失。
  - 右侧：肝或肠道紧贴后肋骨。
  - 左侧：胃、肠或脾紧贴后肋骨，或胃、肠位于脾后方。

临床意义

- 可见于膈肌破裂。
  - 诊断膈肌破裂的灵敏度为100%。
- 在穿透伤中，并非诊断膈肌损伤的可靠征象。
  - 是由于穿透伤伤口较小而且缺损位置不固定。

其他影像表现

- 膈肌不连续
  - 见于95.7%的患者。
  - 对于膈肌破裂有71% ～ 80%的敏感度。
  - 在约6%的一般人群中，膈肌不连续是正常变异。
    - 在老年、女性和肺气肿患者中更常见。
- 项圈征
  - 膈肌类似束腰收缩挤压疝入的肠管或实体器官。
  - 对左侧破裂敏感度为67%，对右侧破裂敏感度为50%。
- 膈膜增厚
  - 见于69.6%的患者。
- 悬吊膈肌征
  - 撕裂横膈的游离缘向内侧卷曲，平行于体壁。

○ 敏感度：54%；特异度：98%。
- 胸内疝的腹内容物
  - 对膈肌破裂的敏感度为32% ～ 64%。
  - 晚期特征。

背　景

解释

- 当患者仰卧时，破裂后失去膈肌支持可能导致腹部器官向后胸壁叠压。

发病率

- 0.8% ～ 8%的腹部闭合性损伤患者发生膈肌损伤。
- 7% ～ 66%的患者在初诊时钝性膈肌破裂未能确诊。

病理生理学

- 膈肌破裂的自发愈合尚未见报道。
  - 正常情况下胸腹压力差（7 ～ 22cmH$_2$O ），以及持续的膈肌运动，阻止了膈肌的愈合。
- 腹部结构通常疝入胸腔。
  - 由于胸膜腔内负压。
- 疝可以延迟几天或若干年（1d至48年）。
  - 80%的病例在3年内发生疝。

参 考 文 献

1. Panda A et al：Traumatic diaphragmatic injury：a review of CT signs and the difference between blunt and penetrating injury. Diagn Interv Radiol. 20（2）：121-128，2014
2. Desir A et al：CT of blunt diaphragmatic rupture. Radiographics. 32（2）：477-498，2012

77. 脏器重力依赖征

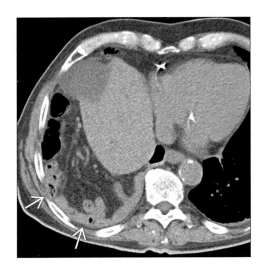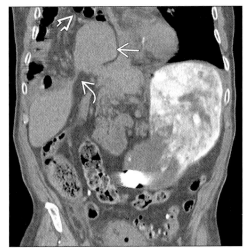

（左）轴位CT平扫显示右侧脏器重力依赖，右侧小肠环与后肋➡毗邻。（右）同一患者冠状位CT平扫显示肝➡和小肠➡进入胸腔。注意肝➡在膈肌缺损部位受压呈腰样改变（项圈征）

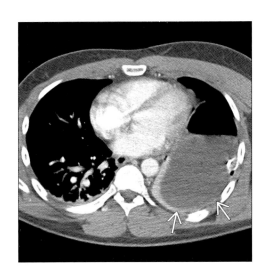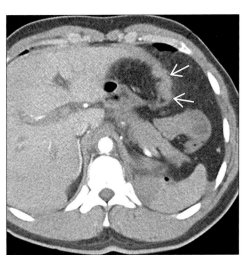

（左）轴位增强CT显示左侧脏器重力依赖，胃贴近后肋➡。（右）轴位增强CT显示一弯曲的组织瓣➡，从胸壁向腹部中央延伸（悬吊膈肌征），代表左侧半侧膈肌撕裂的边缘，其远端增厚（膈肌增厚征）

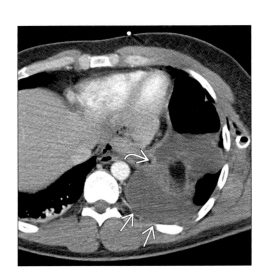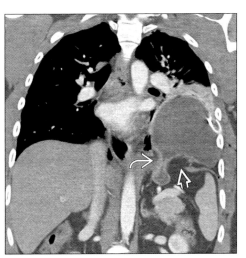

（左）轴位增强CT显示左侧胃贴近后肋➡的脏器重力依赖。还可见胃➡在膈肌缺损部位受压呈腰样改变（项圈征）。（右）冠状位增强CT显示膈肌缺损部位处胃➡收缩受压呈腰样改变（项圈征），可见膈肌不连续➡

78. 腹腔游离体

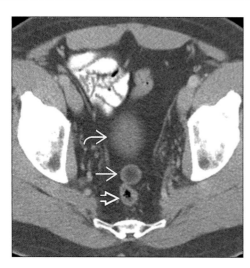 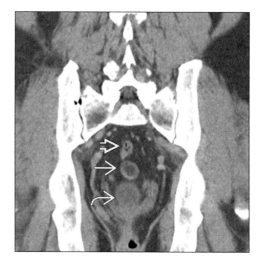

（左）轴位增强CT图像示盆腔内直肠➡️前方➡️、膀胱➡️后上方类圆形肿块➡️，中心呈脂肪密度，周边呈环形软组织密度。（右）同一患者冠状面增强CT图像示盆腔内直肠➡️膀胱➡️间类圆形肿块➡️，中心呈脂肪密度，周边呈环形软组织密度

临床背景

病史

- 75岁男性，前列腺癌史。

影像解读

诊断陷阱

- 易被误诊为原发性恶性肿瘤或转移性疾病。

正确诊断

- 腹腔游离体（腹腔鼠）。

诊断思路

- 腹腔内的圆形肿块，中心呈脂肪密度或钙化。
- 可位于盆腔内。
- 连续复查时位置发生变化。

背　　景

相关解剖学

- 可能由肠脂垂缺血坏死后逐渐形成。
  - 肠脂垂发生坏死→纤维化或钙化肿块。
  - 脱离结肠壁→腹腔内游离体。
- 主要位于盆腔。
  - 随重力移向腹腔内最低部位。
- 通常较小（直径0.5～2.5cm）且无症状。
- 较大的病灶直径可能达到5～10cm（巨大腹腔滑鼠）。
  - 偶尔因外源性压迫引起急性尿潴留和小肠梗阻。

相关病理学

- 核心为坏死、钙化的脂肪组织，由板层样无细胞的透明化纤维组织包绕。

影像特征

普通X线平片

- 具有不同的钙化模式。
  - 致密结节。
  - 小的环形钙化。
  - 外周壳状钙化。

CT

- 圆形或椭圆形，边界清晰的软组织密度肿块。
  - 无软组织成分增强。
- 中央脂肪密度，中央致密钙化，或环形钙化环绕脂质密度核心。
- 可以看到钙化的周边壳层。

MRI

- 边界光整，在T_1WI和T_2WI呈低信号。
  - MR信号与肌肉信号相似。
- 在T_1WI上可见中央高信号区，由于含有脂肪在抑脂序列信号减低。
- 肿块无强化。

PET/CT

- 无代谢活性。

参 考 文 献

1. Allam T et al：Peritoneal mouse as detected on（18）F-FDG PET-CT. Front Oncol. 3：83，2013
2. Jang JT et al：Giant peritoneal loose body in the pelvic cavity. J Korean Soc Coloproctol. 28（2）：108-110，2012
3. Gayer G et al：CT diagnosis of a large peritoneal loose body：a case report and review of the literature. Br J Radiol. 84（1000）：e83-85，2011

78. 腹腔游离体

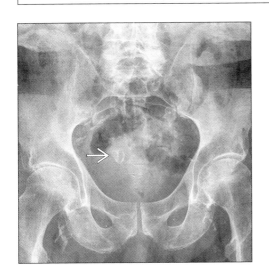
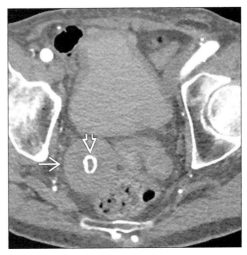

（左）骨盆X线平片显示骨盆右侧异常钙化密度➡️。（右）同一患者的轴位增强CT显示右侧盆腔➡️软组织圆形病变，中央呈环状钙化灶➡️

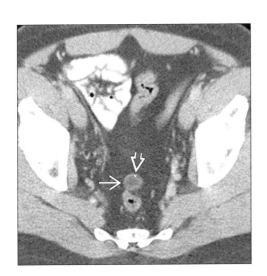
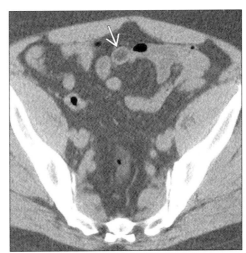

（左）75岁男性，前列腺癌病史，轴位增强CT显示中央区脂肪密度和周围环状软组织密度的圆形盆腔肿块➡️。盆腔壁➡️可见微小钙化密度。（右）从同一患者PET/CT获得的轴位CT平扫显示之前盆腔肿块➡️已发生位置变化，现位于小肠袢之间

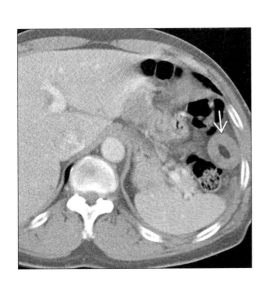
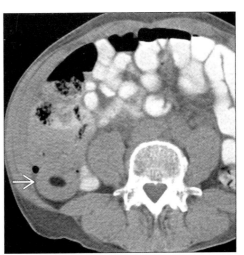

（左）78岁男性，前列腺癌史，轴位增强CT显示由中央脂肪密度区域和周围环状软组织密度构成的左上腹圆形肿块➡️。（右）同一患者轴位增强CT显示肿块➡️迁移，现在位于右侧结肠旁沟

79. 胶冻征

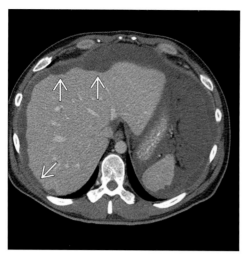 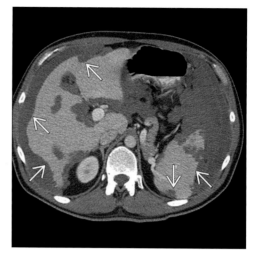

（左）轴位增强CT显示中至大量腹水伴肝表面的凹陷/扇贝形切迹➡，提示细胞比值增加。（右）轴位增强CT显示大量腹水，肝和脾表面出现扇贝形切迹➡，表现为果冻腹

临床背景

病史
- 49岁女性，进行性腹痛、腹围增大、体重减轻。

影像解读

典型征象
- 低密度腹水压迫实性脏器出现扇贝形切迹，为腹膜假性黏液瘤（PMP）的典型征象。

背景

概述
- 阑尾黏液性肿瘤破裂→腹膜腔内大量黏液性腹水。
  - 卵巢可出现继发性黏液性肿瘤（可能通过腹腔种植播散）。

相关病理学
- 腹膜假性黏液瘤分型
  - 低级别型：弥漫性腹膜腺肌病（DPAM）：通常无肿瘤性上皮细胞。
    - 绝大多数由阑尾黏液肿瘤破裂导致。
    - 预后良好：5年生存率可达75%。
  - 高级别型：腹膜黏液癌（PMCA）。
    - 通常来源于阑尾或结肠腺癌。
    - 预后不良：5年生存率仅为14%。
  - 介于两者之间的中间型（PMCA-I/D）。
    - 预后一般：5年生存率为50%。

治疗
- 通常采用细胞减灭术和术后腹腔内热灌注化疗进行治疗。

影像特征

X线
- 大量腹水，腹部透亮度降低同时伴随腰大肌边缘消失，以及肠道向腹腔中央移位。
- 可能出现弧形钙化。

US
- 呈腹水的回声，以及碎屑的回声。
  - 与蛋白性腹水不同，腹膜假性黏液瘤腹水不会发生移动。
- 肠管向中央聚拢。
- 肝、脾边缘出现扇贝形压迹。

CT
- 低密度腹水伴肝、脾扇贝形压迹及肠管中央聚拢。
- 脏器的扇贝形压迹与单纯性腹水不同。
- 粗大钙化不少见。
- 通常难以发现阑尾的原发肿瘤。

MRI
- MRI能显示腹膜黏液癌腹膜表面的深部浸润。
- 在T_1WI、T_2WI和T_1WI C＋图像中腹水、黏蛋白与实体肿瘤分界不清，因此多难以分辨。
- 在T_1WI C＋延迟相中，腹膜黏液癌中的实体肿块表现为明显强化。
  - 病理级别越高则强化程度越高。

参考文献

1. Nakakura EK. Pseudomyxoma peritonei：more questions than answers. J Clin Oncol. 10；30（20）：2429-2430，2012
2. Levy AD et al：Secondary tumors and tumorlike lesions of the peritoneal cavity：imaging features with pathologic correlation. Radiographics. 29（2）：347-373，2009

80. 蘑菇征

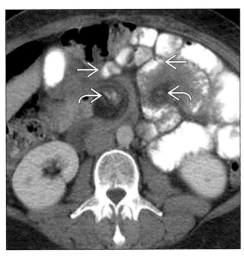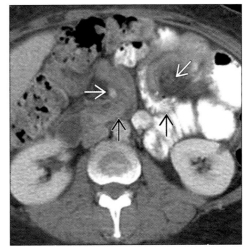

（左）横断面增强CT显示腹内疝的蘑菇征 ➡️，表现为肠道穿过肠系膜根部血管之间的狭窄开口 ➡️。（右）横断面CT显示肠系膜脂肪和肠道 ➡️ 穿过肠系膜根部血管 ➡️ 之间的狭窄缺损，表现为蘑菇征

影像解读

表现与解释
- 肠系膜根部穿过肠系膜血管之间的狭窄开口时形成蘑菇征。
- 同时可见于肠道穿过腹膜或肠系膜缺损形成的腹股沟疝。

背　　景

临床表现
- 最常见于急性肠梗阻。
- 其他症状：餐后腹痛、恶心和呕吐。
- 影像学上可偶然发现腹股沟疝。

相关解剖学
- 好发部位：Winslow孔、十二指肠旁、肠系膜、横纹肌、盲肠周、乙状结肠系膜、膀胱上缘和盆腔疝。

相关病理学
- 先天性、手术、创伤和炎症等因素均可引起肠系膜或腹膜缺损，从而导致肠道由缺损处疝入异常部位出现肠疝。
- 腹腔肠系膜脂肪的充填具有空间保护作用，因此过度减重可能导致肠疝的形成。
- 腹腔镜Roux-en-Y胃旁路术较开腹手术更容易诱发腹内疝。

影像特征

钡灌肠
- 禁用于闭祥性肠梗阻和疑似绞窄疝。

- 能够显示小肠纠集或聚拢。
- 腹股沟疝可能导致结肠出现位置变换。
- 近端肠管扩张。

US
- 小肠梗阻时，可以观察到扩张的小肠祥蠕动活跃。

CT
- 有助于评估小肠及周围结构。
- 在鉴别小肠梗阻的部位、程度和原因（包括腹股沟疝）等方面发挥更积极的作用。
- 可能提示腹内疝的几种体征。
  - 肠系膜脂肪或血管在系膜根处呈现漩涡样改变。
  - 小肠梗阻。
  - 小肠纠集、聚拢成团。
  - 肠系膜根部肠系膜血管扩张、聚集形成蘑菇征。
  - 十二指肠以外的小肠通过肠系膜上动脉后方。

参考文献

1. Lockhart ME et al：Internal hernia after gastric bypass：sensitivity and specificity of seven CT signs with surgical correlation and controls. AJR Am J Roentgenol. 188（3）：745-750，2007
2. Vijayaraghavan SB：Sonographic features of internal hernia. J Ultrasound Med. 25（1）：105-110，2006
3. Takeyama N et al：CT of internal hernias. Radiographics. 25（4）：997-1015，2005

81. 网膜饼征

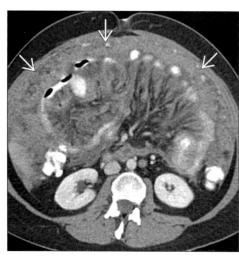 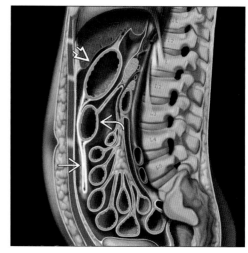

（左）横断面增强CT显示前腹部多发的结缔组织肿块导致大网膜明显增厚，形成网膜饼征➡。（右）图像显示大网膜的解剖结构➡，其为最大的腹膜皱襞。它从胃大弯➡延伸至游离的横结肠➡

影像解读

表现与解释
- 网膜饼征指结缔组织或软组织肿块浸润网膜脂肪使其增厚变硬。

鉴别诊断与流行病学
- 炎症、感染、恶性肿瘤均可导致。
- 恶性肿瘤可为腹膜原发肿瘤，也可为邻近或远处转移。
- 最常见的原因是卵巢、胃、胰腺或结肠肿瘤的转移。
- 结核性腹膜炎也可出现这种现象。
- 较常见于成年人群。
- 儿童少见，尽管有研究报道横纹肌肉瘤和淋巴瘤有出现可能。
  - 多部位淋巴结肿大则高度提示淋巴瘤。

背　景

临床表现
- 腹痛腹胀。

病理学
- 结缔组织或软组织肿块对网膜脂肪的多种浸润方式（包括点状、局部或弥漫性），均可导致网膜饼征。
- 网膜饼征多提示疾病已进展至晚期。

影像特征

US
- 肠袢可表现为低回声、等回声或轻度高回声等多种回声方式，且回声可为均匀或不均匀。
- 彩色或能量多普勒超声可显示血管的增生程度。

CT
- 对网膜病变的诊断具有较高的敏感性。
- 正常网膜表现为具有细小血管的脂肪组织带。
- 网膜病理状态可表现为弥漫性模糊影或软组织结节，当这些结节聚集形成广泛性增厚的团块时即表现为网膜饼征。
- 常伴腹水。
- 如果诊断不明确，腹腔内相关发现，如肝转移或淋巴结肿大，可能是网膜疾病的来源。

US或CT引导下活检
- 如果影像学检查未发现腹部或盆腔原发病灶，则可进行活检。

MR
- 可用于有CT禁忌证（造影剂过敏、妊娠）或CT诊断不明确的患者。
- 影像学表现包括网膜条索、结节样变、网膜饼征和偶发性腹水。
- 延迟增强可提高腹膜转移瘤的检出率。

PET/CT
- FDG PET/CT显示网膜饼征摄取增强。
- 对于鉴别活动性病变、确定病变范围和监测治疗反应具有较高敏感性。

参考文献

1. Mamlouk MD et al：Omental cakes：unusual aetiologies and CT appearances. Insights Imaging. 2（4）：399-408，2011
2. Zamir N et al：Omental cake：a radiological diagnostic sign. APSP J Case Rep. 2（3）：27，2011
3. Toma P et al：Multimodality imaging of Hodgkin disease and non-Hodgkin lymphomas in children. Radiographics. 27（5）：1335-1354，2007

82. 臼齿样腹膜外破裂

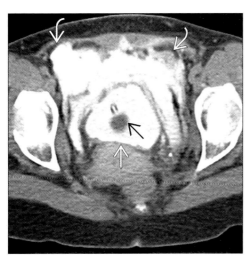 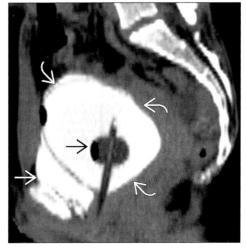

（左）横断位膀胱造影CT显示充盈的膀胱➡️，通过Foley导管➡️注射高浓度对比剂可见其渗出膀胱前间隙➡️，表现为臼齿征。（右）矢状位重建膀胱造影CT显示腔外对比剂局限于充盈膀胱➡️前方的膀胱前间隙➡️。膀胱内的Foley导管➡️

临床背景

病史
- 34岁男性，机动车事故。

影像解读

典型征象
- 膀胱腔外的对比剂积聚于膀胱前间隙，表现为臼齿形，提示创伤后出现腹膜外型膀胱破裂。

背　　景

流行病学
- 腹膜外破裂是最常见的膀胱损伤方式（＞2/3的病例）。

相关解剖学
- 对比剂在膀胱前间隙积聚形成臼齿征。
- "牙冠"位于膀胱前的前腹壁脐筋膜和横筋膜间，并且推压膀胱向后移位。
- "牙根"位于筋膜与腹膜上部或盆底筋膜下部，并在膀胱两侧向后延伸。

相关病理学
- 排尿困难或出现肉眼血尿的骨盆创伤患者应怀疑膀胱损伤。
- 通常膀胱破裂仅需要膀胱导尿治疗。
- 病因学
  - 通常由穿透性创伤引起。
    - 刀伤或枪伤。
  - 钝挫伤
    - 最常见于机动车事故。

- 多由骨盆骨折碎片直接导致膀胱撕裂。
  - 受伤时膀胱处于完全充盈状态将增加膀胱破裂的可能性。
- 腹膜外膀胱破裂通常只需要膀胱插管引流。

影像特征

常规膀胱造影
- 既往的首选诊断方式。
- 腹膜外型膀胱破裂：漏出的对比剂进入膀胱周围软组织，呈火焰样表现。
- 可伴发骨盆骨折。

US
- 可表现为软组织血肿。
- 膀胱外液体回声。
- 通常难以区分腹膜内型和腹膜外型膀胱破裂。

CT
- 延迟期或CT膀胱造影技术最具诊断敏感性。
- 臼齿征是腹膜外破裂的典型征象。
- 常见于骨盆骨折。

MR
- 检查时间较长；不适用于急性创伤。

参 考 文 献

1. Titton RL et al: Urine leaks and urinomas: diagnosis and imaging-guided intervention. Radiographics. 23（5）: 1133-1147, 2003
2. Vaccaro JP et al: CT cystography in the evaluation of major bladder trauma. Radiographics. 20（5）: 1373-1381, 2000

83. 三明治征

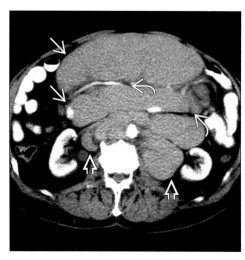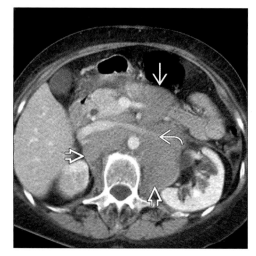

（左）横断面增强CT显示肠系膜血管淋巴结病变，肠系膜血管和脂肪构成的三明治夹心➡️，以及明显肿大的腹膜淋巴结代表的面包➡️组成了典型的三明治征，同时还可观察到肿大的后腹膜淋巴结➡️。（右）横断面增强CT显示一例非霍奇金淋巴瘤患者的肠系膜淋巴结➡️夹着肠系膜血管➡️形成的三明治征。同时还可观察到后腹膜肿大的淋巴结➡️

临床背景

病史

● 58岁男性，获得性免疫缺陷综合征（AIDS）患者，腹痛，触诊腹部肿块。

影像解读

三明治征

● 肠系膜脂肪和血管构成三明治的夹心。
● 软组织肿物代表三明治的面包。
● 增强后肠系膜血管结构明显强化使夹心层明显突出。
● 伴随淋巴结增大，肠系膜血管受压使部分静脉回流受阻，导致夹心层内血管明显充血，强化程度更加突出。

典型征象

● 肠系膜淋巴瘤特异征象。
● 其他疾病（如癌、肉瘤、类癌、AIDS相关性淋巴结病综合征，以及感染性和炎性肠病）的淋巴结肿大程度通常不足以诱发三明治征。

背　　景

概述

● 大多数肠系膜淋巴瘤是非霍奇金淋巴瘤。
● 较易发生于免疫缺陷患者，如AIDS和移植后患者。
● 移植后患者可出现移植后淋巴增生性疾病（PTLD）。
  ○ 虽然形态学上PTLD与侵袭性非霍奇金淋巴瘤无明显区别，但在发病机制和治疗方法上具有明显差

异，因此被归类为一种独立的淋巴增生性疾病。

流行病学

● 好发于免疫缺陷患者，尤其是AIDS患者。
● 随着实体器官和骨髓移植患者数量增多，出现PTLD的概率也日益增加。

相关病理学

● 仅有肠系膜淋巴瘤中淋巴结能够生长得非常巨大，并且包裹脂肪、肠道和血管而不引起任何临床症状。
● PTLD是一种出现于移植后患者由EB病毒驱动的B细胞淋巴增殖性病变。

影像特征

US

● 双侧扁平形肿块回声围绕中央线样高回声区。
  ○ 高回声区代表含肠系膜的脂肪组织。

增强CT

● 增大的肠系膜淋巴结包绕肠系膜血管和脂肪组织。
● 广泛的腹膜后肿大淋巴结较为常见。
● 静脉注射和口服对比剂后，肠系膜管样结构相较于脂肪发生明显强化。

参 考 文 献

1. Hardy SM：The sandwich sign. Radiology. 226（3）：651-652，2003
2. Mueller PR et al：Appearance of lymphomatous involvement of the mesentery by ultrasonography and body computed tomography：the "sandwich sign". Radiology. 134（2）：467-473，1980

84. Nuck管鞘膜积液

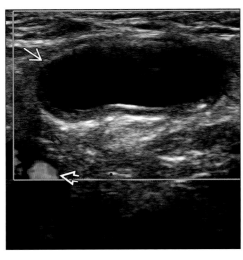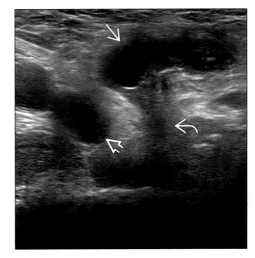

（左）右腹股沟区横断位彩色多普勒超声显示位于股静脉 ➡️ 内侧和浅部的无回声囊状结构 ➡️，囊壁结构为均匀薄壁。（右）同一患者右腹股沟区的横断位超声显示无回声囊性结构 ➡️ 的低回声末端 ➡️ 由股静脉内侧 ➡️ 延伸至腹部

临床背景

病史
● 28岁女性，右侧腹股沟可触及肿块。

影像解读

诊断陷阱
● 可被误诊为腹股沟疝甚至囊性肿瘤。

正确诊断
● Nuck管鞘膜积液。

诊断思路
● 好发部位出现薄壁或无壁的单纯性囊性病变。
● 超声检查中Valsalva动作或咳嗽可区分Nuck管鞘膜积液与腹股沟疝。
  ○ Nuck管鞘膜积液的形态或大小不发生变化。
● 可见其尾部朝向腹股沟管。

背　　景

相关解剖学
● 在女性发育过程中，腹膜一段未闭合的皱襞沿圆韧带通过腹股沟环延伸至腹股沟管，称为Nuck管。
  ○ Nuck管与男性鞘状突相似。
  ○ 1岁时即会完全闭合。
    ■ 闭合方向为自下而上。
● 闭合不完全→液体滞留于腹膜残余。

相关病理学
● Nuck管鞘膜积液并发症：感染、出血或伴发腹膜后大囊肿时出现后腹膜扩张。

影像特征

概述
● 表现多样
  ○ 圆韧带旁出现薄壁、管状或香肠状结构，边界清晰。
  ○ 尾部指向腹股沟管的逗号样病变。
  ○ 囊内囊样结构。
  ○ 多囊性病变。

US
● 囊肿内含有单纯液性无回声区。
● Valsalva动作或咳嗽时外观无变化。

CT
● 腹股沟区薄壁囊性结构，表现为液体密度。

MRI
● 腹股沟区薄壁囊性结构，表现为液体信号（T_1WI低信号，T_2WI高信号）。
● 增强后壁可出现轻微强化。

参 考 文 献

1. Hosseinzadeh K et al：Imaging of the female perineum in adults. Radiographics. 32（4）：E129-168，2012
2. Safak AA et al：Hydrocele of the canal of Nuck：sonographic and MRI appearances. J Clin Ultrasound. 35（9）：531-532，2007

85. 乳糜池

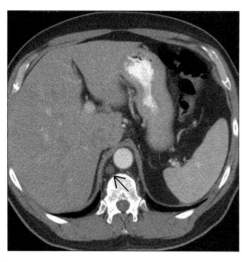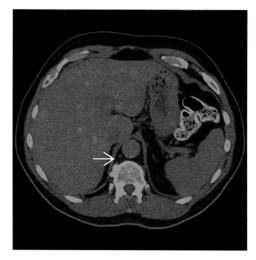

（左）横断面增强CT显示右后方后膈脚区出现椭圆形低密度影➡️。（右）对应的PET/CT横断面融合图像显示其未见异常FDG摄取➡️

临床背景

病史
- 61岁男性，滤泡性淋巴瘤病史。

影像解读

诊断陷阱
- 易被误诊为腹膜后肿大淋巴结。

正确诊断
- 扩大的乳糜池（右膈脚区的正常解剖结构）。

诊断思路
- 典型发病部位为$L_1 \sim L_2$椎体水平的右膈脚区。
- 典型表现为管状结构。
- CT上表现为典型的液体密度。
- PET表现为低摄取。

背景

流行病学
- 50%的淋巴管造影和20%的尸检中可出现乳糜池。

相关解剖学
- 乳糜池为扩张的淋巴管，通常位于右后方椎旁间隙的右膈脚区。
- 最常见于$L_1 \sim L_2$椎体水平。
- 长度5~7cm。
- 乳糜池为胸导管的起始部。
- 典型的乳糜池收集3个淋巴管的淋巴液。
  - 两支淋巴管来自下肢。
  - 另一支为肠干，主要引流肠管产生的乳糜液。
- 乳糜池向上经胸导管进入左颈内静脉（或进入左颈内静脉和锁骨下动脉交界处的静脉）。

影像特征

淋巴管造影术
- 多种表现：可表现为反Y或反V形，以及串珠样或逗号样改变。

US
- 异常增大的乳糜池可能造成腹膜后的其他病理状态出现。
- 典型征象为无回声椭圆形结构。

CT
- CT平扫：好发部位的液体密度灶。
- 增强CT：无明显强化。

MR
- T_1WI：与脑脊液（CSF）相似的低信号。
- T_2WI：与CSF相似的高信号。
- T_1WI C＋：无明显强化。
- DWI：无扩散受限。

PET/CT
- 低FDG摄取（代谢活动降低和SUV降低）。

参考文献

1. Tamsel S et al：Unusually large cisterna chyli：US and MRI findings. Abdom Imaging. 31（6）：719-721，2006
2. Pinto PS et al：Cisterna chyli at routine abdominal MR imaging：a normal anatomic structure in the retrocrural space. Radiographics. 24（3）：809-817，2004
3. Smith TR et al：The cisterna chyli：incidence and characteristics on CT. Clin Imaging. 26（1）：18-22，2002
4. Gollub MJ et al：The cisterna chyli：a potential mimic of retrocrural lymphadenopathy on CT scans. Radiology. 199（2）：477-480，1996

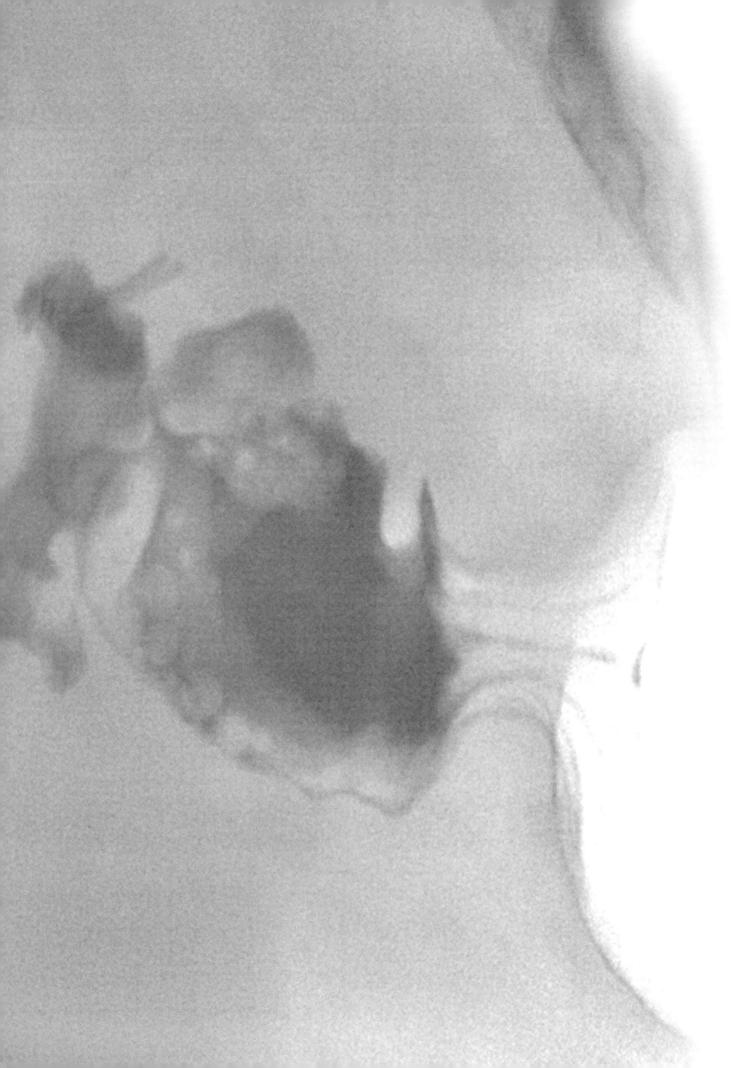

第6章 胃 肠 道

86. 胃底假瘤

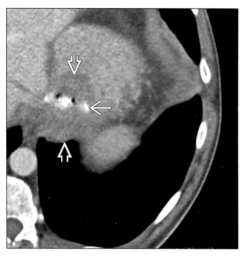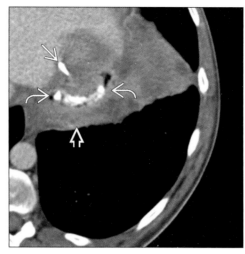

（左）横断面增强CT显示膈肌裂孔处环形软组织增厚➡在胃底的中央可见食管腔➡。（右）横断面增强CT显示Nissen胃底折叠术形成的假瘤。食管裂孔可见金属缝线➡。胃底折叠术看起来像软组织肿块➡环绕食管下段➡

临床背景

病史

- 50岁患者，因腹痛就诊，有胃食管反流手术史。

影像解读

诊断陷阱

- 易被误诊为胃底软组织肿块。

正确诊断

- Nissen胃底折叠术后正常表现。

诊断思路

- 了解外科手术及其相关细节。
- 对称的、边界光滑的软组织肿块包绕食管远端。
- 包绕贲门的外科缝线。

背景

概述

- 腹腔镜下Nissen胃底折叠术是严重胃食管反流病的标准手术方式。
- 最近文献提示抗反流手术治疗长期效果优于内科药物治疗。
- 内科药物治疗无效、胃食管反流病并发症及长期需要药物治疗是最常见的Nissen胃底折叠术的适应证。
- 食管裂孔疝的首选治疗方案。

流行病学

- 胃食管反流病影响近20%的美国人群。

相关病理学

- 由于食管下括约肌机械功能障碍导致反流。
- 括约肌功能丧失导致反流症状。

- 大部分胃底折叠术为腹腔镜下手术。
- 胃底折叠术：将胃底包裹并沿食管下端缝合以产生腹腔内食管。
  - 修补食管下段括约肌收缩功能。
  - 缝合关闭食管裂孔。

影像特征

透视

- 胃食管连接处明显的、光滑的充盈缺损。
- 对称分布于食管两侧。
- 食管位于包裹的中心。
- 年纪大的患者由于蠕动功能受损可出现远端食管扩张。

CT

- 环绕远端食管的软组织密度影。
- 胃底假肿瘤征象。
- "肿块"边界光滑。
- 可显示胃底折叠术后金属夹影。

关键知识点

- 胃底折叠术可造成胃底肿瘤假象。
- 假象表现为环绕食管远端的边界光滑的软组织肿块。

参考文献

1. Hamdy E et al：Response of atypical symptoms of GERD to antireflux surgery. Hepatogastroenterology. 56（90）：403-406，2009
2. Salminen P：The laparoscopic Nissen fundoplication--a better operation? Surgeon. 7（4）：224-227，2009
3. Canon CL et al：Surgical approach to gastroesophageal reflux disease：what the radiologist needs to know. Radiographics. 25（6）：1485-1499，2005

87. 异位胰腺

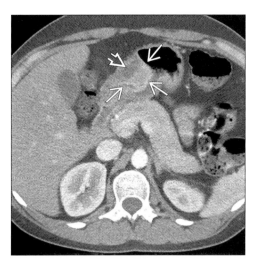 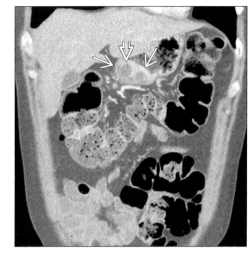

（左）横断面增强CT显示胃大弯侧软组织肿块➡。肿块呈实性，有强化，伴有轮廓清楚的囊变区➡。该病灶向腔内生长。（右）同一患者冠状面增强CT显示胃大弯侧明显强化的肿块➡伴有囊变➡。肿块扁平，长径4cm，短径2.2cm

临床背景

病史
- 29岁男性，腹痛。

影像解读

诊断陷阱
- 易被误诊为其他胃壁肿块，包括胃肠道间质瘤。

正确诊断
- 胃内异位胰腺。

诊断思路
- 支持异位胰腺的诊断而不是其他胃壁肿瘤的征象
  - 好发部位。
  - 腔内生长方式。
  - 边界不清。
  - 被覆黏膜明显强化。
  - 长径/短径比值＞1.4。
  - 实质性肿块内囊变。

背 景

概述
- 定义为在解剖及血管上胰腺主体缺乏连续性的胰腺组织。
- 组织病理学上可能包含正常胰腺的所有成分，包括胰腺腺泡、胰管及朗格汉斯细胞岛。
- 好发于胃、十二指肠或空肠。
  - 也可发生于回肠、胆囊、胆管、脾、脐部、网膜、肠系膜、纵隔及梅克尔憩室内。

胚胎学
- 起源于肠腔内原始残留的背侧或腹侧的胚芽。

相关病理学
- 并发症有过报道，包括胰腺炎、假性囊肿、囊肿形成、胰岛素瘤、腺瘤及恶变。

影像特征

透视
- 小的圆形软组织肿块中央凹陷处伴有点状的钡斑沉积。

US/EUS
- 相对于黏膜下层的高回声，表现为黏膜下低回声软组织肿块，与低回声的黏膜固有肌层相同回声。

CT
- 腔内生长的边界不规则的扁平或卵圆形的肿块，直径＜3cm，均匀强化。
- 强化程度类似于胰腺。
  - 也可强化减弱，由于导管结构和周围肌肉肥大及小的胰腺腺泡的存在。

MR
- 与正常胰腺的信号强度及强化程度相仿。

PET/CT
- 发生异位胰腺炎可导致FDG-18的摄取增加。

参 考 文 献

1. Kung JW et al：Heterotopic pancreas：typical and atypical imaging findings. Clin Radiol. 65（5）：403-407，2010
2. Kim JY et al：Ectopic pancreas：CT findings with emphasis on differentiation from small gastrointestinal stromal tumor and leiomyoma. Radiology. 252（1）：92-100，2009
3. Elsayes KM et al：MRI of heterotopic pancreatic tissue in the spleen. AJR Am J Roentgenol. 185（3）：816-817，2005

88. 肿块样胃底静脉曲张

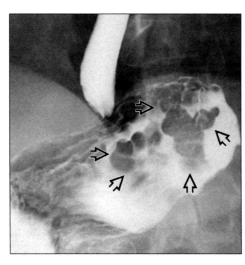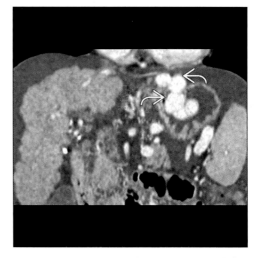

（左）上消化道造影显示胃底光滑的分叶状充盈缺损 ▷ 。（右）冠状面增强CT显示胃底明显强化呈蛇纹状的扩张静脉 ⇗

临床背景

病史
● 患者伴有黄疸和黑粪。

影像解读

诊断陷阱
● 上消化道造影表现为充盈缺损，易被误诊为肿块，如胃癌。

正确诊断
● 胃底静脉曲张。

诊断思路
● 通常伴有食管静脉曲张。
● 上消化道造影剂可因胃扩张程度不同而表现为不同大小和形状。
● 增强CT显示较为明显的管状和蛇皮样的结构，强化方式类似邻近的静脉。

背　　景

概述
● 胃黏膜下静脉扩张。
● 通常没有典型的症状，除非静脉破裂（直径＞10mm为高危因素）。
● 分类基于与食管静脉曲张的关系，以及在胃的发生部位。

流行病学
● 较食管静脉曲张少见。
● 发生于5%～33%的门静脉高压患者。
● 2年内有25%概率发生出血。
● 发生于胃底静脉较多。
● 可以是孤立的。

相关病理学
● 伴随门静脉高压（最常见）。

○ 门静脉高压的血液分流。
○ 导致形成全身的侧支分流（脾肾、胃肾）。
  ■ 反过来导致门静脉高压的胃底静脉曲张。
● 孤立的胃静脉曲张
○ 通常由于脾静脉血栓所致。
○ 扩张的静脉起源于胃短静脉，从脾门流向胃大弯侧。

影像表现

透视
● 胃底附近光滑的小叶状充盈缺损。
● 可能被误认为肿瘤。
● 因胃扩张程度的不同，范围和形状可有所不同。

US
● 大量的、边界清晰的高回声或等回声。
● 管状或蛇纹状外观。
● 彩色多普勒可显示血流。

CT
● CT平扫：很难发现，可能被误诊为软组织肿块。
● 增强CT：均匀强化的管状或蛇纹状结构，门脉期显示最清晰，与静脉强化程度一致。

MR
● 胃底蛇纹状的血液流空信号。
● 增强扫描：门脉期蛇纹状的强化组织。
● MRA：不同期相可评估完整的血管解剖情况。

参 考 文 献

1. Ryan BM et al：A pathophysiologic, gastroenterologic, and radiologic approach to the management of gastric varices. Gastroenterology. 126（4）：1175-1189, 2004
2. Sarin SK et al：Prevalence, classification and natural history of gastric varices：a long-term follow-up study in 568 portal hypertension patients. Hepatology. 16（6）：1343-1349, 1992

89. Brunner腺增生

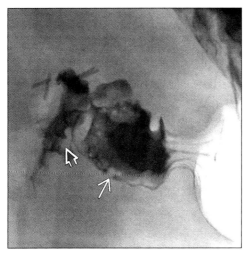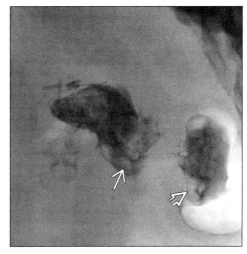

（左）钡剂造影透视点片显示十二指肠球➜及十二指肠第二部分➡出现大量小的充盈缺损。（右）钡剂造影透视点片显示十二指肠球➜及胃幽门➡大量小的充盈缺损，形成鹅卵石样外观

临床背景

病史
● 45岁男性，有胃食管反流病史。

影像解读

诊断陷阱
● 多发的、小的位于十二指肠的息肉样病变可能被误认为是息肉综合征（淋巴上皮增生及异位胃黏膜）。

正确诊断
● Brunner腺增生。

诊断思路
● 仅局限于十二指肠，偶尔发生于胃远端。
● 形态较均匀或欠均匀。
● 通常需要活检。

背 景

概述
● 主要发生在十二指肠，很少发生在胃，主要位于幽门前区。

流行病学
● 胃十二指肠镜的常见表现。
● 好发年龄为50岁或60多岁。
● 男女比例相当。

病因
● 与幽门螺杆菌感染及胃酸分泌过多有关。

临床表现
● 通常无症状。
● 偶尔导致上消化道出血或梗阻。
● 可导致肠套叠。

相关解剖学
● Brunner腺体主要位于十二指肠球及近端十二指肠，是黏膜下分泌黏液蛋白的腺体，在十二指肠远端数量和大小明显下降。

相关生理学
● Brunner腺的分泌物在酸性食糜环境中保护十二指肠，并且可以提供一种碱性环境来激活十二指肠酶。

相关病理学
● Brunner腺过度增生保留了原来的小叶结构，并且伴有纤维间隔将小叶分开，形成息肉样病变。
● 与沟槽状胰腺炎的发生有很强的相关性。

影像特征

透视
● 多发小结节，产生具有特征性的鹅卵石样外观。

US/CT/MR
● 很难观察到弥漫性小叶增生中的小叶结构。

PET/CT
● 腺瘤样增生导致代谢增高。

参 考 文 献

1. Chattopadhyay P et al: Diffuse nodular hyperplasia of Brunner's gland presenting as upper gastrointestinal haemorrhage. Singapore Med J. 49（1）：81-83，2008
2. Patel ND et al: Brunner's gland hyperplasia and hamartoma: imaging features with clinicopathologic correlation. AJR Am J Roentgenol. 187（3）：715-722，2006
3. Park SH et al: Unusual gastric tumors: radiologic-pathologic correlation. Radiographics. 19（6）：1435-1446，1999

90. 低密度淋巴结样淋巴管囊肿

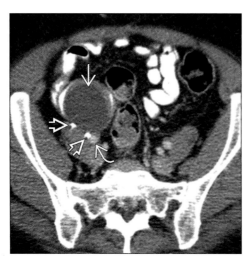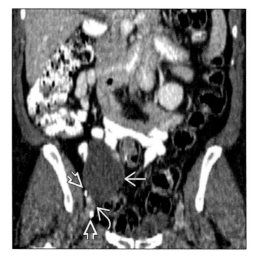

（左）横断面增强CT显示一边界清楚的液体密度病灶➡️，邻近右髂外血管➡️，邻近外科金属夹影➡️，与盆腔淋巴结清扫手术有关。
（右）同一患者冠状面重建图像显示右髂外血管➡️的中央及上部液体密度病灶➡️，邻近外科金属夹➡️

临床背景

病史
● 58岁女性，有盆腔肿瘤、淋巴结清扫及颈部肿瘤手术史。

影像解读

诊断陷阱
● 卵圆形的，边界清楚的液性密度。

正确诊断
● 囊状淋巴管瘤。

诊断思路
● 有淋巴结清扫手术有关的外科手术夹。
● 缺少其他部位的淋巴结腺病。
● 影像上呈现液体密度。

背 景

概述
● 液体密度积聚。
● 最常见的部位为腹膜后区域。
● 大部分无症状；可导致感染。
● 大的液体积聚可导致邻近结构受压。

流行病学
● 通常与肾移植，以及盆腔手术和淋巴结清扫有关。
　○ 约有40%的患者做过此类手术。
● 与术中淋巴组织清扫范围有关。
● 典型发生于术后4个月。

相关病理生理学
● 起源于髂窝的脉管系统及肾门的血管淋巴管结构。
● 继发于手术中淋巴回流的破坏。

● 大范围的破坏导致液体积聚。

治疗
● 小的囊状淋巴管瘤可以择期处理，通常会随时间消失。
● 硬化疗法可以达到最好的非手术效果。
● 手术引流及造口术也常采用。

影像特征

US
● 圆形的无回声区。
● 残存物质呈低回声。

CT
● 典型的单房病灶。
● 脂肪密度很少出现，一旦出现，高度提示该诊断。
● 无强化。

MR
● T_1WI：等信号。
● T_2WI：高信号。

关键知识点
● 需要与盆腔手术或肾移植手术后腹膜后液体积聚鉴别诊断。
● 邻近髂窝有手术夹是提示该诊断的线索。
● 典型病例没有症状，除非合并感染，或邻近结构或血管受压。

参 考 文 献

1. Moyle PL et al：Nonovarian cystic lesions of the pelvis. Radiographics. 30（4）：921-938, 2010
2. Yang DM et al：Retroperitoneal cystic masses：CT, clinical, and pathologic findings and literature review. Radiographics. 24（5）：1353-1365, 2004

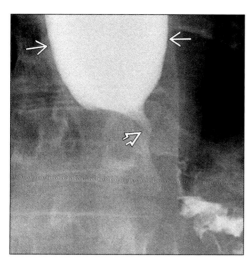 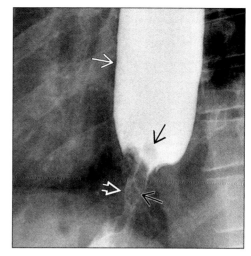

（左）食管钡剂造影显示食管无蠕动、管腔扩张➡️伴有远端食管至贲门管腔变细⬆️，类似于原发性食管贲门失迟缓症。（右）患者食管X线摄片显示近端食管扩张➡️伴有远端食管狭窄⬆️。远端食管可见黏膜结节➡️

临床背景

病史
- 62岁男性，液体及固体食物吞咽困难3个月。

相关实验室检查
- 贫血。
- 食管测压：食管蠕动停止，以及食管下括约肌不完全松弛。

影像解读

诊断陷阱
- 远端食管逐渐狭窄可能与原发性食管失迟缓相混淆。

正确诊断
- 由于胃贲门癌导致的假性食管失迟缓。

诊断思路
- 年龄（＞50岁）。
- 发病时间短。
- 明显的体重减轻。
- 黏膜结节，以及远端食管不规则狭窄。

背　　景

概述
- 假性食管失迟缓是食管测压和影像学特征的一个术语，与原发性食管失迟缓类似。

流行病学
- 假性食管失迟缓患者中，2%～4%的病理符合原发性食管失迟缓症的测压标准。
- 与原发性食管失迟缓相比，假性食管失迟缓患者年龄相对较大，并且吞咽困难持续时间短且有明显的体重减轻。

相关病理学
- 大部分患者伴有胃食管连接处的原发性肿瘤，主要是腺癌。
  - 运动功能障碍发病机制主要有以下几条。
    - 低位食管梗阻。
    - 食管肌层肿瘤细胞的浸润。
    - 由于原发肿瘤导致的神经细胞退化，以及迷走神经本身或迷走神经背侧的神经节细胞消失。
    - 肿瘤细胞与食管神经细胞的交互作用（副肿瘤综合征）。
- 与假性食管失迟缓相关的疾病
  - 胰腺假性囊肿。
  - 纵隔纤维化。
  - 食管间质性肿瘤。
  - 食管转移瘤。
  - 抗反流手术，胃环扎，或胃切除术。

影像特征

CT
- 食管远端/贲门环形狭窄。
- 近端食管扩张。

PET/CT
- 食管远端代谢活动增加。

关键知识点
- 假性食管失迟缓与原发食管失迟缓类似，最常继发于腺癌。
- 如果怀疑该病，需要做上消化道内镜或活检。

参 考 文 献

1. Ulla JL et al：Pseudoachalasia of the cardia secondary to nongastrointestinal neoplasia. Dysphagia. 23（2）：122-126，2008
2. Liu W et al：The pathogenesis of pseudoachalasia：a clinicopathologic study of 13 cases of a rare entity. Am J Surg Pathol. 26（6）：784-788，2002

92. 阑尾癌

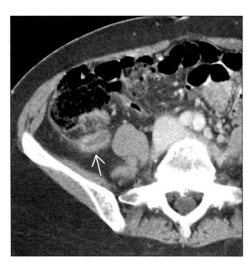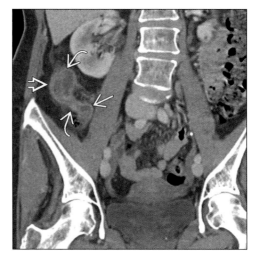

（左）横断面增强CT显示阑尾扩张➡️，直径16mm。阑尾壁增厚伴黏膜异常强化。可以观察到阑尾周围条片状渗出。（右）冠状面增强CT显示阑尾扩张➡️，阑尾根部伴有囊状扩张➡️。阑尾周围伴小片状渗出及腔内强化结节➡️

临床背景

病史
● 72岁女性，右下腹疼痛2周。

相关实验室检查
● 白细胞计数正常。

影像解读

诊断陷阱
● 影像学检查可能被误诊为急性阑尾炎穿孔。

正确诊断
● 穿孔性阑尾癌。

诊断思路
● 临床表现
  ○ 年龄较大。
  ○ 白细胞计数正常。
  ○ 临床表现和影像学表现为急性阑尾炎，不能排除潜在的肿瘤可能。
● 影像学
  ○ 阑尾扩张直径＞15mm。
    ■ 阑尾炎不伴有肿瘤在CT扫描上直径通常不会超过15mm。
    ■ 大部分阑尾肿瘤的直径大于15mm。
    ■ 30%的典型阑尾炎不伴有肿瘤。
  ○ 出现异常强化软组织结节。
  ○ 出现增大的区域淋巴结。

○ 可能侵犯周围邻近结构。

背景

流行病学
● 原发性阑尾肿瘤占阑尾切除标本的0.5%～1%。
● 30%～50%的阑尾肿瘤表现为急性梗阻性阑尾炎或伴有感染，这种表现与典型的不伴有肿瘤的阑尾炎在临床上很难区分。

影像特征

CT
● 阑尾扩张直径＞15mm。
● 局部较组织肿块累及阑尾，伴或不伴黏液囊肿形成。
● 由于阑尾炎导致邻近脂肪的炎症反应。

临床意义

术前诊断为阑尾肿瘤的重要性
● 需要改变手术方式（右半结肠切除术代替简单的阑尾切除）。
● 需要改变手术路径（剖腹手术代替腹腔镜手术）。

参考文献

1. Pickhardt PJ et al：Primary neoplasms of the appendix manifesting as acute appendicitis：CT findings with pathologic comparison. Radiology. 224（3）：775-781，2002

92. 阑尾癌

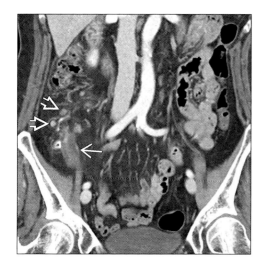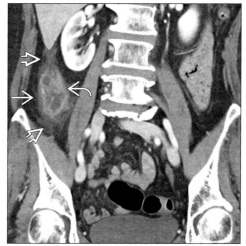

（左）77岁女性，右下腹痛1月余，冠状面增强CT显示阑尾扩张➡️，阑尾周围可见很多圆形的、轻度强化的区域淋巴结➡️。（右）同一患者冠状面增强CT显示阑尾根部囊状扩张➡️伴有阑尾周围少许渗出➡️，阑尾壁增厚、呈结节状➡️。病理提示穿孔性阑尾癌

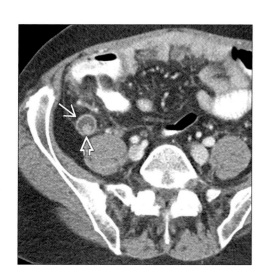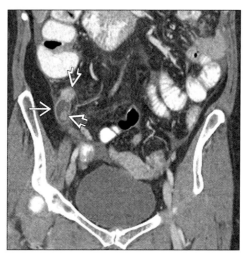

（左）66岁男性，右下腹痛、发热、白细胞升高，横断面增强CT显示阑尾腔扩张（黏液囊肿）➡️伴腔内明显强化结节➡️。（右）同一患者冠状面增强CT提示明显强化的软组织结节➡️。病理提示黏液囊肿➡️伴有阑尾黏液癌

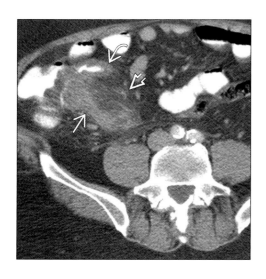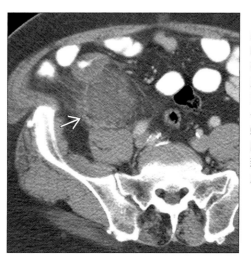

（左）65岁男性，临床表现为阑尾炎症状，横断面增强CT提示阑尾扩张，直径16mm➡️伴有阑尾周围渗出➡️，以及末端回肠肠壁增厚➡️。（右）同一患者冠状面增强CT提示蜂窝织炎改变➡️，伴有周围炎性渗出。病理提示所致的阑尾炎穿孔伴脓肿形成低级别阑尾癌

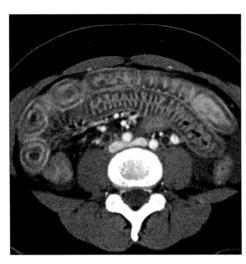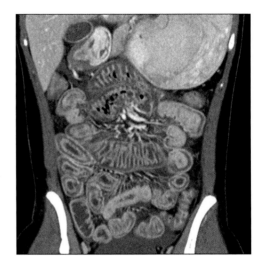

（左）横断面增强CT提示SLE患者，小肠弥漫性肠壁增厚伴有强化的内层、外侧，以及低密度的中央层，呈现靶征。（右）同一患者冠状面重建图像显示小肠弥漫性肠壁增厚伴有强化的内层、外侧，以及低密度的中央层，呈现靶征

影像解读

表现
- 肠壁增厚伴有分层现象，最内层和最外层呈高密度而中间层呈低密度。
- 在腹部增强CT中显示。

鉴别诊断
- 靶征在许多小肠疾病中都可以看到，代表黏膜下水肿、炎症或两者同时存在。
  - 炎性肠病（克罗恩病和溃疡性结肠炎）。
    - 克罗恩病急性期。
  - 缺血性肠病。
  - 小肠壁内血肿。
    - 抗凝治疗或潜在的出血倾向。
  - 血管疾病（过敏性紫癜）。
  - 其他血管炎（SLE）。
  - 血管源性水肿（遗传或血管紧张素转化酶抑制剂治疗）。
  - 感染性疾病（感染性结肠炎或假膜性结肠炎）。
  - 放射性小肠炎和结肠炎。
  - 门静脉高压相关性小肠水肿。

临床意义
- 尽管靶征没有疾病诊断特异性，但该征象可以排除恶性肿瘤引起肠壁增厚的可能性。
  - 需要注意的一个特例为浸润性直肠硬癌可出现靶征。

背　景

解释
- 靶征的最内层和最外层分别代表黏膜、黏膜肌层及浆膜层。

- 高密度是由于充血导致对比剂强化所致。
- 靶征的中间低密度代表水肿，位于黏膜下层内。

影像技术
- 动脉晚期和门脉早期对比增强显示最清晰。
- 肠腔充满中性口服对比剂，靶征显示最为清晰。

影像特征

透视
- 相当于硬币堆积的表现
  - 黏膜皱襞均匀一致增厚、相对平行排列。
  - 黏膜皱襞增厚被定义为空肠肠壁厚度＞3mm，回肠＞2mm。

CT
- 相关的表现可能包括腹水及肠系膜充血、水肿。

参 考 文 献

1. Levine MS et al：Pattern approach for diseases of mesenteric small bowel on barium studies. Radiology. 249（2）：445-460，2008
2. Ahualli J：The target sign：bowel wall. Radiology. 234（2）：549-550，2005
3. Harisinghani MG et al：Halo sign：useful CT sign for differentiating benign from malignant colonic disease. Clin Radiol. 58（4）：306-310，2003
4. Wittenberg J et al：Algorithmic approach to CT diagnosis of the abnormal bowel wall. Radiographics. 22（5）：1093-107；discussion 1107-1109，2002

93. 肠道靶征

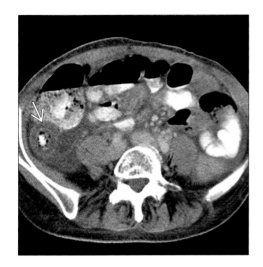
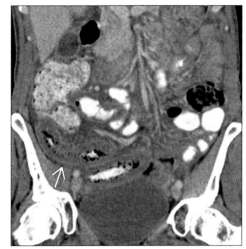

（左）一直肠癌患者有放疗史，横断面增强CT提示放疗区域小肠增厚➡️导致靶征。（右）同一患者冠状面CT图像显示放疗区域小肠肠壁增厚➡️，导致靶征。放射性肠炎常累及放疗区域的小肠，可引起跳跃分布

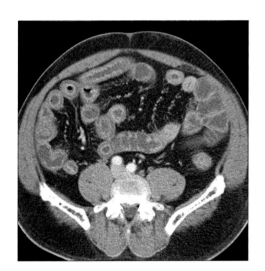
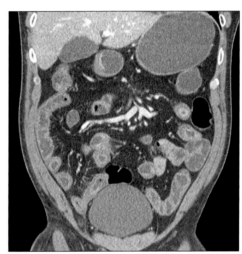

（左）在最近接受骨髓移植的患者中，使用中性口服对比剂后的增强CT轴位显示小肠壁的弥漫性增厚，形成靶征表现。（右）同一患者的冠状位增强CT显示小肠壁弥漫性增厚，形成靶征表现。病理活检提示巨细胞病毒性肠炎

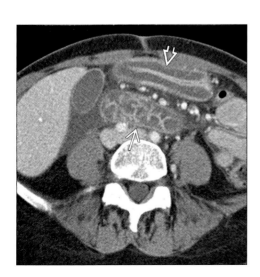
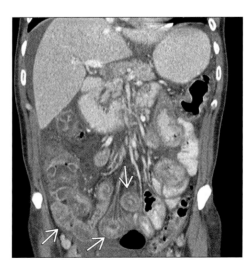

（左）患者伴有遗传性血管性水肿，增强CT轴位显示十二指肠➡️和胃窦⇔的局部增厚，导致靶征表现。（右）有紫癜和腹痛的患者，增强CT冠状位显示回肠壁弥漫性增厚➡️，导致靶征表现，并可见少量腹水。这些征象是IgA血管炎所致

94. Rigler征

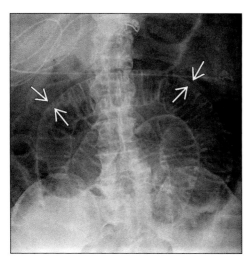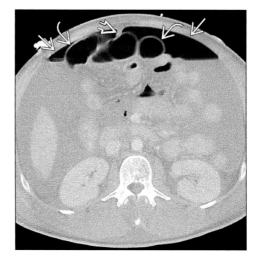

（左）仰卧位腹部X线片显示Rigler征➡。腹腔内游离气体衬托显示小肠壁的两侧。（右）轴位增强CT显示，腹腔内游离气体➡勾勒出多个充气小肠肠袢的外表面➡。游离气体同时也勾勒出镰状韧带➡

影像解读

表现

- 在仰卧位腹部X线平片中可显示这一征象。
- 双肠壁征或浅浮雕征。
- 气腹患者中约32%可见。

诊断陷阱

- 影像学表现类似于Rigler征的还有以下几种情况。
  - 充满气体的肠管相互重叠。
    - 可能产生一种假象误认为气体在肠壁的两侧。
  - 口服对比剂包裹在肠腔内壁的表面。
    - 可能使肠壁密度增加，造成Rigler征的假象。
- 在有疑问的病例中，可以加拍左侧卧位或立位X线平片。

其他气腹的影像学表现

- 腹部立位X线片上右上腹膈下游离气体。
  - 由于透光度的不同一般表现在肝周边显示清晰。
  - 对少量的腹膜游离气体显示更敏感。
- 三角形或菱形的气体积聚。
- Morison袋内的气体。
- 气体勾勒出镰状韧带。
- 橄榄球征。
  - 气体勾勒出的腹膜形状像橄榄球。
- 倒V形。
  - 在仰卧的腹部X线平片中观察到侧脐韧带。

背 景

解释

- 正常情况下由于肠腔内存在气体才能显示肠腔侧的肠壁。

- 浆膜层无法观察到是由于它与腹腔内容物有相仿的密度。
- 游离气体出现时，肠腔外的气体导致肠壁两侧都能清楚观察。
- 至少中等量的气体才可产生倒V征。
- 当由于肠管塌陷或充满液体只能观察到肠壁的最外层时，会出现反Rigler征。

气腹的病因

- 医源性
  - 开腹或腹腔镜手术。
  - 由于放置腹膜透析管、饲养管或最近做过内镜检查导致穿孔。
- 自发性
  - 许多胃肠道疾病可以导致肠道穿孔
    - 消化性溃疡。
    - 肠缺血。
    - 肠梗阻（良性或恶性）。
    - 中毒性巨结肠。
- 外伤性
  - 钝伤或穿透性外伤导致肠道穿孔。
- 多方面
  - 药物（甾体类药物、非甾体抗炎药）。
  - 小肠或结肠肠道气囊肿症。
  - 女性生殖道相关的因素（冲洗、性交、吸入）。

参考文献

1. Ly JQ：The Rigler sign. Radiology. 228（3）：706-707，2003
2. Levine MS et al：Diagnosis of pneumoperitoneum on supine abdominal radiographs. AJR Am J Roentgenol. 156（4）：731-735，1991

94. Rigler征

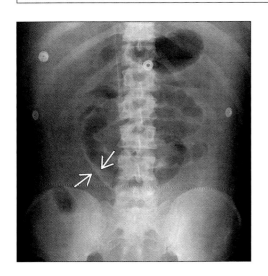 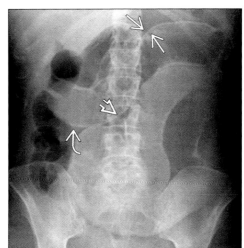

（左）由于存在腹腔内游离气体，腹部仰卧位X线片能显示出这些勾勒出小肠壁两侧的气体（Rigler征）➡。（右）此仰卧位腹部X线片显示腹腔内游离气体的2个征象：Rigler征➡和多个肠袢之间的三角形透亮影➡。该X线片还显示了Rigler征的另一种形式：游离气体仅勾勒出积液肠袢➡的浆膜面

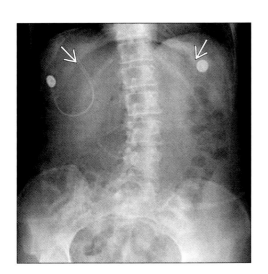 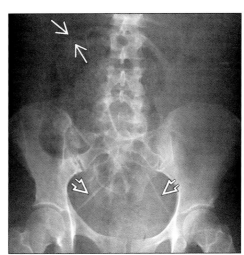

（左）仰卧位腹部X线片显示橄榄球征➡：一个巨大的椭圆形透亮区在腹膜腔里形成一个橄榄球的形状。其长轴在头尾方向，两端圆钝，边界由膈肌和盆底勾勒。（右）此仰卧位腹部X线片显示腹腔内游离气体的2个征象：Rigler征➡和由于两侧脐带韧带➡可见的倒V征，因为它们是由腹腔内游离气体勾勒而成

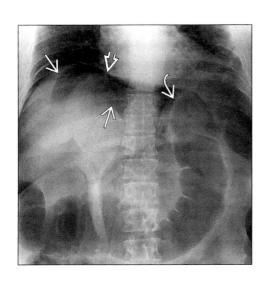 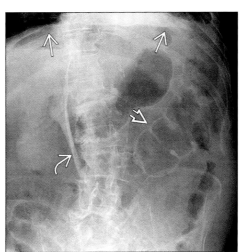

（左）此仰卧位腹部X线片显示大量腹腔内游离气体➡聚集，勾勒出横膈膜下表面➡和横结肠壁（Rigler征）➡。（右）此仰卧位腹部X线片显示勾勒出横膈膜下表面➡、肠壁两侧➡和镰状韧带➡的腹腔内游离气体

95. 肠道气囊肿症

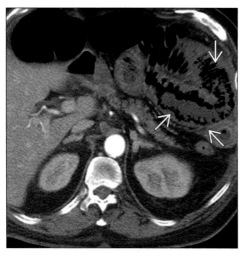
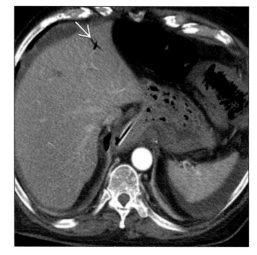

（左）轴位增强CT显示空肠肠壁➡内的气体伴有肠壁增厚和淤滞，代表肠道气肿继发于缺血改变。（右）轴位增强CT显示外周气体透亮影与门静脉气体➡相一致，表明缺血是肠道积气的潜在病因

临床背景

病史
- 51岁男性，转移性小细胞肺癌，伴有剧烈腹痛。

影像解读

表现与解释
- 肠道气囊肿症（PI），表现为肠壁被壁内的气体所分隔而呈现的一种征象。

鉴别诊断
- 大多数肠道气囊肿症的原因
  - 威胁生命的情况
    - 缺血（最常见的致命的情况）。
    - 肠梗阻。
    - 小肠炎/结肠炎。
    - 外伤。
  - 良性
    - 自发性的。
    - 药物导致的（皮质醇及化疗药物）。
    - 肺源性的（COPD和间质纤维化）。
    - 器官移植（移植物寄主疾病）。
    - 炎性肠病。
    - 幽门狭窄。
    - 系统性疾病（幽门狭窄）。
    - 医源性（如结肠镜检查和钡灌肠）。

背　　景

临床表现
- 良性的气囊肿症是无症状的。
- 威胁生命的气囊肿症，症状变化多样，包括恶心、呕吐、腹痛、腹泻、腹胀、便秘及里急后重。

流行病学
- 可以发生在任何年龄，无性别差异。
- 在腹部CT检查中约0.37%的病例中可以看到。

病理学
- 下列几种假说可以解释肠道气囊肿征的病理生理。
  - 机械性假说：肠壁内压力增加导致气体从黏膜的破口进入肠壁。
  - 感染性假说：产气微生物。
  - 也有肺和化学性假说。

影像特征

X线平片
- 肠壁透光度增加。

对比灌肠
- 沿钡絮边缘的充盈缺损或线性排列。

CT
- 最敏感的检查手段。
- 肠壁透亮气体影。
  - 提示临床需要重点观察的肠道气囊肿症（如继发缺血）。
    - 肠系膜渗出、肠壁增厚和腹水。
    - 肠系膜和门静脉积气。
    - 累及小肠更多见。
  - 良性的气囊肿症更容易累及结肠。
- 可发生气腹，CT易于检出。

参 考 文 献

1. Lee KS et al：Distinguishing benign and life-threatening pneumatosis intestinalis in patients with cancer by CT imaging features. AJR Am J Roentgenol. 200（5）：1042-1047，2013
2. Wu LL et al：A systematic analysis of pneumatosis cystoids intestinalis. World J Gastroenterol. 19（30）：4973-4978，2013
3. Morris MS et al：Management and outcome of pneumatosis intestinalis. Am J Surg. 195（5）：679-82；discussion 682-683，2008

95. 肠道气囊肿症

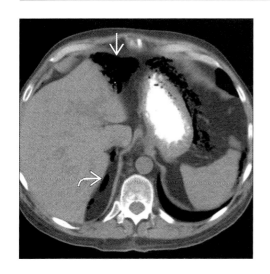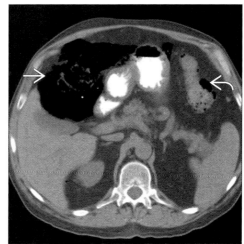

（左）一名有皮质类固醇用药史的55岁男性的轴位平扫CT，表现为大量游离腹腔内气体（气腹）➡️和腹膜后气体➡️。（右）轴位平扫CT显示多发、小的壁内气体灶➡️（气囊肿症），包括脾曲和大量腹腔内游离气体（气腹）➡️

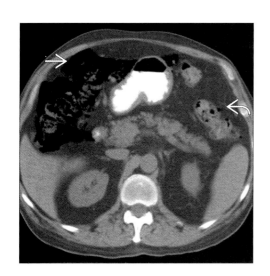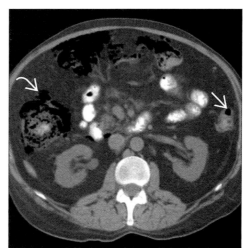

（左）轴位平扫CT显示多个降结肠➡️的壁内气体灶和横结肠➡️前的腹腔内气体。（右）轴位平扫CT显示出多个升结肠➡️和降结肠➡️的壁内气体灶

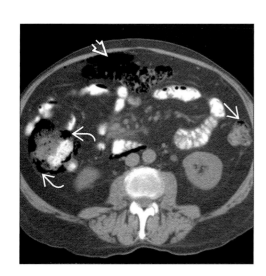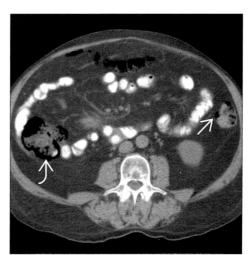

（左）轴位平扫CT表现出广泛的右侧➡️和局限的左侧➡️良性结肠气肿，伴有横结肠肠系膜区域的腔外气体➡️。（右）轴位平扫CT显示涉及升结肠➡️和降结肠➡️的良性气囊肿症。注意此处没有肠壁增厚、条索影或腹水，表明是良性的肠道气囊肿症

96. 肠绷紧征

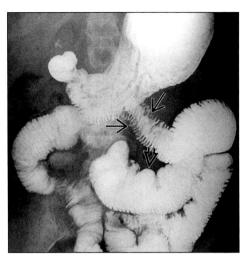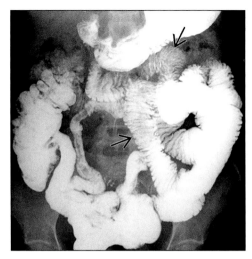

（左）小肠钡剂造影正位X线片显示具有瓣膜状突起的扩张的小肠及其皱襞紧密排列➡。还可以看到多个假性憩室⇨。（右）尽管有肠腔膨胀，小肠钡剂造影正位X线片显示扩张的小肠及其皱襞紧密排列➡

影像解读

表现

- 肠绷紧征用于描述小肠黏膜皱襞排列紧密，尽管小肠钡灌肠显示肠腔扩张，且厚度正常。
  - 正常情况下每英寸黏膜皱襞的数量
    - 近端空肠：4～7。
    - 远端回肠：2～4。

临床意义

- 可在硬皮病的患者中观察到。
  - 60%的硬皮病患者中可见。
  - 在空肠和远端回肠表现最显著。

其他影像学表现

- 小肠
  - 小肠扩张。
  - 囊状扩张（假性憩室）。
    - 不对称的肠壁纤维化→游离缘囊袋状突出。
    - 更常见累及结肠，但也可发生在小肠和食管。
  - 小肠假性梗阻。
  - 一过性肠套叠。
  - 小肠肠壁积气。
- 食管
  - 通常影响食管远端2/3。
    - 因为近端1/3包含横纹肌。
  - 食管蠕动减少或消失。
  - 由于食管下括约肌闭锁不全导致显著的胃食管反流。
  - 影像学表现包括食管炎、狭窄及食管Barret化生。

背景

解释

- 由于纵行平滑肌收缩导致小肠长度缩短→黏膜皱襞堆积聚集。
  - 肠腔扩张表现更显著。

病理学

- 硬皮病（进行性系统硬化）是一种系统性的结缔组织病，特点是广泛的平滑肌萎缩、纤维化，并且伴有胶原沉积。
  - 硬皮病可累及肺、肾、心及胃肠道。
- 皮肤逐渐增厚、硬化，并且与皮下组织粘连，导致皮肤外观类似家畜皮肤如牛皮。
  - 该术语后来被用来描述小肠襞的改变。
- 小肠是胃肠道中除了食管外第二位容易受累的结构。
- 胃肠道的病理改变过程→小肠的蠕动减弱→肠淤滞，细菌过度生长，腹泻及吸收不良。

参考文献

1. Levine MS et al：Pattern approach for diseases of mesenteric small bowel on barium studies. Radiology. 249（2）：445-460，2008
2. Neef B et al：Image of the month："hide-bound" bowel sign in scleroderma. Gastroenterology. 124（5）：1179, 1567, 2003
3. Pickhardt PJ：The "hide-bound" bowel sign. Radiology. 213（3）：837-838，1999
4. Horowitz AL et al：The "hide-bound" small bowel of scleroderma：characteristic mucosal fold pattern. Am J Roentgenol Radium Ther Nucl Med. 119（2）：332-334，1973

97. 木梳征

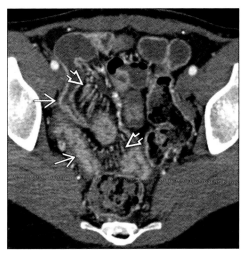 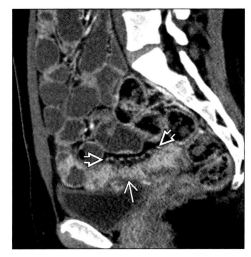

（左）轴位增强CT示直小血管充血➡️，表现为特征性的木梳征。注意同时小肠黏膜强化➡️。（右）矢状位增强CT示小肠受累段的黏膜强化➡️与直小血管充血➡️

木梳征

影像表现
- 增强CT上表现为回肠系膜侧的多个曲折、细管状结构，排列为齿梳状。

解释
- 肠系膜血管充血、扩张、纡曲，直小血管间隙增宽。
  - 受累小肠系膜的血流增加和纤维脂肪增殖所致。

意义
- 木梳征提示已确诊的克罗恩病急性恶化。

背　　景

解剖
- 小肠供血动脉在肠系膜内发出分支，通过动脉弓与其他小肠动脉相交通。
- 空肠直小血管或终端分支较回肠更长，间隙更宽。

相关病理学
- 克罗恩病是一种慢性肉芽肿性疾病，以小肠的透壁炎症为特征。
- 可累及消化道的任一部位。
  - 最常见的是回肠末端和结肠近端。

鉴别诊断
- 木梳征并非克罗恩病所特有，亦可见于下述疾病。
  - 血管炎（如SLE、结节性多动脉炎、Henoch-Schönlein综合征、显微镜下多血管炎、白塞病）。
  - 肠系膜血栓栓塞。
  - 绞窄性肠梗阻。
  - 溃疡性结肠炎。
- 根据临床病史，受累小肠节段和相关发现可将其鉴别。

- 缺乏木梳征将有助于淋巴瘤和转移瘤的鉴别，这些均是乏血供肿瘤。

克罗恩病的其他影像表现
- 与小肠相关的表现
  - 气钡双重对比成像，表现为口疮样溃疡。
  - 小肠壁增厚。
    - 见于82%的患者。
    - 通常5～10mm，但可达20mm。
    - 常见于回肠末端，但亦可见于胃肠道的其他部分。
    - 疾病急性期，黏膜和浆膜强化，黏膜下层水肿→壁分层→CT表现为靶征。
    - 疾病慢性期，肠壁无分层表现。
  - 肠系膜淋巴结。
  - 肠系膜纤维脂肪增生"匍匐脂肪"。
  - 脓肿、瘘管、窦道和肛周疾病。
- 小肠外表现
  - 肝脂肪浸润。
  - 原发性硬化性胆管炎。
  - 肾结石。
  - 胆石症。
  - 骶髂关节炎。

参　考　文　献

1. Lo Re G et al：CT enterography as a powerful tool for the evaluation of inflammatory activity in Crohn's disease：relationship of CT findings with CDAI and acute-phase reactants. Radiol Med. 119（9）：658-666, 2014
2. Madureira AJ：The comb sign. Radiology. 230（3）：783-784, 2004

98. 戒指征：肠脂垂炎

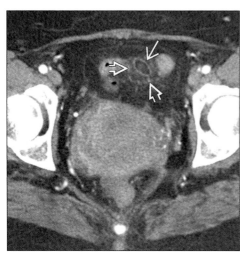 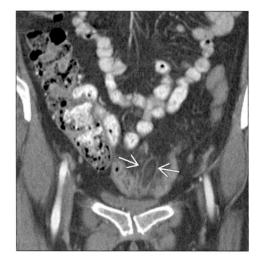

（左）轴位增强CT示乙状结肠旁见一边界清晰的脂肪密度肿块➡️，壁薄，呈软组织密度。周围脂肪间隙少许条索影➡️。（右）冠状位增强CT（同一患者）：乙状结肠旁见一边界清晰的脂肪密度肿块➡️，壁薄，呈软组织密度

临床背景

病史
- 49岁男性，左下腹痛。

影像解读

典型征象
- 左半结肠旁含脂肪病变，增强后呈"戒指样"强化，符合肠脂垂炎。

鉴别诊断
- 最主要的鉴别诊断是网膜扭转，但多见于右半结肠。

背 景

概述
- 急性肠脂垂炎是发生在肠脂垂的一种自限性炎症。
- 通常有急性左下腹疼痛。

流行病学
- 发病平均年龄：40岁。
- 多数采用非手术治疗。

相关解剖学
- 肠脂垂由结肠浆膜面的腹膜囊形成，附着于血管柄。
- 由脂肪组织和血管组成。
- 尺寸：厚1～2cm，长2～5cm。
- 常与结肠憩室相关。
- 乙状结肠附近最丰富。
- 数量可能超过100。
- 通常仅在发生炎症和（或）被液体包绕时在CT上显示。

相关病理学
- 病因：肠脂垂扭转导致静脉闭塞，进而造成缺血和炎症。
- 可能与肥胖、疝和剧烈运动有关。

影像特征

US
- 小的、卵圆形、不可压缩的高回声占位，有时周围可见低回声晕。

CT
- 最敏感的方法。
- 连于结肠的脂肪密度灶。
- 高密度包膜，代表脏层腹膜线炎症（戒指征）。

MR
- T_1WI：结肠旁带蒂的小的高信号灶。
- 压脂T_1WI：抑脂后低信号。
- T_1WI增强：包膜强化。
- T_2WI：脂肪样信号。

关键知识点
- 肠脂垂炎是结肠旁一带蒂的小的脂肪样病变。
- 最常见的发病部位为乙状结肠旁。
- 通常伴有急性左下腹疼痛。
- 通常非手术治疗。

参 考 文 献

1. Schnedl WJ et al：Insights into epiploic appendagitis. Nat Rev Gastroenterol Hepatol. 8（1）：45-49，2011
2. Singh AK et al：Acute epiploic appendagitis and its mimics. Radiographics. 25（6）：1521-1534，2005
3. Singh AK et al：CT appearance of acute appendagitis. AJR Am J Roentgenol. 183（5）：1303-1307，2004
4. Mollà E et al：Primary epiploic appendagitis：US and CT findings. Eur Radiol. 8（3）：435-438，1998

99. 亮灯征：回盲瓣脂肪瘤

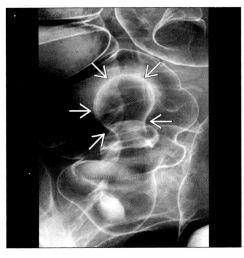
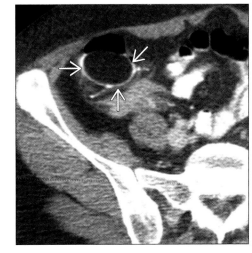

（左）气体-钡剂双重灌肠：盲肠内近回盲瓣表面光整、边界清晰的蒂状肿块➡，即亮灯征。（右）轴位增强CT：盲肠内边界清晰的脂肪密度肿块➡，符合脂肪瘤表现，肿块呈球形，很可能来源于回盲瓣

临床背景

病史
● 55岁女性，腹部绞痛。

影像解读

典型征象
● 回盲瓣（ICV）内带蒂肿块，表现为亮灯征，提示回盲瓣脂肪瘤。

背　景

概述
● 脂肪瘤是胃肠道最常见的良性肿瘤，结肠是最常见的发生部位（0～60%）。
● 常单发，有时多发。
● 常无症状，而脂肪瘤＞2cm可导致非特异性症状，包括排便习惯改变、腹痛或便血。
● 回盲瓣的脂肪瘤应与更为常见的脂肪瘤病或脂肪增生相鉴别。
　○ 脂肪瘤：脂肪组织周围有一个边界清晰的包膜，且仅限于1个回盲唇。
　○ 脂肪瘤病：是回盲瓣黏膜下层一种弥漫性脂肪沉积，无囊包膜。
　○ 脂肪瘤病和脂肪瘤在钡剂灌肠上均可表现为圆形、轮廓光整、边界清晰的肿块。

流行病学
● 2/3的胃肠道脂肪瘤发生于结肠。
　○ 最常见于盲肠。
● 男女比例：1:4。
● 几乎仅见于高加索人。

相关病理学
● 由成熟脂肪组织组成、局限于黏膜下层的良性肿瘤。
● 持续刺激可导致纤维化、钙化、溃疡和出血。

影像特征

钡剂灌肠
● 光滑、无蒂的黏膜下或息肉样充盈缺损。
● 可有宽大的蒂。
● 如果起源于ICV或近ICV则表现为偏心型肿块（非同心样环绕回盲瓣）。
● 表面轮廓分叶状（不常见）。
● 黏膜完整。
● 质地柔软。
● 压迫时形态、长度发生变化。

US
● 边缘清晰的回声肿块。

CT
● 盲肠内近回盲瓣的边界清晰、完整的，具有包膜的圆形或卵圆形均匀密度肿块，CT值为－95～－30HU。

MR
● T_1WI：高信号，抑脂序列信号丢失。
● T_1WI增强：无明显强化。
● T_2WI：等信号。
● 抑脂序列信号丢失。

参 考 文 献

1. Spaventa-Ibarrola A et al: [Ileocecal valve lipoma. Case report and review of the literature.] Cir Cir. 74（4）：279-282，2006
2. Thompson WM: Imaging and findings of lipomas of the gastrointestinal tract. AJR Am J Roentgenol. 184（4）：1163-1171，2005
3. Kransdorf MJ et al: Imaging of fatty tumors: distinction of lipoma and well-differentiated liposarcoma. Radiology. 224（1）：99-104，2002

100. 铅管征：溃疡性结肠炎

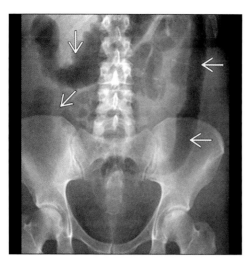 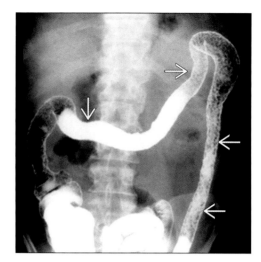

（左）腹部正位X线片：充气结肠管腔变窄，结肠袋等正常结构消失，呈"铅管征" ➡，提示溃疡性结肠炎。（右）钡剂灌肠：钡剂对比清晰显示横结肠及降结肠的结肠袋结构消失，管腔变窄，呈"铅管征" ➡，并见微小充盈缺损（假性息肉和颗粒状黏膜）

临床背景

病史
● 58岁女性，慢性腹痛、腹泻。

影像解读

典型征象
● 结肠袋完全消失，继发于溃疡性结肠炎（UC）。

背　　景

概述
● UC是一种炎症性肠病（IBD），以慢性弥漫性炎症为特征，主要累及结肠直肠黏膜和黏膜下层。
● 虽然确切病因仍未知，但是环境和遗传因素可能发挥作用。
● 直肠始发，逐渐向近端延伸。
● 部位：局限于直肠（30%）、直肠和结肠（40%）、全结肠炎（30%）。
● 长期结肠炎可增加恶变风险；10年风险为10%，之后，每10年风险上升0.5%～1.0%。
● 25%出现多发癌。
● 与UC相关的基因：HLA-B5，HLA-BW52和HLA-DR2。

流行病学
● 发病：20～40岁（小峰值55～65岁），女性多于男性。
● 多见于白种人和德系犹太人。
● 一级亲属的发病率增加30～100倍。

相关病理学
● 仅累及黏膜和黏膜下层。
● 结肠连续向心性和对称性受累；假性息肉形成。
● 显微镜下：炎性浸润和隐窝微脓肿。

影像特征

钡剂灌肠
● 急性

○ 结直肠缩窄，不完全充盈缺损（痉挛＋易激）。
○ 结肠袋增厚、水肿。
○ 烧瓶状"领扣"样溃疡：溃疡变大→正常结构丧失→黏膜岛和息肉形成。
○ 炎症和炎症后假性息肉。
● 慢性
○ 结肠缩短，曲度丧失（可逆性）。
○ 铅管样结肠：结肠袋变钝或完全丧失。
○ 远端5～25 cm回肠炎性改变（反流性回肠炎）。
○ 管腔狭窄和骶前间隙＞1.5cm。
○ 良性狭窄：UC的局部后遗症。
○ 直肠炎诊断为直肠瓣膜厚度＞6.5mm，或直肠瓣膜消失（气钡双重灌肠）。

CT
● 结肠壁弥漫性增厚（＜10 mm）。
● 结肠直肠缩窄，骶前间隙＞1.5 cm。
● 增强CT：靶征或晕征：内部黏膜强化，中间黏膜下层不强化，外部固有肌层强化。
● 黏膜岛或炎性假性息肉强化；结肠旁组织炎性条索影。

MR
● 壁增厚（4.7～9.8mm），与疾病严重程度相关。
● 黏膜强化，黏膜下层轻度强化，呈低信号带。
● 其他特征同CT，结肠旁脂肪增多。

参 考 文 献

1. Gore RM et al：CT features of ulcerative colitis and Crohn's disease. AJR Am J Roentgenol. 167（1）：3-15，1996
2. Jacobs JE et al：CT of inflammatory disease of the colon. Semin Ultrasound CT MR. 16（2）：91-101，1995
3. Kelvin FM et al：Double contrast barium enema in Crohn's disease and ulcerative colitis. AJR Am J Roentgenol. 131（2）：207-213，1978

101. 苹果核征：结肠癌

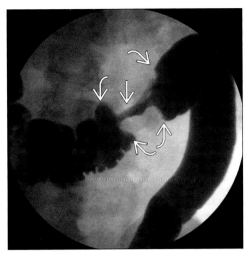 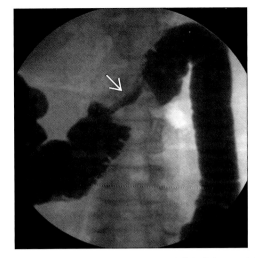

（左）单对比钡剂灌肠正位透视图：横结肠管腔局灶性明显狭窄➜，与相邻正常结肠"肩部"一起构成苹果核征➜。（右）单对比钡剂灌肠斜位透视图（同一患者）：同样显示苹果核征➜。

临床背景

病史
- 65岁男性，左上腹痛。

影像解读

典型征象
- 外周充盈缺损虽然无特异性，但典型者多见于胃肠道恶性肿瘤，如狭窄性环状结直肠癌。
- 结肠管腔的节段性突然狭窄称为苹果核征。
- 非特异性，但多见于恶性肿瘤，尤其是结肠癌。
- 鉴别诊断包括感染性（如憩室炎、感染性结肠炎、盲肠炎），炎性（如溃疡性结肠炎和克罗恩病）和缺血性疾病。

背景

概述
- 息肉样病变（早期结肠癌）可能演变为环状（苹果核）病变（晚期结肠癌）。
- 环状病变因外周狭窄在钡剂灌肠上表现为典型的苹果核征。
- 风险因素包括低纤维饮食、结肠癌或腺瘤病史、炎性肠病。
- 典型症状有体重减轻、肠梗阻、黑粪、疼痛。

流行病学
- 多见于50岁以上人群。
- 胃肠道最常见的恶性肿瘤。

相关生理学
- 结肠癌可影响正常的生理功能，并导致小肠梗阻和（或）体重减轻。

相关病理学
- 大体：环状结肠癌-外周缩窄性结肠肿块伴有区域坏死。
- 镜下：多数是腺癌，鳞状细胞癌少见。
- 肝转移最常见。

影像特征

透视
- 疾病严重程度决定充盈缺损类型
  - 息肉样病变：通常提示早期腺癌。
  - 苹果核征：通常是晚期腺癌。
- 并非所有充盈缺损或苹果核征都是恶性肿瘤；在难以确诊的病例中，结肠镜检查仍然是金标准。

CT
- CT上经常会发现表现为苹果核征的狭窄性病变。
- CT结肠成像可通过扩张管腔，在管腔气体的对比下，产生类似钡剂灌肠效果的图像。
- 非对称性、不规则的管壁增厚是腺癌的典型征象。

参考文献

1. Alzaraa A et al：Apple-core lesion of the colon：a case report. Cases J. 2：7275, 2009
2. Rubin EM et al：Images in clinical medicine. The virtual apple core of a colonic carcinoma. N Engl J Med. 352（26）：2733, 2005
3. Freyschmidt J：The apple core sign. Eur Radiol. 12（1）：245-247, 2002
4. Levine MS et al：Diagnosis of colorectal neoplasms at double-contrast barium enema examination. Radiology. 216（1）：11-18, 2000

102. 手风琴征：假膜性肠炎

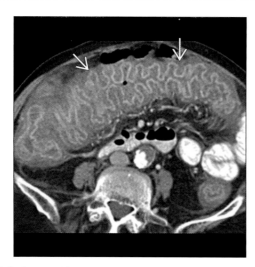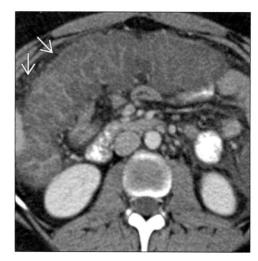

（左）轴位增强CT：结肠壁水肿，黏膜显著强化，结肠袋间薄层口服对比剂，构成继发于假膜性结肠炎的手风琴征➡。（右）轴位增强CT：另一患者，缺血性结肠炎、肠绞窄，结肠壁明显增厚➡，表现为手风琴征

临床背景

病史

● 55岁男性，长期住院，广泛下腹部疼痛。

影像解读

典型征象

● 结肠水肿时，结肠袋间隙有少量薄层对比剂，因其结构形态与手风琴相似而被称为手风琴征。

● 最初用于描述假膜性结肠炎，但并非其所特有。

● 其他原因包括炎症和缺血性结肠炎。

背　　景

概述

● 常见于增强CT，弥漫性结肠壁水肿患者，肠道对比剂滞留在结肠褶皱之间，表现为高密度，与表现为低密度的水肿相间隔，形成手风琴征。

● 该征象最初用于描述假膜性结肠炎（常见于进展期），但并非特异性征象，亦可见于其他多种类型的结肠炎。

● 假膜性结肠炎由艰难梭菌感染引起。

● 通常伴有大量腹泻，可最终导致死亡；严重情况下，患者可从单纯微生物感染变成脓毒血症。

● 在粪便中检出毒素或直接观察到假膜，即可诊断。

● 使用抗生素治疗，严重情况下，可采用结肠镜或手术粪便移植。

流行病学

● 患者通常有近期抗生素使用史（如克林霉素）或化学疗法给药。

● 近期手术史，肠道缺血或免疫系统受损增加致病风险。

相关生理学

● 病情严重者，可导致结肠梗阻。

相关病理学

● 大体：结肠黏膜炎症，伴有假膜形成。

● 镜下：可见隐窝脓肿和坏死。

影像特征

CT

● 结肠壁增厚、结节状。

● 手风琴征。

● 靶征，由于黏膜高血流灌注，明显强化呈高密度，黏膜下层水肿不强化，呈低密度。

● 周围脂肪条索影。

CR

● 结肠梗阻。

● 结肠扩张，结肠袋增厚。

● 严重者可见气腹或中毒性巨结肠。

参 考 文 献

1. Kirkpatrick ID et al: Evaluating the CT diagnosis of Clostridium difficile colitis: should CT guide therapy? AJR Am J Roentgenol. 176（3）：635-639，2001

2. Macari M et al: The accordion sign at CT: a nonspecific finding in patients with colonic edema. Radiology. 211（3）：743-746，1999

3. O'Sullivan SG: The accordion sign. Radiology. 206（1）：177-178，1998

4. Fishman EK et al: Pseudomembranous colitis: CT evaluation of 26 cases. Radiology. 180（1）：57-60，1991

103. 鸟嘴征

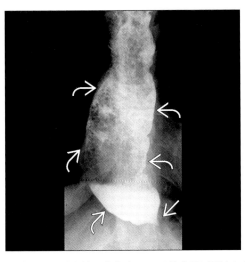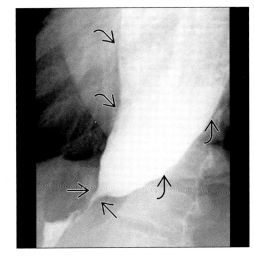

（左）吞钡正位片：近端食管显著扩张➡，远端食管逐渐变细呈鸟嘴状➡提示贲门失弛缓症。（右）吞钡斜位片：近端食管明显扩张充钡➡，远端食管光整、狭窄，呈鸟嘴状➡提示贲门失弛缓症

临床背景

病史
- 47岁男性，吞咽困难，间歇性胸痛和反流数月。

影像解读

诊断思路
- 鸟嘴征是贲门失弛缓症透视检查的典型表现。

背 景

概述
- 鸟嘴征是指食管远端从扩张到逐渐平滑变细。
- 贲门失弛缓症在食管运动障碍性疾病中最为多见。
- 食管下括约肌松弛不完全。
- 症状：吞咽困难（固体和液体），反流（唾液和未消化食物），胸痛和体重减轻。
- 测压：食管下括约肌松弛（LES），无原发蠕动和运动不完整。
- 内镜检查：食管扩张，唾液和未消化食物颗粒潴留。
- 需排除继发于狭窄的假性贲门失弛缓症，手术（胃底折叠术、胃束带术）或肿瘤（食管、胃及贲门）。
- 可能是美洲锥虫病的后遗症。
- 药物治疗：肉毒杆菌毒素、硝酸盐、钙通道阻滞剂。
- 手术治疗：肌切开术或气囊扩张术。

流行病学
- 发病率1/100 000，患病率10/100 000。
- 常见于成年早期。
- 男女发病率相等。

相关生理学
- 具体病因不详，可能与自身免疫、病毒或神经退行性等原因所致的炎性过程有关。

- 导致抑制性神经递质丧失。

相关病理学
- 食管下括约肌神经节细胞和食管肌间神经丛的退化。

影像特征

透视
- 选择性成像方法，必须结合测压，以增加灵敏度。
- 食管无蠕动。
- 食管远端扩张，逐渐平滑缩小，呈鸟嘴外观。
- 由于食管下括约肌松弛不完全导致排空不良。
- 进展期：纡曲，成角，巨大食管。
- 与假性贲门失弛缓症难以鉴别
  - 评估贲门和胃底（可能评估较为困难，由于钡剂排空延迟）。
  - 假性贲门失弛缓症可能表现为远端食管偏心、结节或肩状扩张、变窄。
  - 与假性贲门失弛缓症比较，原发性贲门失弛缓症的食管直径常＞4 cm。

X线平片
- 纵隔影增宽。
- 食管扩张（伴气-液平），气管前移。

CT
- 评估贲门失弛缓症，非常规需要。
- 贲门失弛缓症无明显壁增厚。
- 与假性贲门失弛缓症的鉴别点。
  - 肿瘤或食管炎表现为管壁增厚或肿块。

参 考 文 献

1. Ba-Ssalamah A et al：Dedicated multi-detector CT of the esophagus：spectrum of diseases. Abdom Imaging. 34（1）：3-18, 2009

104. 螺旋食管

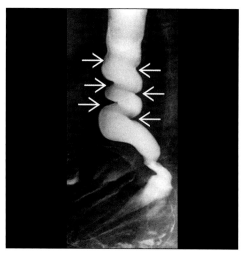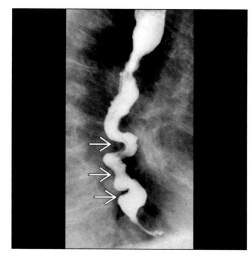

（左）吞钡透视斜位X线片：远端食管同时呈螺旋状、非蠕动性收缩➡。（右）吞钡透视侧位片：3个收缩形成的螺旋食管➡是弥漫性食管痉挛透视下的典型表现

临床背景

病史
- 65岁女性，间歇性吞咽困难与胸痛数月。

影像解读

典型征象
- 螺旋食管（吞钡检查时）是远端食管痉挛（DES）透视下的一种典型表现。

背景

概述
- 螺旋状食管，又称为念珠状食管。
- 因多个同时、非蠕动、管腔闭塞性收缩（第三次收缩）所致。
- 见于食管远端
- 疼痛发作过程中可能不出现螺旋状外观。

临床意义
- 临床表现为持续数秒或数分钟的间歇性胸痛、吞咽困难。
- 反流相关症状，如胃灼热、反胃和咳嗽。
- 食物消化时，症状时有发作。
- 随着高分辨率食管压力地形图的应用，食管测压在诊断中具有重要作用。
- 常与胃食管反流病共存。
- 应区别于其他食管运动障碍性疾病，如贲门失弛缓症。
- 可以用钙通道阻滞剂、硝酸盐、抗胆碱能药物治疗。

流行病学
- 少见，占食管运动障碍性疾病的5%～15%。

相关生理学
- 具体不详。
- 可能与一氧化氮缺乏有关，导致神经抑制异常。
- 食管远端肌肉过早收缩→管腔内压增高。
- 最近研究表明远端食管痉挛可能进展为贲门失弛缓症。

相关病理学
- 可能有固有肌层肥大。

影像特征

透视
- 食管上段原发蠕动正常。
- 典型表现为远端食管螺旋状或念珠状。
  - 近期研究发现远端食管痉挛（DES）患者中不常见（低至4%）。
- 也可能显示异常的原发和三级蠕动，而没有经典的螺旋状外观（更常见）。
- 与贲门失弛缓症鉴别：食管下括约肌正常弛缓。
  - 贲门失弛缓症存在食管下括约肌功能障碍。

其他影像技术手段
- 对DES的诊断无帮助。

参 考 文 献

1. Achem SR et al：Distal esophageal spasm：an update. Curr Gastroenterol Rep. 15（9）：325，2013
2. Roman S et al：Distal esophageal spasm. Dysphagia. 27（1）：115-123，2012
3. Adler DG et al：Primary esophageal motility disorders. Mayo Clin Proc. 76（2）：195-200，2001

105. 毛刷状食管

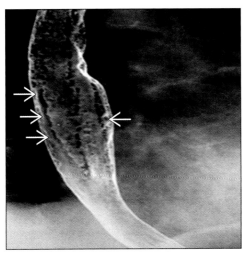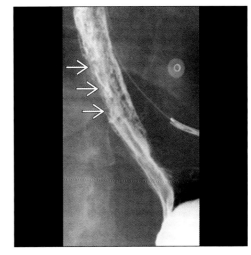

（左）食管双对比造影示食管因多发溃疡和融合纵行斑块，呈毛刷状表现➡️。（右）食管双对比造影斜位片示多发溃疡和融合纵行斑块➡️，呈毛刷状表现

临床背景

病史

- 53岁男性，HIV阳性伴吞咽疼痛。

影像解读

典型征象

- 食管壁多发纵形溃疡及斑块形成食管毛刷状改变伴病灶间的对比剂存在。
- 毛刷状食管是念珠菌性食管炎的典型表现。

背　　景

概述

- 食管念珠菌感染主要见于下述疾病。
  - 免疫功能低下者（如AIDS患者）。
  - 有机械性肠梗阻及局部淤血的患者。
- 病因
  - 感染性食管炎常由念珠菌引起（通常为白念珠菌）。
- 临床表现
  - 患者常出现吞咽疼痛，往往合并口腔念珠菌病（可见于50%的患者）。
- 诊断
  - 本病通常具有自限性，对口服治疗反应快。
- 常合并疱疹病毒或巨细胞病毒性食管炎。

流行病学

- 可发生于任何年龄。
- 男女发病率相等。
- 可发生于15%～20%的AIDS患者。

相关病理学

- 白念珠菌由口咽沿食管向下传播。

- 念珠菌菌表面结合分子黏附于黏膜上。
- 蛋白酶分泌→组织崩解。
- 腺苷分泌→中性粒细胞氧自由基生成受阻→抗吞噬。
- 可能合并食管壁内假性憩室病，其小囊袋为食管黏膜下腺扩张的排泄性导管。

影像特征

X线表现（食管双重对比造影）

- 食管中上段散在纵形斑块。
- 鹅卵石或蛇皮状融合斑块。
- 毛刷状食管，常见于AIDS患者。

增强CT

- 食管壁环状均匀增厚（＞5mm）。
- 通常累及较长食管段。
- 靶征
  - 食管壁水肿，表现如下。
    - 黏膜下层密度减低。
    - 黏膜因炎症强化明显。

参 考 文 献

1. Manfredi R et al：Recurring Candida albicans esophagitis in a HIV-infected patient undergoing long-Term antiretroviral therapy，and with absent-negligible immunodeficiency. Braz J Infect Dis. 11（6）：605-609，2007
2. Levine MS et al：Diseases of the esophagus：diagnosis with esophagography. Radiology. 237（2）：414-427，2005
3. Luedtke P et al：Radiologic diagnosis of benign esophageal strictures：a pattern approach. Radiographics. 23（4）：897-909，2003
4. Berkovich GY et al：CT findings in patients with esophagitis. AJR Am J Roentgenol. 175（5）：1431-1434，2000

106. 脂肪晕征

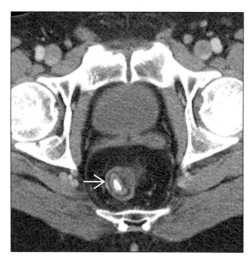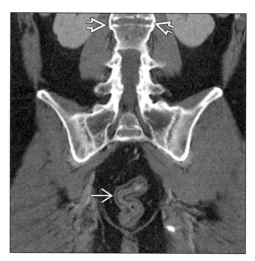

（左）慢性溃疡性结肠炎患者，轴位增强CT示黏膜下脂肪➡导致直肠壁分为3层（脂肪晕征）。（右）同一患者，冠状位增强CT示直肠壁黏膜下脂肪➡引起脂肪晕征。同时可见脊柱骨赘➡引起的竹节样脊柱

影像表现

表现
- 脂肪晕征见于腹部CT，表现为肠壁增厚呈3层：内外层的软组织密度层及包绕的第三层脂肪组织密度层。
- 脂肪晕征在增强CT与CT平扫上均可观察到。

鉴别诊断
- 腹部黏膜下层异常脂肪浸润可见于不同的病理情况。
  - 慢性炎性肠病（克罗恩病和溃疡性结肠炎）。
  - 肿瘤细胞减灭疗法。
  - 移植物抗宿主病。
  - 在缺乏炎症性肠病的临床和放射学证据时，脂肪晕征的出现可能代表一种与肥胖有关的正常表现。
- 在没有消化系统症状及胃肠疾病病史的患者中，肠壁内脂肪可作为一个正常变异，存在于回肠末端和结肠中。
  - 正常壁内脂肪层通常较炎性肠病的壁内脂肪层薄。
    - 21%的个体没有炎性肠病史。
    - 常见于不扩张或扩张不佳的肠袢。

诊断陷阱
- 脂肪晕征应与靶征区分，其中间层有由黏膜下水肿或出血导致的液体或软组织密度影。

背 景

解释
- 异常小肠壁和结肠壁由三层组成。
  - 内层的软组织密度层为黏膜。

- 中间为低密度层（－60～－18HU）。
  - 由黏膜下层增宽和脂肪浸润导致。
- 外层软组织密度为固有肌层和浆膜层。

分布
- 脂肪晕征同时出现于大肠和小肠，是诊断克罗恩病的依据。
  - 主要发生于回肠末端和降结肠。
- 当仅有结肠受累时，肠壁增厚的程度及分布的位置是区分克罗恩病与溃疡性结肠炎的标志。
  - 溃疡性结肠炎
    - 肠壁呈弥漫性对称性增厚。
  - 克罗恩病
    - 肠壁呈非对称性、不连续性增厚，病变节段与正常肠袢交替，呈跳跃征。

发生率
- 脂肪晕征在61%的溃疡性结肠炎患者和8%～27%的克罗恩病患者中已有报道。

参 考 文 献

1. Ahualli J：The fat halo sign. Radiology. 242（3）：945-946，2007
2. Amitai MM et al：Fat halo sign in the bowel wall of patients with Crohn's disease. Clin Radiol. 62（10）：994-997，2007
3. Harisinghani MG et al：Bowel wall fat halo sign in patients without intestinal disease. AJR Am J Roentgenol. 181（3）：781-784，2003

107. 小管径食管

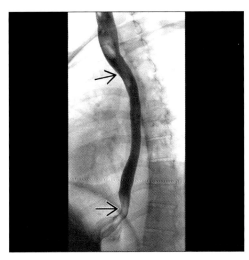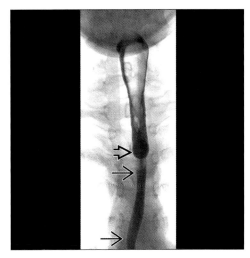

（左）食管光滑的长段狭窄➡，伴随正常食管逐渐变尖，狭窄段食管平均直径为11mm。（右）食管钡剂造影前面观示胸段食管光滑的长段狭窄➡，一13mm的钡片➡不能通过狭窄段食管

影像解读

表现
● 钡剂造影示胸段食管光滑的长段狭窄，见于特发性嗜酸细胞性食管炎（IEE）患者。

临床意义
● 在相应的临床背景下，钡剂检查发现小口径食管应当高度怀疑IEE，内镜下标本活检可得到明确诊断。
  ○ 胸段食管直径≤20mm已被提议作为IEE怀疑诊断的直径阈值。
  ○ 在有小口径食管的患者中发现患有IEE者占91%。
  ○ 狭窄段的平均长度为15.4cm。

IEE的其他影像表现
● 狭窄肠段不连续且较短（约5cm长）。
  ○ 多发生于上段及胸段食管。
● 多发且独特的环状凹陷，形成环状食管。
  ○ 狭窄段呈同心圆形，紧密排列的横行凹陷。

鉴别诊断
● 食管钡剂造影中表现为胸段食管长节段狭窄的情况
  ○ 碱摄入。
  ○ 纵隔照射。
  ○ 移植物抗宿主病。
  ○ 戊二醛诱导损伤。

背 景

流行病学
● 发病率为（1.3～12.8）/10万。
● 大多数病例发生于儿童、青少年及小于50岁的成人。
● 男女比为（3～4）:1

病因学
● 摄入食物变应原引发的炎症反应被认为可诱发此病。

临床表现
● 长期吞咽困难，反复发生食物嵌塞。
● 一些患者有过敏史、哮喘和（或）外周嗜酸性粒细胞增多症。

相关病理学
● 食管是缺乏嗜酸性粒细胞的结构，其内嗜酸性粒细胞浸润为其病理特征。
● 诊断标准
  ○ 至少有一个食管部位的上皮内嗜酸性粒细胞数≥15个/高倍视野。
  ○ 异常嗜酸性粒细胞的特征表现为表面分层及脓肿。
  ○ 上皮改变，如基层增生、细胞间隙增大。
  ○ 增厚的固有层纤维。

处理
● 口服或吸入类固醇制剂，避免复杂过敏源。
● 食管扩张术减轻吞咽困难。

参 考 文 献

1. Collins MH：Histopathologic features of eosinophilic esophagitis and eosinophilic gastrointestinal diseases. Gastroenterol Clin North Am. 43（2）：257-268，2014
2. White SB et al：The small-caliber esophagus：radiographic sign of idiopathic eosinophilic esophagitis. Radiology. 256（1）：127-134，2010
3. Zimmerman SL et al：Idiopathic eosinophilic esophagitis in adults：the ringed esophagus. Radiology. 236（1）：159-165，2005

108. 结肠截断征

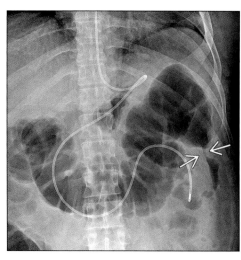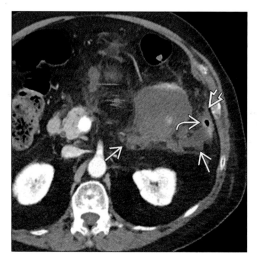

（左）38岁女性，患有急性胰腺炎，腹部X线平片正位示结肠气体在脾曲➡️变尖，与恶性肿瘤的表现相仿。（右）增强CT轴位示炎症扩散入肾旁前间隙➡️和膈结肠韧带➡️，导致结肠在脾曲水平➡️狭窄

影像解读

表现
- 表现为充气结肠在结肠脾曲口径突然中断狭窄，常伴降结肠张力下降。
  - 与结肠脾区慢性肠梗阻的表现方式类似。
- 最初见于传统的腹部X线平片，但在CT和对比剂灌肠检查中也可有相同发现。

意义
- 结肠截断征不具有特异性，还应结合断层成像进一步观察，特别是当患者临床特征与胰腺炎不一致时。
  - 结肠肿瘤和炎症进展过程均可引起同样的影像表现。
  - 也可见于输尿管结石引起输尿管破裂的患者，伴尿液外渗入肾周间隙。
- 在胰腺炎患者中结肠截断征的灵敏性取决于几个因素，包括结肠截断征阳性的临界标准和胰腺疾病的严重程度。
  - 变化范围为2%～52%。

急性胰腺炎在腹部X线平片中的其他发现
- 哨岗肠袢。
  - 指局部麻痹性肠梗阻的孤立小肠段。
    - 见于高达1/2的病例。
- 腹部气体形式不一，可以为少量肠腔气体，也可以表现为广泛肠郁积。
- 胰腺钙化。
  - 慢性胰腺炎的表现。
- 阳性胆结石。
- 胰腺积气。

- 胰腺肿大。

背景

解释
- 结肠截断征主要见于急性胰腺炎，由炎症扩散入膈结肠韧带所致。
  - 结肠脾曲折返进入腹膜后水平的功能性痉挛和（或）机械性狭窄。
  - 局部麻痹性肠梗阻引起横结肠气性扩张，进一步加重症状（由于潜在的炎症进程）。
    - 其表现与真正的结肠梗阻类似（如梗阻性结肠癌）。

相关解剖学
- 膈结肠韧带是从结肠脾曲延伸至左半膈后外侧的腹膜褶。
- 与横结肠系膜内侧面相连续。
- 与脾胃韧带、胃结肠韧带及脾肾韧带沟通。
- 结肠离开腹腔的标志点。
- 肿瘤播散和炎症进展的重要路径。

参考文献

1. Liao MT et al：The colon cutoff sign：an unusual indicator of urologic disease. Urology. 71（6）：1052，2008
2. Pickhardt PJ：The colon cutoff sign. Radiology. 215（2）：387-389，2000
3. Meyers MA et al：Effects of pancreatitis on the small bowel and colon：spread along mesenteric planes. Am J Roentgenol Radium Ther Nucl Med. 119（1）：151-165，1973

109. O 形征

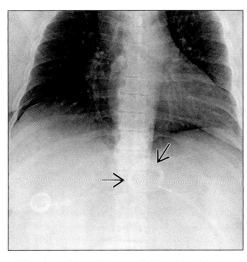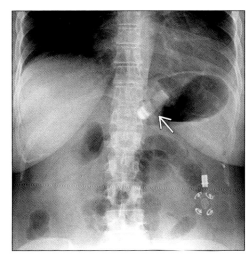

（左）52岁女性，行腹腔镜可调节胃束带手术后表现为恶心、呕吐和腹痛，正位腹部X线平片示胃束带位置偏离➡️，呈O形征。（右）正位腹部X线平片示胃束带位置合适➡️，胃束带呈矩形，与脊柱约成45°，置于左侧膈面下约5cm

影像解读

表现
- 示在正位腹盆部X线平片上腹腔镜可调节胃束带（LAGB）形状像字母"O"。

临床意义
- O形征通常与LAGB后滑脱有关。
- 早期发现对预防并发症至关重要
  - 一旦确诊，应收紧胃束带。
  - 最终通过手术重新定位或取出胃束带。

LAGB正常表现
- 腹部X线平片
  - 应呈矩形。
    - 当正确放置时，胃束带垂直暴露于X线束，故其前后缘直接重叠在一起。
  - 应斜向左侧脊柱。
    - φ角，是胃束带与脊柱纵轴的成角，正常值约为45°，但正常的变化范围可为4°～58°。
  - 应置于左半膈前约5cm。
- 上消化道造影
  - 当口服15～20ml的对比剂充盈时，近端囊袋最大直径应＜4cm，胃束带口直径应＜4cm。
  - 囊袋几乎立刻开始排空，15～20min几乎完全排空。

背景

解释
- 胃束带滑脱为远端胃向胃束带头侧疝出→胃束带位置

异常及囊袋异常扩张。
- 疝出胃的重量使胃束带沿其水平轴倾斜，以致胃束带前后缘不再重叠。

概述
- 见于4%～13%的患者。
- 胃束带滑脱可导致下述严重并发症。
  - 肠梗阻。
  - 肠扭转。
  - 胃缺血、穿孔、坏死和出血。

胃束带滑脱类型
- 滑脱可发生于前或后方。
  - 胃束带前滑脱。
    - 胃前上部疝出。
    - 常见。
    - 胃束带顺时针方向旋转。
    - 囊袋异常扩张，可见液-气平。
  - 胃束带后滑脱。
    - 胃后下部疝出。
    - 过去常见，由于外科技术的发展，现在已很少见。

参考文献

1. Flowers D et al：Gastric bands：what the general radiologist should know. Clin Radiol. 68（5）：488-499，2013
2. Sonavane SK et al：Laparoscopic adjustable gastric banding：what radiologists need to know. Radiographics. 32（4）：1161-1178，2012
3. Pieroni S et al：The "O" sign, a simple and helpful tool in the diagnosis of laparoscopic adjustable gastric band slippage. AJR Am J Roentgenol. 195（1）：137-141，2010

110. 拇指印迹征

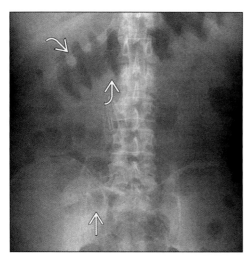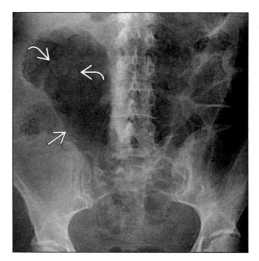

（左）假膜性结肠炎患者腹部X线平片示广泛性肠梗阻，伴有小肠➡和大肠中度扩张。注意沿横结肠袋的拇指印迹征➡。（右）此为另一溃疡性结肠炎患者的拇指印迹征➡病例，其有更为明显的结肠扩张伴结肠袋消失➡，正面观可见拇纹

影像解读

表现与解释

● 拇纹征是慢性黏膜壁增厚的影像征象。

● 在腹部X线平片中，当肠腔充气时可见结肠袋轮廓，看起来像拇指沿肠壁有规律地间隔按压。

鉴别诊断

● 炎性肠病（克罗恩病及溃疡性结肠炎）。

● 感染（如假膜性结肠炎）。

● 缺血性结肠炎。

● 黏膜或黏膜下出血。

● 淋巴瘤。

● 淀粉样变。

背　景

临床表现

● 结肠炎患者，常表现为腹泻、腹痛和（或）直肠出血。

流行病学和病理学

● 假膜性结肠炎。

　○ 炎性肠病的假膜由黏蛋白、纤维蛋白、坏死细胞及中性粒细胞组成。

　○ 由难辨梭状芽孢杆菌产生的毒素导致继发感染。

　○ 克林霉素及阿莫西林已被报道与假膜性结肠炎有关。

● 炎性肠病（克罗恩病及溃疡性结肠炎）。

　○ 发病机制与遗传和环境因素有关。

　○ 溃疡性结肠炎累及结肠。

　○ 克罗恩病主要发生于小肠。

● 缺血性结肠炎。

　○ 大肠炎症及损伤导致动脉供血不足。

　○ 主要发生于老年人。

　○ 下述任意一条可引起。

　　■ 非闭塞性缺血（由于低血压或结肠供血血管收缩）。

　　■ 闭塞性缺血（由于血栓栓塞或血管炎导致血流阻断）。

　○ 主要发生于"分水岭"区域，即肠系膜上动脉及肠系膜下动脉供血区域的边缘，如结肠脾曲及乙状结肠。

影像特征

概述

● 对比剂造影检查及结肠镜可发现黏膜早期表浅改变。

● 结合CT图像特征及结肠外表现有助于得出具体诊断，而临床与实验室检查综合有助于得出最终诊断。

X线平片

● 规律的肠壁间隔中出现的拇指样、结节状压迹。

CT

● 可见具体的相关形态和结肠外表现。

参 考 文 献

1. Cutinha AH et al：Clues to colitis：tracking the prints. West J Emerg Med. 11（1）：112-113, 2010

2. Higgins PD et al：Systematic review：the epidemiology of ischaemic colitis. Aliment Pharmacol Ther. 19（7）：729-738, 2004

3. Liberman M et al：Bowel wall "thumbprinting" in pseudomembranous colitis. Med J Aust. 179（2）：107, 2003

111. 小肠粪便征

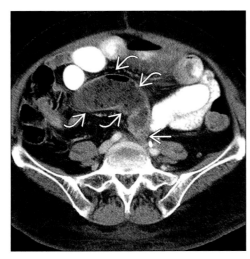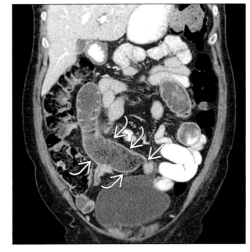

（左）轴位增强CT示扩张的小肠管腔内➔出现混杂有气泡的粪便形状的颗粒样物质，注意其后移行点➔。（右）含有粪便形状的颗粒样物质（小肠粪便征）➔的小肠显著扩张，其远处尖端指向移行点➔，冠状增强CT重建图像证实了这一发现

临床背景

病史

● 55岁女性，有直肠癌史，伴腹胀、呕吐表现。

影像解读

表现

● 在扩张的小肠管腔内出现混杂有气泡的粪便形状的颗粒样物质，是小肠排空时间延迟的小肠梗阻的高度特异性表现。

解释与意义

● 主要由小肠梗阻引起。
　○ 粘连是最常见的原因。
　○ 疝（内疝或外疝）。
　○ 肿瘤。
　○ 炎性狭窄（如克罗恩病）。
● 继发肠道排空时间延长。
　○ 食物消化不完全。
　○ 细菌大量繁殖。
　○ 管腔内容物水分吸收增加。
● 观察分界移行点的近端。
　○ 有助于确定小肠梗阻的平面。
● 应与诊断小肠梗阻的其他征象结合。
● 对评估小肠梗阻的严重程度不具可靠性。
　○ 报道大多与轻度肠梗阻有关，也有报道认为与高位肠梗阻有关。
● 提示非手术治疗成功。
　○ 一般非手术治疗较为成功，可能由于它多与良性病变所致粘连有关。

背景

概述

● 患病率：报道不一（过去报道占7% ～ 8%，最新报道

其在小肠梗阻病例中高达62%）。

临床表现

● 腹胀及压痛。
● 恶心、呕吐和便秘。
● 听诊肠鸣音亢进。

影像特征

X线平片

● 50% ～ 60%的病例可确诊；20% ～ 30%的病例待定；10% ～ 20%的病例不具特异性。
● 小肠扩张。
● 同一肠袢内，长度超过2.5cm，高度超过2cm的气-液平 > 2个。
● 大肠塌陷（梗阻的小肠袢大于最大结肠袢直径的50%）。

CT

● 敏感度为90% ～ 96%，特异度为96%。
● 梗阻点近端小肠扩张（小肠外壁直径 > 2.5cm）。
● 梗阻点远端肠袢塌陷（在高位肠梗阻中，近端扩张肠袢与远端塌陷肠袢的直径相差50%）。
● 延迟扫描可显示口服对比剂通过远端受阻，由此可鉴别完全性肠梗阻与不完全性肠梗阻。
● 小肠粪便征有助于识别梗阻点。

参考文献

1. Deshmukh SD et al：Non-emergency small bowel obstruction：assessment of CT findings that predict need for surgery. Eur Radiol. 21（5）：982-986，2011
2. Silva AC et al：Small bowel obstruction：what to look for. Radiographics. 29（2）：423-439，2009

112. 四季豆征：盲肠扭转

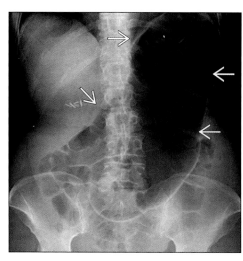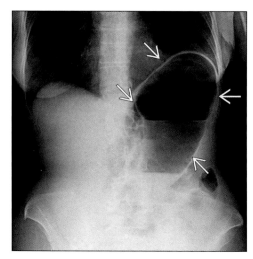

（左）腹部仰卧位X线平片示一含气扩张结构➡，主要位于左上象限，与扩张盲肠一致。（右）腹部立位X线平片示左上象限扩张的盲肠➡呈四季豆状，是盲肠扭转的典型征象

临床背景

病史
- 46岁女性，腹痛、腹胀、恶心、呕吐。

影像解读

典型征象
- 左上腹的扩张大肠呈四季豆状是盲肠扭转的典型征象。

背　　景

概述
- 盲肠围绕肠系膜扭转。
- 常累及部分升结肠。
- 可能发展为肠坏死及穿孔。
- 通常采用手术治疗。因内镜复位成功率较低，不推荐用于盲肠扭转治疗。
- 临床表现具有多样性，取决于梗阻程度，可能表现为阴性，也可表现为急性的腹痛、腹胀、恶心、呕吐。

流行病学
- 在成人肠梗阻中占1%～1.5%。
- 稍好发于女性，男女比为1∶1.4。
- 发病年龄范围为30～60岁；西方国家平均年龄为53岁。
- 见于腹部手术前23%～53%的盲肠扭转患者。

相关生理学
- 右半结肠固定失败或固定不牢导致右半结肠活动度增加。
- 回肠、盲肠及升结肠的固定（通常由粘连导致）可作为活动肠段旋转的支点。

相关病理学
- 大体：多样，取决于扭转严重程度及持续时间；扩张盲肠可能引起缺血或坏死。
- 显微镜：多样，取决扭转严重程度及持续时间，黏膜缺血式坏死。

影像特征

X线平片
- 盲肠扭转的扩张肠管内可见气-液平。
- 扩张盲肠呈典型四季豆状。
- 扩张盲肠主要见于左上腹；而高达50%的病例，盲肠见于右下腹。
- 对比灌肠造影：可显示肠扭转远端正常直径结肠；可能出现鸟嘴征（对比剂在扭转处尖端逐渐狭窄变细，形似鸟嘴）。

CT
- 盲肠扩张，可移位至左上腹。
- 可见旋涡征，由伴有肠系膜脂肪的扭转肠祥和从扭转点放射排列的血管组成。
- 可见肠管汇聚的移行点。

参 考 文 献

1. Rosenblat JM et al：Findings of cecal volvulus at CT. Radiology. 256（1）：169-175, 2010
2. Consorti ET et al：Diagnosis and treatment of caecal volvulus. Postgrad Med J. 81（962）：772-776, 2005
3. Rabinovici R et al：Cecal volvulus. Dis Colon Rectum. 33（9）：765-769, 1990
4. Figiel LS et al：Volvulus of the cecum and ascending colon. Radiology. 61（4）：496-515, 1953

113. 腹茧征：硬化性包裹性腹膜炎

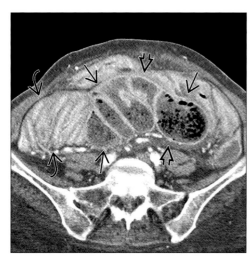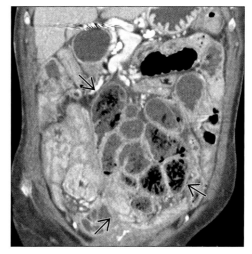

（左）轴位增强CT示聚集的小肠袢➡粘连在一起，周围围绕薄层异常软组织密度细缘▷，塌陷肠袢↗也粘连在一起。（右）冠状位增强CT示伴有小肠粪便征的扩张小肠袢➡于中腹部聚集，右腹塌陷肠袢也粘连在一起

影像解读

表现

- 腹茧征或硬化性包裹性腹膜炎（SEP）是一类由全部或部分小肠被茧状纤维包膜包裹的疾病。
- 集群小肠袢被薄膜囊包裹。
  - 可见于X线及钡剂检查。
- 异常增厚的纤维化腹膜包裹小肠导致梗阻。

鉴别诊断

- 应与其他累及腹膜的疾病鉴别，如腹膜癌和腹膜假性黏液瘤。

其他影像表现

- 腹膜增厚、钙化和强化。
  - 肠壁浆膜钙化。
  - 钙化累及肝包膜、脾、后腹膜壁。
- 腹水及包裹性积液。
- 小肠袢固定。
- 肠壁增厚。

背　景

概述

- 确切病因目前尚不清楚，推测腹膜慢性刺激为病因。
- 硬化性包裹性腹膜炎的危险因素
  - 长期腹膜透析及持续动态腹膜透析（CAPD）。
    - 接受持续动态腹膜透析治疗的患者腹茧征的患病率为0.5%～2.8%。
    - 腹膜透析时间越长，发病率越高。
    - 8年患病率和死亡率分别为2.1%和8.3%。

- 15年患病率和死亡率分别为17.2%和100%。
  - 有腹部手术史。
  - 普拉洛尔治疗。
  - 结节病。
  - 肝移植。
  - 腹膜结核。
  - 脑室腹膜分流术和腹腔镜静脉分流术。
  - 特发性。
    - 青年女性。
    - 可能由经血反流导致的亚临床腹膜感染引起。

病理学

- 感染腹膜的弥漫性炎症可沿系膜壁累及小肠，导致小肠袢纤维化和增厚。
- 可致相邻肠袢粘连，肠腔狭窄，最终导致小肠梗阻。
- 也可发生小肠坏死和穿孔。

临床特征

- 肠梗阻伴腹痛和呕吐。
- 有过自行恢复的类似病史。
- 腹部触及无痛性质软包块。

参考文献

1. Caldwell J et al：Sclerosing encapsulating peritonitis（cocoon bowel）presenting after laparotomy for splenic abscess. J Radiol Case Rep. 7（10）：17-23，2013
2. George V et al：Chronic fibrosing conditions in abdominal imaging. Radiographics. 33（4）：1053-1080，2013
3. Serter A et al：Supposed to be rare cause of intestinal obstruction；abdominal cocoon：report of two cases. Clin Imaging. 37（3）：586-589，2013

114. 丝带征：移植物抗宿主病

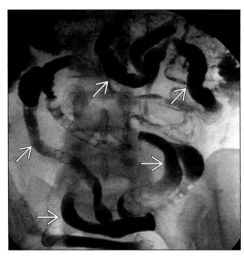
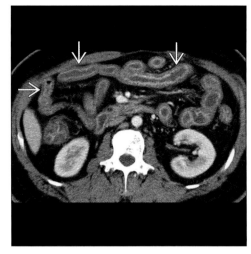

（左）腹部小肠透视示小肠管腔柔软且直径正常➡。（右）轴位腹部增强CT示小肠壁明显增厚➡，表现为黏膜高度强化及相关肠系膜水肿

临床背景

病史

● 33岁男性，患有白血病，造血干细胞移植后表现为恶心、皮疹及腹泻8周。

影像解读

典型征象

● 近期行造血干细胞移植的患者，小肠在对比剂下呈丝带状，是移植物抗宿主病的典型特征。

背景

概述

● 见于异基因造血干细胞移植患者。
● 由捐助者的T细胞与宿主抗原反应导致。
● 移植物抗宿主病有2种类型：急性和慢性。
● 一般来说，急性移植物抗宿主病发生于移植后100d内。
● 移植物抗宿主病分为4个等级，取决于皮肤、胃肠道、肝受累的程度。
● 临床表现：皮疹、腹泻、疼痛、腹水和恶心。
● 使用免疫抑制治疗，包括皮质醇激素。

流行病学

● 男女发病率相同。
● 移植物抗宿主病伴肠道受累发生于30%～75%异基因造血干细胞移植后患者。
● 捐助者或受助者年龄越大，患移植物抗宿主病的风险越高。
● 捐助者与受助者性别不同，患移植物抗宿主病的风险增加。

● 捐助者与受助者之间的抗原匹配度及遗传关系增强，风险则降低。

相关生理学

● 捐助者的T细胞与免疫缺陷受体的宿主组织抗原相反应

相关病理学

● 大体：肠壁水肿。
● 微观：上皮细胞凋亡，隐窝细胞坏死，黏膜发炎，淋巴细胞浸润。

影像特征

X线平片

● 可能无特异性发现。

透视

● 对比剂造影示增厚的小肠壁呈缺乏特征的带状环。

CT

● 胃肠道受累常表现为肠壁增厚，可以是不连续的。
● 75%～100%病例累及小肠。
● 高达54%的患者黏膜强化。
● 高达31%的患者浆膜强化。
● 浆膜和黏膜同时强化，称为晕征。
● 受累肠段血管扩张充血及肠系膜水肿较常见。
● 可见腹水。

US

● 可能不具特异性；可见肠壁增厚及腹水。

参 考 文 献

1. del Campo L et al：Abdominal complications following hematopoietic stem cell transplantation. Radiographics. 34（2）：396-412，2014

115. 乙状结肠过度延展征

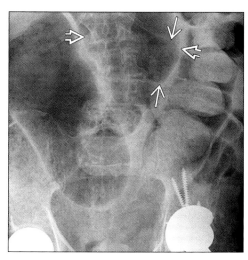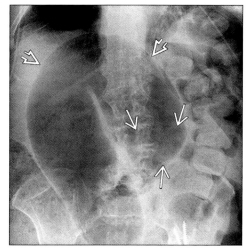

（左）腹部仰卧位X线平片示未扩张的积粪横结肠➡穿过扩张积气乙状结肠投影区⟫，乙状结肠垂直升高至腹部最高点。（右）腹部仰卧位X线平片示未扩张的积粪横结肠➡穿过明显扩张的乙状结肠投影区⟫

临床背景

病史
- 73岁男性，腹痛、呕吐伴顽固性便秘。

影像解读

典型征象
- 朝北征：在仰卧位正位X线平片上，扩张、扭转和U形的乙状结肠上升至横结肠上方。
  - 倒U形中间的白线代表乙状结肠的对侧肠内壁，指向盆腔。
- 乙状结肠扭转的典型特征
  - 此征象对鉴别由其他原因造成的远端结肠梗阻所引起的乙状结肠扭转有86%的敏感性和100%的特异性。

背　景

概述
- 乙状结肠沿其系膜长轴扭转或旋转。
- 诱因：长期便秘及肠系膜冗长。
- 它可以在居中位置，指向右上或左上腹，或造成横膈抬高。
- 若乙状结肠扭转出现在居中位置，它可以延伸超过第10胸椎椎体。
- 乙状结肠过度延展征有86%敏感性，100%特异性。

流行病学
- 有关异常：伴随疾病：30%有精神疾病，13%在诊断时即入院。

相关病理学
- 大体：扭转肠段近端肠袢扩张。
- 微观：黏膜皱襞局部增厚，伴缺血和坏死改变。

影像特征

X线平片
- 仰卧位图像示乙状结肠过度延展征：明显扩张的乙状结肠上升至腹部最上缘，位于横结肠上方。

造影剂造影（使用水溶性对比剂）
- 鸟嘴征：造影剂逐渐狭窄变尖。

CT
- 鸟嘴征：输入端和输出端逐渐变尖，引起扭转。
- 旋涡征：肠系膜及小肠紧密扭转。
- 可发现缺血征象（如肠壁增厚、积气、绞窄）。

参考文献

1. Tiah L et al: Sigmoid volvulus: diagnostic twists and turns. Eur J Emerg Med. 13（2）：84-87，2006
2. Matsumoto S et al: Computed tomographic imaging of abdominal volvulus: pictorial essay. Can Assoc Radiol J. 55（5）：297-303，2004
3. Javors BR et al: The northern exposure sign: a newly described finding in sigmoid volvulus. AJR Am J Roentgenol. 173（3）：571-574，1999

116. 小肠休克

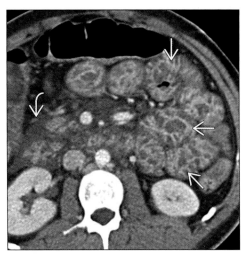 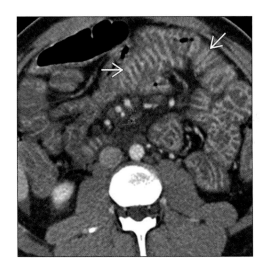

（左）轴位增强CT示多个小肠袢管腔扩张，伴随低密度液体，肠壁增厚，黏膜高度强化➡️及腹水➡️。（右）轴位增强CT示显著增厚的小肠壁伴黏膜高度强化➡️

临床背景

病史
- 50岁患者，低血压，车祸伤。

影像解读

典型征象
- 增强CT示小肠壁增厚，伴黏膜明显强化，与肠休克表现一致。

背 景

概述
- 肠休克被广泛报道，是低血容量性休克患者中较为多见的CT征象。
- 与创伤密切相关，其他病因包括由头颅或脊髓损伤导致的神经性休克、败血症、失血和心搏骤停。
- 特点为肠段有明显黏膜下水肿和明显的黏膜强化。
- 低血容量导致肠壁供氧不足。
- 患者通常有严重低血压。
- 纠正潜在病变可迅速恢复。

相关病理学
- 全身性低血压导致肠系膜动静脉血管收缩。
- 肠道渗透压异常，造成液体及对比剂向间质渗透→增厚的黏膜及黏膜下水肿壁强化明显。
- 缺血导致肠道蠕动中断→肠道扩张。
- 肠道失去吸收水分的正常功能→小肠扩张、积液。

影像特征

概述
- 仅见于增强CT。

- 超声在创伤患者中未见特异性表现。
- 磁共振检查耗时且容易有运动伪影，不宜用于急诊。

增强CT
- 最佳的影像学检查方式。
- 肠黏膜强化明显。
- 肠壁增厚伴黏膜下水肿。
- 肠道积液伴有或不伴有肠腔扩张。
- 可见腹腔内游离液体。
- 出现下腔静脉和主动脉塌陷，胰腺异常强化，胰周积液和（或）脾强化不明显及肾图延迟，称为CT低血压综合征。
- CT表现一般在病情稳定的24h内恢复。

关键知识点
- 全身性低血压导致肠休克伴特征性影像表现。
- 虽然创伤是主要原因，但在非创伤条件下，其他原因也应该考虑。
- 区分肠休克、肠创伤及其他形式肠损伤有重要的诊断和治疗意义。

参 考 文 献

1. Ames JT et al：CT hypotension complex（shock bowel）is not always due to traumatic hypovolemic shock. AJR Am J Roentgenol. 192（5）：W230-235，2009
2. Lubner M et al：CT evaluation of shock viscera：a pictorial review. Emerg Radiol. 15（1）：1-11，2008
3. Tarrant AM et al：A pictorial review of hypovolaemic shock in adults. Br J Radiol. 81（963）：252-257，2008

117. 慢性假性小肠梗阻

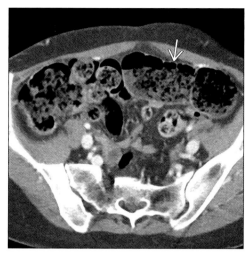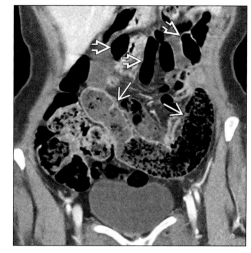

（左）轴位增强CT示小肠袢扩张➡。在受累肠袢远端和近端的正常口径的小肠均出现逐渐移行。（右）冠状位增强CT示含有粪便形状物质（小肠粪便征）的扩张小肠袢➡。更多近端肠袢➡直径正常

临床背景

病史
- 42岁女性，有较长的SLE病史，伴慢性腹痛、恶心和呕吐。

影像解读

诊断陷阱
- 通过临床表现及影像表现易被误诊为机械性肠梗阻。

正确诊断
- SLE相关性慢性假性肠梗阻。

诊断思路
- 患者有SLE病史，且有小肠梗阻临床及影像表现。
- 从扩张肠管到正常肠管逐渐转变，没有明显梗阻病变。
- 常合并输尿管和胆总管扩张。

背　　景

流行病学
- SLE合并症较少。

概述
- 小肠推进功能无效。
- 与机械性肠梗阻相似的征象与症状
  - 腹胀、腹痛、恶心、呕吐、顽固性便秘和肠鸣音减弱。
  - 症状严重影响生活，患者常为继发营养不良的显著体重下降。
- 慢性假性肠梗阻可表现为疾病的并发症或作为疾病并不常见的首发症状。

- 若治疗不及时，发病率和死亡率可相应增高。

相关病理学
- 慢性假性肠梗阻以小肠推进功能无效为特征，无机械性肠梗阻。
- 由内脏平滑肌及肠道神经系统受累所致。
- 其潜在病理生理可能与内脏平滑肌血管炎引起的平滑肌损伤和动力不足有关。

治疗
- 联合使用高剂量静脉注射皮质类固醇激素、免疫抑制剂及支持治疗。
- 激素治疗后迅速改善。

影像特征

X线平片
- 类似于机械性肠梗阻小肠扩张表现。

CT
- 小肠扩张。
- 扩张肠管到正常肠管逐渐过渡，没有明显的梗阻性病变。

参 考 文 献

1. Khairullah S et al：Chronic intestinal pseudo-obstruction：a rare first manifestation of systemic lupus erythematosus. Lupus. 22（9）：957-960，2013
2. Park FD et al：Generalized megaviscera of lupus：refractory intestinal pseudo-obstruction，ureterohydronephrosis and megacholedochus. World J Gastroenterol. 15（28）：3555-3559，2009

118. 甜甜圈征：肠套叠

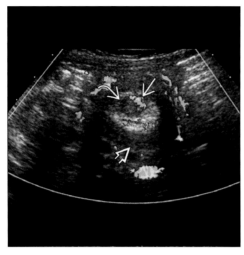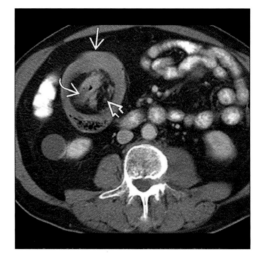

（左）彩色多普勒超声示回声中间层（套入部）➔和低回声外层（鞘部）➜及插入其间的高回声肠系膜脂肪/血管➔。（右）轴位增强CT示鞘部的靶征：外层代表鞘部➔，内层代表套入部➔，伴随插入其间的肠系膜脂肪➜

临床背景

病史

● 50岁男性，右下腹痛。

影像解读

典型征象

● 一段肠管（套入部）套入另一段肠管（鞘部）。
● 肠系膜脂肪和血管穿插在套入部和鞘部之间。
● 超声示同心圆形交替回声及低回声带（甜甜圈征）。

背 景

流行病学

● 95%发生于出生3个月内的婴儿。
● 儿童急腹症第二大常见病因。
● 肠套叠占成人肠梗阻的1%～5%。
● 小肠型>回结肠型>结肠型。

相关病理学

● 肠祥及肠系膜（套入部）套入与其相连的肠腔内（鞘部）。
● 2种类型：引导端肠套叠和非引导端肠套叠。
● 引导端肠套叠：一般发生于伴有近端肠梗阻的较长大口径肠段。
  ○ 任何病变（如肿块、炎症）均可由蠕动推动向前。
  ○ 超过50%的结肠套叠有引导端。
  ○ 消化道恶性肿瘤最常见（见于60%病例）。
    ■ 结肠：癌（最常见）、转移、淋巴瘤、脂肪瘤和腺瘤性息肉。
    ■ 小肠：脂肪瘤、腺瘤息肉、Meckel憩室、淋巴瘤和腺瘤。
  ○ 改变正常蠕动运动，引起一段肠管套入另一段肠管。
● 非引导端肠套叠：常偶然发生（但也可在腹腔及克罗恩病中发现），在小肠中最常见，且具有一过性。
  ○ 小肠收缩节律紊乱促使非引导端肠套叠发生。
  ○ 在儿童中，一般没有引导端，可能与感染后肿大淋巴组织有关。
● 肠系膜受累可导致静脉回流障碍→水肿，肠壁增厚；最终动脉供血不足→缺血。

影像特征

透视

● 上消化道造影可见钡剂位于套叠肠管之间，呈螺旋弹簧外观。
● 钡剂造影：结肠型或回结肠型→杯口状充盈缺损或螺旋弹簧状。

US

● 沿肠管长轴见草叉征或假肾征。
● 在横断面见甜甜圈征。
  ○ 低回声带（水肿肠壁）围绕高回声区域（肠系膜脂肪）。

CT

● 最敏感，并可检查到引导端。
● 长轴：可见腊肠状团块，有分层（低密度肠系膜脂肪，高密度肠壁）。
● 横断面：靶征（脂肪层和肠壁形成肠内肠表现）。
● 肾形肿块（肠壁水肿或增厚）继发血管损伤。
● 可出现肠梗阻表现。

MRI

● 在T_2WI上观察最佳（肠内肠表现）。

参 考 文 献

1. Marinis A et al：Intussusception of the bowel in adults：a review. World J Gastroenterol. 15（4）：407-411，2009

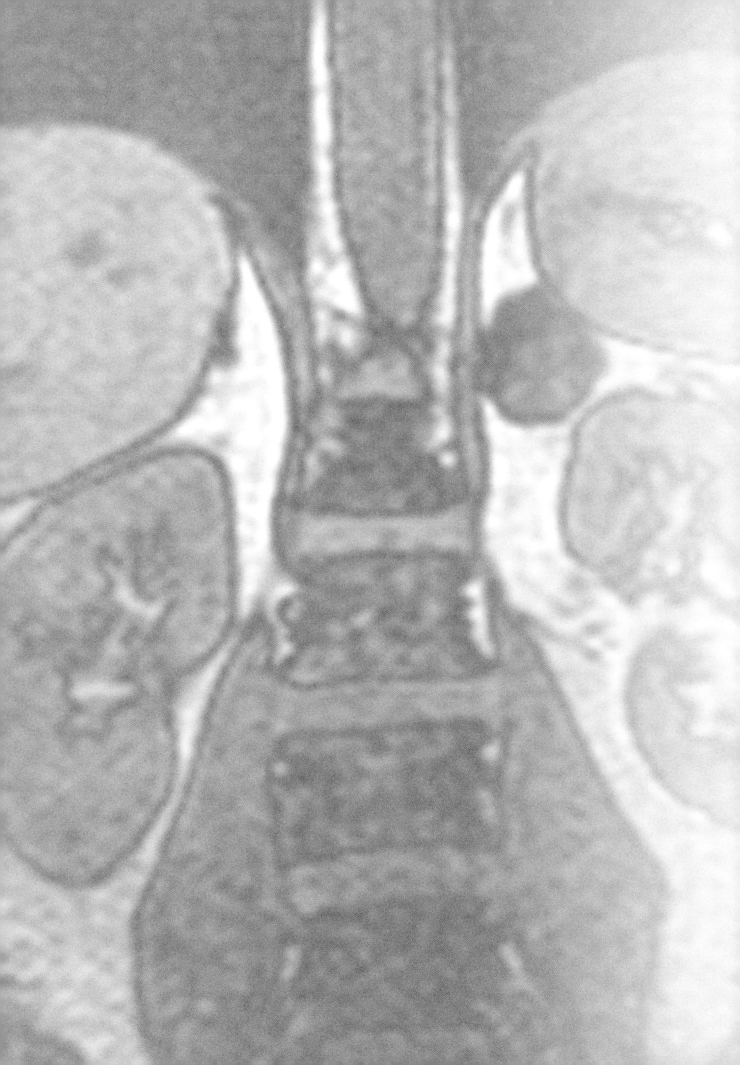

第7章 肾 上 腺

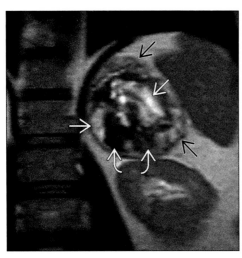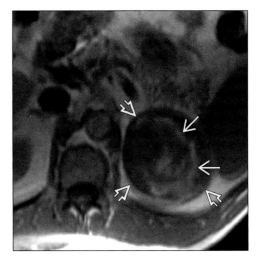

（左）冠状面T₂WI示左侧肾上腺边界清楚的卵圆形占位➡️，呈高➡️低➡️混杂信号。（右）横断面正相位图像示左侧肾上腺边界清晰的占位➡️，可见线状高信号➡️，代表出血

临床背景

病史
- 48岁男性，腹痛。

影像解读

诊断陷阱
- 误诊为肾上腺皮质癌。

正确诊断
- 肾上腺假性囊肿。

诊断思路
- 假性囊肿合并恶性病变征象难以诊断。
- 最终确诊依赖于术后病理。
  - 以下特征有助于鉴别。
    - 不同于肾上腺皮质癌，假性囊肿具有清楚的边界，不侵犯周围血管和邻近器官。
    - 此前有肾上腺囊肿或肾上腺出血病史，则支持肾上腺假性囊肿诊断。
- PET有助于两者的鉴别，假性囊肿表现为无FDG摄取，肾上腺皮质癌表现为FDG高摄取。

背景

概述
- 肾上腺囊性病灶包括假性囊肿、上皮囊肿、内皮囊肿、寄生虫性囊肿。
- 肾上腺囊性病灶中假性囊肿发病率居第二。
- 可伴随相应临床症状。

流行病学
- 罕见（发病率：0.064%）。

相关病理学
- 两个假说：假性囊肿可继发于以下任意一个。
  - 实质或囊肿出血。
    - 可继发于血管压力过大（如新生血管），特殊体质

和凝血功能障碍。
    - 血管畸形，淋巴管阻塞。
- 假性囊肿具有典型的纤维囊壁。

影像特征

US
- 边界清晰的混杂回声肿块。

CT
- 单房或多房肿块。
- 反映机化性血肿的混杂实性成分。
- 偶见囊壁，膈膜或营养不良钙化。
- 没有显著的强化。
  - 发生玻璃样变或纤维化，可见微弱的强化。
- 薄壁可以在延迟期有所强化。

MRI
- T₁WI：不均匀明显低信号。
- T₂WI：不均匀明显高信号。
- 无中心成分强化，偶见分隔。
- 无细胞内脂质成分。

PET/CT
- 无FDG摄取（有助于与恶性肿瘤的鉴别）。

关键知识点
- 部分假性囊肿难以与恶性肿瘤鉴别。
- 出现以下特征可高度怀疑假性囊肿。
  - 有肾上腺囊肿或出血病史。
  - 有清晰的边界，不伴周围结构或血管的侵犯。
  - 无强化或FDG无摄取。

参考文献

1. Cantisani V et al：A giant hemorragic adrenal pseudocyst: contrast-enhanced examination（CEUS）and computed tomography（CT）features. Eur Rev Med Pharmacol Sci. 17（18）：2546-2550，2013

119. 肾上腺皮质腺癌样假性囊肿

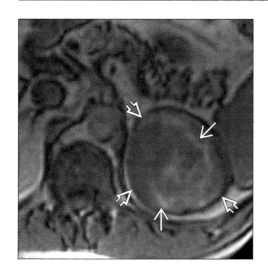 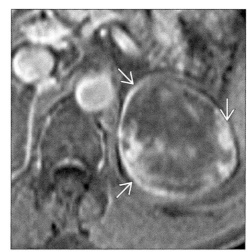

（左）横断面反相位示左侧肾上腺区不均匀信号肿物➡，伴局部呈高信号➡，较正相位无明显的信号减低。（右）横断面 T_1WI 增强示不均匀信号肿物，其外围轻度强化➡

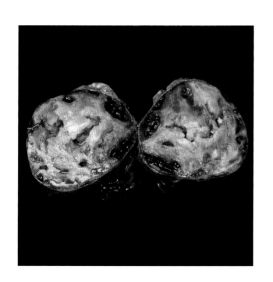 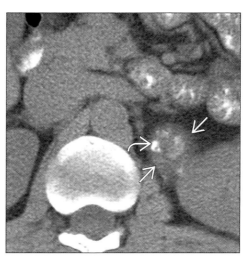

（左）大体病理示复杂肾上腺假性囊肿伴局部出血、透明变。（右）横断面 CT 平扫示左侧肾上腺假性囊肿➡，局部呈液体密度伴钙化➡

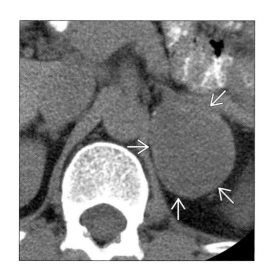 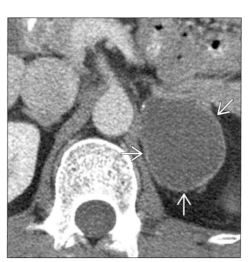

（左）横断面 CT 平扫示另一例患者左侧肾上腺一边界清楚、边缘光整、呈液体密度的卵圆形肿物➡。（右）横断面 CT 平扫示同一病灶边缘呈轻度强化➡，病理证实为假性囊肿

120. 肾上腺节细胞神经瘤

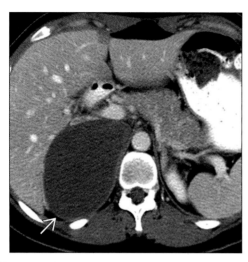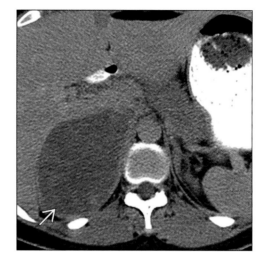

（左）横断面CT静脉期示右侧肾上腺区一边界清楚、大小约9cm×7cm肿物➡️，呈轻度强化。（右）横断面CT延迟期示右侧肾上腺区较大的、边界清楚肿物进一步强化➡️

临床背景

病史

● 32岁女性，右上腹痛就诊。

影像解读

诊断陷阱

● 由于病灶较大和强化特征，容易被误诊为肾上腺恶性肿瘤。

正确诊断

● 肾上腺节细胞神经瘤。

诊断思路

● 肿块边界清晰。
● CT平扫密度低。
● 增强后静脉期轻度强化，延迟期进一步轻度强化。
● 无对比剂廓清。
● T_2WI呈稍高信号。
● 血和尿儿茶酚胺检测为阴性。

背　景

概述

● 起源于神经嵴细胞的良性肿瘤。
● 神经母细胞重新分化而来或直接来源于神经母细胞。
● 常见于腹膜后及后纵隔。
● 易误诊为嗜铬细胞瘤、神经鞘瘤、神经母细胞瘤或髓样脂肪瘤。

流行病学

● 白种人患病率高。
● 患病中位年龄为31岁。

相关病理学

● 大神经节细胞及施万细胞混合，乏梭形细胞。
● 黏液样组织背景（钙化占30%～60%）。
● 偶然影像学发现（63%），腹部或背部疼痛就诊发现（33%）。

影像特征

US

● 不均匀显著低信号。

CT

● 平均直径约8.0cm，CT平扫典型征象呈水样密度，增强后呈渐进性强化（无对比剂廓清）。
● 平扫期CT值：25～40HU。
● 最小对比增强CT值约40HU。
● 延迟强化CT值约66HU。
● 可见钙化。

MRI

● T_1WI：低及稍低信号。
● T_2WI：不均匀，轻中度高信号。
● 无细胞内脂质成分，反相位较正相位信号无明显减低。

PET/CT

● 较背景组织有轻度FDG摄取（SUVmax＝4）。
● MIBG有轻度摄取。

关键知识点

● 肾上腺节细胞神经瘤是一种少见的良性肿瘤。
● 影像学表现与肾上腺恶性肿瘤有交叉重叠，具有以下征象应高度怀疑此病诊断。
　○ CT平扫图像接近水样密度。
　○ 增强初期呈轻度强化。
　○ 渐进性延迟强化（无廓清）。
　○ 儿茶酚胺、醛固酮、皮质醇水平正常。

参 考 文 献

1. Shawa H et al：Adrenal ganglioneuroma：features and outcomes of 27 cases at a referral cancer centre. Clin Endocrinol（Oxf）. 80（3）：342-347，2014
2. Alessi S et al：Ganglioneuroblastoma：Case report and review of the literature. J Ultrasound. 14（2）：84-88，2011

120. 肾上腺节细胞神经瘤

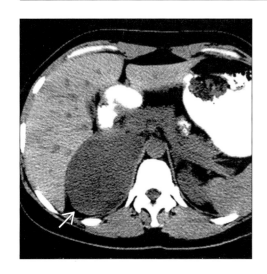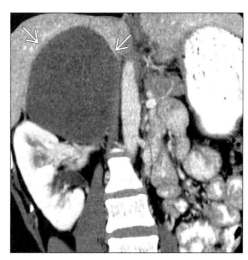

（左）横断面CT平扫示右侧肾上腺区一液体样密度肿物➡。（右）冠状位重建CT静脉期显示右侧肾上腺区一不均匀低密度肿物➡

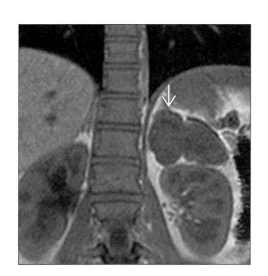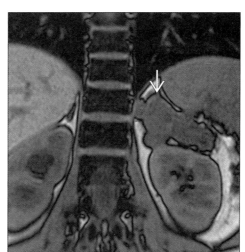

（左）冠状面MR正相位示不同患者左侧肾上腺区一较骨骼肌稍低信号肿物➡，经手术证实为节细胞神经瘤。（右）冠状面MR反相位示由于不含细胞内脂质而无明显信号减低➡

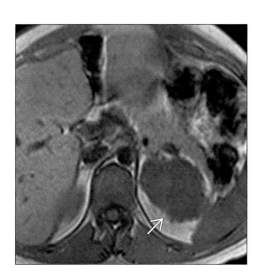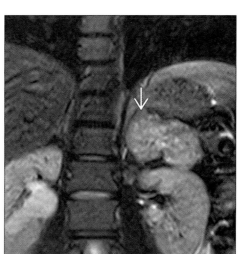

（左）横断面MR正相位示左侧肾上腺一较骨骼肌呈稍低信号肿物➡。（右）冠状面T_2WI示左侧肾上腺肿物较骨骼肌呈稍高信号➡

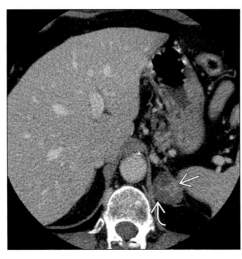 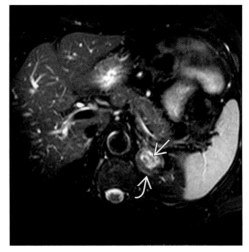

（左）横断面增强CT示左侧肾上腺肿物由两部分构成，背景病灶呈更低密度➡️，中间病灶呈相对高密度➡️，代表出血部分。（右）横断面T₂WI示左侧肾上腺肿物中间部分高信号➡️，外周部分呈相对较低信号➡️

临床背景

病史
- 63岁男性，左上腹痛就诊。

影像解读

诊断陷阱
- 不均匀的肾上腺肿块易误诊为如转移瘤、肾上腺癌、嗜铬细胞瘤等恶性肿瘤。
- 肾上腺腺瘤合并中间高密度（继发于出血）易误诊为碰撞瘤。

正确诊断
- 出血性肾上腺腺瘤。

诊断思路
- 因为含有细胞内脂质成分，外周肿块反相位信号较正相位信号减低。
- 病灶中间亚急性出血于平扫T₁WI及T₂WI呈高信号。

鉴别诊断
- 主要与肾上腺肿块成分复杂者鉴别。
  - 肾上腺腺瘤因出血而成分复杂。
  - 碰撞瘤。
  - 乏脂和富脂混合腺瘤。

背　　景

概述
- 出血性肾上腺腺瘤罕见。
- 出血的原因不明。
  - 可能的原因包括创伤、凝血功能障碍或系统性疾病。

流行病学
- 肾上腺腺瘤是肾上腺最常见的占位性病变（占所有病变的33%）。

- 出血很少使肾上腺腺瘤恶变。

影像特征

US
- 类圆形，边界清楚的低回声肿块。
- 急性出血导致不均匀、高回声表现。

CT
- 病变背景具有腺瘤典型表现。
- 中间区域病灶随出血产物不同时期演变而表现为不同的CT值。
- 双源CT有助于腺瘤和恶性肿瘤的鉴别。

MRI
- 病灶背景具有典型的腺瘤表现：反相位图像较正位相信号明显减低。
- 出血病灶随着出血成分不同时期的演变呈现不同信号强度。
- T₁WI增强：腺瘤病变区域强化，出血区域不强化。

PET/CT
- SUVmax＜3.1则高度怀疑肾上腺腺瘤。
- SUVmax/肝 SUVavg＜2.5也高度怀疑肾上腺腺瘤。

参 考 文 献

1. Shi JW et al：Dual-energy CT：clinical application in differentiating an adrenal adenoma from a metastasis. Acta Radiol. 55（4）：505-512，2014
2. Elsayes KM et al：Adrenal masses：mr imaging features with pathologic correlation. Radiographics. 24 Suppl 1：S73-86，2004
3. Ishigami K et al：Adrenal adenoma with organizing hematoma：diagnostic dilemma at MRI. Magn Reson Imaging. 22（8）：1157-1159，2004

121. 肾上腺腺瘤伴局部出血

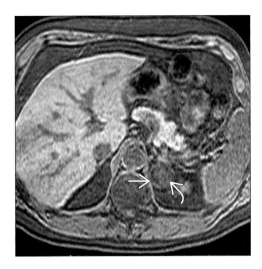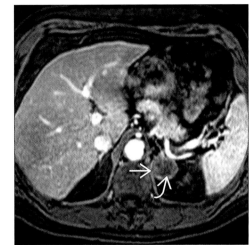

（左）横断面T₁WI抑脂序列示左侧肾上腺区一肿物，中间呈稍高信号➜，外周环以更低信号➜。（右）横断面T₁WI增强抑脂序列示病灶肿块成分轻度强化➜、中间出血部分无强化➜

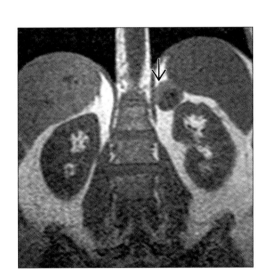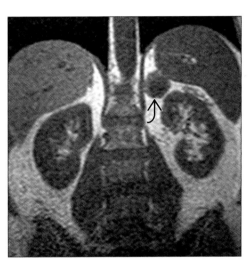

（左）冠状面MR正相位示左侧肾上腺肿物➜，周围部分呈等信号。（右）冠状面MR正相位示左侧肾上腺肿物，中间部分呈低信号➜

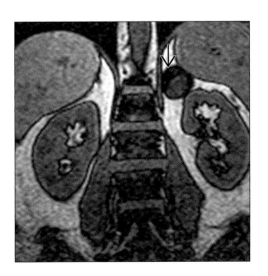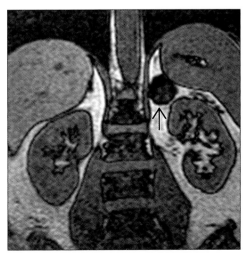

（左）冠状面MR反相位示左侧肾上腺肿物➜，背景病灶部分信号减低，提示细胞内含有脂质成分，符合腺瘤表现。（右）冠状面MR反相位示病灶中间部分信号无减低➜，表现为继发于出血的稍高信号

122. 不典型肾上腺大腺瘤

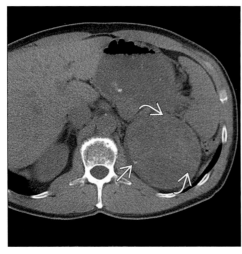 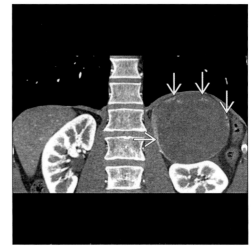

（左）横断面CT平扫示左侧肾上腺一较大的、边界清楚的低密度占位➔，伴周围少许钙化➔。（右）冠状位重建CT平扫示左侧肾上腺一边界清楚的低密度肿物，伴散在线状钙化➔

临床背景

病史

● 57岁男性，非典型左侧腹部不适就诊。

影像解读

诊断陷阱

● 发生在成人肾上腺的较大的、伴部分钙化的肾上腺肿物，主要鉴别的恶性肿瘤包括转移瘤、肾上腺皮质癌、嗜铬细胞瘤。

正确诊断

● 不典型肾上腺大腺瘤。

诊断思路

● 仅依靠影像无法做出最终的确定诊断。
● 出现以下情况，应高度怀疑不典型肾上腺大腺瘤。
  ○ 无原发恶性肿瘤病史。
  ○ 无其他转移病灶。
  ○ 无肾周血管及周围结构受累。

背　　景

流行病学

● 不典型肾上腺大腺瘤罕见（通常直径＞5cm）。
● 中老年人多见（＞50岁）。
● 女性多见。
● 可为功能性腺瘤（14%）：库欣类型。

相关病理学

● 肾上腺腺瘤生长缓慢。
● 当病灶较大、中心血液供应不足时，则出现坏死和出血。
  ○ 外周仍富血供。

影像特征

US

● 肾上腺腺瘤生长缓慢。
● 具有出血回声区域。
● 钙化伴后方声影（33%）。

CT

● 密度不均。
● 中间表现为囊变的低密度区。
● 中间区域无或轻微强化。
● 周围结节状强化。
● 中间或周围钙化。
● 无肾周及周围结构侵犯。
● 无淋巴结及远处转移灶。

MRI

● T_1WI：低信号。
● T_2WI：中等高信号（囊变区域表现为高信号）。
● T_1WI增强：周边强化、中间不强化。
● DWI：低ADC值，与恶性肿瘤相比。

PET/CT

● 低FDG摄取，与恶性肿瘤相比。

参考文献

1. Low G et al：Adrenal neoplasms. Clin Radiol. 67（10）：988-1000, 2012
2. Song J et al：Utility of chemical shift and diffusion-weighted imaging in characterization of hyperattenuating adrenal lesions at 3. 0T. Eur J Radiol. 81（9）：2137-2143, 2012
3. Newhouse JH et al：Large degenerated adrenal adenomas：radiologic-pathologic correlation. Radiology. 210（2）：385-391, 1999

122. 不典型肾上腺大腺瘤

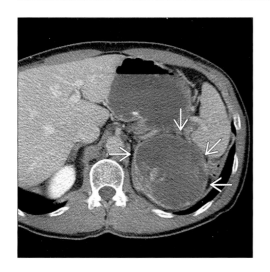
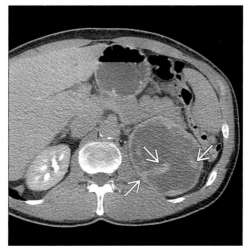

（左）横断面CT静脉期示肿物与周围器官之间存在脂肪影➡。（右）横断面CT延迟期示病灶外周结节状强化区域➡及病灶中心大片坏死区

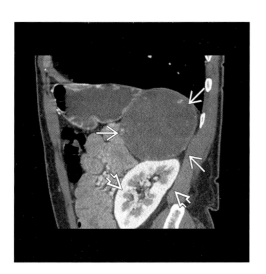
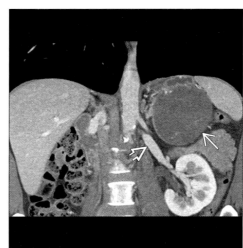

（左）矢状面重建CT静脉期示左肾➡被同侧肾上腺伴坏死肿物➡压迫、向下移位。（右）冠状面重建CT静脉期示左肾静脉➡显示清晰、未见在侧肾上腺肿块（伴坏死）受侵➡

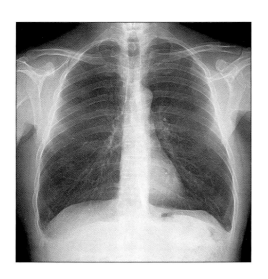
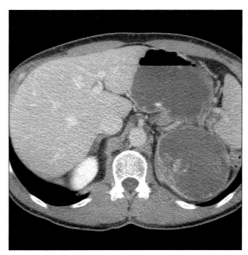

（左）胸部正位X线平片未见确切转移灶。（右）横断面CT静脉期示肝实质均匀、未见转移灶；余腹盆部影像亦未见转移灶

123. 含脂腺瘤样囊肿

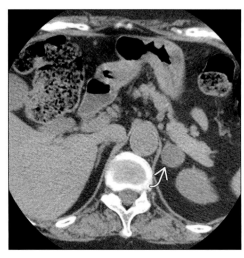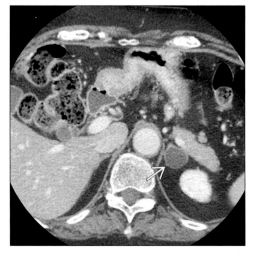

（左）横断面CT平扫示左侧肾上腺一边界清楚结节灶➡，平扫CT值约8HU（与富脂腺瘤平扫CT表现相仿）。（右）横断面CT静脉期示其内部无强化、边缘薄壁样强化➡

临床背景

病史

● 34岁女性，因腹痛就诊。

影像解读

诊断陷阱

● CT平扫易误诊为肾上腺腺瘤。

正确诊断

● 单纯肾上腺囊肿。

诊断思路

● CT平扫CT值＜20HU。

● 无病灶内的强化（与腺瘤强化方式相反）。

● 壁极薄、无壁结节。

● 壁可有钙化。

● MR诊断较容易（T₂WI明显高信号且反相位较正相位信号无明显减低）。

背　景

流行病学

● 发生率为0.064%～0.18%。

● 常发生于3～5岁。

● 男女比例为1∶3。

● 双侧发病率无明显差异。

相关病理学

● 4种病理类型
  ○ 内皮型（45%）。
    ■ 来自于扩张淋巴管的淋巴管瘤。
    ■ 肾上腺血管瘤。
  ○ 上皮型（9%）。
  ○ 假性囊肿（39%）。
    ■ 无内皮细胞。

    ■ 继发于既往出血（由于血管性肿瘤、原发的肾上腺肿瘤或正常肾上腺梗死）。
  ○ 寄生虫性（7%）。
    ■ 通常为棘球蚴性。

影像特征

US

● 无回声伴后方强回声。

● 出血灶于其内见回声增强。

CT

● 平扫呈低密度，CT值＜20HU。

● 增强其内部无强化。

● 外周薄壁可见强化。

● 15%～69%可有囊襞钙化。

● 囊壁可较厚，通常出血导致相应变化。

MRI

● T₁WI：低信号（类似于液体）。

● T₂WI：高信号（类似于液体）。

● 正反相位无信号改变。

● T₁WI增强：无典型强化。

PET/CT

● 无FDG异常摄取。

关键知识点

● 肾上腺囊性灶，CT平扫易误诊为腺瘤。

● 增强CT，无强化（与腺瘤相反）。

参 考 文 献

1. Johnson PT et al：Adrenal imaging with MDCT：Nonneoplastic disease. AJR Am J Roentgenol. 193（4）：1128-1135，2009

2. Dunnick NR et al：Imaging of adrenal incidentalomas：current status. AJR Am J Roentgenol. 179（3）：559-568，2002

3. Rozenblit A et al：Cystic adrenal lesions：CT features. Radiology. 201（2）：541-548，1996

123. 含脂腺瘤样囊肿

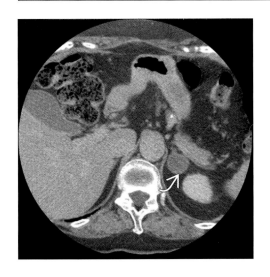
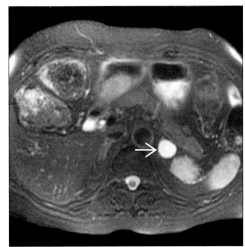

（左）横断面CT延迟期示左侧肾上腺区一持续性内部无强化灶、边缘见薄壁样强化➡。（右）横断面T₂WI FS序列示病灶呈高信号➡（同液体信号）

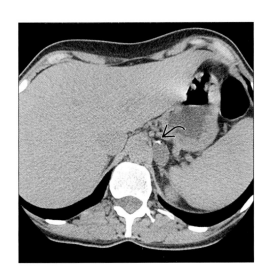
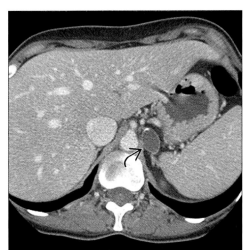

（左）横断面CT平扫示另一患者左侧肾上腺一小圆形低密度灶，伴局部壁钙化➡。（右）横断面CT静脉期示病灶内部无强化，仅见薄壁样强化➡

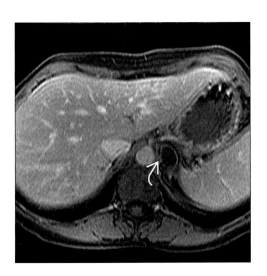
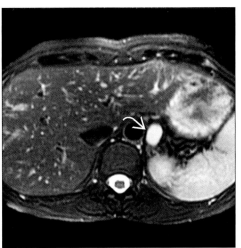

（左）横断面T₁WI FS增强示左侧肾上腺一椭圆形低信号结节，可见薄壁样结构➡。（右）横断面T₂WI示左侧肾上腺一高信号结节➡，表现与单纯囊肿相同

124. 乏脂肾上腺腺瘤

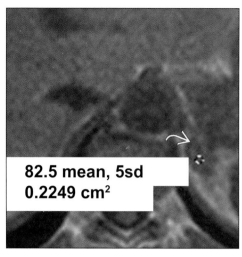
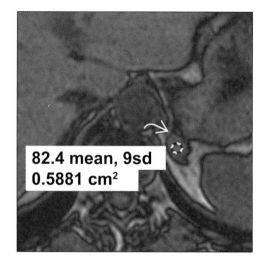

82.5 mean, 5sd
0.2249 cm²

82.4 mean, 9sd
0.5881 cm²

（左）横断面 T₁WI 正相位示左侧肾上腺一边界清楚、椭圆形肿物➚，其信号值为82.5。（右）横断面 T₁WI 反相位示左侧肾上腺肿物➚信号与正相位相仿、未见信号衰减

临床背景

病史

- 44岁男性，行MRI为评估US所见肝局灶性病灶。

影像解读

诊断陷阱

- 乏脂腺瘤在MR无特异性表现，而容易被误诊为转移瘤。

正确诊断

- 乏脂肾上腺腺瘤。

诊断思路

- CT增强示15min延迟期绝对廓清率＞60%，而转移瘤无此特征。
- 化学移位成像MR对乏脂肾上腺腺瘤的诊断价值有限（CT值＞10HU）。

背 景

概述

- CT平扫，乏脂腺瘤和转移瘤CT值均可＞10HU。
- 化学移位成像可诊断60%乏脂肾上腺腺瘤。
- 对于乏脂肾上腺腺瘤CT值＞30HU者，MR诊断价值有限。

影像特征

CT

- 对于肾上腺肿块特征描述最为可靠的检查手段。
- 平扫CT值＜10HU是富脂腺瘤的典型表现。
- 对于平扫CT值＞10HU的肾上腺肿块，增强后对比剂廓清有助于鉴别诊断。
- 绝对廓清率（AEW）＞60%或相对廓清率（REW）＞40%均为乏脂腺瘤较为特征的表现。

MRI

- 对于肾上腺肿物最有价值的检查为化学移位MR的正反相位序列。
- 富脂腺瘤和大部分乏脂腺瘤表现为反相位较正相位信号减低。
  - 有相关研究表示MR对于一些乏脂腺瘤的诊断价值有限。

关键知识点

- 增强CT廓清率对于肾上腺腺瘤与非腺瘤的鉴别具有重要价值。
- 绝对廓清率＞60%、相对廓清率＞40%则高度支持肾上腺腺瘤诊断。
- 富脂腺瘤和大部分乏脂腺瘤MR反相位信号较正相位信号减低。
- MR在一些乏脂腺瘤的诊断价值有限。

参 考 文 献

1. Haider MA et al：Chemical shift MR imaging of hyperattenuating（＞10 HU）adrenal masses：does it still have a role? Radiology. 231（3）：711-716，2004
2. Israel GM et al：Comparison of unenhanced CT and chemical shift MRI in evaluating lipid-rich adrenal adenomas. AJR Am J Roentgenol. 183（1）：215-219，2004
3. Caoili EM et al：Adrenal masses：characterization with combined unenhanced and delayed enhanced CT. Radiology. 222（3）：629-633，2002

124. 乏脂肾上腺腺瘤

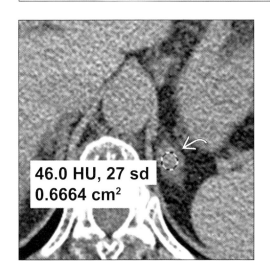

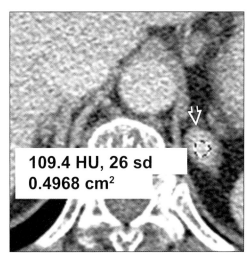

46.0 HU, 27 sd
0.6664 cm²

109.4 HU, 26 sd
0.4968 cm²

（左）横断面CT平扫示左侧肾上腺肿物➡，平扫CT值约46HU。（右）横断面CT静脉期示左侧肾上腺肿物➡，CT值约109HU

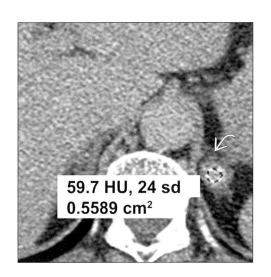

59.7 HU, 24 sd
0.5589 cm²

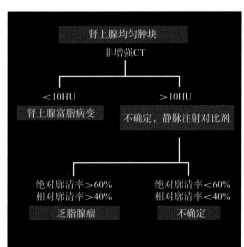

肾上腺均匀肿块
非增强CT

<10HU   >10HU
肾上腺富脂病变   不确定，静脉注射对比剂

绝对廓清率>60%   绝对廓清率<60%
相对廓清率>40%   相对廓清率<40%
乏脂腺瘤   不确定

（左）横断面增强CT（15min后延迟图像）示肾上腺肿物➡，CT值为60HU，绝对廓清率为75%，符合乏脂肾上腺腺瘤。（右）该图描述了应用CT评价肾上腺肿物流程。当平扫CT值<10HU，则可以诊断肾上腺富脂腺瘤；当平扫CT值>10HU，则行进一步增强，观察其廓清率

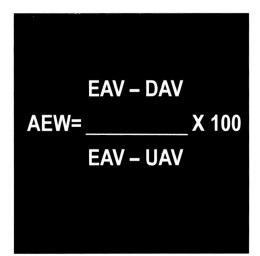

$$AEW = \frac{EAV - DAV}{EAV - UAV} \times 100$$

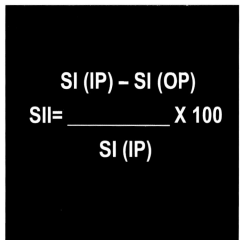

$$SII = \frac{SI\,(IP) - SI\,(OP)}{SI\,(IP)} \times 100$$

（左）AEW，绝对廓清率；EAV，强化值；DAV，延迟强化值；UAV，平扫值。AEW>60%可以诊断为腺瘤。（右）肾上腺腺瘤信号强度指数值≥16.5%。SII，信号强度指数；SI，信号强度；IP，正相位；OP，反相位

125. 肾上腺肿块样胃憩室

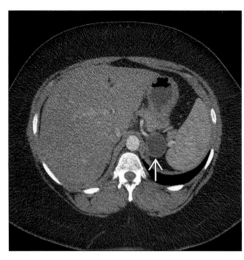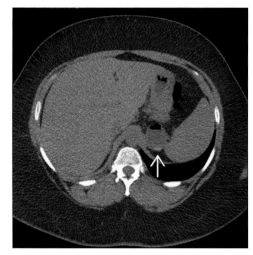

（左）横断面增强CT图像示左侧肾上腺区域一个边界清楚的低密度肿块➡️。（右）增强CT随访横断面图像示该肿块➡️有分层和气-液平，表现为肿块与胃肠道相通

临床背景

病史

- 41岁女性，类癌病史。

影像解读

诊断陷阱

- 可能被误诊为肾上腺肿块。

正确诊断

- 胃憩室

诊断思路

- 胃腔的连续性，尤其在重建图像中显示。
- 随访图像显示，使用口服对比剂使胃腔充分扩张，病灶充满气体和口服对比影。
- 鉴别肾上腺与憩室。

背　　景

概述

- 来源于胃底的憩室，如果没有口服对比剂充填，可与肾上腺肿块相仿。

相关解剖学

- 肾上腺是肾上方的腺体，一个倒Y形小器官。
- 右侧肾上腺与肝、右肾和十二指肠相关。
- 左侧肾上腺与左肾、脾、胰尾和胃相关。

鉴别诊断

- 左侧：脾肿块、胰腺肿块、外生性胃肿块（如憩室），以及外生性肾上极肿块。
- 右侧：外生性肾肿块、肝肿块或十二指肠肿块均可与肾上腺肿块相仿。

影像特征

US

- 病灶可能受肠道气体干扰难以显示。

CT

- 憩室脱离胃壁，与胃腔相连。
- 如果胃腔扩张良好，憩室内可充填气体和对比剂（尽管憩室充满液体时常会被误诊）。

PET/CT

- 无异常FDG摄取。

关键知识点

- 肾上腺是肾上方的小器官，毗邻的器官如下。
  - 右侧：肾、肝和十二指肠。
  - 左侧：脾、胰尾、胃和肾。
- 来源于这些器官的肿块可与肾上腺肿块相仿。

参 考 文 献

1. Noguera JJ et al: Gastric diverticulum mimicking cystic lesion in left adrenal gland. Urology. 73（5）：997-998, 2009
2. Gokan T et al: Commonly encountered adrenal pseudotumours on CT. Br J Radiol. 78（926）：170-174, 2005

125. 肾上腺肿块样胃憩室

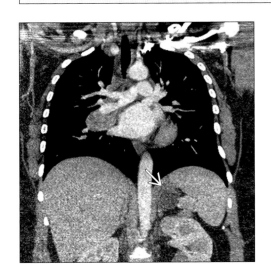
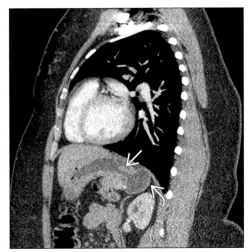

（左）增强CT冠状面重建图像示左侧肾上方区域低密度肿块➡️，左侧肾上腺在图像中未显示。（右）增强CT矢状面重建图像示低密度肿块➡️实际上与胃腔相连➡️

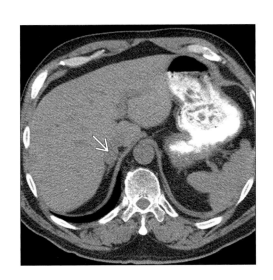
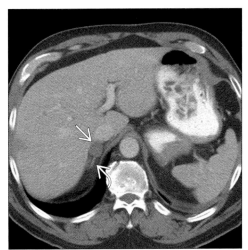

（左）在一例有肾细胞癌病史的不同患者中，横断面CT平扫图像示一椭圆形肿块➡️，与右侧肾上腺密切相关。显示肿块的CT值＞10HU，因此需要进行增强检查。（右）同一患者的静脉期增强CT横断面图像示肿块➡️增强后轻度强化。肿块与右侧肾上腺➡️密切相关，此期图像显示更好

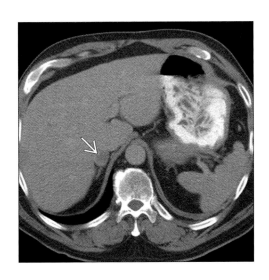
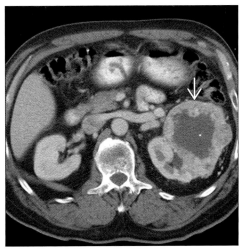

（左）同一患者的延迟期增强CT横断面图像示一个椭圆形肿块➡️渐进性强化，被误认为不确定性病灶（因无强化减退被怀疑为转移灶），后来发现其为外生性肝血管瘤。（右）同一患者的静脉期增强CT横断面图像示原发肾细胞癌表现为左肾一个大的坏死性肿块➡️

126. 表现为延迟期对比剂廓清的嗜铬细胞瘤

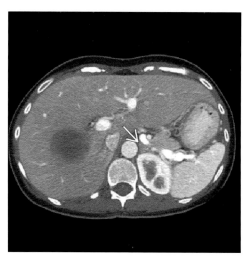 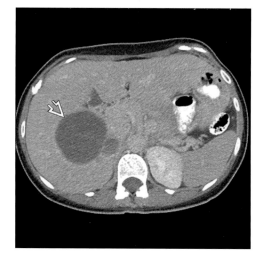

（左）静脉期增强CT横断面图像示左侧肾上腺一个小的椭圆形病灶➡️，静脉期CT值为190HU。（右）延迟期增强CT横断面图像示左侧肾上腺病灶CT值为67HU，绝对廓清率79%。在右侧肾上腺同时有一个大的囊性灶➡️，在平扫显示更好

临床背景

病史

● 29岁女性，高血压病史，血浆肾上腺素水平升高。

影像解读

诊断陷阱

● 临床和实验室检查怀疑嗜铬细胞瘤可以用右侧肾上腺囊性肿块来解释，是针对嗜铬细胞瘤描述的模式。
  ○ 因此，左侧肾上腺肿块可能被误认为乏脂肾上腺腺瘤，因其表现出明显的对比剂廓清。

正确诊断

● 双侧肾上腺嗜铬细胞瘤。

诊断思路

● 肾上腺嗜铬细胞瘤可以有对比剂廓清（占33%）。
● 增强后早期显著强化（＞180HU）不是典型的腺瘤。
● 嗜铬细胞瘤的实验室证据。

背 景

解剖学

● 起源于肾上腺髓质和交感神经副神经节，沿椎前交感神经链，存在于盆腔器官壁内或附近的结缔组织中。
● 98%位于腹部，大多数来自肾上腺。

流行病学

● 占肾上腺肿块的3%～6%。
● 嗜铬细胞瘤被称为10%肿瘤，因为10%是双侧的，10%是恶性的，10%发生于儿童，10%在肾上腺外。

病理学

● 边界清楚的均质肿块，颜色为粉红色到褐色到红色，取决于血管分布。

● 圆形到多边形细胞的明确瘤巢（细胞团），丰富的颗粒状细胞质，圆形到具有斑点染色质图案的纺锤细胞核。
● 与以下疾病具有相关性：多发性内分泌肿瘤，VHL综合征和神经纤维瘤病1型。
● 临床上，经典三联症包括偶发性头痛、出汗和心动过速，伴或不伴高血压。

影像特征

CT

● 圆形/椭圆形软组织肿块。
● 直径：平均值为3～5cm，但范围为1～10cm。
● 动脉期明显不均匀强化。
● 强化程度＞腺瘤（静脉期：嗜铬细胞瘤42～190HU，腺瘤16～133HU）。
● 大多数嗜铬细胞瘤在延迟期没有表现出强化减退；1/3表现为延迟强化减退。

MR

● T_1WI：低信号。
● T_2WI：高信号。
● 没有细胞内脂质（与同相脉冲序列相比，反相信号没有下降）。

核医学

● MIBG摄取显著增加。

参 考 文 献

1. Northcutt BG et al：MDCT of adrenal masses：can dual-phase enhancement patterns be used to differentiate adenoma and pheochromocytoma? AJR Am J Roentgenol. 201（4）：834-839，2013

126. 表现为延迟期对比剂廓清的嗜铬细胞瘤

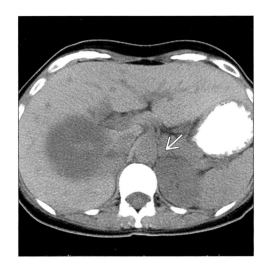
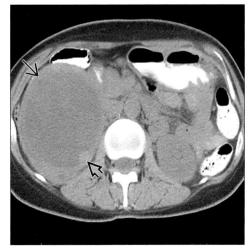

（左）横断面CT平扫图像示左侧肾上腺一个小的椭圆形病灶➡，CT值为34HU，为不定性病灶。（右）横断面CT平扫图像示右侧肾上腺一个大的、囊性为主的肿块➡，伴有附壁结节➡。这种模式见于嗜铬细胞瘤

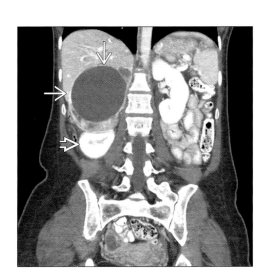
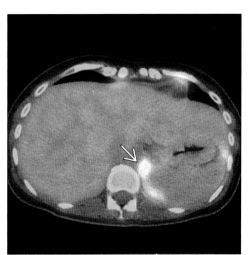

（左）冠状面增强CT重建图像示右侧肾上腺一个囊性为主的肿块➡，中心位于右侧肾上腺，右肾被推移➡。（右）PET/CT横断面融合图像示左侧肾上腺病灶活跃度明显增加➡

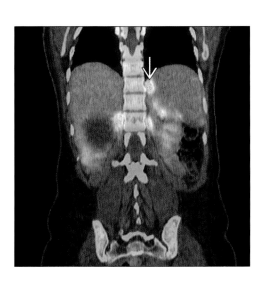
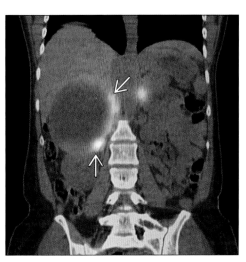

（左）PET/CT冠状面融合图像示肾上方区域、左侧肾上腺病灶活跃度明显增加➡，这是非特异性的，见于嗜铬细胞瘤和恶性肿瘤。这种活跃度增加对腺瘤来说不典型。（右）PET/CT冠状面融合图像示右侧囊性肿块边缘活跃度增加➡，代表囊性嗜铬细胞瘤。这是一个双侧嗜铬细胞瘤的病例：一个大的囊性灶，以及一个小的实性灶

127. 含脂肾上腺转移瘤

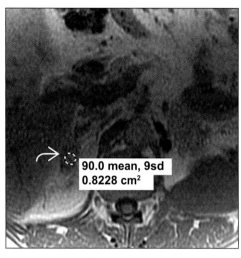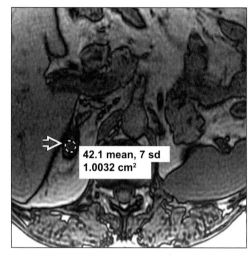

（左）同相MR横断面图像示右侧肾上腺一个椭圆形、边界清楚的肿块➜。（右）与同相脉冲序列相比，反相MR横断面图像示信号下降➡

临床背景

病史

● 左肾细胞癌行左肾切除术。

影像解读

诊断陷阱

● 含有细胞内脂质的肾上腺肿块可被误认为肾上腺腺瘤。

正确诊断

● 继发于肾透明细胞癌的含有细胞内脂质的转移性沉积物。

诊断思路

● 与之前的图像对比。
● 含有细胞内脂质的原发性肿瘤的病史，如肝细胞癌和肾透明细胞癌。
● 其他辅助检查结果有助于诊断。

背 景

概述

● 由于存在细胞内脂质，大多数肾上腺腺瘤反相信号与同相相比下降。
● 反相信号与同相相比显著下降时，大多数放射科医师倾向于诊断为腺瘤。
● 罕见的情况是，当原发性恶性肿瘤含有细胞内脂质如肝癌和肾透明细胞癌时，转移灶可能含有细胞内脂质，与更常见的肾上腺腺瘤难以区分。

影像特征

CT

● 由于细胞内脂质的存在，表现为低密度肿块。
● 增强后强化廓清不一；有些可出现廓清（HCC、透明细胞型肾细胞癌等恶性肿瘤可出现廓清）。

MR

● 与同相相比，反相信号显著降低。
● 其他非特异性特征，如T_2WI上的相对高信号、增强后强化。

PET/CT

● 大多数肾上腺转移瘤在PET上表现为摄取增加。
● 大多数腺瘤倾向于低水平摄取。
  ○ 非特异性，因为腺瘤和转移瘤在摄取方面存在明显重叠。

参 考 文 献

1. Sydow BD et al：Intracellular lipid within metastatic hepatocellular carcinoma of the adrenal gland：a potential diagnostic pitfall of chemical shift imaging of the adrenal gland. AJR Am J Roentgenol. 187（5）：W550-551，2006
2. Fujiyoshi F et al：Characterization of adrenal tumors by chemical shift fast low-angle shot MR imaging：comparison of four methods of quantitative evaluation. AJR Am J Roentgenol. 180（6）：1649-1657，2003
3. Shinozaki K et al：Metastatic adrenal tumor from clear-cell renal cell carcinoma：a pitfall of chemical shift MR imaging. Abdom Imaging. 26（4）：439-442，2001

127. 含脂肾上腺转移瘤

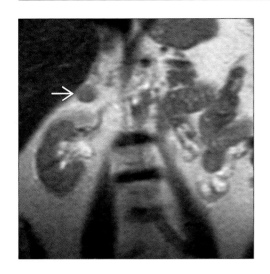

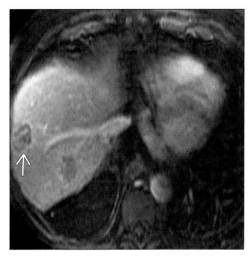

（左）同一患者T₂加权HASTE冠状面图像示右侧肾上腺转移灶➡，继发于因左肾透明细胞癌行手术切除左肾。（右）不同患者T₁WI增强横断面图像示经活检证实的肝癌复发➡

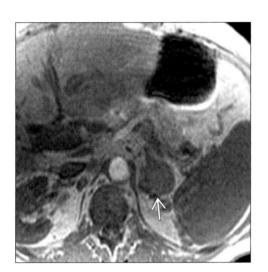

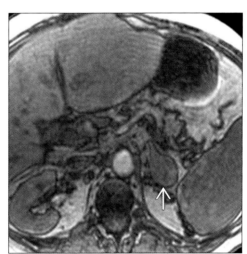

（左）具有肝癌病史的同一患者的同相MR横断面图像示左侧肾上腺边界清楚的肿块➡。（右）反相MR横断面图像示左侧肾上腺肿块➡。在定性上，尚不清楚其是否显示出显著的细胞内脂质。因此，应计算信号强度指数以确定细胞内脂质的存在

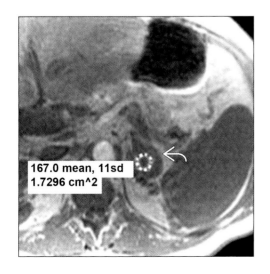

167.0 mean, 11sd
1.7296 cm^2

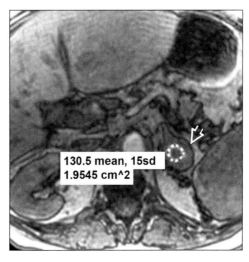

130.5 mean, 15sd
1.9545 cm^2

（左）同相MR横断面图像示左侧肾上腺肿块➡，信号强度为167。（右）反相MR横断面图像示与同相脉冲序列相比信号下降➡。信号强度为131，导致反相信号强度指数下降22%，与继发于含有细胞内脂质的肝癌的转移灶相符

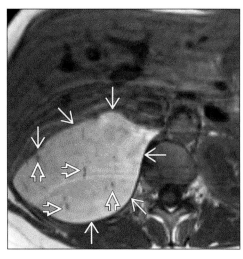 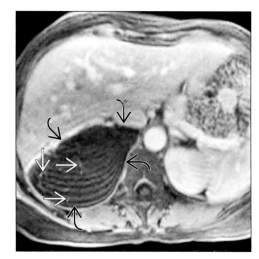

（左）横断面T₁WI示右侧肾上腺区一边界清楚的高信号巨大肿块➡（同皮下脂肪信号）伴多发小椭圆形脂肪信号➡。（右）横断面T₁WI增强FS示右侧肾上腺肿块信号减低➡，病灶中散在斑点状强化➡

临床背景

病史
- 49岁女性，CT发现腹膜后巨大肿物，行MR进一步检查。

影像解读

诊断陷阱
- 由于其发病率低，易被误诊为常见的髓样脂肪瘤或腹膜后脂肪肉瘤。

正确诊断
- 肾上腺血管平滑肌脂肪瘤。

诊断思路
- 其他关于结节性硬化的影像学表现将更有利于血管平滑肌脂肪瘤的诊断。
- 有小血管的含脂质肿块更有利于诊断。
- 肾上腺肿块与肾接触面呈钝角。

背　景

概述
- 起源于血管周的类上皮样细胞的少见间叶性肿瘤。
- 是血管周上皮样细胞肿瘤家族中的一种（起源于血管周的类上皮细胞起源的肿瘤）。
- 肾外的血管平滑肌脂肪瘤不常见，肝为常见的肾外血管平滑肌瘤发病部位。

流行病学
- 血管平滑肌脂肪瘤常发生于肾及肝，多数和结节性硬化相关。
- 肾上腺的血管平滑肌脂肪瘤非常罕见。

相关病理学
- 大体：边界清晰，褐中带白、可见黄色（脂肪）。
- 镜下
  ○ 混有成熟脂肪细胞、血管、梭形及上皮样基质细胞。
  ○ 可能主要是脂肪细胞，或大部分是基质细胞，混有少量脂肪、血管组织。
- 免疫组织化学：基质细胞HMB-45阳性。

影像特征

US
- 肾上腺异常肿块回声。

CT
- 边界清晰、密度不均、含有脂肪组织的肾上腺肿块。

MRI
- T₁WI：高信号，抑脂序列信号减低。
- T₂WI：中等信号，抑脂序列信号减低。
- T₁WI C＋：肿块中增强血管影。

PET/CT
- 血管平滑肌脂肪瘤典型表现是无FDG摄取。

关键知识点
- 肾外的血管平滑肌脂肪瘤少见。
- 极易被误诊为多发的髓样脂肪瘤及腹膜后脂肪肉瘤。
- 肝是继肾外血管平滑肌脂肪瘤的第二常见器官。

参 考 文 献

1. Elsayes KM et al: Magnetic resonance imaging of adrenal angiomyolipoma. J Comput Assist Tomogr. 29（1）：80-82, 2005
2. Tseng CA et al: Extrarenal retroperitoneal angiomyolipoma: case report and review of the literature. Abdom Imaging. 29（6）：721-723, 2004

128. 肾上腺血管平滑肌脂肪瘤

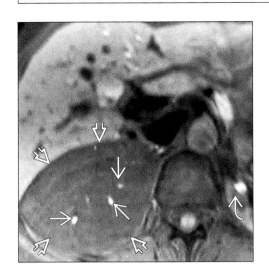
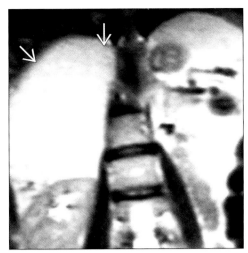

（左）横断面T₁WI 增强FS示肾上腺肿块信号减低➡️（同皮下脂肪信号），散在小点状强化灶代表血管➡️。左肾一枚小的血管平滑肌脂肪瘤➡️。（右）冠状面非抑脂T₂WI示右侧肾上腺区一巨大的腹膜后肿块➡️，将右肾向下推移，其内信号与腹内脂肪信号相仿

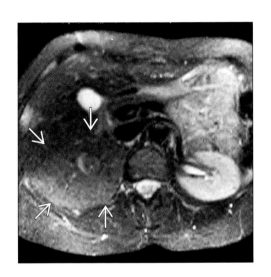
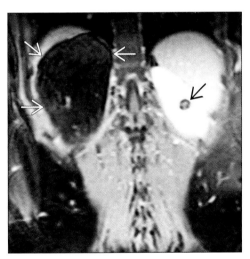

（左）横断面T₂WI FS示肾上腺肿块信号减低➡️。（右）冠状面T₂WI FS示右侧肾上腺肿块信号减低➡️；左肾发现一枚较小的相似肿块➡️

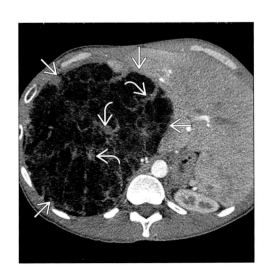
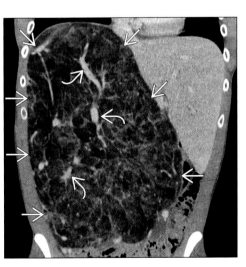

（左）横断面增强CT示另一患者右侧肾上腺区见一巨大的含脂肿块➡️，其内见多发强化血管影➡️。（右）冠状面增强CT示右侧肾上腺肿块➡️见多发强化血管影➡️

129. 腹膜后脂肪肉瘤样肾上腺髓样脂肪瘤

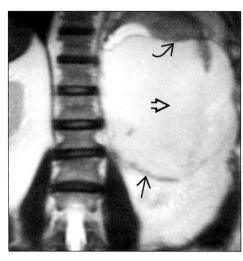 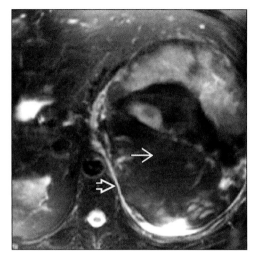

（左）冠状面T₂WI（无抑脂）左侧腹膜后边界清晰的信号不均匀肿块，其内呈高信号（脂肪）及稍高信号（实性成分），外周环以低信号包膜。（右）横断面T₂WI FS示含脂肪成分信号减低。实质部分区域呈高信号，肾上腺皮质边缘T₂WI高信号包膜可见

临床背景

病史
● 左侧腹痛就诊。

影像解读

诊断陷阱
● 可能被误诊为腹膜后脂肪肉瘤。

正确诊断
● 左侧肾上腺大的髓样脂肪瘤。

诊断思路
● 边界清楚（脂肪肉瘤不同于此，典型者具有侵袭性）。
● 明显包膜。
● 通常同侧肾上腺不可见。

背　　景

概述
● 不常见的良性肿瘤（不具有恶性潜能）。
● 大的肿块（＞4cm）可能出血（不威胁生命）。
● 可选择非手术或手术治疗。

流行病学
● 成人：常见于50～70岁。
● 女性发病率略高。

相关生理学
● 存在多种理论：可能继发于肾上腺皮质毛细血管网状内皮基于压力、感染或其他刺激而发生的化生。

相关病理学
● 大体
　○ 部分为肾上腺囊性灶。
　○ 含有脂肪（黄色）及出血病灶（红褐色）。
● 镜下

　○ 成熟脂肪组织及血细胞成分。
　○ 可能包含钙化灶。

影像特征

US
● 不均匀密度肿块表现为高低混杂回声。

CT
● 边界清晰。
● 含有脂肪成分的混杂软组织肿块（含有脂肪成分是诊断要点，脂肪灶较大。）。
● 25%～30%病例中可见小钙化灶。

MRI
● T₁WI：混杂高信号（脂肪）及等信号（出血）。
● T₂WI：高信号（脂肪）及中等信号（出血）。
● T₁WI及T₂WI FS：脂肪信号受抑制。
● 含脂肪部位反相位信号较正相位减低。
● T₁WI增强：实质部分轻度强化。

PET/CT
● 非特异性的轻中度FDG摄取。

关键知识点
● 大的肾上腺髓样脂肪瘤可被误诊为脂肪肉瘤。具有包膜结构及对于周围组织器官无侵犯有助于诊断。

参 考 文 献

1. Val-Bernal JF et al：Incidental lipoma-like hibernoma arising from the adrenal gland：a well-differentiated liposarcoma mimicker. Pathol Res Pract. 209（12）：812-816, 2013
2. Elsayes KM et al：Adrenal masses：mr imaging features with pathologic correlation. Radiographics. 24 Suppl 1：S73-86, 2004

130. 含脂肾上腺皮质腺癌

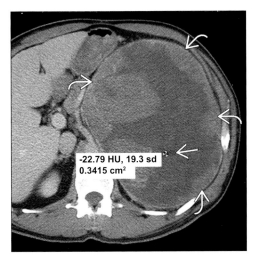
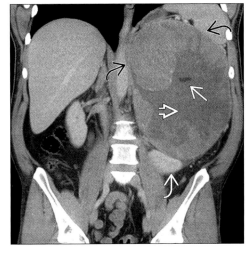

（左）横断面增强CT示左侧肾上腺肿物局部含有脂质成分➡（－23HU），伴有周围明显强化结节➡。（右）冠状面增强CT示左肾➡被左肾上腺巨大肿块➡推移，向下移位，肿块局部见少许脂质成分➡，伴中心大片坏死➡

临床背景

病史
● 41岁男性，因体重减轻、呕吐、腹痛就诊。

影像解读

诊断陷阱
● 含脂肾上腺皮质腺癌易被误诊为髓样脂肪瘤。

正确诊断
● 含脂肾上腺皮质腺癌。

诊断思路
● 肾上腺皮质腺癌
　○ 可以为功能性，表现为高血压或临床生化检查肾上腺激素过剩。
　○ 典型的大肿块伴有中心坏死。
　○ 多种成分（仅有一小部分病例报道含脂）。
　○ 周围明显强化结节。

鉴别诊断

肾上腺含脂肿物
● 髓样脂肪瘤（典型者含有肉眼可辨的脂肪成分）。
● 少见：脂肪瘤、脂肪肉瘤、碰撞瘤、畸胎瘤。

背　　景

概述
● 少数报道称，较大的肾上腺皮质腺癌局部含有肉眼可辨的脂质。

相关病理学
● 肾上腺皮质腺癌中具有类固醇生物合成功能的细胞可能导致脂质沉积。

影像特征

US
● 肾上腺区大的不均匀回声肿块。

CT
● 典型的表现为肿块体积较大、中心部分坏死。
● 20%～30%病例含有钙化。
● 增强后外周表现为不均匀强化。
● 伴或不伴周围血管侵犯：下腔静脉或肾静脉。
● 相对于肾上腺髓样脂肪瘤内含有大量脂肪，肾上腺皮质腺癌内脂肪含量非常微小。

MRI
● T_1WI及T_2WI均表现为混杂不均匀信号，因为含有坏死、出血、软组织。
● 增强后表现为斑片状强化。
● 肉眼可辨的脂质高信号在抑脂序列及STIR序列信号减低。

PET/CT
● 典型表现为明显的FDG高摄取。

关键知识点
● 肾上腺肿块含肉眼可辨脂质通常认为为良性征象，尤其见于髓样脂肪瘤。
● 很少一部分肾上腺皮质癌被报道含有少量脂质成分，但肾上腺皮质癌具有下列特征。
　○ 典型者表现为体积较大、分叶状、密度不均，具有侵袭性。
　○ 增强后表现为外周显著的强化及中心坏死。

参 考 文 献

1. Egbert N et al：Computed tomography of adrenocortical carcinoma containing macroscopic fat. Cancer Imaging. 10：198-200, 2010
2. Heye S et al：Adrenocortical carcinoma with fat inclusion：case report. Abdom Imaging. 30（5）：641-643, 2005
3. Ferrozzi F et al：CT and MR demonstration of fat within an adrenal cortical carcinoma. Abdom Imaging. 20（3）：272-274, 1995

131. 肾上腺脂肪瘤样化生

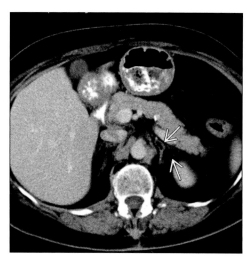 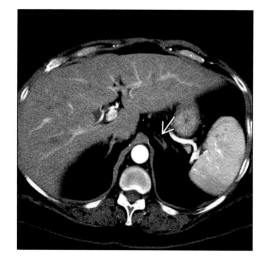

（左）病例1横断面增强CT示小椭圆形脂肪组织占据了左侧肾上腺组织➡，而不伴有肾上腺轮廓的改变，左侧肾上腺仅表现为轻度增粗。（右）病例2横断面增强CT示小椭圆形脂肪组织替代左侧肾上腺体部➡，而不伴有肾上腺轮廓改变

临床背景

病史
- 病例1：64岁女性，食管癌。
- 病例2：50岁女性，CT血管造影显示外周血管病变。

影像解读

影像特征
- 双侧正常肾上腺区数枚椭圆形肉眼可辨脂肪组织。

诊断陷阱
- 误认为含脂肿块（髓样脂肪瘤）。
- 亦会误诊为双侧肾上腺增生。

正确诊断
- 肾上腺脂肪瘤样化生。

诊断思路
- 局限于肾上腺区（内侧支、外侧支、结合部），无肾上腺轮廓变形及占位效应。
- 正常肾上腺组织被脂肪组织取代而密度减低。

背　　景

概述
- 病理特征为肉眼可见的椭圆形脂肪组织取代原本正常的肾上腺皮质组织。
- 肾上腺皮质或肾上腺结节内出现成熟的脂肪组织。
- 可能的原因
  - 基质细胞或肾上腺皮质细胞化生所致。
  - 成熟的脂肪组织迁移到肾上腺组织。
- 脂肪组织取代肾上腺实质在影像学的表现与病理组织描述相符合。

影像特征

CT
- 肉眼可辨的椭圆形脂肪组织占据了原有肾上腺实质。
- 肾上腺各支轮廓无变形、无占位效应。
- 正常肾上腺实质被脂肪组织代替后密度减低。

MRI
- 肾上腺各支增粗而无轮廓变形及占位效应。
- 肉眼可辨的椭圆形脂质表现
  - 在非抑脂序列呈高信号。
  - 抑脂序列信号减低。

关键知识点
- 肾上腺组织的脂肪化生是偶然发现的，在病理学中有详细的描述。
- 典型的可见表现是肾上腺实质出现小椭圆形脂肪组织而不伴有肾上腺轮廓改变及占位效应。
- 易被误诊为髓样脂肪瘤或肾上腺增生。

参考文献

1. Elsayes KM et al：Lipomatous adrenal metaplasia：computed tomography findings in 2 presumed cases. J Comput Assist Tomogr. 33（5）：715-716，2009
2. Izumi M et al：A case of myxoid adrenocortical carcinoma with extensive lipomatous metaplasia. Arch Pathol Lab Med. 127（2）：227-230，2003
3. Finch C et al：Extensive lipomatous metaplasia in bilateral macronodular adrenocortical hyperplasia. Arch Pathol Lab Med. 123（2）：167-169，1999
4. Neville AM et al：The pathology of the adrenal gland in Cushing's syndrome. J Pathol Bacteriol. 93（1）：19-35，1967

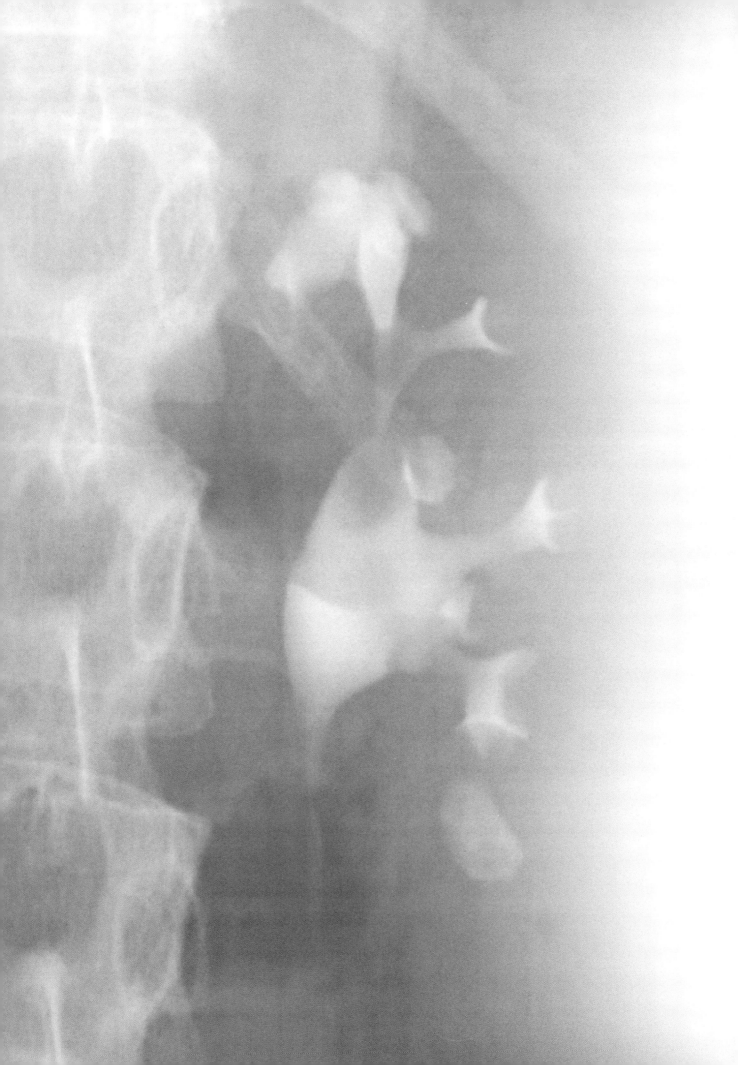

第8章 肾　　脏

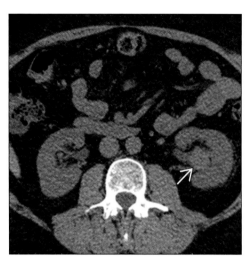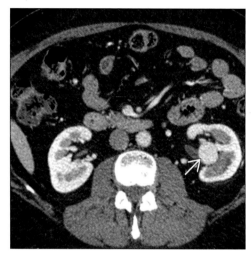

（左）横断面CT平扫显示左肾圆形➔软组织密度灶，疑似肾实质肿瘤，如肾细胞肾癌。（右）横断面增强CT显示病灶明显强化➔，疑似肾实质肿瘤，如肾细胞肾癌

临床背景

病史

● 40岁男性，左侧腰腹部疼痛。

影像解读

诊断陷阱

● 肾血管病变可能被误认为增大的肾肿块。
● 肾血管病变包括下述几种。
  ○ 肾动脉瘤。
  ○ 肾动静脉交通。
    ■ 动静脉瘘。
    ■ 血管畸形。

正确诊断

● 左肾动脉瘤。

诊断思路

● 肿块样病变，遵循脉管系统的增强模式。
  ○ 肾动脉瘤增强后各期密度同腹主动脉。
  ○ CT或MRI血管造影动脉瘤与主肾动脉或其分支相通。
● MRI各序列均呈信号流空表现。
● 多普勒超声
  ○ 假性动脉瘤可见湍流。
  ○ 动静脉畸形可见静脉血流动脉化。

背景

概述

● 肾动脉假性动脉瘤代表肾动脉损伤，且损伤灶与肾动脉相通。
● 动静脉畸形或动静脉瘘代表动静脉间异常交通。
● 大量血尿为最常见的表现。

流行病学

● 肾动脉瘤发病率为0.01%～0.1%。
● 肾动脉瘤占内脏动脉瘤的22%。
● 活检是肿瘤样肾血管性病变最常见原因，40%患者为活检所致获得性肾血管病变（假性动脉瘤和动静脉瘘）。
● 动静脉异常交通中，2/3为动静脉瘘。

相关病理生理学

● 肾动脉瘤最常见病因
  ○ 动脉粥样硬化（为最常见病因）。
  ○ 少见原因
    ■ 内膜纤维增生。
    ■ 结节性多动脉炎等血管炎。
    ■ 肾间质性疾病（如神经纤维瘤病和Ehlers-Danlos综合征）。
  ○ 形态学上，肾动脉瘤分类如下。
    ■ 肾动脉主干或主要分支的囊状动脉瘤，动脉粥样硬化斑块可导致。
    ■ 梭形动脉瘤，内膜纤维增生导致。
    ■ 撕裂，通常涉及主要肾动脉，但也可以延伸到其分支。
    ■ 肾内动脉瘤，可能与血管炎、动脉粥样硬化、创伤、炎症和肿瘤有关。
● 肾假性动脉瘤代表肾动脉3层结构的损伤，可继发于下述情况。
  ○ 创伤（包括动脉壁破损、假性动脉瘤瘤腔与动脉相通）。
  ○ 感染（如真菌性动脉瘤）。
● 动静脉异常交通
  ○ 获得性动静脉瘘。
    ■ 创伤性：由穿透性创伤或肿瘤活组织检查引起，自发性较少见。
    ■ 肿瘤性和自发性动静脉瘘不太常见。

132. 肿瘤样肾血管性病变

○ 先天性动静脉瘘最为罕见。
  ■ 先天性 Cirsoid 型动静脉畸形表现为在集合系统附近多个团状动静脉通道。

临床表现

- 肾动脉瘤
  ○ 多无临床表现，常于影像学检查时意外发现。
  ○ 多数肾动脉瘤患者伴有高血压。
- 动静脉异常交通
  ○ 肾区听诊血管杂音。
  ○ 50%有症状患者可发生心脏肥大或充血性心力衰竭。
  ○ 动静脉瘘可以导致肾缺血引发肾素性高血压和肾功能不全。
  ○ 血尿。

影像特征

US

- 肾动脉瘤
  ○ 圆形无回声团块。
    ■ 如果血栓形成，可导致混杂回声。
- 动静脉异常交通
  ○ 纤曲状无回声区。

彩色多普勒

- 动脉瘤/假性动脉瘤
  ○ 湍流。
  ○ 双向血流（往复模式）。
- 动静脉畸形
  ○ 湍流。
  ○ 静脉内见动脉血流波形。
  ○ 引流静脉增宽。
  ○ 局部肾组织因血流冲击发生振动。

CT

- CT 平扫
  ○ 在先天性及病灶时间较长者可见病灶内血管钙化。
  ○ 伴有出血或血肿时，病灶密度增高。
- 增强 CT
  ○ 动脉瘤/假性动脉瘤。
    ■ 圆形团块影。
    ■ 增强后各期强化程度同动脉。
    ■ 重建图像和CT血管造影显示病灶与肾动脉或其分支相通。
  ○ 动静脉异常交通
    ■ 常见引流和供血血管扩张。
    ■ 增强后静脉早显。
    ■ 需增强多期扫描。
    ■ 由于动静脉畸形病灶内血流直接分流入静脉，致病灶远端肾组织强化程度减低。

MRI

- T_1WI
  ○ 圆形信号流空灶（动脉瘤）或纤曲管状影（动静脉异常交通）。
- T_2WI
  ○ 信号流空。
- $T_1WI C +$
  ○ 动脉瘤强化方式及程度同动脉。
  ○ MR血管造影显示动脉瘤病灶与肾动脉相通。
    ■ MR血管造影可显示动静脉瘘/动静脉畸形的供血血管和引流血管。
- DWI：弥散不受限。
- 假性动脉瘤可见搏动伪影。

血管造影

- 假性动脉瘤
  ○ 肾动脉及其分支血流破出血管。
  ○ 治疗性栓塞或支架可用于治疗有症状的动脉瘤。
- 动静脉畸形
  ○ 多发小的、纤曲扩张的血管。
  ○ 肾静脉或下腔静脉早显。
  ○ 治疗性经动脉导管栓塞可用于治疗有症状的病例。

PET/CT

- 无异常摄取。

关键知识点

- 肾血管畸形可呈团块状，被误诊为富血供肿瘤。
- 肾血管畸形多为获得性，特别是近期有肾穿刺或外伤史的患者。
- 多期增强CT或MRI有助于发现病灶与血管相通及相似的强化方式。
- 彩色多普勒超声可发现假性动脉瘤内的湍流，以及动静脉畸形病灶肾静脉内的动脉血流波形。

参 考 文 献

1. Cura M et al：Vascular malformations and arteriovenous fistulas of the kidney. Acta Radiol. 51（2）：144-149, 2010
2. Sofocleous CT et al：Angiographic findings and embolotherapy in renal arterial trauma. Cardiovasc Intervent Radiol. 28（1）：39-47, 2005
3. Surlan M et al：The role of interventional radiology in management of patients with end-stage renal disease. Eur J Radiol. 46（2）：96-114, 2003
4. Kawashima A et al：CT evaluation of renovascular disease. Radiographics. 20（5）：1321-1340, 2000
5. Phadke RV et al：Iatrogenic renal vascular injuries and their radiological management. Clin Radiol. 52（2）：119-123, 1997
6. Tarkington MA et al：Spectrum of renal vascular malformation. Urology. 38（4）：297-300, 1991

132. 肿瘤样肾血管性病变

（左）横断面增强CT显示病灶明显强化➡️。（右）冠状位重建CT血管造影显示与左肾动脉➡️相通的局部扩张结构➡️，符合假性动脉瘤

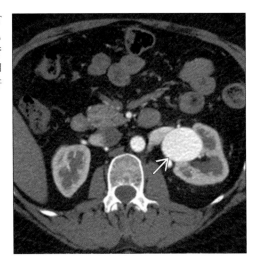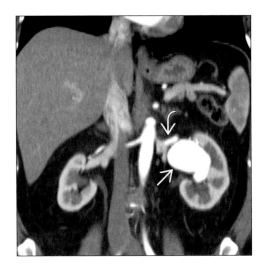

（左）横断面增强CT显示左肾后部的增强结节➡️，与囊肿的后缘相关。（右）同一患者导管血管造影显示，左肾动脉后部中段分支假性动脉瘤，可见对比填充➡️

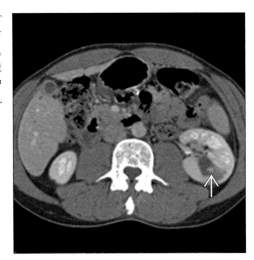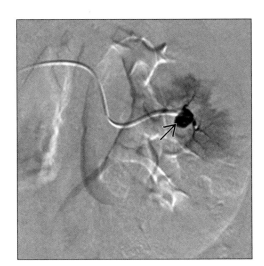

（左）同一患者左肾灰阶超声显示出复杂囊性病灶➡️，内部继发囊腔伴回声。（右）多普勒超声显示囊腔内湍流信号，提示假性动脉瘤

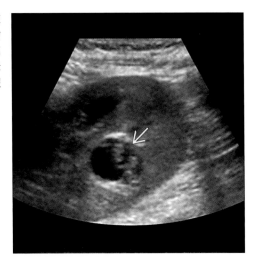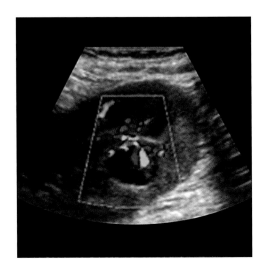

132. 肿瘤样肾血管性病变

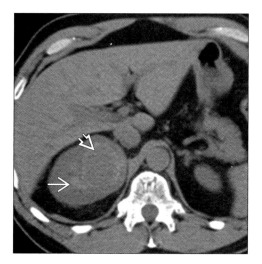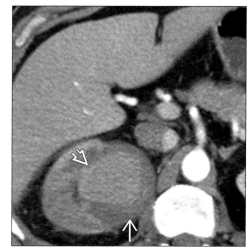

（左）46岁男性，右侧腹痛和血尿，横断面平扫CT显示右肾集合系统区类圆形稍高密度灶➡。病灶边缘稍高密度影代表出血➡。（右）横断面增强CT动脉期显示右肾集合系统中的病灶增强➡，周围出血不强化➡。病灶增强程度与静脉系统增强程度相似

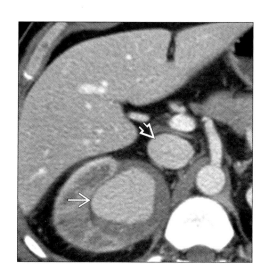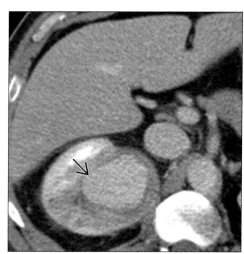

（左）横断面增强CT静脉期显示病灶增强➡，病灶增强程度与下腔静脉➡增强程度相似。（右）延迟排泄期横断面增强CT显示高密度病变➡，密度同下腔静脉。周围实质的增强减少，可能源于血流分流导致的周围肾组织增强减低

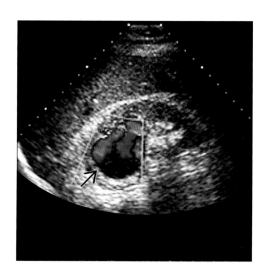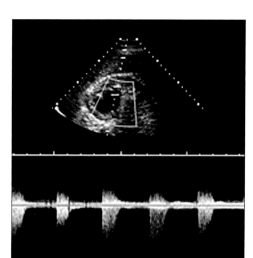

（左）同一患者彩色多普勒超声显示无回声病灶内双向血流➡，最符合动静脉畸形。（右）病灶彩色多普勒提示静脉内动脉血流波形，与动静脉畸形相符合

133. 肾柱肥大

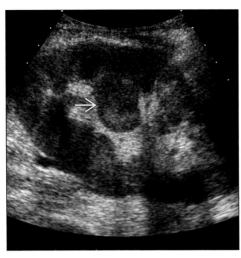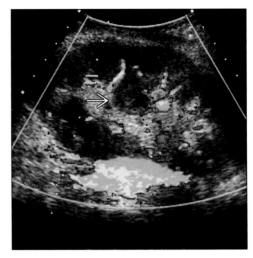

（左）盆腔移植肾矢状面超声见一团块➡突入肾窦，病灶回声同肾实质。（右）彩色多普勒显示突入肾窦病灶➡无显著血流回声

临床背景

病史
● 45岁男性，血尿。

影像解读

诊断陷阱
● 超声误诊肾肿块。

正确诊断
● 肾柱肥大。

诊断思路
● 超声表现为梨形高回声灶，而高回声肿瘤通常呈圆形。
● 彩色多普勒无血流回声，或见发自相邻弓状血管的对称血管供血，但无不规则的肿瘤血管。
● 包含肾锥体。

背　　景

概述
● 1744年法国解剖学家Exupere Joseph Bertin最早发现此类肾脏形态学变化，并命名肾柱肥大。

相关胚胎学
● 最常见的正常变异，为肾小叶融合所致。
　○ 肾由多个小叶的融合形成，每个小叶包含外层皮质和内层髓质。
● 肾锥体间相邻皮质融合。
　○ 每个肾柱由两层皮质融合而成。

相关解剖学
● 左肾多见。

● 常发生于肾中下1/3。

影像特征

静脉肾盂造影
● 由于肾乳头位置异常导致肾盏形态异常。

US
● 回声与邻近肾皮质相近。
　○ 较正常肾皮质呈轻度稍高回声或等回声。
● 非特异性表现
　○ 肾窦压迹。
　○ 肾窦类似爪状包绕病灶（肾窦分裂征）。
　○ 与肾窦分界清晰。
　○ 最大径＜3cm。
　○ 与邻近肾皮质相连。
　○ 被肾乳头包绕。
　○ 肾髓质间皮质延伸突出。

CT
● 虽然类似肿块，但肥大肾柱密度同正常肾实质。
● 强化程度与周围肾组织相似。
● 偶尔增强扫描可见低密度肾锥体。
● 少数患者可见肾盏伸入假肿瘤。

参 考 文 献

1. Yeh HC：Some misconceptions and pitfalls in ultrasonography. Ultrasound Q. 17（3）：129-155，2001
2. Tello R et al：MR imaging of renal masses interpreted on CT to be suspicious. AJR Am J Roentgenol. 174（4）：1017-1022，2000

134. 肾替代性脂肪沉积

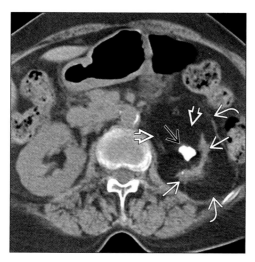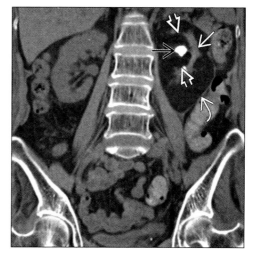

（左）横断面CT平扫显示左肾➡️萎缩伴肾窦扩大➡️、肾周脂肪浸润➡️。左肾盂结石➡️。（右）冠状面CT平扫显示左肾➡️萎缩伴肾窦扩大➡️、肾周脂肪➡️浸润。左肾盂结石➡️。右肾正常

临床背景

病史
- 77岁男性，腹痛。
- 由于肾功能不全未做增强检查。

影像解读

诊断陷阱
- 主要鉴别诊断包括含脂肪的肿瘤（如脂肪肉瘤、脂肪瘤和血管平滑肌脂肪瘤）和黄色肉芽肿性肾盂肾炎。

正确诊断
- 肾替代性脂肪沉积（renal replacement lipomatosis，RRL）。

诊断思路
- 含脂肪的肿瘤（如脂肪肉瘤、脂肪瘤和血管平滑肌脂肪瘤）。
  - 肿瘤多呈团块状，RRL弥漫分布。
  - 无肾实质萎缩或结石。
- 黄色肉芽肿性肾盂肾炎。
  - 常伴有肾结石。
  - 肾盂积脓导致肾肿胀，而不是肾萎缩。
  - 肾实质密度减低提示脓肿形成。

背 景

概述
- 肾实质严重萎缩伴肾窦和肾周脂肪组织增多。
- 可能的致病机制包括肾实质萎缩后肾窦脂肪增多、肾实质脂肪浸润和肾萎缩后脂肪替代。
- 76%～79%的病例伴有长期感染和结石。

影像特征

腹部平片
- 肾盂或输尿管结石。

US
- 肾萎缩、体积缩小。
- 肾窦回声增高，伴结石回声。
- 肾周大量脂肪回声。

CT
- 首选影像检查方法。
- CT表现
  - 明显肾萎缩。
  - 肾窦及肾周大量脂肪浸润。
  - 梗阻性肾结石。

MRI
- 脂肪T_1、T_2均呈高信号。
  - 抑脂序列信号被抑制。
- 萎缩肾缺乏对比强化。

参考文献

1. Fitzgerald E et al：MRI appearance of massive renal replacement lipomatosis in the absence of renal calculus disease. Br J Radiol. 84（998）：e41-44, 2011
2. Ginat DT et al：Replacement lipomatosis of the kidney：sonographic features. J Ultrasound Med. 27（9）：1393-1395, 2008
3. Kocaoglu M et al：Replacement lipomatosis：CT and MRI findings of a rare renal mass. Br J Radiol. 80（959）：e287-289, 2007

第二节 类似良性病变的恶性病变 | 135. 含脂肾细胞癌

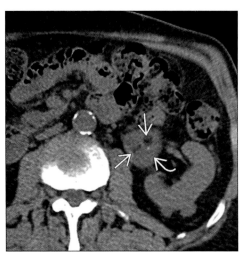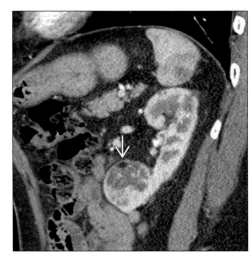

（左）横断面CT平扫显示左肾下极直径约3.6cm的类圆形外生性肿块，肿块内见两片脂肪灶➡️和一枚点状钙化灶➡️。（右）矢状面增强CT重建可见左肾下极前部不均匀强化肿块，其内见小片脂肪灶➡️

临床背景

病史

● 65岁患者，超声意外发现肾肿块。

影像解读

诊断陷阱

● 可能被误诊为血管平滑肌脂肪瘤（angiomyolipoma，AML），最常见的含脂肪肾脏肿瘤。

正确诊断

● 肾透明细胞癌（CCRCC），病理证实病灶内含肉眼可见的脂肪和钙化。

诊断思路

● 很难与AML鉴别，特别是在CT平扫图像上难以区分，而钙化灶可能被周围组织的强化所遮盖。

● RCC更容易出现钙化灶，AML较少出现钙化。

背景

概述

● 术前较难确定肾肿瘤的良恶性，10%～17%的患者术后确诊为良性，包括嗜酸性腺瘤和AML（特别是乏脂AML）。

● 肾细胞癌表现为实性强化灶。

● CCRCC可伴有囊变及钙化。

流行病学

● 0.3%的RCC有瘤内脂肪。

● 在一组14例含脂质的RCC中，50%瘤内见单灶脂肪，50%见2枚以上的脂肪灶。

○ 脂肪灶直径为0.1～1.8cm。

● 脂肪常伴有骨化生。

● RCC瘤内脂肪可能是肿瘤包绕肾周或肾窦脂肪组织所致。

● 胆固醇坏死可能被误诊为脂肪。

影像特征

US

● 含或不含脂肪的RCC与AML均可呈现不均匀回声，多普勒检查可见血流回声。

CT

● CT平扫病灶内的脂肪通常容易发现，但是微小脂肪灶可能较难发现，需要薄层CT图像观察（1.25mm或0.5mm），对小低密度病灶进行仔细分析将有助于发现微小脂肪灶。

● 增强CT：肿瘤非脂肪区强化表现各异。

MRI

● 较难鉴别含少量脂质AML和含脂肪的RCC。

○ MR在检测钙化病灶方面受到限制。

● RCC较AML更容易出现坏死。

● T_2WI上低信号的小病灶，乏脂AML的可能性大于RCC。

参考文献

1. Hindman N et al：Angiomyolipoma with minimal fat：can it be differentiated from clear cell renal cell carcinoma by using standard MR techniques? Radiology. 265（2）：468-477, 2012

2. Aron M et al：Renal cell carcinomas with intratumoral fat and concomitant angiomyolipoma：potential pitfalls in staging and diagnosis. Am J Clin Pathol. 134（5）：807-812, 2010

3. Schuster TG et al：Papillary renal cell carcinoma containing fat without calcification mimicking angiomyolipoma on CT. AJR Am J Roentgenol. 183（5）：1402-1404, 2004

135. 含脂肾细胞癌

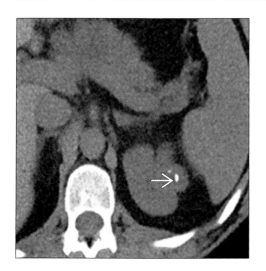

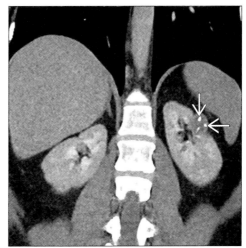

（左）横断面CT平扫显示左肾外生性肿块伴钙化➡。（右）冠状面重建增强延迟期CT显示左肾肿块内的少量钙化灶➡

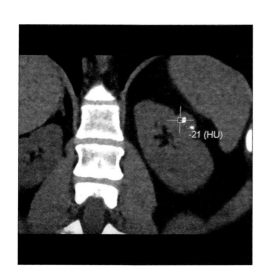

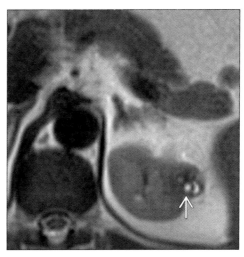

（左）冠状面重建CT平扫显示钙化灶旁的低密度区，测量值为－21HU，提示脂肪成分。（右）横断面T₂WI显示小片高信号灶➡，提示肿块内含脂肪或出血，需借助抑脂序列鉴别是否为脂肪

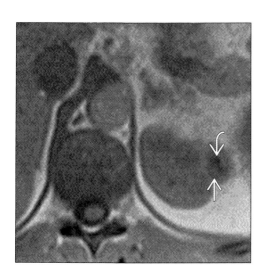

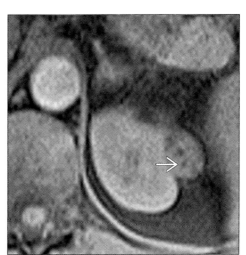

（左）MR横断面T₁WI正相位非抑脂序列显示肿块内小片高信号灶，提示脂肪➡，其旁低信号灶为钙化➡。（右）横断面T₁WI增强抑脂序列显示肿块内小片低信号灶➡，提示脂肪被抑制，其他低信号灶为钙化和囊变坏死灶

136. 含脂肾透明细胞癌

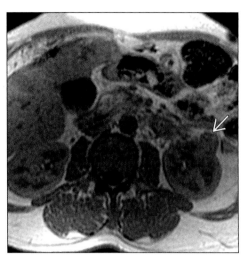 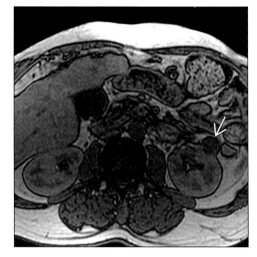

（左）横断面MR正相位显示左肾皮质外生性类圆形肿块➡。（右）横断面MR反相位显示左肾肿块内信号减低➡，提示存在细胞内脂质

临床背景

病史
- 63岁男性，CT检查意外发现左肾肿块。

影像解读

诊断陷阱
- 肾皮质肿块反相位信号较正相位减低，提示存在细胞内脂质，而不是脂肪组织。
  - 因而，提示肾透明细胞癌，而不是AML；虽然少数AML也可见细胞内脂质。

正确诊断
- 肾透明细胞癌（CCRCC）

诊断思路
- 肿块反相位信号较正相位减低，提示存在细胞内脂质。
- 在肿瘤内部或肿瘤与肾组织交界面无勾边效应。
  - 勾边效应提示病灶内有细胞外脂肪，AML可能。
- 动脉期迅速强化，延迟期明显强化减退。
- 病灶DWI信号受限虽无特异性，但提示病灶密实，富含细胞。

背 景

概述
- CCRCC是RCC最常见的病理学类型。
- 通常，CCRCC特征为细胞质透明。
- 透明的细胞质反映了糖原、磷脂和胆固醇酯的存在。
- CCRCC也可以表现为病灶内存在不同程度的嗜酸性粒细胞。

流行病学
- 平均确诊年龄为60～64岁。
- 7%的患者＜40岁。
- 非裔美国人的发病率更高。

影像特征

US
- 囊性、实性或混合性。
- 最常见表现为高回声，也可等或低回声。
- 可有钙化，倾向CCRCC诊断，而非罕见钙化的AML。
- 多普勒超声或增强超声检查提示血供丰富。

CT
- 相对于肾实质，病灶呈混杂密度。
- 多数CCRCC动脉期明显强化。
- 偶见泥沙样钙化。

MRI
- T_1WI：病灶与肌肉信号相当。
- T_2WI：病灶信号高于肌肉信号。
- T_1WI C＋：显示动脉期明显强化，延迟期强化退出。
- 如果病灶以透明细胞为主，则病灶反相位信号较正相减低。
- DWI：典型的弥散受限。

PET/CT
- 除了出血和坏死区，病灶FDG显著浓聚。

参 考 文 献

1. Karlo CA et al：MR imaging of renal cortical tumours：qualitative and quantitative chemical shift imaging parameters. Eur Radiol. 23（6）：1738-1744，2013
2. Israel GM et al：The use of opposed-phase chemical shift MRI in the diagnosis of renal angiomyolipomas. AJR Am J Roentgenol. 184（6）：1868-1872，2005

136. 含脂肾透明细胞癌

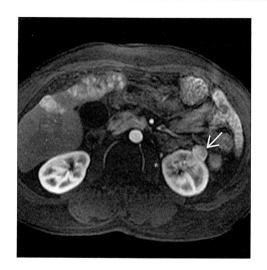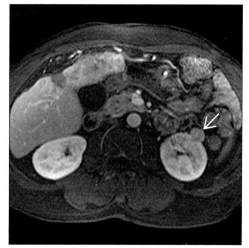

（左）横断面T₁WI C＋动脉期左肾肿块显著强化➡。（右）横断面T₁WI C＋静脉期左肾肿块强化有所减退➡

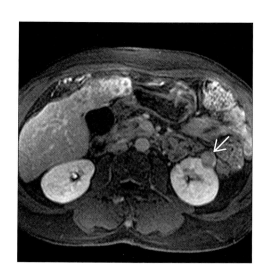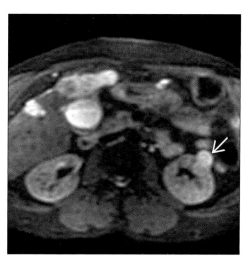

（左）横断面T₁WI C＋肾实质排泌期左肾肿块强化程度进一步显著减退➡。（右）横断DWI（b＝500）病灶弥散受限而呈高信号➡

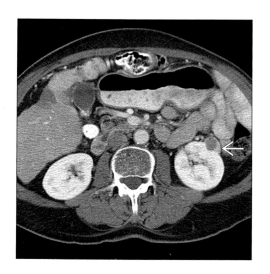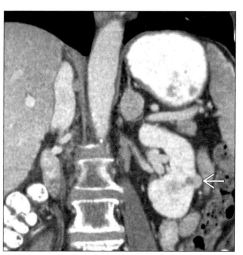

（左）横断面增强CT在肾实质排泌期肿块密度低于周围肾皮质，病灶周边可见厚壁➡。（右）冠状面重建增强CT肾实质排泌期肿块密度低于周围肾皮质，病灶周边可见厚壁➡

137. 高回声肾细胞癌

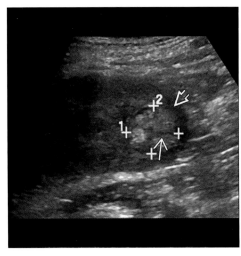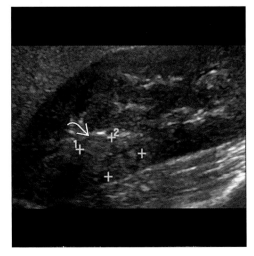

（左）超声显示局灶高回声肾肿块➡，病灶内部见细线状低回声区➡。（右）长轴位超声显示左肾高回声肿块伴周围细薄低回声带➡

临床背景

病史
● 33岁男性，双侧腰痛和近期排尿困难。

影像解读

诊断陷阱
● 高回声肾细胞癌，可能被误诊为AML。

正确诊断
● 肾细胞癌。

诊断思路
● 病灶周围低回声带、肿瘤内囊变（如果存在）是RCC的特异性表现。
● 后方声影是血管平滑肌脂肪瘤的特异性表现。

背　　景

相关病理学
● 30%的RCC为高回声。
● 大多数质地均匀的肾肿瘤呈高回声。
　○ 肿瘤伴有出血、坏死或囊变时呈低信号。
● 肿瘤回声与细胞分化无明确相关性。

影像特征

概述
● 高回声肾病灶需要进一步行CT或MRI检查，以鉴别RCC和AML。

US
● RCC常表现为混杂回声。
　○ 通常，小RCC回声高于肾实质，类似AML；而较大的RCC常表现为低回声。

CT
● RCC典型者表现为软组织密度。
　○ 大的病灶常伴有坏死。
　○ 约30%的病灶伴有钙化。
● 通常，小病灶强化均匀，大病灶由于坏死区呈现不均匀强化。
　○ 透明细胞亚型强化较明显。

MRI
● RCC病灶内含有出血、坏死和实性成分，致其T_1WI信号不均匀；但是T_2WI表现与病理类型相关（肾透明细胞癌呈高信号，而乳头状RCC呈低信号）。
● T_1WI C＋常显示动脉期显著强化。
● DWI有助于发现肾小病灶，包括感染或恶性病变。
● 有助于显示肾静脉和下腔静脉的栓子。

血管造影
● 肿瘤血管分布与肿瘤结构密切相关；大多数富血供肿瘤是实性的，而乏血供肿瘤通常是乳头状、管状、多房性或伴有出血或坏死的实性肿瘤。

参考文献

1. Farrelly C et al：Do all non-calcified echogenic renal lesions found on ultrasound need further evaluation with CT? Abdom Imaging. 33（1）：44-47，2008
2. Ng CS et al：Renal cell carcinoma：diagnosis, staging, and surveillance. AJR Am J Roentgenol. 191（4）：1220-1232，2008
3. Yamashita Y et al：Small renal cell carcinoma：pathologic and radiologic correlation. Radiology. 184（2）：493-498，1992

138. 囊肿样乳头状肾细胞癌

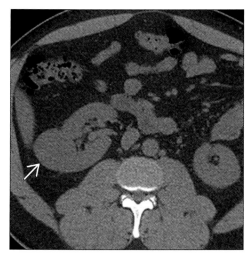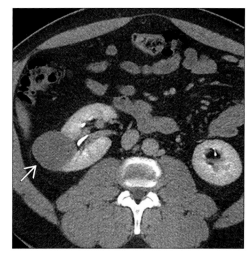

（左）横断面CT平扫显示边界清晰的圆形等密度右肾肿块➡。（右）横断面增强CT右肾中部外生性肿块，边界清晰，轻度强化➡，密度低于周围肾实质

临床背景

病史

● 52岁男性，近来出现右侧背痛。

影像解读

诊断陷阱

● CT平扫呈相对低密度，轻度强化，可能被误诊为高密度囊肿（出血或复杂性囊肿）。

正确诊断

● 乳头状肾细胞癌（papillary renal cell carcinoma，pRCC）

诊断思路

● 平扫密度＞10HU。

● 单纯囊肿增强后强化程度＜10HU。

● 无法分辨是囊肿的假性强化还是肿瘤时，建议进行其他检查（US和MRI）。

背　　景

概述

● 第二常见的RCC肿瘤亚型，仅次于肾透明细胞癌，占RCC的13% ～ 15%。

流行病学

● 发病年龄为30 ～ 80岁。

● 男女比例（2 ～ 3.9）：1。

● 虽然多数pRCC为单侧发病，但可以为多灶症或双侧肾肿瘤。

相关病理学

● 分为2种病理学亚型。

　○ 1型：主要是乳头状或小管状结构，瘤细胞单层排列，质少，核小。

　○ 2型：主要由乳头状结构组成，瘤细胞假复层排列，核分级高，细胞质丰富嗜酸。

　■ 2型较1型预后差。

● pRCC瘤内可见肉瘤样去分化，预后较差。

影像特征

US

● 有助于鉴别囊性或实性肿瘤，特别是对于CT上显示边缘增强的病变，以及CT上显示很少或没有增强的高密度病变的鉴别。

● 实性肿块超声无特异性表现。

CT

● CT平扫：钙化较肾透明细胞癌略多见。

● 增强CT：pRCC增强后各期强化程度均低于肾透明细胞癌。

　○ 由于肿瘤内微血管密度不同，pRCC和肾透明细胞癌病灶的强化程度不同。

● CT上，pRCC多表现为密度均匀，而肾透明细胞癌多密度不均匀，特别是直径＜3cm的肿块。

MRI

● T_1WI：低信号伴假包膜。

● T_2WI：低信号伴假包膜。

● $T_1WI C +$：pRCC强化程度均低于肾透明细胞癌。

参 考 文 献

1. Zhang J et al：Solid renal cortical tumors：differentiation with CT. Radiology. 244（2）：494-504，2007

2. Herts BR et al：Enhancement characteristics of papillary renal neoplasms revealed on triphasic helical CT of the kidneys. AJR Am J Roentgenol. 178（2）：367-372，2002

3. Delahunt B et al：Morphologic typing of papillary renal cell carcinoma：comparison of growth kinetics and patient survival in 66 cases. Hum Pathol. 32（6）：590-595，2001

139. 肾髓质癌

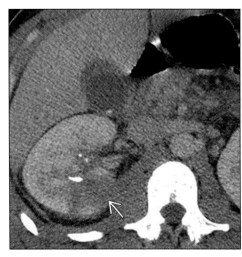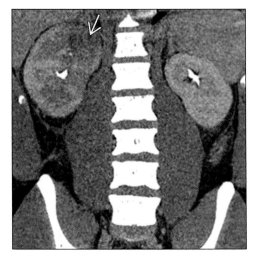

（左）横断面增强CT延迟期显示边界不清的浸润性肿块➡️，累及右肾中部，中心位于肾髓质，累及邻近肾皮质。（右）冠状面增强CT延迟期重建图像显示右肾上极边界不清的浸润性肿块➡️，病灶中心位于肾髓质，累及邻近肾皮质

临床背景

病史
- 24岁男性，非洲裔美国人，咳嗽、痰中带血5个月。
- 过去5个月体重减轻4.5kg。
- 双侧腰痛伴间歇性血尿5个月。

相关实验室检查
- 镰状细胞性血液病。

影像解读

诊断陷阱
- 可能被误诊为急性细菌性肾盂肾炎、淋巴瘤或尿路上皮癌。

正确诊断
- 肾髓质癌。

诊断思路
- 边界不清的浸润性肿块。
- 肿块中心位于肾髓质。
- 肾轮廓保持不变。
- 患者伴有镰状细胞性血液病。

背　　景

概述
- 1995年第一次被发现（早期称为集合管癌）。

流行病学
- 非常罕见；美国报道了50例。
- 几乎全部发生在患有镰状细胞血液病的患者。
- 高度侵袭性，直接侵袭和远处转移。
- 临床表现：无痛性肉眼血尿。
- 平均生存期：15周。

相关解剖学
- 右肾多见（70%）。

相关生理学
- 高度侵袭性，非常罕见的肾髓质肿瘤（来源于肾盏移行上皮）。

影像特征

排泄期尿路造影
- 肾轮廓保持不变。
- 一个或多个肾盏受累，边界不清。

CT
- 肿瘤位于肾髓质区，呈浸润性生长，导致肾盏扩张，肾盂无扩张。
- 肿瘤内部坏死区与集合系统间形成瘘管。
- 肿块自肾髓质向肾皮质浸润，致肾肿大，但肾轮廓保持不变。
- 因内部坏死灶存在，肿瘤增强后不均匀强化。
- 侵犯肾盂周围及肾周脂肪间隙。
- 肿瘤可累及肾静脉及下腔静脉，形成癌栓。
- 肿瘤可直接侵犯腹膜后结构及患侧肾上腺。
- 可发生肺、肝及淋巴结转移。

血管造影
- 乏血供肿瘤。

参 考 文 献

1. Blitman NM et al：Renal medullary carcinoma：CT and MRI features. AJR Am J Roentgenol. 185（1）：268-272，2005
2. Choyke PL et al：Hereditary renal cancers. Radiology. 226（1）：33-46，2003
3. Khan A et al：Renal medullary carcinoma：sonographic, computed tomography, magnetic resonance and angiographic findings. Eur J Radiol. 35（1）：1-7，2000
4. Davidson AJ et al：Renal medullary carcinoma associated with sickle cell trait：radiologic findings. Radiology. 195（1）：83-85，1995

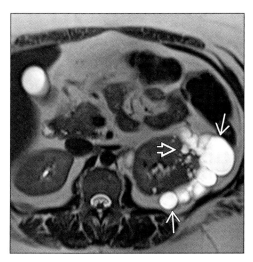 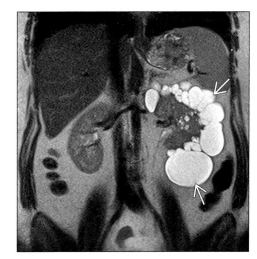

（左）横断面 T_2WI 显示左肾周大小不等囊肿➡，肾局部实质内小囊肿➡。（右）冠状面 T_2WI 显示左肾周大小不等囊肿➡，右肾正常

临床背景

病史
- 30 岁女性，腰椎磁共振检查意外发现。

影像解读

诊断陷阱
- 可能被误诊为多囊肾、尿性囊肿和囊性肾肿瘤。
正确诊断
- 肾淋巴管瘤病（淋巴管扩张）。

诊断思路
- 病灶位于肾周间隙。
- 可伴有后腹膜扩张、充满液体的管状结构；或者病灶穿透肾实质伸向肾窦。

背　景

流行病学
- 罕见。
- 2/3 的患者为成人。
- 无性别差异。

病因学
- 肾周淋巴系统的发育异常。
- 一些病变是肿瘤性的，具有明显的核型异常，如单体 X、三体 7q 和 VHL 基因缺陷。

临床表现
- 多无临床症状。
- 可有腰痛，腹部肿块，偶尔出现血尿。
- 病程变化多样，一些病例可自愈。

相关病理学
- 大体表现
  - 以肾周围、肾盂旁和实质内扩张性淋巴管为特征。
  - 边界清晰的多发囊性液性团块灶。
- 镜下表现
  - 多个交通性囊肿，其内衬扁平的内皮细胞。
  - 存在纤维间隔，其内包含被包埋的肾小管、淋巴细胞和平滑肌组织。

影像特征

常规表现
- 肾窦或肾周多发囊性灶。
- 通常发生于一侧肾，也可双肾发生。
- 腹膜后纤曲管状液性密度灶，提示扩张的淋巴管。

US
- 无回声或低回声囊性灶。

CT
- 囊内呈液性密度
  - 囊内出血时，呈高密度。

MRI
- 液性内容物呈 T_1WI 低信号、T_2WI 高信号。
  - 信号强度因病灶内出血、蛋白质等成分的不同而发生变化。

参 考 文 献

1. Hakeem A et al：Computed tomography findings in bilateral perinephric lymphangiomatosis. Urol Ann. 2（1）：26-28，2010
2. Katabathina VS et al：Mesenchymal neoplasms of the kidney in adults：imaging spectrum with radiologic-pathologic correlation. Radiographics. 30（6）：1525-1540，2010

141. 肾盏憩室

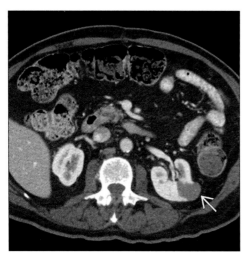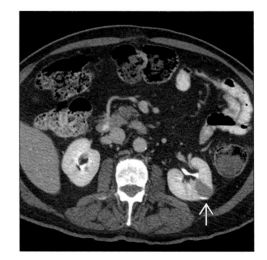

（左）横断面增强CT静脉期显示左肾边界清晰的外生性病灶➡，病灶内CT值约59HU，被怀疑为实性肿瘤。（右）横断面增强CT延迟期显示病灶➡内少量对比剂排泌进入，提示病灶与集合系统相通，诊断肾盏憩室

临床背景

病史

● 75岁男性，黑色素瘤转移。

影像解读

诊断陷阱

● 可能被误诊为肾肿瘤（如肾细胞癌，转移、单纯或复杂囊肿）。

正确诊断

● 肾盏憩室（calyceal diverticulum）。

诊断思路

● 增强CT延迟期可见病灶内对比剂填充。
● 有时病灶内可见分层状结石或乳钙。

背　景

概述

● 肾实质内囊样空腔，与集合系统相通。

流行病学

● 发病率：4.5%，双侧发病者占3%。
● 1/2的病灶伴结石形成。
● 憩室内尿潴留→憩室内复发性尿路感染或结石形成→腰痛和血尿等症状。

相关解剖学

● 肾盏憩室通过狭窄的漏斗与收集系统相通。
　○ 囊腔内衬移行上皮细胞，周围被黏膜肌层包围。
　○ 分2型
　　■ 常见类型：与肾小盏相通，最常发生于肾上极。
　　■ 少见类型：与肾大盏或肾盂相通。

病因学

● 多为先天性，少数为感染或肾脏小结石继发。

影像特征

腹部平片

● 可见不透光结石。

US

● 囊性病灶与肾窦关系密切。
● 易误诊为复杂囊性病变。
● 约1/2可见层状肾结石或者钙乳，表现为可随位置移动的高回声。

静脉肾盂造影

● 延迟期可见病灶突向肾盂或肾盏。
　○ 病灶内造影剂环绕结石。
● 如果漏斗部被结石阻塞，静脉肾盂造影无法发现肾盏憩室，则可使用逆行肾盂造影术。

CT

● CT平扫：多呈0.5～2cm液性密度灶，50%病灶内伴有致密结石。
● 增强CT：增强后密度增高，类似强化肿块。
● 延迟期，病灶内造影剂填充，密度同集合系统。
● 冠状面和矢状面重建可显示肾盏憩室位置及其与肾盂肾盏的关系。

参考文献

1. Pareek A et al：Calyceal diverticulum：a benign imitator of serious pathology. BMJ Case Rep. 2014，2014
2. Stunell H et al：The imaging appearances of calyceal diverticula complicated by uroliathasis. Br J Radiol. 83（994）：888-894，2010

141. 肾盏憩室

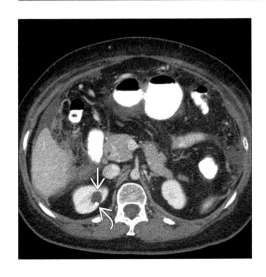

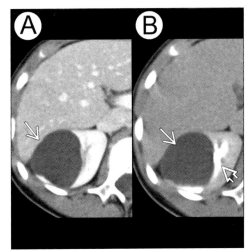

（左）横断面增强CT显示边界清晰的低密度灶 ➡ 伴后壁小钙化 ➡，诊断为含结石的肾盏憩室。（右）横断面增强CT静脉期（A）和延迟期（B）显示边界清晰的低密度灶 ➡。延迟期病灶内无对比剂填充，推压集合系统显示占位效应 ➡。此例证实为肾盏憩室伴漏斗部阻塞

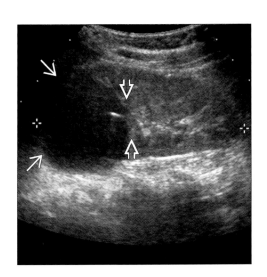

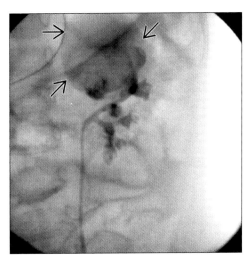

（左）长轴位超声显示2岁患儿肾内无回声囊性灶 ➡ 突向肾窦 ➡，该患儿有创伤史和腹痛。（右）同一患者的逆行肾盂造影显示逆行充盈的边界清楚的囊性灶 ➡，提示肾盏憩室。被证实为伴漏斗部结石梗阻的肾盏憩室

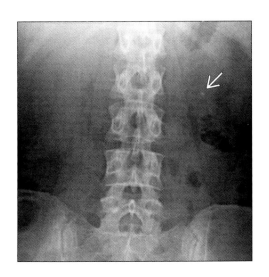

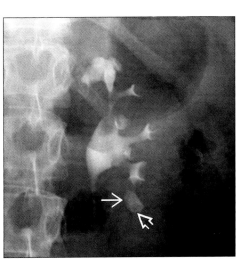

（左）45岁男性，左侧腹部疼痛，平片检查显示有一个小的不透射线影 ➡，代表结石。（右）同一患者的静脉尿路造影显示左肾肾盂肾盏充满对比剂，下方肾盏小憩室 ➡ 伴充盈缺损 ➡，代表小结石

142. 锂肾病

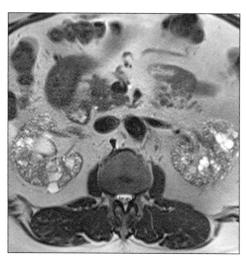 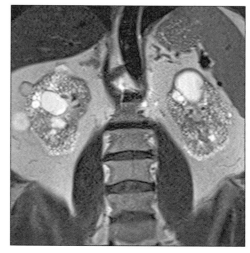

（左）横断面T₂WI显示一例54岁患者，有慢性锂使用史，显示双肾大小形态正常，双肾皮、髓质内对称分布、大小一致的微小囊肿。（右）该患者冠状面T₂WI显示双肾大小形态正常，双肾皮、髓质内对称分布、大小一致的微小囊肿

临床背景

病史
- 72岁男性，长期患有双相情感障碍，全身无力、嗜睡和体重减轻。

相关实验室检查
- 尿渗透压低。
- 尿液比重低。
- 血钠水平高。

影像解读

诊断陷阱
- 可能被误诊为遗传性或获得性囊性肾病，如常染色体显性多囊肾病、肾小球肾病、髓样囊性病和获得性囊性肾病。

正确诊断
- 锂肾病。

诊断思路
- 慢性锂剂服用史。
- 实验室检查显示肾性尿崩症。
- 双侧肾大小正常伴微小囊性灶。
- 囊肿广泛分布于肾皮质、髓质。

背景

概述
- 锂可损害尿液浓缩能力并导致肾性尿崩症。

相关解剖学
- 来自于远曲小管和集合管的1～2mm微小囊肿。

相关病理学
- 肾小管间质性肾炎，其特征为远曲小管微囊和间质纤维化。
- 甲状腺功能减退症也可能与长期使用锂有关。
  ○ 锂抑制甲状腺激素的释放和甲状腺球蛋白的碘化。

影像特征

概述
- 双侧肾大小正常，伴广泛分布于皮、髓质的微小囊性灶。
  ○ 双肾大小正常，有助于鉴别锂肾病和其他囊性肾病。

US
- 大量小囊性回声灶。
- 较大的囊肿表现为小的无回声结构，后部回声增强。

CT
- 双肾液性密度微小囊肿。
- 无钙化。

MRI
- 微小囊肿在T₂WI上呈高信号。
  ○ 微小囊肿在T₁WI上很难发现。
- 无强化。

参考文献

1. Wu JY et al：Case 192：Lithium-induced nephropathy. Radiology. 267（1）：308-312，2013
2. Cho JJ et al：Lithium-induced microcysts. Ultrasound Q. 28（3）：179-80，2012
3. Di Salvo DN et al：Lithium nephropathy：unique sonographic findings. J Ultrasound Med. 31（4）：637-644，2012

142. 锂肾病

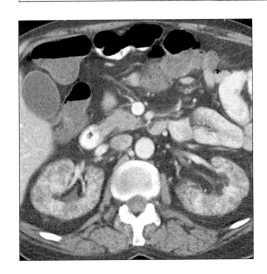 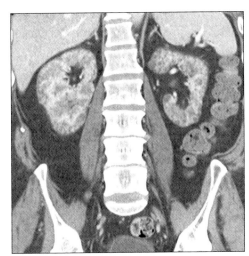

（左）65岁女性，有慢性锂服用史，横断面增强CT肾实质期显示双肾大小形态正常，双肾皮质、髓质多发对称分布、大小一致的微小囊肿（直径为1～2mm）。（右）同一患者的冠状位增强CT显示正常大小的肾，双肾皮质、髓质多发对称分布、大小一致的微小囊肿

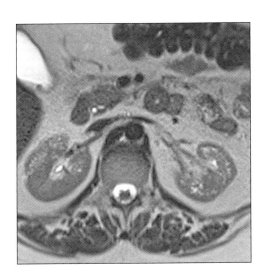 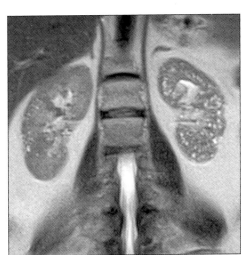

（左）62岁女性，有长期使用锂史，横断面T₂WI显示正常大小的肾，肾皮质和髓质中具有对称分布、均匀的多个微囊。（右）同一患者的冠状位T₂WI显示正常大小的肾脏，在肾皮质和髓质中具有对称分布、均匀的多个微囊。该患者的肾受累程度不对称，左肾较严重

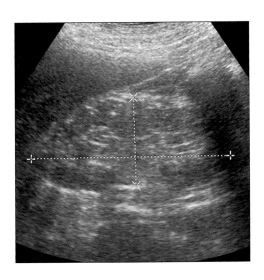 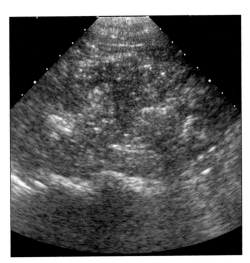

（左）48岁女性，有使用锂史，矢状面经腹超声示右肾回声不均，伴有许多小回声灶。（右）57岁男性，矢状面腹腔超声检查示肾具有多个小回声灶。这些小回声灶与腹部MR上看到的肾微囊相对应

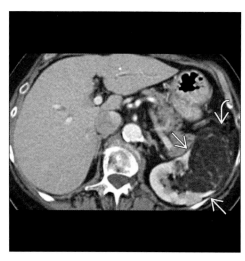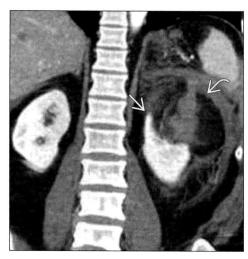

（左）增强CT横断面示左肾大的富脂肿块➡️，边界清晰，与左肾交角为锐角（爪征➡️）。（右）冠状面重建增强CT示左肾上极大的富脂肿块➡️，与血管平滑肌脂肪瘤表现相符，可见典型的爪征➡️

影像解读

表现与解释
- 出现爪征强烈提示肿块是肾内的而不是肾外的。
- 锐角由外生型肿块两侧的正常肾实质构成。

诊断要点
- 爪征有助于判断肿块是实质脏器长出来的还是邻近结构的肿块累及实质脏器。
- 肾表面含脂病变的主要鉴别如下。
  - 肾内的含脂肿块，如血管平滑肌脂肪瘤，可以表现出典型的爪征。
  - 肾外含明显的脂肪成分的肿块（如后腹膜脂肪肉瘤），不会表现出爪征。
- 肾表面实性的，不含脂病变的鉴别诊断
  - 肾内的实性强化肿块，最常见的是肾细胞癌。
  - 肾外的后腹膜肿块：最常见的需要鉴别的疾病包括腹膜后平滑肌肉瘤、淋巴瘤、转移瘤或腹膜后生殖细胞肿瘤。

其他影像发现

支持肾内肿块
- 鸟嘴征
  - 肾与肿瘤的接触面呈鸟嘴状。
- 肾嵌入征
  - 肿瘤起自肾，以至肾似嵌入肿瘤。
- 新月征
  - 如果肿块非常大，残余的肾实质看起来就像新月一样。
- 肾消失征（＋）

  - 肿块太大以至看不到正常的肾组织。
- 供血动脉增粗
  - 起自腹主动脉的肿瘤的滋养动脉增粗至能在CT上看到。
- 其他CT征象出现时强烈提示肿瘤是肾起源。
  - 假包膜。
  - 富血供肿瘤。
  - 深静脉及下腔静脉癌栓。

支持肾外肿块
- 肾位置的改变及肾轴旋转：巨大的肾外肿块可导致显著的肾位置改变和肾轴旋转。
- 肿瘤的中心位于肾外。
- 不规则肿块及肾内的钙化强烈提示非肾起源肿瘤。

非影像鉴别要点

临床
- 腹膜后肿物因临床症状出现较晚，一般发现时体积都比较大。

实验室
- 血浆AFP（腹膜后畸胎瘤指标）和尿香草扁桃酸（神经母细胞瘤的指标）可能有帮助。

参考文献

1. Wu YH et al：Retroperitoneal neoplasms within the perirenal space in infants and children：differentiation of renal and non-renal origin in enhanced CT images. Eur J Radiol. 75（3）：279-286，2010
2. Routhier JR et al：AJR teaching file：fat-containing retroperitoneal mass presenting with acute flank pain. AJR Am J Roentgenol. 192（6 Suppl）：S122-124，2009

143. 爪征

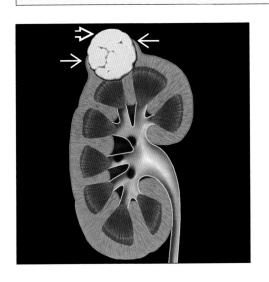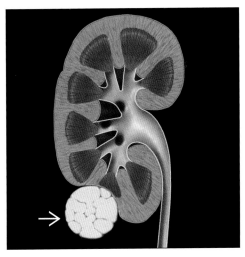

（左）图示肾实质与肾内肿块➡️接触的锐角，构成了爪征➡️。（右）图示肾外肿块➡️压迫肾实质

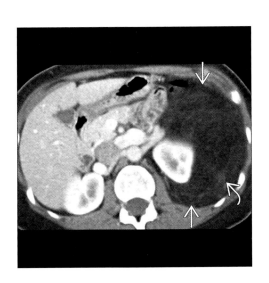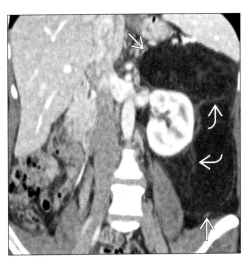

（左）横断面增强CT显示左侧腹膜后肾旁巨大肿块，含有脂肪➡️及软组织成分➡️，向前内侧推挤肾。（右）冠状面重建增强CT示左侧腹膜后巨大肿块➡️，位于肾的外侧。肿块主要由脂肪组成，含有少量软组织成分➡️。经过手术证实为脂肪肉瘤

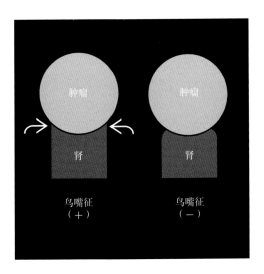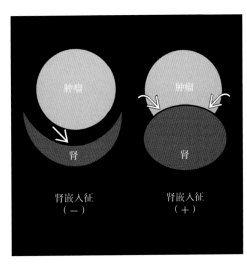

（左）插图显示了鸟嘴征。与肿块➡️接触的正常肾实质形成了鸟嘴的形状。（右）插图显示肾嵌入征。肿块是肾起源时，肾嵌入肿块➡️中，而肾外的肿块会压迫肾，不表现出肾嵌入的征象➡️

144. 肾皮质T_2WI低信号

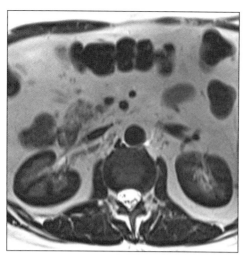 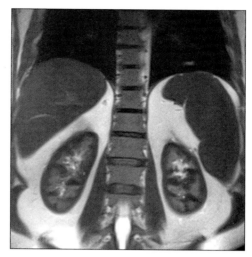

（左）35岁男性，有阵发性夜间血红蛋白尿病史，T_2WI横断面显示肾皮质信号弥漫减低，肾髓质信号正常。（右）同一患者，冠状面T_2WI显示肾皮质信号弥漫减低，肾髓质信号正常。正常情况下，肾皮质和髓质在T_2WI信号差异不明显

影像解读

影像特点
- T_2WI上弥漫减低的肾皮质信号。

原因
- 溶血。
  - 阵发性睡眠性血红蛋白尿（PNH）。
    - 获得骨髓增生异常，造血干细胞对补体敏感性增高导致异常→急性或慢性血管内溶血。
    - 主要发生于成人。
    - 诱发溶血的因素包括感染、药物反应、输血、手术和运动。
  - 人工瓣膜导致的机械性溶血。
  - 镰状细胞贫血。
- 肾皮质坏死。

鉴别诊断
- PNH。
  - 肾皮质于T_1WI和T_2WI呈低信号。
    - 一般不会累及肾髓质。
  - 正相位信号比反相位低。
  - 肝和脾一般不累及。
    - 反复输血可能致病。
  - CT平扫显示肾实质为高密度。
- 人工瓣膜导致的机械性溶血。
  - 与PNH无法鉴别。
- 镰状细胞贫血。
  - 肾的改变与PNH无法鉴别。
  - 由于血管外溶血的发生，脾在T_2WI亦呈低信号。
    - 肝或胰腺呈低信号，只有在接受过多次输血的患者中可以见到。
- 肾皮质坏死
  - 皮质坏死的患者在CT上可见皮质钙化。

背景

正常肾MR表现
- T_1WI
  - 低或中等信号。
  - 皮质和髓质有较高的区分度。
    - 肾皮质信号较肾髓质稍高。
- T_2WI
  - 中等信号。
  - 无法区分皮质和髓质。

相关生理学
- 肾皮质低信号可能继发于含铁血黄素沉积、出血、钙化、纤维化。
- 血管外溶血的铁主要沉积在肝和脾。
- 血管内溶血不会导致铁在体内沉积。
  - PNH和人工瓣膜导致的机械损伤→血管内溶血→游离血红蛋白释放。
    - 游离血红蛋白与结合珠蛋白和血红蛋白结合蛋白形成一个复杂的分子。
    - 当血浆珠蛋白饱和后，游离血红蛋白被肾小球滤过并且被近端肾小管部分重吸收。
    - 部分铁以含铁血黄素的形式沉积下来，其余的则被排出体外。

参考文献

1. Rimola J et al: The kidney in paroxysmal nocturnal haemoglobinuria: MRI findings. Br J Radiol. 77（923）: 953-956, 2004
2. Jeong JY et al: Atypical low-signal-intensity renal parenchyma: causes and patterns. Radiographics. 22（4）: 833-846, 2002

144. 肾皮质T₂WI低信号

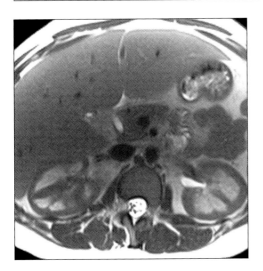 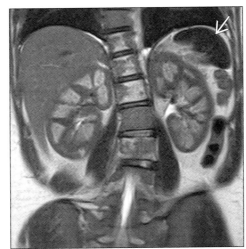

（左）25岁男性，有镰状细胞贫血病史，MR横断面T₂WI显示肾皮质弥漫信号减低，肾髓质信号正常。（右）同一患者，MR冠状面T₂WI显示肾皮质弥漫信号减低，肾髓质信号正常。注意左上方脾信号非常低➡️

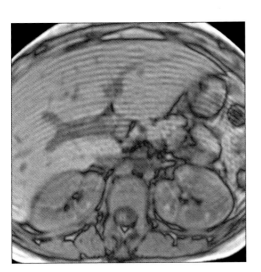 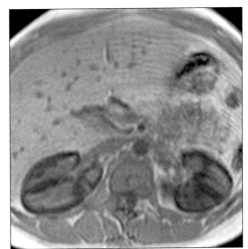

（左）MR横断面反相位T₁WI显示相对正常的肾皮质。（右）MR横断面正相位T₁WI显示由于含铁血黄素的沉积，双侧肾皮质信号显著降低。正相位信号的减低是由于TE时间的延长。注意肝和胰腺信号仍然是正常的。只有在接受多次输血的患者中才会显示出异常

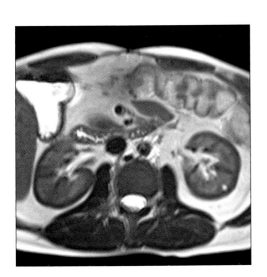 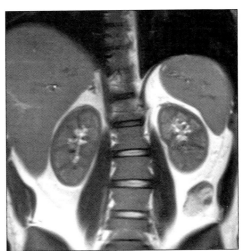

（左）30岁女性，有继发于产后出血的急性肾皮质坏死的病史，MR横断面T₂WI显示肾皮质弥漫信号减低，肾髓质信号正常。（右）同一患者，MR冠状面T₂WI显示肾皮质弥漫信号减低，肾髓质信号正常。腹部增强CT上没有看到钙化

145. 熊爪征

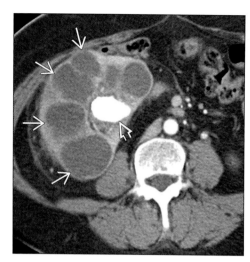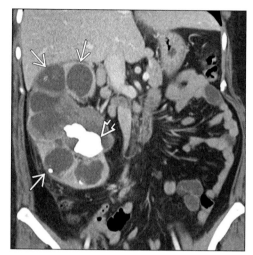

（左）在一例肾积水病例中，横断面增强CT显示结石➡️位于肾盂中央。肾实质多发低密度灶➡️，取代了正常肾实质。看起来像一只熊爪。（右）冠状面增强CT显示结石➡️位于肾盂中央。肾实质多发低密度灶➡️，取代了正常肾实质。注意肾实质变薄

临床背景

表现
- 在肾积水中，肾实质被低密度肿块样结构取代。
  - 这种CT表现被称作熊爪征。

诊断
- 黄色肉芽肿肾盂肾炎（XGP）。

其他发现
- 肾体积增大，肾功能低下。
- 单纯性或鹿角样结石。
  - 大部分病例可出现。
- 增强后囊壁可能强化。
- 肾周脂肪会有炎性改变。
- 向周围脂肪或腰大肌延伸。

背 景

解释
- 肾盏内充满炎性浸润而不是单纯的液体。
  - 大多数病例中不会行经皮肾穿刺术。

流行病学
- XGP是一种罕见的类型，占慢性肾盂肾炎不到1%。
- 女性更常见。
- 通常不会累及双侧。
  - 双侧肾受累的机会的相同的。
  - 双侧病变虽然很少，但是是致命的。

相关病理学
- XGP是一种严重的慢性炎性病变，一般与尿路炎症和梗阻性肾结石有关→弥漫或局灶肾损害。
  - 肾实质被富脂巨噬细胞（黄色瘤细胞）损坏或取代。
- 目前认为是不典型的，不完全的免疫反应导致的亚急性细菌感染。
- 从肾盏肾盂开始逐步蔓延到肾实质。
- 若不能控制，则向肾周组织蔓延。
- 尿液中常可检测出大肠杆菌和变形杆菌。
- XGP确切的病理过程目前还不清楚。
  - 有可能引起XGP的情况
    - 反复的尿路感染。
    - 尿路梗阻。
    - 尿石病（在70%的XGP患者中，1/2是铸形结石）。
    - 糖尿病。
    - 移植肾。
- XGP的两种类型
  - 弥漫（85%）。
  - 局灶，节段（15%）。

临床表现
- 发热，腰痛，体重减轻。
- 尿路症状，包括排尿困难、尿频和血尿。
- 白细胞增多，CRP升高，红细胞沉降率加快。

参 考 文 献

1. Craig WD et al：Pyelonephritis：radiologic-pathologic review. Radiographics. 28（1）：255-277；quiz 327-328，2008
2. Dyer RB et al：Classic signs in uroradiology. Radiographics. 24 Suppl 1：S247-280，2004

146. 球座征

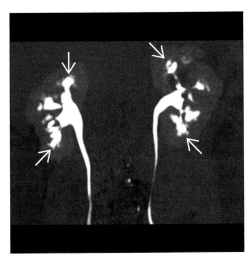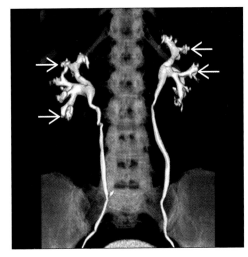

（左）冠状面 CT 尿路造影显示肾盏 ➡ 变钝，对比剂沉积在大的乳头肌囊腔内，形成球形。（右）3D CT 重建图像显示肾盏 ➡ 变钝，对比剂沉积在大的乳头肌囊腔内形成球形

临床背景

病史

● 46 岁女性，有杂合的镰状细胞病史，腰痛。

影像解读

典型征象

● 球座是指乳头肌中央坏死（球）邻近变钝的肾盏（球座）所形成的影像学征象。

背 景

概述

● 肾髓质部分（乳头肌）缺血导致乳头肌坏死。
● 双侧受累病例与慢性镇痛药服用史，包括 NSAID、镰状细胞病、糖尿病有关。
● 单侧受累病例一般与感染、梗阻、静脉血栓有关。
● 在愈合过程中，乳头肌顶端变钝。

流行病学

● ＞90% 会发生在 ＞40 岁的人中（平均年龄：53 岁），男性多于女性。
● 40 岁以下人群和儿童少见。

相关解剖和生理学

● 肾集合系统起源于肾皮质，微观水平起源于肾小球，尿液最先进入肾小囊。
● 平均一个肾的乳头肌数量是 7～9 个。
● 每个肾乳头都有相应的肾小盏，收集集合管输出的尿液。
● 肾髓质和乳头肌容易缺血坏死是因为它们特殊的血供和高渗的环境。

相关病理学

● 直小血管在髓质基部较丰富，在乳头端较细；因

此，乳头坏死更常见。
● 乳头肌可以完全或部分坏死。
● 晚期，穹窿、肾锥体或乳头可出现裂纹（引起肾乳头脱落）。

影像特征

IVP，CT 尿路造影（CTU）

● 从穹窿延伸出来的细微条纹状的对比剂。
● 乳头肌囊腔。
● 环形的髓质钙化。
● 肾盏变钝，棒状或囊状。
● 肾图造影密度下降（罕见上升）。
● 肾乳头脱落：肾盏、肾盂、输尿管内三角状充盈缺损，可能有环形钙化。
● 逆行肾盂造影：肾盏囊腔迅速充盈。
● 血肿、肾叶梗死、瘢痕（镰状细胞）。
● 伴或不伴肾盂积水改变（由于梗阻存在）。
● 伴或不伴深静脉栓塞。
● 伴或不伴肾盂肾炎引起的不均质强化。

US

● 早期：坏死的肾乳头边缘可见液性暗区。
● 进展期：髓质乳头单发或多发的囊腔，与肾小盏相连续，伴或不伴钙化。

参 考 文 献

1. Jung DC et al: Renal papillary necrosis: review and comparison of findings at multi-detector row CT and intravenous urography. Radiographics. 26（6）: 1827-1836, 2006
2. Lang EK et al: Detection of medullary and papillary necrosis at an early stage by multiphasic helical computerized tomography. J Urol. 170（1）: 94-98, 2003

147. 失形肾

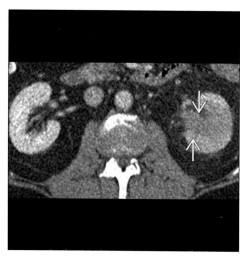 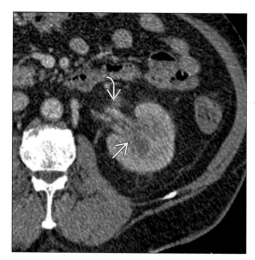

（左）横断面增强CT显示浸润性的低密度肿块➡，累及左肾上极和肾盂，肾窦脂肪缺乏，使肾呈异形表现。（右）横断面增强CT显示左肾盂肿块➡，肾呈异形表现，左肾静脉➡显示不清

临床背景

病史
● 肉眼血尿。

影像解读

影像特点
● 肿块浸润肾皮质，肾窦脂肪缺乏。
● 肾形态保持。

鉴别诊断
● 移行细胞癌（实际诊断）。
● 肾盂肾炎。
● 淋巴瘤。
● 肾集合系统重复。
● 肾髓质肿瘤。

背 景

概述
● 失形肾是指断层影像上看到正常肾窦的缺失。
● 最初指肾集合系统重复的CT征象。
● 现在被用于各种原因导致正常肾窦缺失的影像表现，包括移行细胞癌（TCC）。

流行病学
● 男：女＝3：1。
● 发病高峰：60～70岁。
● 危险因素：吸烟（最大的危险因素），化学暴露（如苯胺染料）、环磷酰胺、人乳头瘤病毒（HPV）。

相关病理学
● 移行细胞癌占肾盂肿瘤的90%。
● 肾乳头的移行细胞癌最常见（＞85%的移行细胞癌）。
● 鳞状细胞癌和腺癌少见。
● 上尿路的移行细胞癌增加膀胱细胞癌发病率

（20%～48%）。
● 大部分为集合系统内浸润性的乳头肿块。
● 小部分会侵犯肾实质。

影像特征

CT尿路造影（CTU）
● 96%敏感度，99%特异度。
● 典型的表现为充盈缺损的浸润性肿块，可能导致肾盂积水和肾失功。
● 肿瘤充满肾盏：肾盏肿瘤。
● 肾盏不填充：匿影肾盏。

US
● 肾盂内实性低回声肿块。
● 诊断陷阱：低回声肿块易被误诊为肾盂积水。

CT
● 软组织密度肿块。
● 轻度强化（18～55HU）。
● 集中在肾盂。
● 从小的充盈缺损到大的肿块，导致肾窦脂肪缺乏。
● 即使肿块很大，肾的形态也可以保持。

MR
● T_1WI：与肾实质相比等或低信号。
● T_2WI：与肾实质相比等或稍高信号。
● $T_1WI C+$：轻度强化。

参 考 文 献

1. Vikram R et al：Imaging and staging of transitional cell carcinoma：part 2，upper urinary tract. AJR Am J Roentgenol. 192（6）：1488-1493，2009
2. Dyer R et al：Simplified imaging approach for evaluation of the solid renal mass in adults. Radiology. 247（2）：331-343，2008
3. Browne RF et al：Transitional cell carcinoma of the upper urinary tract：spectrum of imaging findings. Radiographics. 25（6）：1609-1627，2005

148. 肾自截

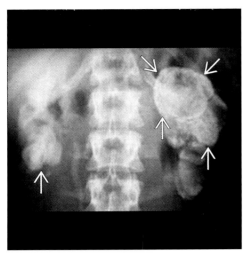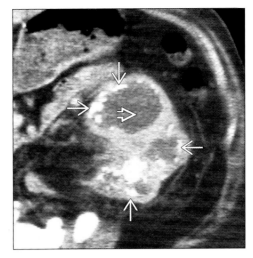

（左）腹部平片显示双肾轮廓密集的钙化➡（肾自截）。（右）横断面增强CT显示密集的周边钙化➡，集合系统显著扩张➡

临床背景

病史
- 63岁男性，有慢性结核病史，腰痛。

影像解读

典型征象
- 弥漫的钙化勾勒出肾的轮廓，提示结核，特别是在流行区域或来自流行区的移民。

背 景

概述
- 肺是原发结核最常见的发病部位。
- 泌尿生殖系统（尤其肾）是最常见的肺外结核的发病部位。
- 肾结核的典型表现：钙化、肾盏变形、阻塞性肾盂积水和乳头状坏死。
- 肾自截是慢性晚期肾结核的表现。
- 钙化将失功的肾轮廓完整地勾勒出来。
- 与肾自截相关。

流行病学
- 占肺外结核的15%～20%。
- 约4%～8%的肺结核患者可引起严重的泌尿生殖道感染。
- 成年人中，肾结核是最常见的导致漏斗狭窄继发肾盂积水的病因。

相关病理学
- 终末期肾结核对应广泛的肾实质干酪样变和囊变。

- 整个肾萎缩，瘢痕形成。
- 不定形的、营养不良性钙化最终累及整个肾脏，最后发展为肾自截。

影像特征

X线平片
- 密集的钙化勾勒出受累肾轮廓。

排泄性尿路造影
- 可能的发现包括肾盏积水和肾盂积水。
- 晚期肾功能低下，对比剂排出延迟。

US
- 广泛的肾实质和集合系统钙化。
- 空洞可以与肾盏相通，形成肾盏积水。

CT
- 广泛的肾实质和集合系统钙化。
- 增强CT图像上没有对比剂排泄。
- 空洞可以与肾盏相通，形成肾盏积水。
- 可有输尿管积水和肾盂积水。

MR
- 钙化在MR表现为T_1WI和T_2WI上无信号区域。
- 非增强的MR尿路造影可以用于肾功能低下患者的检查。

参 考 文 献

1. Gibson MS et al：Renal tuberculosis. Radiographics. 24（1）：251-256, 2004
2. Becker JA：Renal tuberculosis. Urol Radiol. 10（1）：25-30，1988

149. 匿影肾盏征

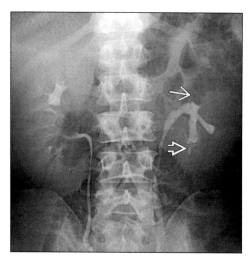 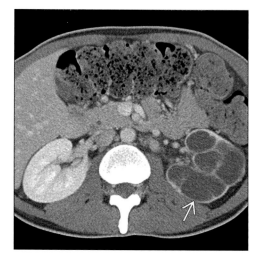

（左）静脉尿路造影显示左上肾盏没有对比剂充盈➡。同时要注意左下肾盏的乳头肌坏死➡，可见对比剂进入肾乳头。（右）同一患者，轴位增强CT显示左肾➡上部的肾盂积水，肾实质明显萎缩，导致肾功能低下，无对比剂排泌

说　明

表现
- 匿影肾盏征是指肾排泄造影图像上本应该显示肾盏的位置看不到肾盏。

病因
- 炎症
  - 结核（常见）。
  - 急性肾盂肾炎（少见）。
- 肿瘤
  - 移行细胞癌。
  - 肾细胞癌（可能性小）。
- 狭窄
  - 外伤或结石。
- 缺血
- 先天的肾盏解剖异常
- 肾挫伤
- 技术上充盈不足

背　景

解释
- 匿影肾盏出现的机制
  - 肾内的病变浸润并闭塞肾盏。
  - 病变导致肾盏的阻塞（如漏斗的狭窄）→严重的肾积水→肾功能受损→增强后肾盏内无对比剂充填。
  - 急性节段性缺血→肾功能损害→增强后肾盏无对比剂充填。

临床表现
- 临床表现可以帮助鉴别诊断，当匿影肾盏出现时：

- 腰痛一般见于缺血，阻塞性漏斗结石的外伤性挫伤。
- 肾结核或移行细胞癌的患者一般无腰痛。
  - 血尿通常是主要症状。

影像特征

X线平片
- 可能看到引起漏斗梗阻的结石。

排泄性尿路造影
- 肾盏没有对比剂填充。
- 肾病的受累区域没有看到肾盏填充。
  - 由于节段性的肾盂积水或缺血。
- 其他发现可能指向某种特定的诊断。
  - 乳头肌坏死可见于肾结核。
  - 黏膜的不光整，肾盂漏斗结合部结节可见于移行细胞癌。
  - 皮质边缘征见于急性肾动脉梗阻的患者。
    - 边缘代表的是由包膜穿支侧支动脉供血的皮质。

US、CT、MR
- 引起匿影肾盏征的病因在断层影像上通常很明显。
  - 严重的节段性的肾积水。
  - 匿影肾盏的部位是肿块累及的肾。
  - 由于夹层、血栓及其他类型栓子导致的肾动脉狭窄，供血节段肾不强化。

参 考 文 献

1. Dyer RB et al：Classic signs in uroradiology. Radiographics. 24 Suppl 1：S247-280，2004
2. Brennan RE et al：Nonvisualized（"phantom"）renal calyx：causes and radiological approach to diagnosis. Urol Radiol. 1（1）：17-23，1979

150. 低垂百合征

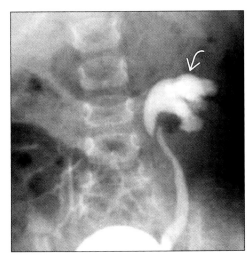 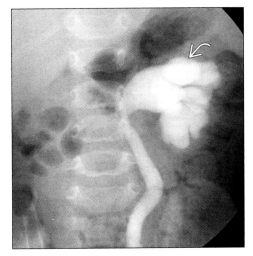

（左）逆行尿路造影显示集合系统对比剂充盈的左肾下极部分➘向下、外侧移位，其成因是由于肾盂重复畸形无功能的上极部分阻塞（无显影）。（右）逆行尿路造影腹部平片显示另一患者的左侧肾盂重复畸形，其充盈扩张的下极➘集合系统向下外侧移位

临床背景

病史
- 6岁女孩，反复的尿路感染（UTI）。

影像解读

典型征象
- 有功能的下极部分向外下移位，其中位于上部的扩张肾盏向外侧移位。
- 低垂百合征是完全肾集合系统重复畸形/输尿管重复畸形的征象。
  - 偶尔可见于肾上极和肾上腺的巨大占位。

背　景

解释
- 由扩大、梗阻的上极部分引起。
- 下部集合系统充盈下移：低垂百合征。
- 上部未充盈的集合系统是由于发育不良/慢性梗阻导致的肾功能下降。
- 也有少部分与先天解剖异常有关。

流行病学
- 输尿管重复畸形是上尿路最常见的畸形；不完全的重复畸形比完全的重复畸形常见。
  - 完全重复畸形的发病率0～1/500。
- 女性多于男性（女性反复的尿路感染；男性可以没有症状），重复畸形可以双侧都有。

相关生理学
- 完全重复畸形是由于一个肾管形成了两个输尿管芽。
- 韦格特-梅耶规则：引流下部的集合系统通常开口正常或轻微向外侧开口；引流上部的集合系统开口于下级输尿管的内下部。

相关病理学
- 输尿管下段异位开口于膀胱外侧增加了反流的发生率。
- 引流上部的输尿管常并发异位输尿管囊肿→慢性梗阻/发育异常及输尿管积水/上部集合系统肾盂积水。
- 女性异位开口于膀胱外→尿失禁。

影像特征

排泄性尿路造影/血管内超声
- 重复的集合系统和重复的输尿管。
- 上部集合系统及其扩张输尿管的充盈。
- 引流下部输尿管走行扭曲，和引流上部的输尿管伴行。
- 下部肾盏数量减少。
- 可能出现下极输尿管肾盂移行处（UPJ）梗阻，导致下部集合系统积水。

US
- 两套集合系统被正常的肾实质分隔开。
- 上极肾盂积水（如果下极UPJ梗阻存在，下部肾盂也可能积水）。
- 异位输尿管囊肿：圆形、无回声的肿块突出到膀胱腔。

CT
- 失形肾：整体呈肾实质表现，肾窦结构不可见。
- 2根输尿管分别开口可以诊断为完全型重复畸形。

参 考 文 献

1. Callahan MJ: The drooping lily sign. Radiology. 219（1）: 226-228, 2001

151. 条纹肾

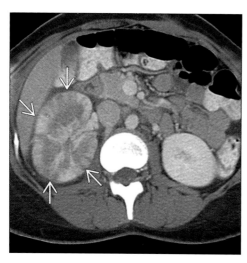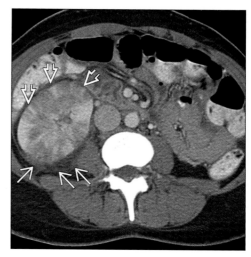

（左）轴位增强CT示右肾显著扩大，可见楔形和条状纹理，表现为条纹肾➡。（右）轴位增强CT示肾周脂肪条索➡，包绕着增大的右肾➡

临床背景

病史
● 25岁女性，右侧腰痛。

影像解读

典型征象
● 条纹肾一般都有临床或实验室指标支持急性肾盂肾炎感染。
● 增强CT肾实质期可见。
● 高密度及低密度交替带向肾皮质延伸。
  ○ 炎细胞浸润造成肾小管梗阻、水肿扩张→肾小管淤滞。
  ○ 集合管和小血管内对比剂局灶外渗。
  ○ 血管痉挛→灌注减低。

鉴别诊断
● 急性肾盂肾炎。
● 肾静脉血栓。
● 输尿管梗阻。
● 髓质海绵肾。
● 肾挫伤。

背 景

概述
● 肾盂肾炎：肾实质和肾盂的感染。
● 尿培养和药敏实验后抗生素治疗。
● 严重的急性肾盂肾炎危险因素包括免疫抑制治疗患者、老年人、糖尿病患者。

流行病学
● 尿路感染是美国最常见的尿道疾病。
● 美国一年有25 000例急性肾盂肾炎病例。
● 女性比男性易感。

相关病理学
● 发生在感染累及上尿道或通过血液影响肾时。
● 大肠埃希菌是最常见的致病菌。
● 典型临床表现和实验室阳性指标
  ○ 寒战、发热、腰痛和肋脊点压痛。
  ○ 脓细胞、粒细胞或白细胞、细菌尿。

影像特征

X线平片
● 非特异性肾增大，可能有结石。

US
● 大多数怀疑肾盂肾炎的患者超声结果是阴性。
● 有时候可以发现肾积水，肾增大，肾窦脂肪缺失，水肿导致的低回声肾实质、皮髓质分界不清，脓肿。

CT
● 对肾实质异常非常敏感。
● CT平扫：可无异常发现。
● 增强CT：条纹或强化延迟，楔形低密度区域，肾或周围脓肿少见，肾盂和输尿管管壁增厚。

MR
● 时间较长，且病情较重的患者无法配合。

99mTc DMA
● 可以显示肾损伤和功能损害的部位。

参 考 文 献

1. Craig WD et al：Pyelonephritis：radiologic-pathologic review. Radiographics. 28（1）：255-277；quiz 327-328，2008
2. Saunders HS et al：The CT nephrogram：implication for evaluation of urinary tract disease. Radiographics. 15（5）：1069-1085；discussion 1086-1088，1995

152. 皮质环征

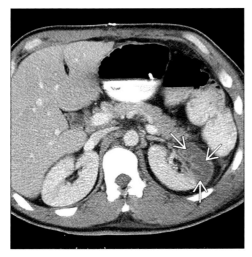 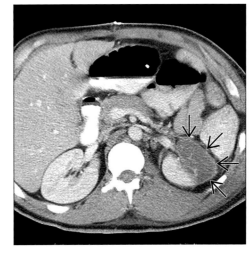

（左）轴位增强CT，肾实质强化期显示左肾皮质内继发于梗死的楔形低强化区域➡。（右）轴位增强CT，肾实质强化期显示在低密度的梗死区域周围一层薄的、线样的边缘强化➡（皮质边缘征）

临床背景

病史
- 55岁女性，左侧腰痛。

影像解读

典型征象
- 肾皮质强化减低，周围见薄的强化环。

背景

概述
- 肾梗死的病例中可见皮质边缘2～4mm厚的边缘强化带。
- 存在连续的被膜穿支血管。
  - 这些被膜动脉来源于多个动脉侧支（如肾上腺下动脉、腰动脉）及性腺血管。
- 可以帮助和肾盂肾炎鉴别。
  - 肾盂肾炎没有皮质边缘征。
- 急性肾梗死时，未受累的被膜穿支动脉继续为肾皮质边缘供血（肾外侧2～4mm）。

流行病学
- 约1/2肾梗死的病例可出现。
- 年龄：可以发生在各个年龄段。

相关生理学
- 肾包膜部分由穿支动脉供血（并非主要依赖主肾动脉）。

相关病理学
- 大体：中央坏死，外缘3mm边缘残存。
- 侧支在数小时内形成。
- 可见于肾动脉或肾静脉疾病或肾小管坏死。
- 肾动脉：继发于血栓、栓子或夹层。
- 肾静脉血栓→由于静脉压增高导致动脉血流减慢。

- 急性肾小管损伤被认为可通过肾素-血管紧张素系统引起严重的肾血管收缩。
- 梗死并发症：坏死、感染和脓肿。

影像特征

US
- 彩色多普勒可以显示病变肾弥漫或局部血流减低的区域。
- 超声没有报道过皮质环征

CT
- 由于肾动脉或静脉受损，可见局灶或弥漫的中央强化减低（无强化或强化减低）。
  - 增强CT可以清晰地显示梗死的病因。
- 包膜或包膜下的强化，厚度不超过4mm（皮质环征）。

MR
- T_1WI：相比骨骼肌呈低信号。
- T_2WI：相比骨骼肌呈低信号。
- $T_1WI＋C$：强化减低，可能出现的皮质环征。
- 最早梗死6h之内即可看到。

核医学
- 有皮质边缘征的报道。
  - 冷区周边的环状热区。

参考文献

1. Regine G et al：Multidetector computed tomography of the renal arteries in vascular emergencies. Eur J Radiol. 64（1）：83-91，2007
2. Dyer RB et al：Classic signs in uroradiology. Radiographics. 24 Suppl 1：S247-280，2004
3. Hann L et al：Renal subcapsular rim sign：new etiologies and pathogenesis. AJR Am J Roentgenol. 138（1）：51-54，1982

153. 肾外生肿块界面夹角征

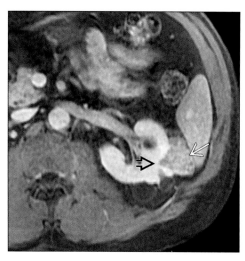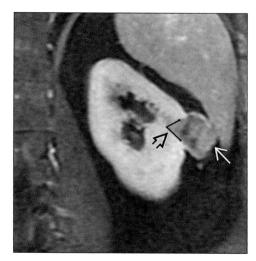

（左）横断面 T$_1$WI C＋FS 图像显示左肾部分外生的异常强化肿块➡。与正常肾实质交界面成角⊳。（右）同一患者，冠状面 T$_1$WI C＋FS 显示左侧外生性肿块➡与正常肾实质之间形成锐角⊳

影像解读

影像表现
- 与正常肾实质交界面呈夹角（而不是圆形）强烈提示良性的外生性肿块（不论是实性还是囊性）。
  - 又称"冰淇淋甜筒"。

诊断
- 有助于肾肿瘤良恶性的鉴别。
  - 可能避免不必要的手术。
- 有助于鉴别肾的少脂或乏脂的 AML 和肾细胞癌。
  - 其他提示乏脂 AML 而不是肾癌的征象。
    - CT 平扫显示 AML 周围低密度边缘。
    - 同侧或对侧肾同时看到富脂的 AML。
    - 缺少周围的侧支血管。
    - 平扫高密度。
    - 均匀强化。
- 有助于鉴别良性的复杂肾囊肿和肾细胞癌。
- 夹角征对于诊断直径≥2cm 的良性肾肿块
  - 敏感度：78%。
  - 特异度：100%。
  - 阳性预测值：100%。
  - 阴性预测值：87%。
- 观察者间一致性高。
- 征象开始用于 MR，后来发现 US 和 CT 上也同样适用。

局限性
- 夹角征的敏感性不高，意味着与肾实质接触面呈圆形的肿块不一定是恶性的。
  - 例如，肾嗜酸细胞瘤，尽管是良性的，但是和肾实质交界面大多呈圆形。

背景

解释
- 夹角征暂没有令人信服的病理生理解释。
- 猜测可能与良恶性肿瘤不同的生长模式有关，导致其肾实质交界面形状的不同。
  - 较软的肾肿瘤，如 AML 和良性囊肿，都可见夹角征。

参考文献

1. Kim KH et al：Usefulness of the ice-cream cone pattern in computed tomography for prediction of angiomyolipoma in patients with a small renal mass. Korean J Urol. 54（8）：504-509，2013
2. Yang CW et al：Are there useful CT features to differentiate renal cell carcinoma from lipid-poor renal angiomyolipoma? AJR Am J Roentgenol. 201（5）：1017-1028，2013
3. Yildirim D et al：Differentiation of exophytic renal masses with determination of the angular interface with renal parenchyma in US and CT. Open Journal of Medical Imaging. 2（2）：80-83，2012
4. Scialpi M et al：Renal oncocytoma：misleading diagnosis of benignancy by using angular interface sign at MR imaging. Radiology. 257（2）：587-588；author reply 588，2010
5. Verma SK et al：Exophytic renal masses：angular interface with renal parenchyma for distinguishing benign from malignant lesions at MR imaging. Radiology. 255（2）：501-507，2010

154. Page肾

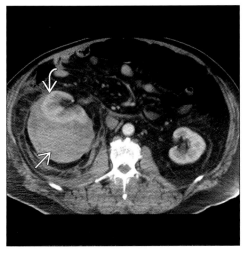
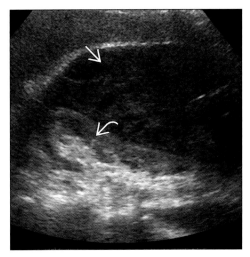

（左）轴位增强CT显示肾周包膜下大片的不均质密度，考虑为肾周血肿➡️，右肾受压扭转➡️。（右）超声显示肾周大、不均质回声肾周血肿➡️，邻近肾脏受压迫扭转➡️

影像解读

表现与解释
- Page肾是指肾实质受到周围液体的压迫（如血肿、积液、尿性囊肿）。
- 导致血流灌注减低，激活肾素-血管紧张素系统，导致血压升高。
- Irvine H. Page在1939年首次提及该征象，他发现用玻璃纸包住犬的一个或两个肾可以使犬产生高血压。

鉴别诊断
- Page肾是高尿酸血症的重要原因，应纳入继发性高血压的鉴别诊断。
- 原因
  ○ 创伤或医疗干预引起的出血（接触运动或机动车事故、术后、肾活检）。
  ○ 自发性出血（华法林/抗凝、肿瘤、胰腺炎、结节性多动脉炎）。
  ○ 非出血原因（肾旁淋巴结肿大、大单纯性囊肿、尿道癌、肾周假性囊肿、移植后淋巴囊肿）。

背　景

临床表现
- 腰痛，瘀斑，血尿。

流行病学
- 最初报道的人群是1955年腰部外伤后出现肾包膜下血肿的运动员。
- 所有的年龄组都有报道（儿童、青少年和成人）。

相关病理学
- 液体积聚在肾周围或包膜下，创伤和非创伤患者之间没有差异。

影像特征

概述
- 肾周围或包膜下液体不同的密度/信号/回声性质取决于液体的性质。
- 肾压缩和扭转。
- 与正常肾相比滤过排泄延迟，可以在增强CT和MR下观察。
  ○ 反映肾灌注减少。
- 血管造影可用于从肾静脉中获得肾素水平，从而诊断高肾素血症。

US
- 淋巴囊肿和尿性囊肿在超声上表现为无回声。
- 血肿可以表现为不均质的强回声。

CT及MR
- 淋巴囊肿和尿性囊肿可以表现为单纯的液体密度或信号。
- 感染和血肿可表现为混杂液体。
- MR显示不同阶段的血液降解产物。

参考文献

1. Smyth A et al：Page kidney: etiology, renal function outcomes and risk for future hypertension. J Clin Hypertens（Greenwich）. 14（4）: 216-221, 2012
2. Dopson SJ et al：Page kidney as a rare cause of hypertension: case report and review of the literature. Am J Kidney Dis. 54（2）: 334-349, 2009
3. Chamorro HA et al：Multiimaging approach in the diagnosis of Page kidney. AJR Am J Roentgenol. 136（3）: 620-621, 1981

155. 肾实质积气

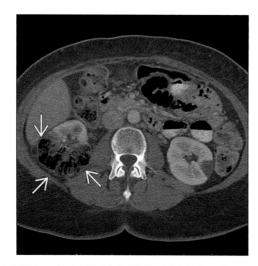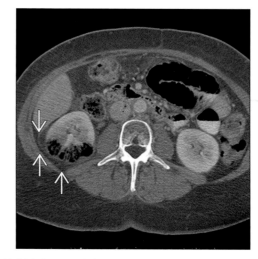

（左）轴位增强CT显示右肾后部气腔➡️。（右）轴位增强CT显示肾周多发的脂肪条索➡️，肾周筋膜增厚

临床背景

病史
- 57岁女性，有2型糖尿病病史，因呕吐于急诊就诊。

影像解读

典型征象
- 肾实质内的气体是气肿性肾盂肾炎（EP）的典型表现。

背　景

概述
- 肾实质感染坏死，气体形成。
- 单一的或混合的致病菌都可能发生。
  - 最常见的致病菌是大肠埃希菌（68%），其次是肺炎克雷伯菌和奇异变形杆菌。
- 临床可能出现发热、腰痛或腹痛、血小板减少和急性肾功能不全。
- 轻度：非手术治疗（抗生素和引流）。
- 病情严重的情况下及非手术治疗失败的患者选择手术治疗（部分或全部肾切除术）。

流行病学
- 常见年龄：50 ～ 60岁。
- 女性多于男性。
- 大多数：控制不佳的糖尿病；其他：梗阻、酗酒、免疫功能低下。

相关病理学
- 大体
  - 囊性灶，伴有皮质脓肿、肾乳头坏死、肾实质坏死。
- 镜下
  - 无上皮细胞覆盖包绕的空腔导致肾实质扭曲。

影像特征

US
- 肾实质和（或）集合系统内的回声反射伴有后部的混响伪影。
- 液体内的气体造成的振铃伪像。
- 难以观察（肾周气体的伪影）。

CT
- 气肿性肾盂肾炎的诊断金标准。
- 两种类型的感染
  - 1型（1/3，死亡率69%）：肾实质被破坏，可见斑点样的气体，没有积液。
  - 2型（2/3，死亡率18%）：肾或肾周脓肿，可见积气或集合系统积气。
- Huang-Tseng 分型
  - 1型：气体只在集合系统中。
  - 2型：气体只在肾实质。
  - 3型：气体或脓肿延伸至肾周。
  - 4型：双侧EP或孤立肾EP。

核医学
- 结果与非气肿性肾盂肾炎重叠。
- 99mTc DMSA可显示光减少区，对应于梗死的肾组织。
- 标记的WBC扫描可显示肾实质或肾周脓肿的病灶摄取。

MR
- 灵敏度有限，肾实质、肾周或集合系统中的气体造成信号缺失

参 考 文 献

1. Akhtar AL et al：AJR teaching file：diabetic patient presenting with right flank pain and fever. AJR Am J Roentgenol. 194（6 Suppl）：WS31-33，2010
2. Craig WD et al：Pyelonephritis：radiologic-pathologic review. Radiographics. 28（1）：255-277；quiz 327-328，2008
3. Huang JJ et al：Emphysematous pyelonephritis：clinicoradiological classification，management，prognosis，and pathogenesis. Arch Intern Med. 160（6）：797-805，2000

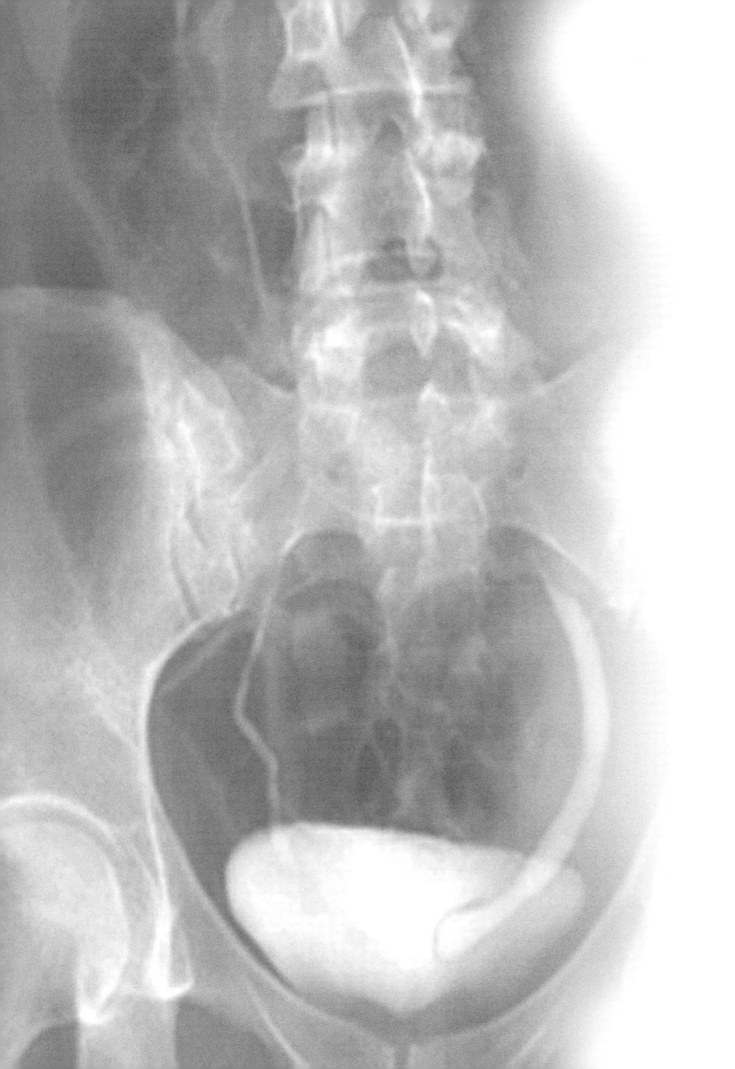

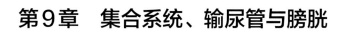

第9章　集合系统、输尿管与膀胱

腹盆部影像诊断陷阱与典型征象

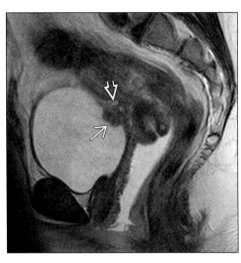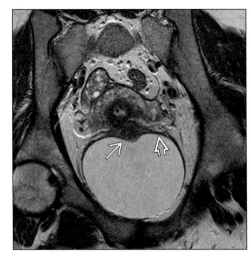

（左）矢状位T₂WI显示膀胱后壁肿块➡️。肿块呈低信号，伴有膀胱子宫陷凹闭塞➡️。（右）同一患者的斜冠状面T₂WI示膀胱肿块➡️，与膀胱壁呈钝角➡️。肿块呈低信号伴有小灶高信号

临床背景

病史
- 39岁女性，尿急尿频。

影像解读

诊断陷阱
- 膀胱肿块可能被误认为膀胱癌。

正确诊断
- 膀胱子宫内膜异位症。

诊断思路
- 膀胱后壁或顶部受累。
- 膀胱子宫陷凹部分或完全闭塞。
- MR表现具有特征性。
- 子宫内膜异位症从外至内累及浆膜面和逼尿肌。
  - 膀胱腔内钝性隆起。
  - 黏膜在大多数情况下仍然完整。
    - 膀胱癌则常起源于黏膜，从内至外侵犯肌层。

背　　景

流行病学
- 0.3%～12%子宫内膜异位症患者可出现膀胱受累。

临床表现
- 排尿困难、尿急、尿频、耻骨上疼痛。
- 周期性血尿少见。
  - 提示病灶穿透性侵及黏膜层。

相关病理学
- 子宫内膜腺体侵犯膀胱壁，导致膀胱壁增厚和广泛纤维化。
- 膀胱子宫内膜异位症分为2种类型。
  - 在剖宫产术后妇女中。
    - 由于术中子宫内膜细胞种植。
  - 广泛盆腔子宫内膜异位症且无手术史患者。
    - 可能是由于反流的子宫内膜细胞在腹腔种植。

影像特征

US
- 非特异性后壁不均质回声肿块。

CT
- 非特异性的软组织密度影。

MR
- 边界不清的浸润性或结节性病变，以T₂低信号和T₁等信号为主，以膀胱子宫陷凹为中心，累及膀胱壁。
- 内部可见T₁信号不一、T₂高信号灶，代表异位腺体，小出血性囊肿。

参 考 文 献

1. Busard MP et al：MR imaging of bladder endometriosis and its relationship with the anterior uterine wall：experience in a tertiary referral centre. Eur J Radiol. 81（9）：2106-2011，2012
2. Maccagnano C et al：Diagnosis and treatment of bladder endometriosis：state of the art. Urol Int. 89（3）：249-258，2012

156. 膀胱子宫内膜异位症

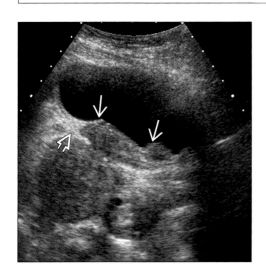

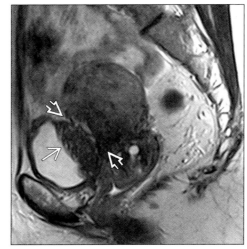

（左）35岁女性，排尿困难，矢状面经腹超声表现为膀胱后壁肿块➡️，膀胱后壁增厚呈低回声➡️。（右）同一患者矢状位T₂WI表现为一个大的膀胱后壁肿块➡️，呈低信号，膀胱子宫陷凹部分闭塞➡️

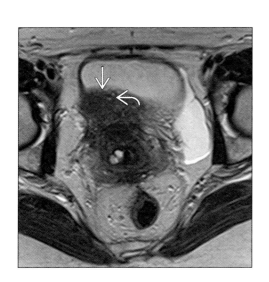

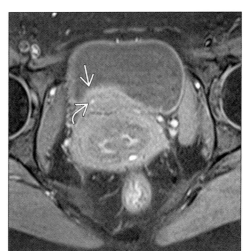

（左）同一患者横断面T₂WI示膀胱后上壁肿块➡️，呈低信号，内见小灶状高信号➡️，代表子宫内膜腺。（右）同一患者横断面T₁WI示膀胱后壁肿块➡️，呈等信号（类似盆壁骨骼肌），内见小灶状高信号➡️，代表小的出血性囊肿

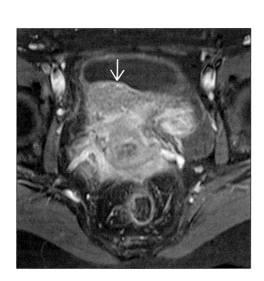

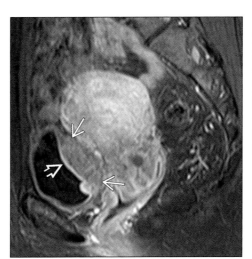

（左）同一患者横断面T₁WI＋FS图像示膀胱后壁肿块➡️，轻微强化。（右）同一患者矢状面MR T₁WI＋FS图像示膀胱后壁肿块➡️，轻微强化。膀胱黏膜强化➡️仍较完整，这是与黏膜起源的膀胱癌鉴别的征象

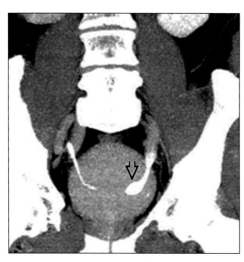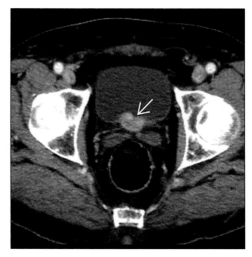

（左）冠状面重建CT尿路造影显示左侧输尿管远端囊性扩张▷，突入膀胱腔，呈眼镜蛇头样表现。（右）横断面增强CT静脉期图像示浸润性生长的强化软组织肿块➡，突入膀胱腔后部和左侧输尿管口，引起假性输尿管膨出

临床背景

病史
- 50岁男性，血尿。

影像解读

诊断陷阱
- 膀胱癌继发输尿管口远端球囊样扩张可误诊为输尿管囊肿。
  - 因此，它被称为假输尿管囊肿。

正确诊断
- 膀胱癌。

诊断思路
- 输尿管扩张可致近端扩张。
- 输尿管口可见肿瘤的过度生长。
- 如果出现内壁增厚、不规则或边界模糊，应考虑假性输尿管膨出的存在（而不是输尿管囊肿）。

背　　景

概述
- 假性输尿管膨出被定义为膀胱内输尿管连续存在的一种局限性扩张性疾病。
- 通常伴有上尿道梗阻的征象。

流行病学
- 常见病因学
  - 输尿管远端梗阻性结石。
  - 浸润性移行细胞癌。
  - 宫颈鳞状细胞癌。
  - 放射性膀胱炎。
  - 结核等感染。

相关病理生理学
- 输尿管远端黏膜下扩张。

- 输尿管远端水肿、炎症及局部组织反应。

影像特征

静脉尿路造影/膀胱造影术
- 远端输尿管球囊扩张术
  - 单纯性输尿管囊肿的鉴别特征
    - 假性输尿管膨出周围的透明环或光晕较子宫膨出厚，且边界不清。
    - 周围晕环呈不对称增厚。
    - 膨胀的输尿管与肿块呈不对称性。
    - 上尿路梗阻。
- 膀胱腔脱垂。
- 与结石相关的管腔内充盈缺损。

CT尿路造影（CTU）
- 延迟期成像。
- 输尿管远端囊状扩张。
- 膀胱腔脱垂。
- 输尿管和肾盏扩张。
- 假性输尿管膨出内部或周围的软组织肿块或结石。

MR
- 向膀胱腔内突出的T_2高信号病灶。
- 可见假性输尿管膨出内部的低信号结石。
- 肿瘤性病变（如膀胱癌）表现为强化软组织肿块。
- 上尿路扩张。

参 考 文 献

1. Chavhan GB：The cobra head sign. Radiology. 225（3）：781-782，2002
2. Mitty HA et al：Ureterocele and pseudoureterocele：cobra versus cancer. J Urol. 117（5）：557-561，1977
3. Vinson RK et al：Pseudoureterocele：a uroradiologic entity. Urology. 10（5）：482-485，1977

腹盆部影像诊断陷阱与典型征象

第三节　典型征象与表现 | 158. 高脚杯征

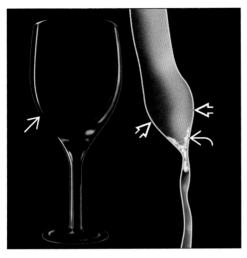 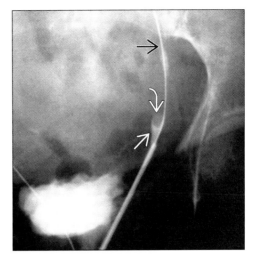

（左）图示杯状或香槟玻璃杯征➡，可来自于尿路上皮肿瘤➡所致的输尿管近端明显扩张➡。（右）逆行输尿管造影显示杯状或香槟玻璃杯征➡，这是由于移行细胞癌致输尿管扩张后远端充盈缺损➡。输尿管内可见导管➡

影像解读

表现与解释

- 高脚杯征（或香槟玻璃杯征）：指输尿管腔内充盈缺损部位以下的输尿管扩张。
  - 逆行输尿管造影显示最佳。
- 慢性渐进性的病理过程，病变可能仅位于输尿管内。

鉴别诊断

- 虽然高脚杯征主要用于描述移行细胞癌，但它也可见于其他病变，包括转移性疾病或子宫内膜异位症。
- 实性肿块所致的高脚杯征应与输尿管内嵌顿结石所致的输尿管扩张相区分。
  - 结石可引起远端痉挛和狭窄。

背　　景

流行病学

- 老年人常见的尿路上皮癌。
- 好发于男性。
- 有多种肿瘤发生相关的化学化合物接触史，包括烟草、染料/颜料制造相关化合物、环磷酰胺、钍酸盐和非那西丁等。
- 双侧者占2%～5%。

临床表现

- 通常表现为血尿和腰痛。
- 肾绞痛并发输尿管结石。

相关病理学

- 主要有2种形态：乳头状（占尿路上皮癌的60%，低级别常见）和非乳头状（高级别常见）。

- 输尿管远端更容易受累及。

影像特征

概述

- 尿路系统可通过多种增强检查得到很好的显示，如静脉注射（CT尿路造影和静脉尿路造影），直接将对比剂注入尿路排泄系统（经肾造口顺行肾盂造影或经膀胱镜下经输尿管插管逆行肾盂造影）。
- 输尿管充盈缺损处的扩张段可致逆行导管插入术中的导管留置，使导管呈现螺旋状。

US

- 虽可探查肾积水等继发征象，超声在输尿管移行细胞癌诊断中的价值非常有限。
- 肿块后方无声影，这一点可与结石进行鉴别。

CT或常规尿路造影和直接肾盂造影

- CT尿路造影在很大程度上已取代传统的静脉尿路造影。
- 能发现扩张的排尿系统，显示其梗阻程度。
- 可发现表现为充盈缺损的较小的或息肉样肿瘤。
- CT可显示输尿管以外的扩张。
- CT值可以鉴别肿瘤性输尿管腔内肿块与梗阻性结石。

参 考 文 献

1. Vikram R et al：Imaging and staging of transitional cell carcinoma：part 2，upper urinary tract. AJR Am J Roentgenol. 192（6）：1488-1493，2009
2. Dyer RB et al：Classic signs in uroradiology. Radiographics. 24 Suppl1：S247-280，2004

159. 喷壶样会阴

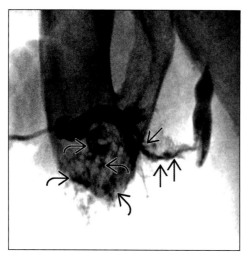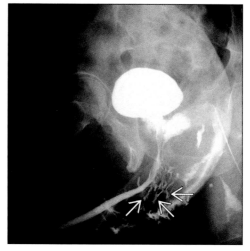

（左）逆行尿道造影显示多个不规则狭窄➡️，阴茎和尿道球部的广泛瘘管➡️，可累及会阴皮肤。（右）逆行尿道造影显示会阴外尿道外腔有多发性线样结构，延伸到皮肤➡️，呈现出喷壶样外观

临床背景

病史
● 45岁男性，有生殖器结核病史的移民，主诉排尿时有会阴滴尿发生。

影像解读

典型征象
● 多发尿道狭窄和尿道会阴瘘。
● "喷壶样"一词指的是小便通过会阴部发生外漏，由于多发尿道会阴瘘。
　○ 见于尿道的慢性炎症性疾病，如结核病。

背　　景

概述
● 喷壶样外观可见于2度炎症后的尿道狭窄患者。
　○ 由慢性炎症引起的尿道狭窄最常见，如结核病、血吸虫病或淋病。
● 由于治疗淋病的抗生素和早期检测结核方法的广泛使用，发病率已大大降低。
● 治疗
　○ 治疗引起狭窄的病因（如抗生素或抗结核药物）。
　○ 耻骨弓上方膀胱造口行尿道分流。
　○ 一旦漏管愈合，更应关注缓解尿道狭窄的问题。

流行病学
● 更常见于发展中国家，是长期被忽视的炎症导致尿道狭窄的后遗症。
● 发病时的平均年龄是46岁。

相关解剖学
● 在解剖学上，男性的尿道分为两部分。
　○ 后尿道
　　■ 前列腺部和尿道膜部。
　　■ 最常见，继发于创伤后尿道狭窄。
　○ 前尿道
　　■ 尿道球部和阴茎部。
　　■ 二次感染后的前尿道狭窄最常见。

相关病理学
● 尿道会阴瘘管通常是由尿道周围脓肿所致。
　○ 一般情况下，早期脓肿腔通过纤维化收缩愈合，只留下从尿道到会阴的狭窄瘘管。
　○ 因此，排尿通常通过会阴瘘管，导致所谓的喷壶样会阴。

影像特征

逆行尿道造影
● 前尿道狭窄伴多发性前列腺-皮肤及尿道-皮肤瘘。
● 对比剂注入后，在充分充盈的近端尿道前从瘘管漏出，使得全尿道显影困难。
　○ 因此，需要通过瘘管造影显示全尿道。

参考文献

1. Kawashima A et al：Imaging of urethral disease：a pictorial review. Radiographics. 24 Suppl 1：S195-216，2004
2. Sharfi AR et al：The 'watering-can' perineum：presentation and management. Br J Urol. 80（6）：933-936，1997

160. 软组织环征

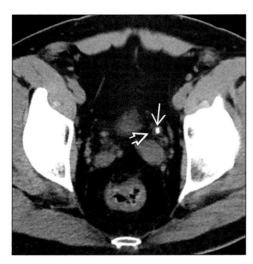 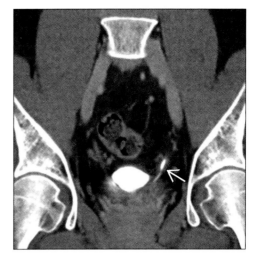

（左）横断面 CT 平扫图像示左侧盆腔钙化灶➡️，被圆周低密度软组织环形结构包围➡️。（右）同一患者冠状面增强 CT 图像，在排泄期显示左侧输尿管远端对比剂充盈➡️，使结石显示不清。远端输尿管周围可见环形软组织密度影

影像特征

表现
- 在 CT 平扫，输尿管结石周围可见环形软组织密度。
- 是诊断肾绞痛患者尿石症的特征性征象。

诊断
- 与平片不同，盆腔静脉石在 CT 上为高密度。
- 软组织环征有助于鉴别输尿管结石和邻近静脉石。
  - 对于盆腔内存在多发交叉管状结构者，特别是在老年患者和盆腔脂肪较少者有帮助。
- 软组织环在静脉石非常罕见。
  - 仅 2% 的静脉石显示软组织环征。
- 敏感度为 77%，特异度达 92%
  - 见于 50% ~ 76% 的输尿管结石。

局限性
- 患者临床症状发生的前 4 ~ 24h 不出现软组织环征。
  - 急性集合系统梗阻的患者通常不出现。

输尿管结石的其他征象
- 其他常见继发性征象通常提示骨盆内钙化结构可能是结石。
  - 输尿管扩张和肾周脂肪条索影。
    - 敏感度：82%；特异度：93%
  - 肾肿大
    - 敏感度：71%；特异度：89%
  - 肾盏扩张或肾积水
    - 敏感度：83%；特异度：94%。
- 在缺少同侧尿路继发征象时，软组织环征非常少见。
  - 在可疑病例缺少继发征象时，仍有价值。

静脉石征象
- 彗星尾征
  - 从腹盆腔钙化灶延伸的线性或波浪状薄的软组织结构，通常提示静脉结石。
    - 阳性预测值：100%

背 景

解释
- 软组织环征可能代表输尿管结石周围水肿的输尿管壁。
- 软组织环征的出现取决于结石大小。
  - 大结石（4 ~ 6mm）常导致输尿管壁变薄，相比小结石（0 ~ 4mm）较少出现软组织环征。
    - 90% 的 4mm 以下结石出现软组织环征。
    - 5mm 以上结石不出现软组织环征。

参 考 文 献

1. Dyer RB et al：Classic signs in uroradiology. Radiographics. 24 Suppl 1：S247-280，2004
2. Al-Nakshabandi NA：The soft-tissue rim sign. Radiology. 229（1）：239-240，2003
3. Guest AR et al：Assessment of the clinical utility of the rim and comet-tail signs in differentiating ureteral stones from phleboliths. AJR Am J Roentgenol. 177（6）：1285-1291，2001
4. Traubici J et al：Distinguishing pelvic phleboliths from distal ureteral stones on routine unenhanced helical CT：is there a radiolucent center? AJR Am J Roentgenol. 172（1）：13-17，1999

161. 鱼钩征

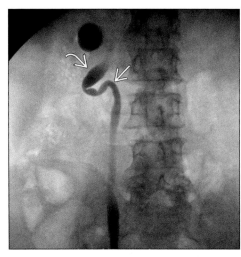 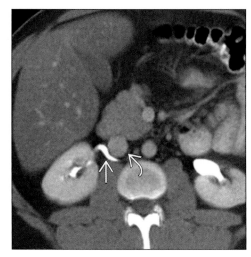

（左）右侧逆行肾盂造影的前斜侧位图像示右输尿管的内侧段呈S形或鱼钩形➡️，近端输尿管轻度扩张➡️。（右）横断面增强CT延迟期显示右输尿管➡️走行于下腔静脉➡️后方

临床背景

病史
● 40岁女性，右胁肋部疼痛。

影像解读

典型征象
● 近端输尿管呈现鱼钩形或S形，是下腔静脉后输尿管的特征。

背　　景

概述
● 属于原发性下腔静脉先天性畸形，导致右输尿管近端位于下腔静脉后方
● 通常与右侧输尿管近端和右肾集合系统扩张有关。
● 在静脉肾盂造影正位片和CT尿路造影（CTU）冠状位上表现为近端输尿管鱼钩征。

流行病学
● 发病率：1/1500。
● 尸检显示男性更常见。
● 通常累及右输尿管，除非存在内脏反转或双下腔静脉。
● 如有症状，通常在30～40岁出现，是肾积水、结石、肾盂肾炎所致。

相关生理学
● 输尿管向内侧偏移，下腔静脉受压导致腰大肌压迫输尿管，进而出现肾积水。
● 其他导致肾积水的原因包括输尿管扭转或输尿管节段性蠕动无力等。

相关胚胎学
● 该病与下腔静脉发育异常相关，而非输尿管。

● 右上主静脉系统未发育，右后主静脉发育正常。

治疗
● 有症状的患者需要手术治疗。
　○ 将输尿管移至下腔静脉前方。
● 无症状患者可随访监测有无结石、感染等并发症。

影像特征

US
● 扩张的肾集合系统和右侧输尿管近端，可能被误诊为肾盂输尿管连接部梗阻。

CT
● 右侧输尿管近端在下腔静脉后方、主动脉右侧。
● 输尿管近端及肾集合系统扩张。
● 可见继发性并发症，如右肾结石或肾盂肾炎。

MR
● MR尿路造影与CTU表现相似，可见下腔静脉后方的右输尿管及近端扩张的集合系统。

肾脏核医学
● ^{99m}Tc标记示踪剂可显示鱼钩形或J形扩张的输尿管、扩张的肾集合系统和尿液潴留。

参 考 文 献

1. Lee S et al：Retrocaval ureter. Kidney Int. 70（4）：615，2006
2. Salonia A et al：Diagnosis and Treatment of the Circumcaval Ureter. European Urology. 5：449-462，2006
3. Uthappa MC et al：Case report：retrocaval ureter：MR appearances. Br J Radiol. 75（890）：177-179，2002
4. Bass JE et al：Spectrum of congenital anomalies of the inferior vena cava：cross-sectional imaging findings. Radiographics. 20（3）：639-652，2000

162. 眼镜蛇头征

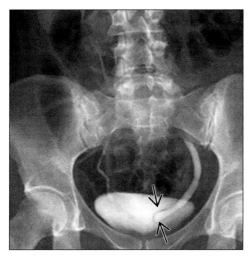 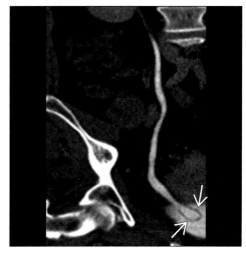

（左）静脉肾盂造影显示扩张的左侧输尿管远端进入膀胱腔内，周围伴有透光性晕征➡，即眼镜蛇头（或春葱）征。（右）冠状位CT尿路造影显示右侧输尿管远端扩张，表现为眼镜蛇头样畸形伴周围透光性晕➡

临床背景

病史
- 43岁男性，发热、白细胞增多、腰背痛3周。

影像解读

典型征象
- 静脉肾盂造影和（或）冠状位CT尿路造影（CTU）显示输尿管远端扩张和周围透光性晕。

背景

解释
- 远端输尿管扩张（输尿管囊肿）是由于输尿管开口向膀胱内流出受限，透亮线代表了被膀胱内对比剂勾勒的增厚的输尿管壁和脱垂的膀胱黏膜。
- 见于原位输尿管囊肿（成人型）。
  - 三角区内输尿管开口位置正常。
- 异位输尿管囊肿（EU）
  - 输尿管在三角区以下汇入膀胱。
  - 80%伴有集合系统重复畸形。
    - 表现为膀胱内充盈缺损，而非典型的眼镜蛇头征。

概述
- 原位输尿管囊肿通常无症状。
  - 有针孔样开口，无明显梗阻。
- 异位输尿管囊肿出现尿路感染、尿失禁或阴道肿块。
  - 常有梗阻，易出现尿潴留和结石。
- 大多数输尿管囊肿是先天性的，通常伴有输尿管异位汇合、集合系统重复，通常在产前超声或出生1个月内诊断（诊断时平均年龄为3个月）。

流行病学
- 美国发病率：1：12 000～1：5000。

- 男：女＝1：4；几乎仅见于白色人种。

相关病理学
- 输尿管末端黏膜脱垂，经输尿管膀胱开口进入膀胱，致膀胱黏膜同时脱垂。
  - 脱垂段包含薄的肌层和嵌入膀胱尿路上皮和输尿管尿路上皮之间的胶原。
- 由于脱垂段的双黏膜壁没有肌肉支撑，输尿管末端开口通常狭窄，部分阻塞，可见扩张、充满尿液，并伸入膀胱。

影像特征

US
- 同侧输尿管远端囊性薄壁肿块。

CT
- CTU显示在输尿管膀胱连接区局限性扩张，可见对比剂充盈。

MRI
- T_1WI增强：输尿管囊肿内部无强化，壁可见强化。
- T_2WI显示输尿管膀胱连接区的膀胱内肿块。

参考文献
1. Lewis JM et al: Complete excision or marsupialization of ureteroceles: does choice of surgical approach affect outcome? J Urol. 180（4 Suppl）：1819-1822；discussion 1822-1823，2008
2. Dyer RB et al: Classic signs in uroradiology. Radiographics. 24 Suppl 1：S247-280，2004
3. Chavhan GB: The cobra head sign. Radiology. 225（3）：781-782，2002

163. 泪滴样膀胱

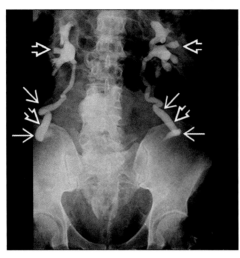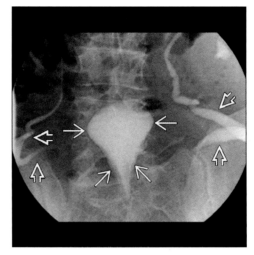

（左）排泄性尿路造影正位片示中心占位效应，两侧输尿管骨盆段向两侧移位➡，并伴有近端输尿管中度积水和肾积水➡。（右）排泄性尿路造影的前部X线片显示膀胱两侧受压，呈倒置泪滴形或梨形➡，两侧输尿管向侧方移位➡

临床背景

病史
● 65岁男性，近期手术后血红蛋白明显降低。

影像解读

典型征象
● 泪滴样膀胱又称为梨形膀胱。
● 指膀胱造影/静脉尿路造影（IVU）所见的膀胱对称性变形/压迫。

鉴别诊断
● 第一例报道见于盆腔血肿患者。
● 可见于任何对称性疾病、双侧盆腔肿块、盆腔脂肪增多症、下腔静脉闭塞、淋巴结病变（如淋巴瘤、前列腺癌）、盆腔淋巴囊肿、双侧髂动脉瘤、髂腰肌肥厚。
● 盆腔脓肿导致膀胱不对称受压，较少见该征象。

背　　景

相关生理学
● 不同病因导致的膀胱受压。
● 骨盆血肿可能是由于外伤或抗凝治疗导致血液在骨盆内积聚。
● 盆腔脂肪增多症是脂肪组织沉积于膀胱和直肠周围间隙所致。
● 各种原因致的下腔静脉受压；可表现为下肢水肿或静脉侧支形成。

影像特征

IVU/膀胱造影术
● 膀胱呈现泪滴样表现。

● 膀胱位置抬高。
● 可引起输尿管侧方移位。

平片
● 骨盆脂肪增多症可表现为骨盆透光度增加，是由于骨盆脂肪增多（可与其他原因所致的泪滴状膀胱鉴别）。

血管造影术
● 用于明确下腔静脉闭塞。

CT
● 用于明确大部分泪滴样膀胱的病因。
● 盆腔脂肪增多症表现为弥漫性脂肪浸润，伴有膀胱、直肠和乙状结肠等器官受压。

MRI
● 更好的组织分辨率。
　○ 以脂肪饱和脉冲序列上表现为脂肪抑制，可明确盆腔脂肪增多症。
　○ 血肿的信号强度与血液降解的不同时期相关。

参 考 文 献

1. Boulis ZF et al：The "tear-drop" bladder due to bilateral pelvic lymphocoeles. Aspirations under imaging control. Eur J Radiol. 3（2）：151-152，1983
2. Harris RD et al：Computed tomographic evaluation of pear-shaped bladder. Urology. 14（5）：528-530，1979
3. Chang SF：Pear-shaped bladder caused by large iliopsoas muscles. Radiology. 128（2）：349-350，1978
4. Ambos MA et al：The pear-shaped bladder. Radiology. 122（1）：85-88，1977

164. 碱性结痂性肾盂肾炎

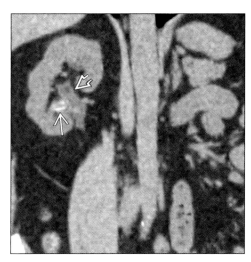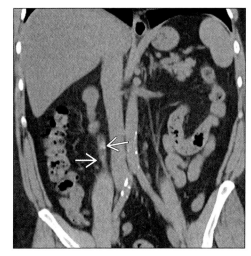

（左）冠状面重建CT平扫图像示右下肾盏壁线状钙化➡。注意尿路上皮轻度弥漫性增厚➡。（右）同一患者的冠状面重建CT平扫图像示右侧输尿管壁线状钙化➡

临床背景

病史
- 72岁男性，膀胱癌根治术及尿路导流术后。

相关实验室试验
- pH为7.8的碱性尿。

影像解读

诊断陷阱
- 尿路上皮钙化可能与鹿角形结石、结核、移行细胞癌（TCC）所致的钙化混淆。

正确诊断
- 碱性结痂性肾盂肾炎。

诊断思路
- 既往泌尿外科手术史。
- 钙化沿尿路上皮部位线性分布。
  - 结石位于腔内。
  - 多平面重组有助于钙化的精确定位。
- 钙化不伴有肿块。
  - 移行细胞癌钙化伴有肿块。

背　　景

概述
- 肾盂罕见的慢性感染和炎症状态，以尿路上皮钙质沉积为特征。
  - 可累及膀胱，称为碱性结痂性膀胱炎。
- 可以是单侧或双侧受累。

临床表现
- 血尿、脓尿、结石和组织碎屑排泄。
- 肾功能恶化。
- 发热和耻骨上疼痛。
- 从手术到发病可能有几天到几年间隔。

相关病理生理学
- 棒状杆菌是革兰阳性脲酶形成D2群细菌→在尿液碱性环境中与氨气反应→尿液内生成含结构晶体。
- 引起碱性结痂性肾盂肾炎需要3个条件。
  - 免疫抑制剂或持续的抗生素治疗。
  - 泌尿系手术相关的泌尿系污染。
  - 既往尿路上皮炎症或肿瘤可以为结痂提供良好环境。

影像特征

X线平片
- 很少见到钙化。

US
- 类似肾结石的肾盏内高回声灶，伴或不伴声影。

CT
- CT平扫显示线性钙化，涉及肾盂、肾盏或输尿管的尿路上皮。
  - 钙化可以是薄而规则的，也可以厚而不规则。
- 肾盂和（或）输尿管壁增厚水肿。
- 肾周及输尿管周围条索影。

参 考 文 献

1. Vallurupalli K et al：Case 167：alkaline-encrusted pyelitis. Radiology. 258（3）：954-957，2011
2. Thoumas D et al：Imaging characteristics of alkaline-encrusted cystitis and pyelitis. AJR Am J Roentgenol. 178（2）：389-392，2002

165. 膀胱壁钙化

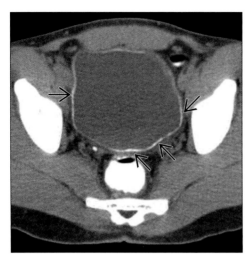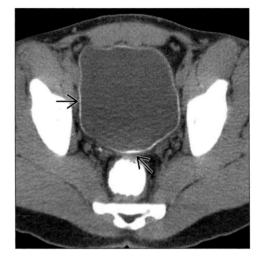

（左）横断面CT平扫图像示膀胱壁光滑的弧形钙化➡️。（右）同一患者的横断面CT平扫图像示膀胱壁纤细钙化➡️

临床背景

病史
● 34岁肯尼亚男性，因排尿困难就诊。

影像解读

典型征象
● 膀胱壁可见平滑、纤细、弧形钙化是血吸虫病的典型表现（特别是在流行地区和来自流行国家的移民）。

鉴别诊断
● 原发性膀胱癌。
○ 可能是粗大或点状钙化。
○ 膀胱镜检查和活检：排除恶性肿瘤。
● 环磷酰胺所致膀胱炎。
● 结核病和淀粉样变性。
● 结痂性膀胱炎。
○ 钙化位于浅表位置，不涉及膀胱壁。

背　　景

概述
● 泌尿生殖系血吸虫病由埃及血吸虫引起，它主要分布在非洲和中东（尼罗河流域特别普遍）。
● 是非洲、南美、加勒比海、中东和亚洲等发展中国家发病率和死亡率的主要来源，包括发达国家的移民。

流行病学
● 世界范围内最流行的寄生虫感染之一（疾病占第二）。
● 世界上有2亿多人感染血吸虫病。

相关病理学
● 淡水寄生虫卵孵化释放毛蚴感染蜗牛，成虫孢子囊内含有成千上万条幼虫尾蚴，穿透人体皮肤而使人体感染。
● 血吸虫侵及淋巴系统、胸导管、右侧心肺、左侧心，通过肠系膜毛细血管及门静脉系统。
● 针对门静脉血流的移行产生卵泡静脉丛引起强烈的肉芽肿性反应，通过膀胱壁在尿中脱落。
● 临床表现：皮炎继发支气管肺部表现、明显不适、体重减轻、胃肠道症状、嗜酸性粒细胞炎，发热。
● 泌尿生殖系统症状：膀胱炎、排尿困难、终末血尿、隐匿性耻骨上痛、血精。
● 易患膀胱癌（鳞状细胞型）。

影像特征

US
● 膀胱后壁高回声伴声影。

CT
● 膀胱壁纤细、弧形钙化。

MR
● T_1WI：膀胱壁内纤细、弧形、平滑的低信号（在T_1WI抑脂序列由于等或低信号的背景而难以显示）。
● T_2WI：相对于膀胱内高信号尿液，膀胱壁呈低信号，易于显示。
● T_1WI增强：无明显强化。

参 考 文 献

1. Shebel HM et al：Genitourinary schistosomiasis：life cycle and radiologic-pathologic findings. Radiographics. 32（4）：1031-1046，2012
2. Pollack HM et al：Diagnostic considerations in urinary bladder wall calcification. AJR Am J Roentgenol. 136（4）：791-797，1981

166. 尿道牵拉伤

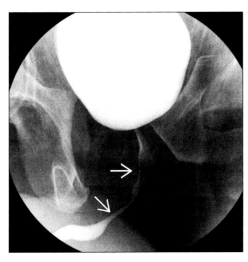
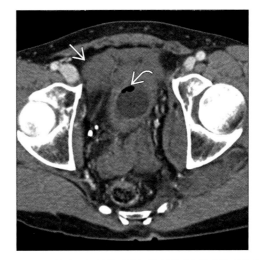

（左）逆行尿道造影显示完整但被牵拉的尿道膜部➡️，正常长度为1cm。注意由于耻骨前列腺韧带断裂引起的膀胱颈向上移位。（右）横断面CT平扫示膀胱前部血肿➡️。注意膀胱腔内气体➡️

临床背景

病史
- 36岁男性，从二层楼坠落史。

影像解读

典型征象
- 尿道牵拉是Ⅰ型损伤的标志。
  - 后尿道完整但被牵拉变长（因此，易误认为正常）。
  - 膀胱颈和前列腺向上移位。

背　　景

概述
- 尿道损伤分为前尿道损伤（包括球部和尿道海绵体部）和后尿道损伤（包括膜部和尿道前列腺部）。
- 前尿道损伤通常是由跨骨盆损伤引起的，通常是孤立的。
- 后尿道损伤是由骨盆挤压所致（通常伴有其他器官损伤）。
- 临床症状：表现为尿道口出血、直肠指检时前列腺处于高位、膀胱不能完全排空等，但敏感性与特异性均较低。
- 尿道损伤可分为5种类型。
  - Ⅰ型：后尿道伸展和拉长，前列腺韧带断裂伴发血肿，导致前列腺和膀胱顶部向上移位。
  - Ⅱ型：尿道断裂发生于前列腺段的泌尿生殖膈（UGD），尿道膜部完整。
  - Ⅲ型（最常见）：尿道膜部破裂，延伸至近端尿道球部和（或）尿生殖膈破裂。
  - Ⅳ型：膀胱颈损伤，延伸至尿道近端。

- Ⅳ A型：膀胱基底部损伤伴尿道周围外渗，是典型的Ⅳ型表现。
  - Ⅴ型：部分或完全性前尿道损伤。

流行病学
- 20%的主要骨盆环断裂可见后尿道损伤或膀胱破裂。
- 男性骨盆骨折中，24%存在尿道损伤（女性为6%）。

相关解剖学
- 男性尿道分为前列腺部、膜部、球部、海绵体部。
  - 后尿道：前列腺部和膜部。
  - 前尿道：球部和阴茎体部。

影像特征

逆行尿道造影
- 首选影像学方法。
- 后部尿道牵拉变长，但仍保持完整。
- 前列腺和膀胱尖部由于耻骨前列腺韧带断裂和血肿而向上移位。

CT
- 完整、被牵拉的尿道。
- 伴随征象包括前列腺轮廓扭曲、血肿致前列腺前部脂肪间隙模糊不清（耻骨前列腺韧带走行于膀胱脂肪间隙，韧带断裂后可导致该区域星芒状表现）。

参　考　文　献

1. Myers JB et al：Management of posterior urethral disruption injuries. Nat Clin Pract Urol. 6（3）：154-163，2009
2. Kawashima A et al：Imaging of urethral disease：a pictorial review. Radiographics. 24 Suppl 1：S195-216，2004
3. Ali M et al：CT signs of urethral injury. Radiographics. 23（4）：951-963；discussion 963-936，2003

167. 膀胱脂液平

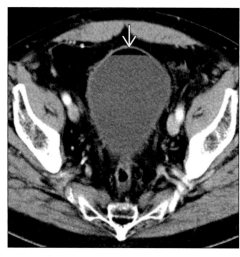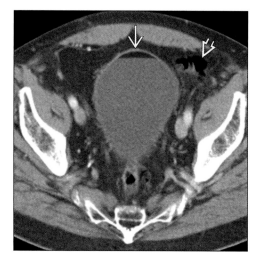

（左）横断面CT平扫图像示尿液顶部出现液-气分层中的低密度物质➡️。（右）横断面CT平扫图像（调整窗宽后的同一图像）证实为乳糜尿所致的脂肪成分➡️。比较下膀胱内脂肪密度与小肠内气体密度◧➡️

临床背景

病史

- 62岁男性，有黑色素瘤肾转移的热消融治疗史。
  - 出现牛奶样小便。

相关实验室检查

- 镜下尿液分析。
  - 可见脂肪球，苏丹红Ⅲ染色呈橙色。

影像解读

诊断陷阱

- 膀胱内空气可以帮助排除脂-尿液平的存在。
  - 膀胱术后或肠膀胱瘘患者可见。

正确诊断

- 乳糜尿。

诊断思路

- 使用宽窗设置可以区分膀胱内的脂肪和气体。
- 测量脂肪衰减。

背　　景

概述

- 热带乳糜尿或寄生虫性乳糜尿。
  - 丝虫病（班克丝虫）感染所致。
    - 可表现为乳糜尿、象皮病、乳糜性腹水或乳糜胸。
    - 在亚洲、非洲、太平洋岛屿和南美洲的热带和亚热带地区，有1.2亿人感染丝虫病。
- 非热带乳糜尿。
  - 由于外科手术、创伤和各种炎症或肿瘤等导致胸导管或上段腹膜后淋巴引流受阻。
    - 主动脉瘤或转移性淋巴结肿块等占位导致胸导管阻塞。
  - 肾或膀胱淋巴管术后破裂，乳糜管逆行进入肾及尿液排泄。
    - 见于部分或根治性肾切除术后、肾肿瘤射频消融术、肾移植、经皮肾镜取石术及部分膀胱切除术后。
    - 可以自行缓解。
    - 持续性乳糜尿与免疫异常，可导致慢性脂肪、蛋白质与脂溶性维生素缺乏，导致营养不良。
  - 先天性或外伤性肾淋巴管瘘。
    - 肾和膀胱淋巴管瘤。
    - 肾血管平滑肌脂肪瘤。

影像特征

CT

- 膀胱内脂-液平面。

MRI

- 漂浮于膀胱液体信号顶部的脂肪信号。
- 可明确导致乳糜尿的病因。

淋巴造影或淋巴核医学显像

- 可用于乳糜瘘定位。

参 考 文 献

1. Panchal VJ et al：Non-tropical chyluria：CT diagnosis. Abdom Imaging. 37（3）：494-500, 2012
2. Miller FH et al：CT diagnosis of chyluria after partial nephrectomy. AJR Am J Roentgenol. 188（1）：W25-28, 2007

168. 膀胱壁内气体

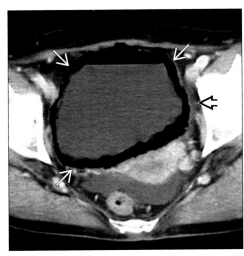 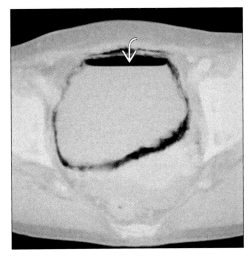

（左）横断面CT平扫（软组织窗）显示增厚的膀胱壁内气体密度影➡，周围伴有炎症所致条索影▷。（右）同一层面横断面CT平扫示（肺窗）证实为气体密度。膀胱内空气在肺窗显示更佳，可见气-液平面➡

临床背景

病史
● 52岁女性，急性髓细胞白血病患者伴中性粒细胞减少，进行性腹痛。

影像解读

典型征象
● 增厚的膀胱壁内气体影，伴有膀胱周围炎症改变，无瘘管连接，是气肿性膀胱炎的经典征象。

背 景

概述
● 膀胱壁产气性感染。
● 最常见的致病微生物：大肠杆菌和产气肠杆菌（其他生物体包括克雷伯菌、梭状芽孢杆菌和念珠菌属）。
● 临床表现多样：排尿困难、血尿和尿频。
  ○ 也可无泌尿系统症状。可表现为恶心、腹痛和发热等非特异性症状。
  ○ 气尿罕见，但具有很高的特异性。
● 需要抗生素治疗、血糖控制和充分的尿引流。

流行病学
● 女性多见；典型好发年龄大于50岁。
● 最常见于糖尿病患者。
● 其他危险因素：慢性尿路感染，膀胱出口梗阻、神经源性膀胱、酒精性肝病和免疫受损状态。

相关生理学
● 糖尿病患者防御能减低，存在尿液潴留，尿糖含量增高，易诱发膀胱感染。
● 葡萄糖和混合酸发酵菌，导致气体产生。

相关病理学
● 大体：黏膜内气囊泡。
● 镜下：扁平细胞衬覆的空腔，固有层内纤细分隔。
  ○ 空腔直径0.5～3mm。

影像特征

X线平片
● 膀胱区（与肠道分隔开）弧形或斑点状透亮影。

CT
● 膀胱黏膜或腔内气体对早期诊断具有高敏感性。
● 膀胱壁增厚。
● 膀胱周围炎性改变。
● 应排除其他可致膀胱积气的病变，如膀胱阴道瘘或膀胱肠道瘘。

US
● 可表现为不规则膀胱壁增厚。
● 膀胱壁和（或）管腔高回声，其后伴混响环伪影。

参 考 文 献

1. Eken A et al：Emphysematous cystitis：The role of CT imaging and appropriate treatment. Can Urol Assoc J. 7（11-12）：E754-756, 2013
2. Grayson DE et al：Emphysematous infections of the abdomen and pelvis：a pictorial review. Radiographics. 22（3）：543-561, 2002

169. 少女腰畸形

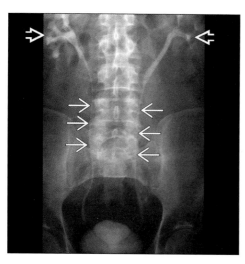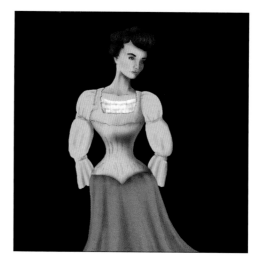

（左）静脉肾盂造影正位片示双侧输尿管中1/3的输尿管锥形狭窄➡️，内侧移位，两侧肾盏对称性扩张➡️。（右）示意图示创始于18世纪的紧身胸衣的腰围，它类似于受腹膜后纤维化影响的输尿管外观，呈锥形狭窄，并向中间推移

影像解读

少女腰样畸形
- 腹膜后纤维化（RPF）的经典征象。
- 静脉肾盂造影表现。
  - 当纤维性斑块牵拉双侧输尿管时，双侧输尿管的正常位置和口径发生变化，逐渐变细（类似于腰部狭窄的少女）。

背　景

概述
- RPF：包绕肾下水平腹主动脉的腹膜后纤维炎性组织。
- 可包绕腹膜后结构，如下腔静脉、主动脉和输尿管。
- 也可向远端延伸包绕髂骨血管。
- 可阻塞输尿管，导致肾积水和肾功能不全。

流行病学
- 1.38：10万人

病因学
- 大多数为特发性（70%）。
  - 与长期的主动脉周炎症有关。
  - 可包绕腹主动脉瘤。
  - 可以是IgG4相关疾病的一部分。
- 继发性。
  - 药物（如β受体阻滞剂、甲基赛尔吉德、甲基多巴），可能作为半抗原，发生高敏反应或自身免疫反应。
  - 肿瘤［如淋巴瘤、肉瘤、转移性疾病和类癌（2°循环血清素）］。
  - 感染，如结核病和组织胞浆菌病。
  - 放射治疗后。
  - 外伤、血肿和腹部手术。

治疗
- 皮质类固醇药物治疗。

- 手术或输尿管支架置入术以减轻梗阻。

影像特征

US
- 肠内气体掩盖腹膜后结构，导致敏感度降低。

静脉肾盂造影
- 对比剂延迟排泄。

CT
- 腹主动脉周围的壳样软组织密度（后部正常）。
  - 淋巴瘤则向主动脉后方延伸，使得主动脉与脊柱分离。
- 可累及以下部位。
  - 向侧方包绕输尿管及下腔静脉。
  - 向下包绕髂血管。
  - 向上包绕肾周组织。
- 强化程度与疾病活动性相关。
  - 治疗有效者强化减低。
- CT尿路造影可显示输尿管与RPF的关系。
- 在继发性RPF中，CT可以明确病因（如原发性恶性肿瘤）。

MRI
- T_1WI：低信号。
- T_2WI：高信号与疾病活动有关（信号降低提示治疗有效）。
- 对于肾功能不良患者（不能静脉注射对比剂），使用重T_2WI MR尿路造影可以评估尿路梗阻。

参 考 文 献

1. Caiafa RO et al：Retroperitoneal fibrosis：role of imaging in diagnosis and follow-up. Radiographics. 33（2）：535-552，2013
2. Scheel PJ Jr et al：Retroperitoneal fibrosis. Rheum Dis Clin North Am. 39（2）：365-381，2013
3. Dyer RB et al：Classic signs in uroradiology. Radiographics. 24 Suppl 1：S247-280，2004

169. 少女腰畸形

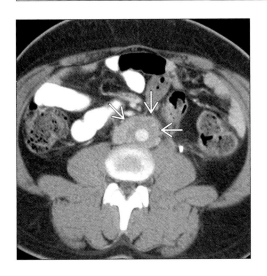
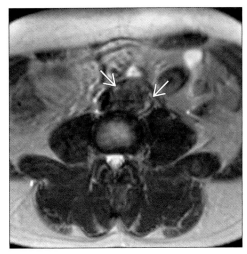

（左）横断面CT平扫示包绕主动脉的环形、均匀强化的软组织影➡。（右）横断面MR T₂WI示主动脉周围的稍高信号肿块➡

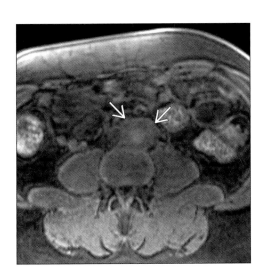
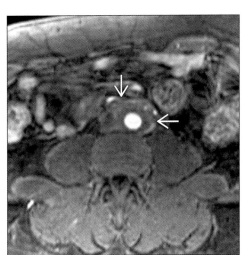

（左）横断面T₁WI示主动脉周围肿块➡，边界清晰，呈等信号。（右）横断面T₁WI增强动脉期示主动脉周围肿块，边界清晰，轻度均匀强化➡

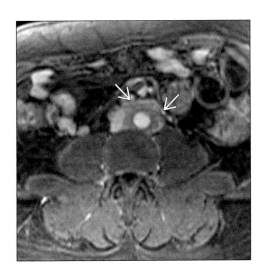
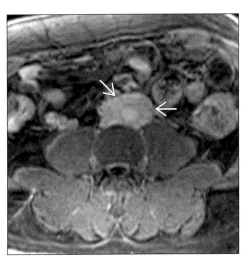

（左）横断面T₁WI增强静脉期图像示腹膜后主动脉周围肿块➡呈均匀渐进性增强。（右）T₁WI C＋MR轴位延迟期显示腹膜后肿块➡，呈渐进性持续强化，最符合腹膜后纤维化

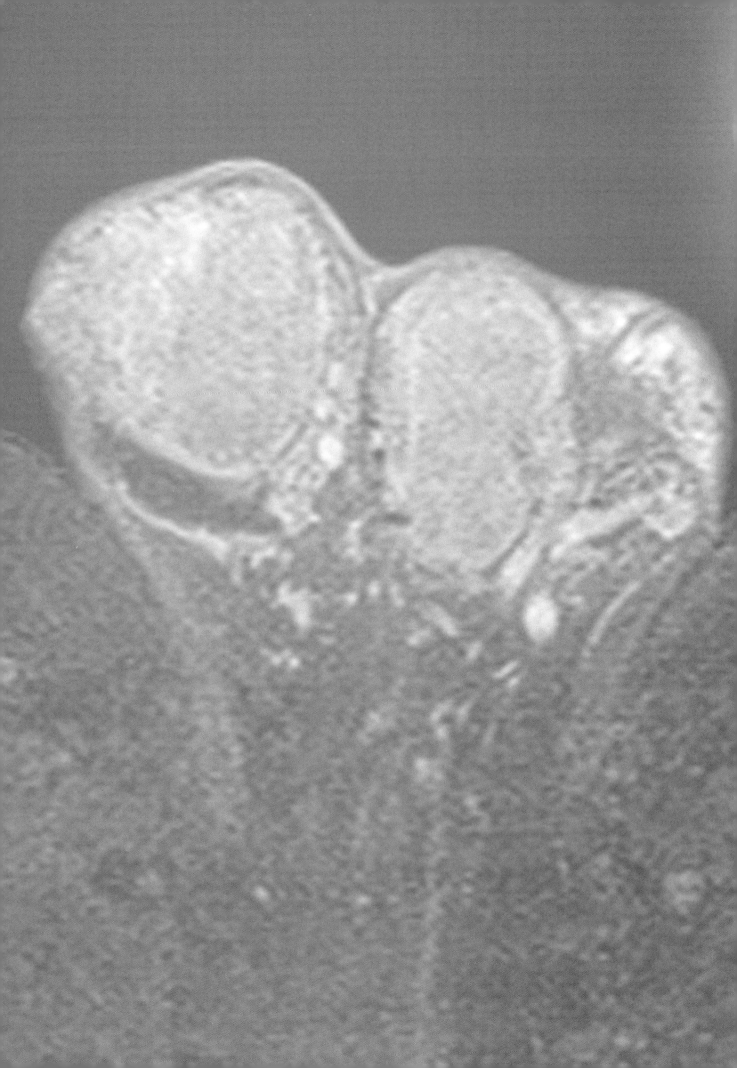

第10章 阴　囊

腹盆部影像诊断陷阱与典型征象

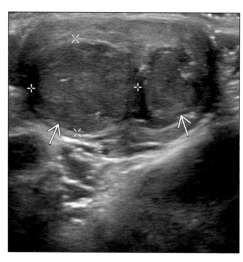 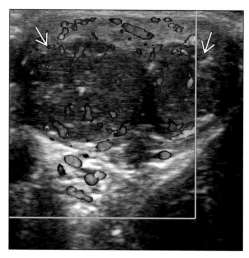

（左）阴囊超声显示2枚睾丸肿块➡。肿块稍有异质性，相对睾丸实质来说为低回声。在其他睾丸中可见相似的肿块。（右）彩色多普勒超声显示2枚睾丸低回声肿块➡，内有血管

临床背景

病史
- 26岁男性，先天性肾上腺皮质增生症伴睾丸肿块。

影像解读

诊断陷阱
- 多个睾丸肿块可被误诊为睾丸肿瘤，如转移瘤、淋巴瘤或白血病。

正确诊断
- 肾上腺残余肿瘤。

诊断思路
- 先天性肾上腺皮质增生病史。
- 典型影像学表现：双侧多发性睾丸肿块。
- 治疗后病灶缩小或完全消退可以证实诊断。

背　　景

概述
- 先天性肾上腺皮质增生症是一种常染色体隐性疾病，其特征是肾上腺皮质酶缺乏，特别是21-羟化酶缺乏。
  - 肾上腺皮质激素缺乏症（21-羟化酶）→糖皮质激素合成减少→促肾上腺皮质激素（ACTH）增多。
- 肾上腺残余增生所致睾丸ACTH水平异常的良性肿瘤。
- 肾上腺皮质的胚胎起源仍不清楚。
  - 睾丸肾上腺残余组织可见于7.5%的新生儿和1.6%的成年人正常睾丸和周围组织。
    - 尺寸通常＜5mm。

流行病学
- 大多数先天性肾上腺皮质增生症患者在出生或成年早期即被诊断。
- 据报道，多达29%的患者患有睾丸肾上腺组织残留。
  - 大多数病例是双侧发病。

影像特征

US
- 典型表现累及睾丸纵隔，而睾丸的形状并未发生改变。
- 低回声和高回声结节可能伴有声影。
- 彩色多普勒超声
  - 表现多样；血供丰富、正常或减少。
  - 虽然肾上腺残余瘤可以环绕睾丸血管但既不会缩小血管，也不会导致血管狭窄扭曲。

MRI
- T_1WI：相对于正常睾丸实质呈等或高信号。
- T_2WI：相对于正常睾丸实质呈低信号。
  - 可见病变周围低信号的晕环。
- T_1WI C＋FS：弥漫性强化。

参 考 文 献

1. Fitoz S et al: Testicular adrenal rests in a patient with congenital adrenal hyperplasia: US and MRI features. Comput Med Imaging Graph. 30（8）：465-468，2006
2. Nagamine WH et al: Testicular adrenal rest tumors in a patient with congenital adrenal hyperplasia: sonographic and magnetic resonance imaging findings. J Ultrasound Med. 24（12）：1717-1720，2005

170. 睾丸肾上腺残余瘤

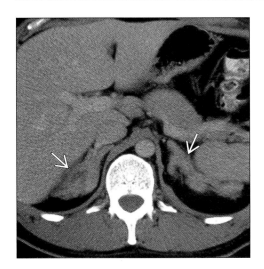
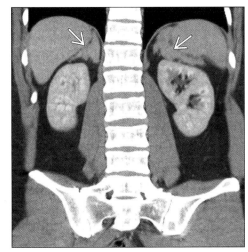

（左）横断面增强CT显示同一患者的两侧肾上腺均肿大➡，并保持正常肾上腺形态。（右）冠状面增强CT显示同一患者的两侧肾上腺均肿大➡，并保持正常肾上腺形状

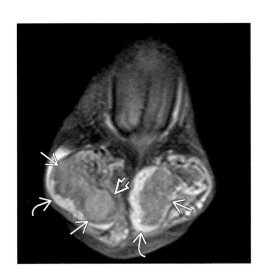
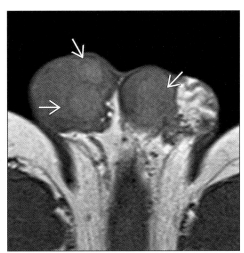

（左）冠状面T₂WI同一患者显示双侧睾丸肿块➡。肿块为相对较低信号➡，正常睾丸组织呈高信号，被肿块推移，在肾上腺残余组织周围有一个低信号强度的晕环➡。（右）同一患者横断面T₁WI示双侧睾丸肿块➡。肿块呈稍高信号，正常睾丸组织呈低信号

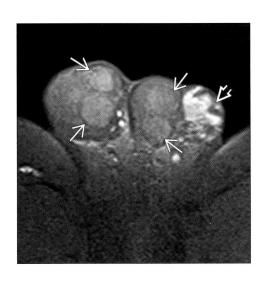
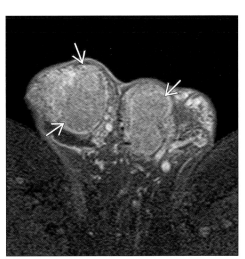

（左）同一患者横断面T₁WI FS显示双侧睾丸多发肿块➡，相对于正常低信号的睾丸实质，呈稍高信号。左侧睾丸旁高信号➡是由于脂肪抑制不均匀。（右）同一患者的横断面T₁WI C＋FS显示双侧睾丸多个肿块➡。肿块强化程度低于正常睾丸实质

171. 表皮样囊肿洋葱环征

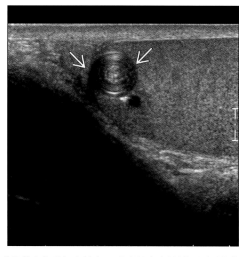 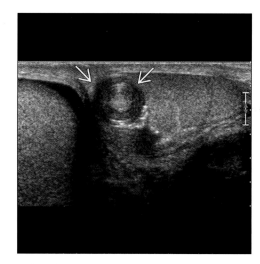

（左）阴囊的纵向灰阶超声检查显示边界清晰的同心圆层状病变，呈洋葱环外观➡，累及左侧睾丸上极。（右）阴囊的横断面灰阶超声检查显示同一病变，呈现洋葱环样外观➡，累及左侧睾丸的内侧

临床背景

病史
- 25岁男性，左侧睾丸触诊有质地坚硬的肿块。
- 没有外伤史。

影像解读
- 洋葱环征是睾丸表皮样囊肿的典型征象。

背　　景

概述
- 临床上是与睾丸恶性肿块较难鉴别的良性病变。
- 典型表现为光滑、坚固、无痛感的肿块，平均直径为2～3cm。
- 其周围睾丸组织正常。

流行病学
- 睾丸肿瘤切除率为1%～2%。
- 最常见的睾丸良性肿瘤。
- 年龄：大多数是2～40岁（范围：3～77岁）。

相关病理学
- 角蛋白碎片充满厚纤维囊形成同心环样表现。
- 阴性肿瘤标志物（甲胎蛋白和人绒毛膜促性腺激素）。
- 最常用的治疗方法是器官保存手术（睾丸保留剜除术）。

相关胚胎学
- 睾丸生精上皮或睾丸网化生是常见的理论基础。
- 据报道，病灶属于单皮发育的畸胎瘤。

影像特征

US
- 术前诊断的检查。

- 局限性睾丸内病灶伴正常睾丸周围组织。
- 通常被低回声边缘包围。
- 典型表现为由低回声和高回声交替组成的同心环（洋葱环外观）。
- 外周轮回彩色多普勒超声。
  - 无明显血流。

MR
- T_1WI
  - 周边环形低信号。
  - 低、高信号交替的同心环形结构。
- T_2WI
  - 周边环形低信号。
  - 低、高信号交替的同心环形结构。
- $T_1WI\,C+$
  - 无异常强化。

参 考 文 献

1. Arellano CM et al：Testicular epidermoid cysts in children：sonographic characteristics with pathological correlation. Pediatr Radiol. 41（6）：683-689；quiz 796-797，2011
2. Loya AG et al：Epidermoid cyst of the testis：radiologic-pathologic correlation. Radiographics. 24 Suppl 1：S243-246，2004
3. Cho JH et al：Sonographic and MR imaging findings of testicular epidermoid cysts. AJR Am J Roentgenol. 178（3）：743-748，2002
4. Dogra VS et al：Testicular epidermoid cysts：sonographic features with histopathologic correlation. J Clin Ultrasound. 29（3）：192-196，2001
5. Langer JE et al：Epidermoid cysts of the testicle：sonographic and MR imaging features. AJR Am J Roentgenol. 173（5）：1295-1299，1999

172. 睾丸网管扩张症

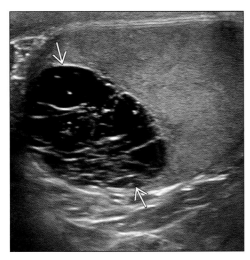 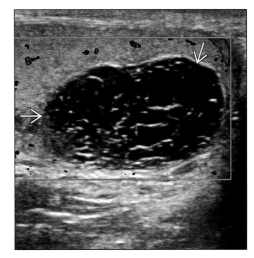

（左）阴囊超声显示位于中段部位的多房囊性团块样结构➡，其他睾丸组织也有类似病变。（右）阴囊彩色多普勒超声表现为多房囊性肿块➡，内部无血流。周围睾丸实质内可见正常血流

临床背景

病史
- 65岁男性，睾丸不适感。

影像解读

诊断陷阱
- 可误诊为囊性睾丸肿瘤。

正确诊断
- 睾丸网管扩张症。

诊断思路
- 特征性位置。
- 多为双侧。
- 常伴有附睾囊肿。

教学要点
- 应确认为良性病灶、避免不必要的睾丸切除术。

背　景

概述
- 病因学
  - 各种原因导致附睾或输精管阻塞。
    - 输精管结扎术。
    - 附睾囊肿或精囊囊肿；睾丸、附睾或精索肿瘤。
    - 长期附睾炎。
    - 腹股沟疝修补术。

流行病学
- 通常在55岁以下。
- 约1/3双侧发生；也可以不对称发生。

相关解剖学
- 睾丸网是位于纵隔睾丸的生精小管的复杂吻合。

- 经数个传出小管引流，开放形成附睾头。

相关病理学
- 由于传出管部分或完全闭塞引起睾丸网扩张的良性状态。

影像特征

US
- 睾丸纵隔或邻近的多房囊性和管状结构。
  - 其内无法使用多普勒超声进行血流评估。
- 个别囊肿通常很小（＜3mm），也可能较大（＞7mm）。
- 伴或不伴有附睾囊肿。

CT
- 局灶性低密度。
- 难以辨别内部结构。

MRI
- 囊性和管状结构，T_2WI呈高信号，T_1WI呈低信号。
- T_1WI和T_2WI信号强度可与正常睾丸实质相似而难以显示。
  - 在这种情况下，推荐使用钆剂增强。
    - 表现为管状低信号结构，而睾丸实质明显强化。

参 考 文 献

1. Dieckmann KP et al：［Tubular ectasia of rete testis：a pitfall in ultrasonographic diagnostics of intratesticular cysts.］Urologe A. 50（1）：57-63，2011
2. Dogra VS et al：Sonography of the scrotum. Radiology. 227（1）：18-36，2003
3. Meyer DR et al：Pronounced cystic transformation of the Rete testis. MRI appearance. Invest Radiol. 34（9）：600-603，1999

173. 精子肉芽肿

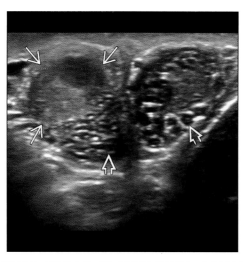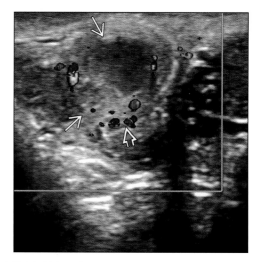

（左）阴囊超声显示附睾头部不均质低回声肿块➡️。注意附睾体内扩张的管状和囊性结构➡️。（右）彩色多普勒超声显示附睾头不均匀低回声肿块➡️，周边血管增多➡️

临床背景

病史

- 45岁男性，有输精管切除史，睾丸出现不适感。

影像解读

诊断陷阱

- 附睾病变可能被误诊为肿瘤。

正确诊断

- 精子肉芽肿。

诊断思路

- 输精管切除术史。
- 可以双侧、多发。
- 可能伴有输精管切除术其他超声特征有关。
- 附睾肿瘤几乎总是良性的，对输精管切除术后附睾病变的随访是合理的。

背 景

概述

- 输精管切除术后精子肉芽肿的患者有50%是症状性的，常伴有局部疼痛和阴囊肿块。
- 由于输精管受损或射精管梗阻导致的精子外溢的慢性炎症反应。
  - 常在输精管切除术后的附睾内见到。

流行病学

- 在接受输精管切除术的男性中占42%，一般人群占2.5%。

相关病理学

- 外渗精子作为异物被巨细胞吞噬后形成。
- 组织学特征为被上皮细胞和结缔组织包围的精子团。

  - 淋巴细胞、淋巴细胞碎片，肉芽肿性炎症也常存在。
- 直径范围：从显微镜到4cm，但大多数是＜1cm。

影像特征

US

- 局限性、低回声和不均质病变。
- 可以在导管系统的任何部位发生。
  - 最常见于输精管切端，可为多发性。
- 彩色多普勒图像中肿块内有或无血流信号。
- 可以看到其他输精管切除术后表现。
  - 附睾扩大。
  - 贯穿附睾的扩张管状结构。
  - 扩张管内点状移动回声（舞丝虫征）。
    - 约12%的男性在输精管切除术后发生。
    - 扩张的导管内可能是精子凝集形成的团块。

参 考 文 献

1. Adejolu M et al：The "filarial dance" is not characteristic of filariasis：observations of "dancing megasperm" on high-resolution sonography in patients from nonendemic areas mimicking the filarial dance and a proposed mechanism for this phenomenon. J Ultrasound Med. 30（8）：1145-1150, 2011
2. Frates MC et al：Mobile echogenicities on scrotal sonography：is the finding associated with vasectomy? J Ultrasound Med. 30（10）：1387-1390, 2011
3. Woodward PJ et al：From the archives of the AFIP：extratesticular scrotal masses：radiologic-pathologic correlation. Radiographics. 23（1）：215-410, 2003
4. Oh C et al：Sonographic demonstration，including color Doppler imaging，of recurrent sperm granuloma. J Ultrasound Med. 19（5）：333-335, 2000

174. 睾丸内精索静脉曲张

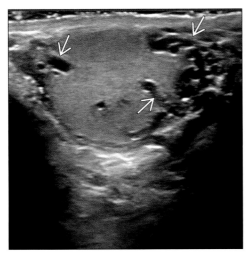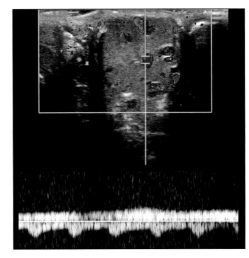

（左）睾丸纵向灰阶超声显示睾丸包膜下无回声的管状和圆形结构➡。（右）纵向彩色多普勒睾丸超声显示管状和圆形结构内静脉血流模式，频谱振幅随Valsalva动作的幅度增加而增加

临床背景

病史
● 17岁男性，左侧睾丸疼痛。

影像解读

诊断陷阱
● 睾丸旁纵隔睾丸内精索静脉曲张可表现为睾丸网管或管状扩张的囊性肿块。

正确诊断
● 睾丸内精索静脉曲张。

诊断思路
● 彩色多普勒超声可证实精索静脉曲张的血管性质并与其他管状扩张相鉴别。

背　景

流行病学
● 少见且相对较新的病变类型。
● 据报道，0.9%～2%有症状的男性接受睾丸超声检查，而睾丸外精索静脉曲张出现在15%～20%的男性中。
● 既往行睾丸固定术患者的发病率增加。

相关解剖学
● 通常单侧。
　○ 最常见左侧。
　○ 右侧睾丸外精索静脉曲张，应及时评估睾丸内精索静脉阻塞及睾丸静脉曲张。
● 通常与睾丸外精索静脉曲张相关。
● 位置可为包膜下（白膜下）或与睾丸纵隔相邻。

相关生理学
● 精索静脉曲张患者的睾丸大小和多普勒参数双侧不对称性加重者，最终需要手术治疗。
　○ 睾丸内均质的实质部分如果出现异质性团块，可以作为手术指征。
● 睾丸内异质性团块经过精索静脉曲张的外科治疗后可以实现可逆性恢复。

临床特点
● 白膜静脉充血后继发睾丸疼痛。
● 男性不育。

影像特征

US
● 睾丸内精索静脉曲张的声像图特征与睾丸外精索静脉曲张相似。
● 灰阶超声显示直径＞2mm的管状或蛇形结构，Valsalva动作阳性，证实静脉来源。
● 患侧睾丸可能小于对侧。
● 彩色血流多普勒显示特征性静脉频谱波形。
　○ 逆行血流，自发或Valsalva动作期间。
● Valsalva动作非常重要，特别是某些血管不能显示自发血流时。

参考文献
1. MacLachlan LS et al：Intratesticular varicoceles：are they significant? J Pediatr Urol. 9（6 Pt A）：851-855，2013
2. Bhatt S et al：Imaging of non-neoplastic intratesticular masses. Diagn Interv Radiol. 2011 Mar；17（1）：52-63. Epub 2010 Jun 30. Review. Erratum in：Diagn Interv Radiol. 17（4）：388，2011
3. Bucci S et al：Intratesticular varicocele：evaluation using grey scale and color Doppler ultrasound. World J Urol. 26（1）：87-89，2008

第二节 类似良性病变的恶性病变 | 175. 退缩性睾丸生殖细胞肿瘤

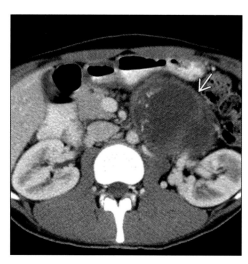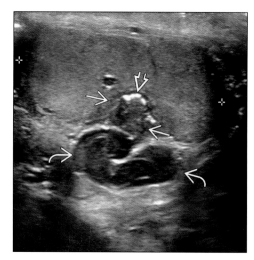

（左）24岁男性，横断面增强CT显示主动脉左侧的后腹膜肿块➡️，伴钙化。肿块穿刺活检后结果显示卵黄囊瘤。（右）矢状位睾丸超声表现为局灶性低回声病灶➡️，其内可见灶性高回声区➡️。注意腹膜后肿块压迫左侧睾丸静脉导致精索静脉曲张➡️

临床背景

病史
● 25岁男性，腹部疼痛感。
● 临床触诊未触及明显睾丸肿物。

影像解读

诊断陷阱
● 大的后腹膜肿块提示原发性后腹膜肿瘤。
● 睾丸原发肿瘤可能因为较小和非特异性表现而被漏诊。

正确诊断
● 睾丸生殖细胞肿瘤伴后腹膜转移。

诊断思路
● 原发性性腺外生殖细胞肿瘤非常罕见。
● 对于活检证实的后腹膜、脏器内、纵隔生殖细胞瘤，应当行睾丸超声检查明确有无体检未发现的肿块。

背 景

概述
● 退缩性肿瘤是指以转移为表现的肿瘤。
● 肿瘤因纤维瘢痕而缩小。

流行病学
● 约占睾丸肿瘤的2.5%。
● 占后腹膜肿瘤的10%。
● 平均发病年龄43岁，高于睾丸生殖细胞肿瘤。

相关解剖学
● 转移部位
　○ 后纵隔、锁骨上淋巴结、肺、肝、骨相对少见。

相关病理学
● 大体观察
　○ 睾丸实质瘢痕。
● 镜下表现
　○ 导管内生殖细胞或精原细胞灶。
　○ 细精管硬化和间质纤维化。
　○ 瘢痕，对应于退缩性生殖细胞肿瘤，具有以下特征，可与创伤或感染后遗表现鉴别。
　　■ 嗜酸小体、含铁血黄素、色素、磷酸钙沉积，提示肿瘤和细胞坏死。

影像特征

US
● 超声特征
　○ 局灶性粗大钙化伴后方声影。
　○ 边界不清的低回声和高回声区。
　○ 睾丸萎缩伴微结石症。

MR
● 平扫T_1WI相显示周围睾丸实质呈等信号。
● T_2WI为低信号。
● 动态增强表现为早期强化和延迟期持续强化。

参 考 文 献

1. Patel MD et al：Sonographic and magnetic resonance imaging appearance of a burned-out testicular germ cell neoplasm. J Ultrasound Med. 26（1）：143-146，2007
2. Tasu JP et al：Imaging of burned-out testis tumor：five new cases and review of the literature. J Ultrasound Med. 22（5）：515-521，2003

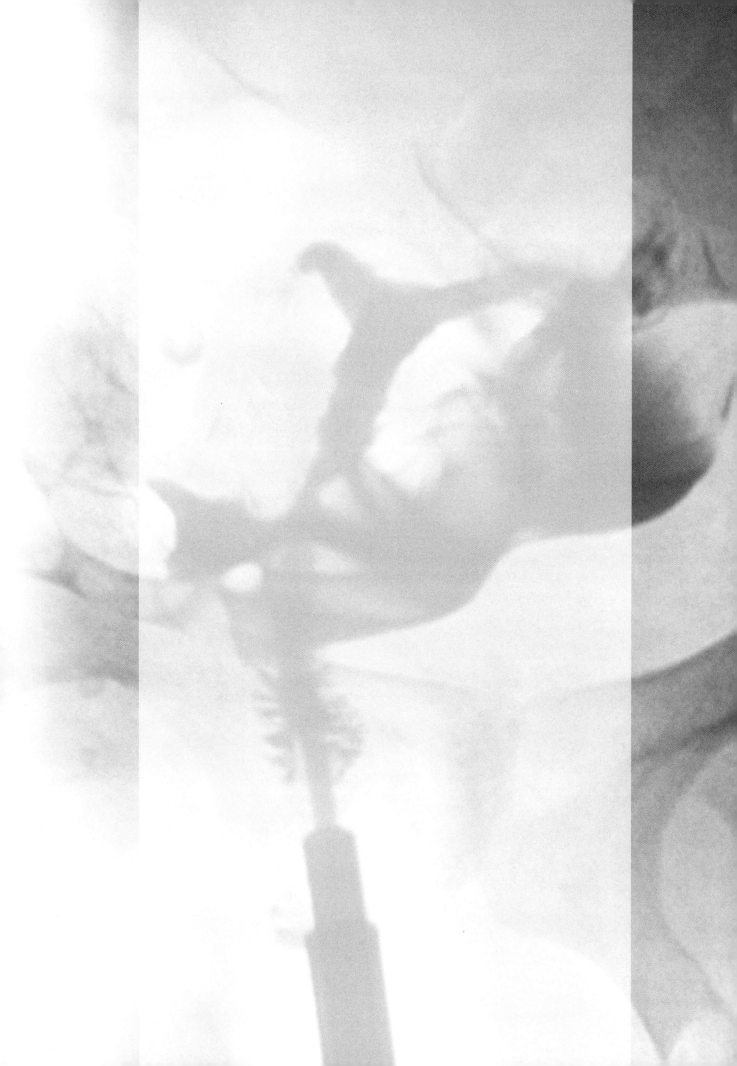

第11章　女性盆腔

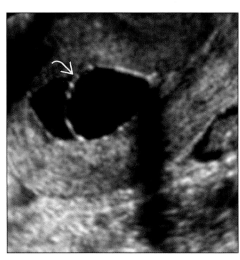 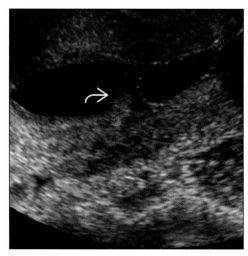

（左）超声子宫造影术中，纵向灰阶超声见过度膨胀的气囊➙，是超声子宫影中常见的易犯错误，气囊可掩盖潜在的病变。（右）纵向灰阶超声显示一息肉➙，之前被过度膨胀的气囊所掩盖，随后在气囊放气至合适程度后显示

临床背景

病史
- 40岁女性，经期不规则出血。

影像解读

诊断陷阱
- 超声子宫造影术（SHG）中过度膨胀的气囊是常见的易犯错误，可掩盖子宫内膜息肉。

诊断思路
- 气囊充气至合适的水平可显示子宫内膜息肉。

背　　景

SHG
- 经阴道超声成像时，向宫内注射生理盐水可显示子宫内膜。

SHG的适应证
- 异常阴道出血。
  - 在绝经前女性中，SHG可区分无排卵性出血与器质性病变。
  - 在绝经后女性中，SHG可区分子宫萎缩与器质性病变。

技　　术

技术要点和诊断陷阱
- SHG应在月经周期前10d的卵泡期、子宫内膜较薄时进行。

- 如果在分泌期进行，子宫内膜轮廓局部不规则可被误认为小息肉或局灶性内膜增生。
- SHG导管插入前应用无菌盐水冲洗，去除管内空气。
  - 空气可引起宫腔内回声伪影。
- 轻柔撤回充气气囊以阻塞宫颈管内口。
  - 如果气囊进入宫腔过深，注入的生理盐水会回流，使子宫腔无法扩张。
- 导管球囊尖端充气1～2ml，可使其固定在位。
  - 如果气囊过度充气，可能掩盖潜在的病变。
- 宫颈管的良好显示常需要将气囊逐渐放气，并将盐水逐渐注入宫颈管，同时缓慢撤回导管。
  - 如果该步操作不正确，可能遗漏宫颈病变。
- 其他诊断陷阱可由以下原因所致。
  - 宫腔扩张不佳导致内膜显示不佳。
  - 多变的子宫位置常导致操作过程中导管插入困难。
  - 宫颈狭窄可能需要扩张宫颈甚至使用导丝。
  - 宫内血凝块可类似子宫内膜肿块。
    - 出血产物通常可移动，快速注射生理盐水可使其移位。
  - 宫内粘连可限制宫腔的扩张。

参 考 文 献

1. Yang T et al：Sonohysterography：Principles，technique and role in diagnosis of endometrial pathology. World J Radiol. 5（3）：81-87，2013
2. Allison SJ et al：saline-infused sonohysterography：tips for achieving greater success. Radiographics. 31（7）：1991-2004，2011

176. 宫腔超声造影诊断陷阱

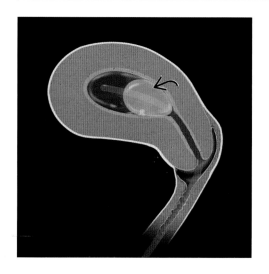 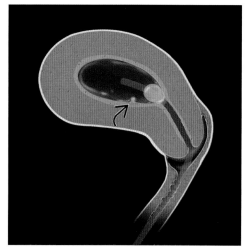

（左）示意图显示气囊过度膨胀 ➜ 可能掩盖潜在的病变，可通过充盈气囊至适当大小来解决。（右）示意图显示之前被过度充气的气囊所掩盖的内膜息肉 ➜，通过将气囊放气到适当程度而显示

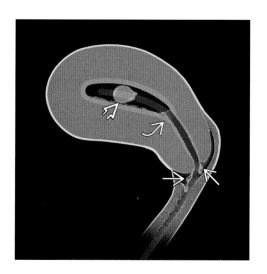 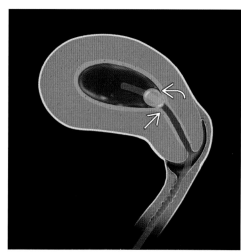

（左）示意图显示生理盐水反流 ➜。如果导管过度进入宫腔，气囊 ➤ 不能阻塞宫颈内口 ➜，液体经宫颈流出导致宫腔扩张不全。（右）示意图显示导管气囊的适当位置 ➜。轻柔撤回气囊以阻塞宫颈内口 ➜，使生理盐水扩张宫腔

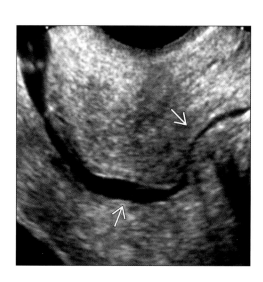 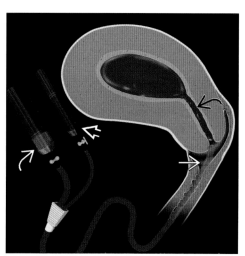

（左）超声子宫造影术中灰阶超声示宫颈管扩张良好 ➜。宫颈管的扩张不足可漏诊该区域的病变。（右）示宫颈管 ➜ 的恰当显示，常需要通过注射器 ➤ 缓慢抽出空气缓慢缩小气囊，并向宫颈管注入生理盐水 ➜，同时缓慢地撤回导管 ➜

第11章 女性盆腔

177. 子宫输卵管造影术：类似单角子宫的巨大肌瘤

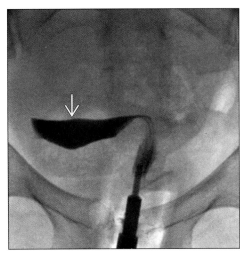 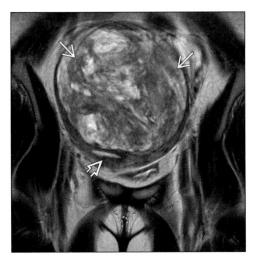

（左）子宫输卵管造影术显示偏向右侧的扁平子宫腔➡️，类似于单角子宫的表现。（右）冠状位 MR T₂WI 显示位于子宫内的巨大信号不均匀肿块➡️，肿块在子宫腔上方造成显著的占位效应，导致宫腔扁平➡️

临床背景

病史
● 34岁女性，不孕。

影像解读

诊断陷阱
● 巨大变性的肌瘤的占位效应可被误认为单角子宫。

正确诊断
● 巨大变性的子宫壁内子宫肌瘤堵塞左侧输卵管。

诊断思路
● 宫腔在顶端不像单角子宫那样逐渐变细。
● 宫腔上缘的占位效应使宫腔略微扁平。

背　景

概述
● 最常见的良性实体性子宫肿瘤。
● 能引起内膜的占位效应，可扭曲子宫轮廓。
● 多变的生长部位：肌层内、黏膜下、浆膜下、带蒂生长。

流行病学
● 见于高达25%的育龄妇女。
● 受雌激素刺激，在妊娠期间增大，绝经后缩小。

相关病理生理学
● 良性平滑肌肿瘤。
● 梭形平滑肌细胞。
● 生长位置决定症状（如黏膜下肌瘤最可能引起出血和生育问题）。
● 可能发生出血、变性、萎缩、钙化或纤维化。

影像特征

子宫输卵管造影术
● 黏膜下肌瘤，形成宫腔内光滑的充盈缺损（类似息肉）。
● 大的肌瘤可在宫腔产生占位效应使其受压和变形。

US
● 典型者低回声，也可以是等回声或高回声。
● 肌瘤变性内部表现为无回声或混合回声。
● 钙化性肌瘤可出现高回声伴声影。

CT
● CT平扫常难以与子宫肌层区分（等密度）。
● 可引起子宫轮廓异常或球状外观。
● 强化不一。

MRI
● T₁WI：与肌层相比为中低信号。
● T₂WI：与肌层比呈典型的低信号。
  ○ 变性肌瘤呈多变信号，但常为高信号（囊性变致信号增高，玻璃样变性致信号降低）。
● T₁WI增强：通常有强化，但变性肌瘤强化程度较弱。

参 考 文 献

1. Nalaboff KM et al: Imaging the endometrium: disease and normal variants. Radiographics. 21（6）：1409-1424，2001
2. Ueda H et al: Unusual appearances of uterine leiomyomas: MR imaging findings and their histopathologic backgrounds. Radiographics. 19 Spec No：S131-145，1999
3. Weinreb JC et al: The value of MR imaging in distinguishing leiomyomas from other solid pelvic masses when sonography is indeterminate. AJR Am J Roentgenol. 154（2）：295-299，1990

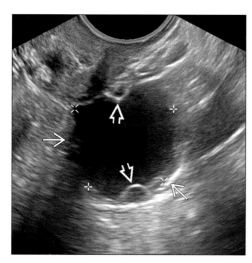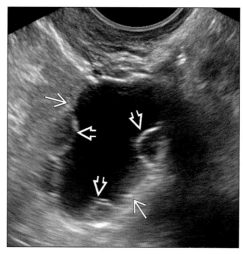

（左）经阴道超声示左侧卵巢无回声囊状结构➡，囊内边缘包含两个弧形分隔➡。（右）经阴道超声示左侧卵巢无回声囊状结构➡，内缘边缘包含多个弧形分隔➡

临床背景

病史
- 16岁女性，急性盆部疼痛。

相关实验室检查
- 妊娠试验阴性。

影像解读

诊断陷阱
- 复杂的卵巢囊性结构可被误诊为卵巢囊性肿瘤。
- 也可被误诊为异位妊娠，异位孕囊包含卵黄囊。

正确诊断
- 卵丘出现在排卵前的优势生理性卵泡内。
- 排卵前优势卵泡的外形较单纯性囊肿稍复杂，卵母细胞及其支持结构表现为囊边缘的弧形分隔或呈囊内囊（子囊）。
  - 优势卵泡内可见到单 / 多个分隔或囊肿。

诊断思路
- 除了弧形分隔或子囊，囊肿较为简单。
  - 无壁结节。
  - 囊壁菲薄不易显示。
  - 增加的透射传输。
- 多普勒超声无血流。
- 应在4～6周后或以后的随访超声中消失。
- 妊娠试验阴性。

意义
- 生育评估中，卵丘出现提示卵母细胞的存在。
- 子囊征是婴儿非复杂卵巢囊肿的一个特殊征象。
  - 有助于区分卵巢囊肿和其他盆腔囊性病变，如肠系

膜囊肿。

背　景

相关生理学
- 在月经周期的前1/2，≥1个优势卵泡生长至直径20～25mm。
- 40%～80%的成熟卵泡中可见卵丘。

相关解剖学
- 卵丘（卵堆征）是突入成熟卵泡腔中的细胞堆。

影像特征

US
- 排卵前的优势卵泡内有弧形分隔或囊肿（子囊）。
- 多普勒超声无血流。

CT与MR
- 分隔难以辨认。

参 考 文 献

1. Laing FC et al：US of the ovary and adnexa：to worry or not to worry？Radiographics. 32（6）：1621-1639；discussion 1640-1642，2012

2. Langer JE et al：Imaging of the female pelvis through the life cycle. Radiographics. 32（6）：1575-1597，2012

3. Quarello E et al：The 'daughter cyst sign'：a sonographic clue to the diagnosis of fetal ovarian cyst. Ultrasound Obstet Gynecol. 22（4）：433-434，2003

4. Lee HJ et al："Daughter cyst" sign：a sonographic finding of ovarian cyst in neonates，infants，and young children. AJR Am J Roentgenol. 174（4）：1013-1015，2000

179. 卵巢过度刺激

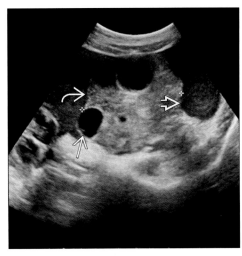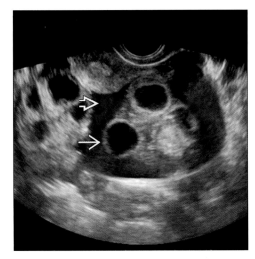

（左）灰阶超声检查示一分叶状增大的左侧卵巢➡️，卵泡数量增多，体积增大➡️，被复杂的液体回声包围➡️。（右）灰阶超声显示类似的右卵巢图像，表现为腹水➡️、双侧卵巢同样增大，伴多个增大的卵泡囊肿➡️

临床背景

病史

- 25岁，急性淋巴母细胞淋巴瘤病史。
  - 以腹痛就诊。
  - 肿瘤保育治疗后（采集卵子）。

影像解读

诊断陷阱

- 可能误诊为恶性肿瘤。
- 忽略可能伴随的卵巢扭转。

正确诊断

- 卵巢过度刺激综合征（OHSS）。

诊断思路

- 双侧卵巢增大。
- 许多增大的卵泡。
- 有治疗不孕症的病史。

背　　景

概述

- 卵巢过度刺激综合征与体外受精采集卵子相关激素刺激有关。
- 卵巢过度刺激综合征分级
  - 轻度（1/2级）：腹胀/不适、恶心、呕吐、腹泻和卵巢肿大。
  - 中度（3级）：轻度卵巢过度刺激综合征特征及腹水。
  - 重度（4/5级）：中度卵巢过度刺激综合征，以及呼吸困难、血液浓缩/低血容量、血栓栓塞症及肾功能下降。

流行病学

- 轻度卵巢过度刺激综合征可见于高达65%的不孕症治疗中的患者；通常在1～2周自行缓解。

- 中度至重度卵巢过度刺激综合征发病率低于10%。

影像特征

概述

- 卵巢增大；卵泡数量和大小增加。

US

- 低或无回声的卵泡，多普勒显示周围血流增加。

CT

- 普遍低密度的卵巢散布着周围有强化的卵泡。

MR

- T_2WI 高信号的卵泡，伴 T_1WI 低信号、有强化的薄壁。

PET/CT

- 多变；大多数改变在月经第一天和月经中期发现，卵巢过度刺激综合征经常表现为高代谢。

关键知识点

- 熟悉卵巢过度刺激综合征的表现可减少误诊。
- 不孕症治疗的临床病史至关重要。
- 卵巢过度刺激综合征分类可指导正确的临床管理。
- 卵巢过度刺激综合征和采集卵子可伴血性腹水，虽然只需非手术治疗。
- 双侧卵巢表现不对称时应怀疑叠加病变（如卵巢扭转和恶性病变）。
- 如果多普勒表现正常，应临床随访除外卵巢蒂间歇性扭转。

参 考 文 献

1. Lalwani N et al：Miscellaneous tumour-like lesions of the ovary：cross-sectional imaging review. Br J Radiol. 85（1013）：477-486，2012
2. Brinsden PR et al：Diagnosis，prevention and management of ovarian hyperstimulation syndrome. Br J Obstet Gynaecol. 102（10）：767-772，1995

180. 卵巢重度水肿

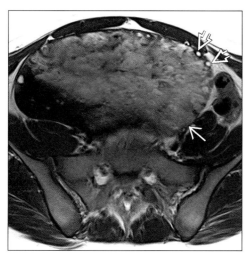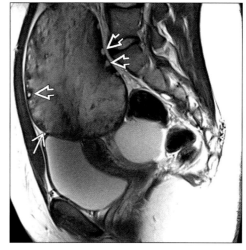

（左）横断位MR T$_2$WI显示巨大盆腔肿块➡，主要表现为高信号，伴周围多个小囊性结构⇨。（右）矢状位MR T$_2$WI显示一巨大卵巢➡，周边多个小囊性结构⇨

临床背景

病史
● 16岁女性，盆部疼痛。

相关实验室检查
● 妊娠试验阴性。

影像解读

诊断陷阱
● 弥漫性增大的卵巢可误诊为卵巢肿块。

正确诊断
● 卵巢重度水肿（MOE）。

诊断思路
● 弥漫性卵巢增大，卵巢轮廓保持不变。
● 间质水肿的背景上出现多个相同的、位于周边的小卵泡。

背　　景

流行病学
● 通常影响育龄期年轻女性。
● 通常为单侧。

相关病理学
● 世界卫生组织将卵巢重度水肿定义为卵巢间质内水肿液的积聚，将正常卵泡结构分离。
● 卵巢重度水肿发生于部分或间歇性卵巢蒂扭转；后者引起静脉和淋巴回流受阻导致卵巢增大。

临床表现
● 最常见的症状
  ○ 疼痛。
  ○ 腹部肿块。
  ○ 不育。
  ○ 不规则阴道出血。
  ○ 男性化。

治疗
● 文献报道大多数病例被误诊为卵巢恶性肿瘤而行卵巢切除术。
● 疑似卵巢重度水肿的合理处理方法是恢复扭转蒂，然后进行卵巢活检以排除肿瘤，并将卵巢固定到子宫后面。

影像特征

US
● 卵巢增大。
● 有回声的间质及向周边移位的卵泡。
● 清楚的包膜。
● 检查时局部压痛。
● 多普勒通常可见低血流。

CT
● 增大的低密度卵巢，周边有圆形卵泡。

MR
● T$_1$WI：卵巢间质为低信号。
● T$_2$WI：卵巢间质为高信号，周边多个T$_2$高信号的小卵泡。

参 考 文 献

1. Praveen R et al: A clinical update on massive ovarian oedema-a pseudotumour? Ecancermedicalscience. 7：318，2013
2. Coakley FV et al: Magnetic resonance imaging of massive ovarian edema in pregnancy. J Comput Assist Tomogr. 34（6）：865-867，2010
3. Tamai K et al: MR features of physiologic and benign conditions of the ovary. Eur Radiol. 16（12）：2700-2711，2006

181. 苗勒管畸形性异形子宫肿块

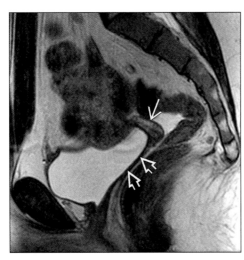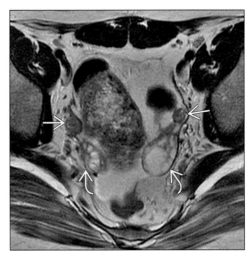

（左）矢状位MR T₂WI示原子宫位置的小三角形结构➡，看不到明显的宫颈。阴道被细小的条索状结构代替➡。（右）同一患者横断位MR T₂WI示双侧附件区肿块➡与正常卵巢分离➡

临床背景

病史
- 15岁女性，无月经，发现小阴道窝。
- MR见双侧附件区肿块。

影像解读

诊断陷阱
- 附件区肿块可被误诊为肿瘤。

正确诊断
- Mayer-Roknasky-Kuest-HaSuver（MRKH）综合征患者的原始异形子宫残余。

诊断思路
- 与MRKH综合征或单角子宫有关。
- 通常为双侧（82%的病例），且与卵巢分离。
- 肿块可分化为子宫层状结构。
- 肿块中心可见含出血产物的腔。

关键知识点
- 普遍误解是MRKH综合征的妇女没有子宫。
- 原始异形子宫残余的大小、外观和位置有所不同。
  - 子宫残余没有形成基底部和含内膜的体部。
    - 部分患者可见分化的子宫层状结构。

背 景

概述
- MRKH综合征是由于女性副中肾管（苗勒管）胚胎发育中断而导致的女性生殖道畸形。
  - 导致子宫及上2/3阴道发育不良。

- 卵巢功能正常
  - 有正常青春期发育和第二性征。
  - 卵巢常异位。

流行病学
- MRKH综合征见于1/4500新生儿。

影像特征

US
- 超声可能较难评估MRKH综合征患者。
- 子宫肌肿块的中心可见子宫内膜回声。

MR
- MRKH综合征患者可见不同的分化程度的正常的3层结构子宫（对应子宫肌层、结合带和子宫内膜）。
  - 未分化为子宫状层结构。
  - 小的低信号偏心环。
  - 3层子宫结构表现。
  - 腔内有出血提示有功能性子宫内膜存在。
- 子宫残余的强化方式与正常子宫肌层相似。

参 考 文 献

1. Hall-Craggs MA et al：Mayer-Rokitansky-Kuster-Hauser syndrome：diagnosis with MR imaging. Radiology. 269（3）：787-792，2013
2. Rousset P et al：Ultrasonography and MRI features of the Mayer-Rokitansky-Küster-Hauser syndrome. Clin Radiol. 68（9）：945-952，2013
3. Yoo RE et al：Magnetic resonance evaluation of Müllerian remnants in Mayer-Rokitansky-Küster-Hauser syndrome. Korean J Radiol. 14（2）：233-239，2013

181. 苗勒管畸形性异形子宫肿块

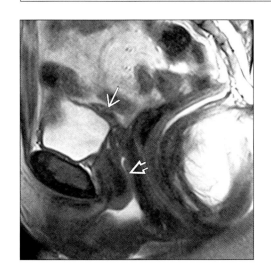

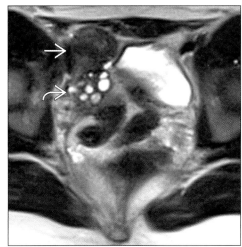

（左）20岁女性，表现为原发性闭经和周期性盆部疼痛，矢状位MR T₂WI显示在原有子宫位置有小的软组织结构➡️，未见明确的宫颈。可见阴道下1/3充满超声凝胶➡️。（右）同一患者横断位MR T₂WI示右侧盆腔肿块➡️，与卵巢➡️不相连

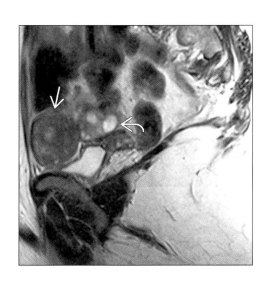

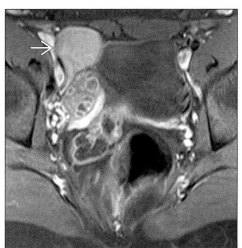

（左）同一患者的矢状位MR T₂WI示右侧盆腔肿块➡️与卵巢➡️不相连。肿块为原始子宫，呈靶样表现，分化为子宫内膜、结合带和子宫肌层。（右）同一患者的横断位MR T₁WI抑脂增强序列，显示原始子宫块➡️呈弥漫性均匀强化，与正常子宫肌层强化相似。原始子宫块可发生在盆腔任何部位，甚至可在腹股沟管中

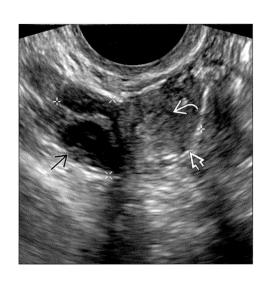

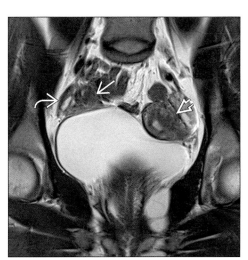

（左）17岁女性无月经，经阴道超声显示右侧正常卵巢➡️和一实性附件区肿块➡️。肿块看上去分化成不同的层，中央回声➡️部分为子宫内膜。（右）同一患者的冠状位MR T₂WI示一右侧盆腔肿块➡️与卵巢➡️不相连。注意左侧单角子宫角➡️，右侧异形子宫块与完全发育的左侧子宫角没有明显的联系

182. 卵巢囊腺纤维瘤

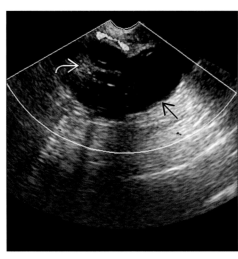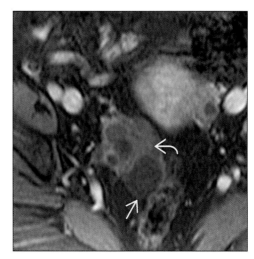

（左）经阴道盆腔彩色多普勒超声显示一复杂的囊性肿块➡，有分隔和实性成分➡，病灶内无明显血流。（右）横断位MR T$_1$WI抑脂增强序列显示右附件区复杂肿块，有囊性和实性成分➡，实性成分➡可见轻度强化

临床背景

病史
- 49岁女性，右下腹不适。

影像解读

影像特征
- 混合性囊实性肿块，累及右侧卵巢。

诊断陷阱
- 卵巢囊腺纤维瘤的复杂混合性囊实性征象类似卵巢恶性肿瘤。

正确诊断
- 卵巢囊腺纤维瘤。

诊断思路
- 囊腺纤维瘤具有实性和囊性成分。
  - 囊性成分T$_1$WI为低信号，T$_2$WI为高信号。
  - 实性纤维成分在T$_2$WI上呈低信号，增强后有强化。

背 景

流行病学
- 相对罕见的良性肿瘤，见于15～65岁的女性。
- 占所有良性卵巢肿瘤的1.7%。

相关病理学
- 卵巢囊腺纤维瘤包括上皮和纤维间质成分。
- 可以是囊性为主，复杂囊性伴不等量的实性成分，或实性为主。

影像特征

US
- 囊腺纤维瘤可表现为孤立性囊肿或多房囊性肿块伴实性结节或乳头状突起。
- 超声不能确诊该肿瘤，因为其不均质表现类似卵巢恶性肿瘤。

CT
- 非特异性混合性囊实性肿块。

MR
- 敏感性和特异性最高。
- 实性纤维成分在T$_2$WI上为低信号，增强后有强化。
- 囊性成分在T$_2$WI上表现为高信号。

关键知识点
- 卵巢囊腺纤维瘤是一种罕见的良性肿瘤。
- 典型表现为混合性囊实性肿瘤，在超声和CT上类似恶性肿瘤。
- 纤维成分在T$_2$WI上呈典型的低信号，有助于诊断。

参 考 文 献

1. Wasnik A et al: Ovarian cystadenofibroma: A masquerader of malignancy. Indian J Radiol Imaging. 20（4）: 297-299, 2010
2. Jung DC et al: MR imaging findings of ovarian cystadenofibroma and cystadenocarcinofibroma: clues for the differential diagnosis. Korean J Radiol. 7（3）: 199-204, 2006
3. Cho SM et al: CT and MRI findings of cystadenofibromas of the ovary. Eur Radiol. 14（5）: 798-804, 2004

182. 卵巢囊腺纤维瘤

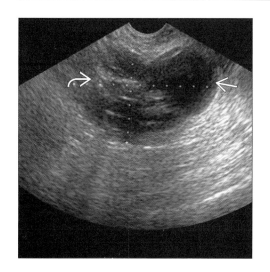

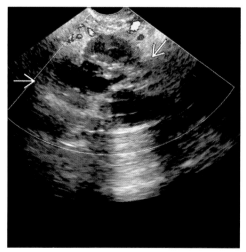

（左）灰阶超声检查显示右侧卵巢混合囊➡️实➡️性肿块。（右）彩色多普勒超声显示卵巢肿块➡️内无明显血流

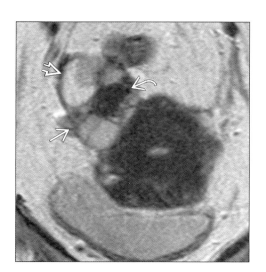

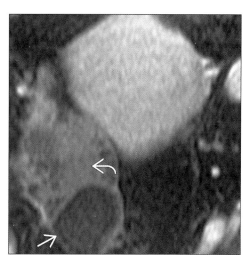

（左）冠状位 MR T₂WI 示右侧卵巢肿块➡️有多个高信号囊性成分➡️，以及一低信号实性成分➡️，后者为纤维组织的特征。（右）横断位 MR T₁WI 抑脂增强序列显示右侧卵巢肿块有多个低信号囊性成分➡️分隔和实性成分➡️有强化

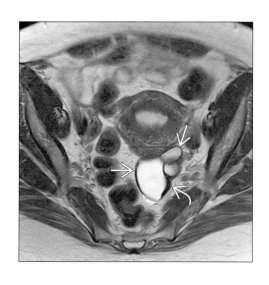

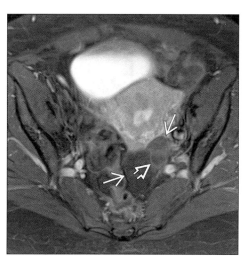

（左）另一患者横断位 MR T₂WI 显示左侧卵巢多房囊性肿块➡️，局部增厚的囊壁➡️呈低信号。（右）同一患者横断位 MR T₁WI 抑脂增强序列显示左侧卵巢多房囊性肿块➡️，间隔轻度强化➡️。病理证实为囊腺纤维瘤

183. 圆韧带平滑肌瘤

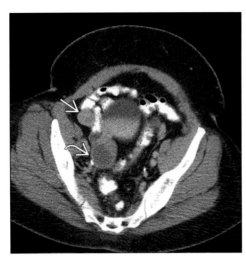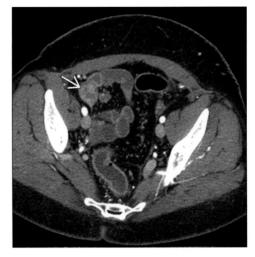

（左）患者有十二指肠神经内分泌肿瘤病史。横断位增强CT显示盆腔右侧一密度均匀的卵圆形病变➡。另见右侧卵巢囊肿➡。（右）患者有十二指肠神经内分泌肿瘤病史。横断位增强CT显示盆腔右侧一密度均匀的卵圆形病变➡

临床背景

病史

- 45岁女性，子宫切除术后，因病理证实十二指肠神经内分泌肿瘤而行分期检查。

影像解读

诊断陷阱

- 该病变可被误诊为淋巴结肿大或小肠肿块。

正确诊断

- 圆韧带平滑肌瘤。

诊断思路

- 追踪圆韧带可导向结节。
- 圆韧带位于髂外血管内侧。
- 可表现为混杂密度。
- 少量动脉强化对应于神经内分泌肿瘤。

背　　景

相关解剖学

- 圆韧带起源于子宫，走向前下穿过腹股沟管插入大阴唇。
- 长4～5cm。
- 平滑肌瘤可发生于子宫外并可累及圆韧带。

影像特征

US

- 可见声影。
- 常见钙化和囊性变。
- 彩色多普勒：可见向心性血流。
- 频谱波形：低阻力。

CT

- 圆形或卵圆形，混杂密度或等密度，密度低于或等于子宫肌层。

MR

- T_1WI：与子宫肌层等信号；伴出血为高信号。
- T_2WI：比子宫肌层低信号，如囊性变为高信号。
- T_1WI增强：轻度至中度强化。
- DWI：低信号，与平滑肌肉瘤不同。

PET/CT

- FDG摄取不同，但通常为轻度摄取。

关键知识点

- 罕见，但可类似其他更重要的病变。
  - 平滑肌瘤可发生在子宫外并可累及圆韧带。
  - 追踪圆韧带的解剖位置是诊断的关键。
  - 影像表现包括DWI低信号和轻度FDG摄取，有助于与其他病变鉴别。

参 考 文 献

1. Thomassin-Naggara I et al：How to differentiate benign from malignant myometrial tumours using MR imaging. Eur Radiol. 23（8）：2306-2314，2013
2. Kitajima K et al：Spectrum of FDG PET/CT findings of uterine tumors. AJR Am J Roentgenol. 195（3）：737-743，2010
3. Fasih N et al：Leiomyomas beyond the uterus：unusual locations，rare manifestations. Radiographics. 28（7）：1931-1948，2008
4. Bazot M et al：Correlation between computed tomography and gross anatomy of the suspensory ligament of the ovary. Surg Radiol Anat. 21（5）：341-346，1999

183. 圆韧带平滑肌瘤

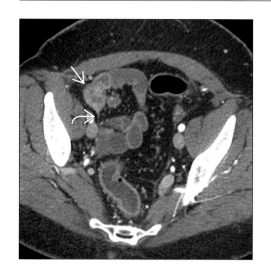
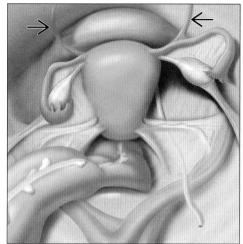

（左）横断位增强CT动脉期显示盆腔右侧不均匀强化的软组织结节➡️。右侧圆韧带连向肿块➡️。（右）女性盆腔解剖示意图显示圆韧带➡️源于子宫角，向前走行至腹股沟管

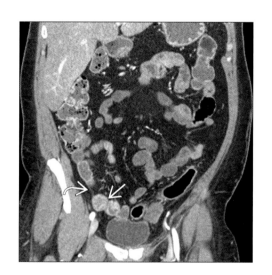
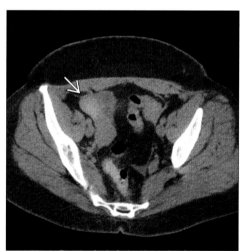

（左）冠状面增强CT重建显示软组织结节➡️位于右侧圆韧带➡️内侧并与之相连。（右）延迟（24h）CT/铟-111骨扫描融合图显示盆腔右侧局部摄取➡️对应CT软组织结节。根据该发现进行手术切除，病理证实为平滑肌瘤

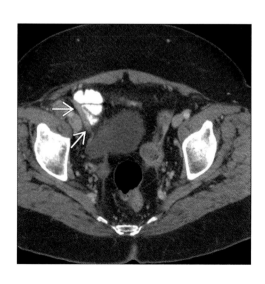
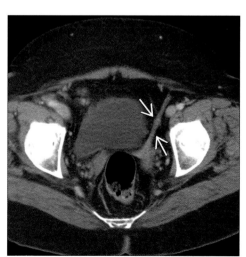

（左）患者有因巨大纤维肌瘤行子宫切除病史，横断位增强CT显示双侧明显增厚的圆韧带➡️。该表现正常情况下不可见，但有助于圆韧带的解剖定位。（右）同一患者横断位增强CT显示左侧圆韧带增厚➡️

184. 类似附件肿块的骶前脊膜膨出

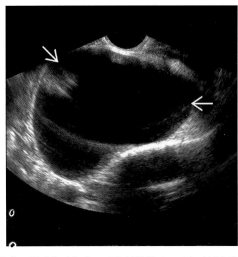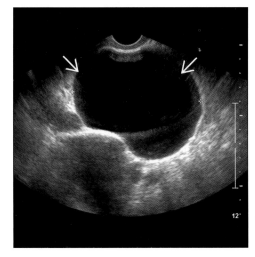

（左）矢状位经阴道灰阶超声显示左侧附件区一巨大无回声的分叶状肿块➡。（右）横断位经阴道灰阶超声显示左侧附件区相同的囊性肿块➡

临床背景

病史
● 42岁女性，Marfan综合征患者，扪及盆腔肿块就诊。
● 超声显示左侧附件区复杂囊性肿块。

影像解读

诊断陷阱
● 可误诊为附件囊性肿块。

正确诊断
● 骶前脊膜膨出。

诊断思路
● 超声显示无分隔、无壁结节或囊内碎片。
● MR确认为单纯囊肿，且与骶孔与脑脊液间隙相连接。
● 通常可以追溯到鞘膜囊。

鉴别诊断
● 附件区分叶状囊性肿块的鉴别诊断较多，包括卵巢恶性肿瘤。
● Marfan综合征患者常可见骶脊膜膨出。
  ○ 因此，建议在组织活检或手术之前进行盆腔MR检查很重要。

背　　景

概述
● 罕见的先天畸形。
● 脑脊膜囊通过骶孔或缺损疝出。
● 合并硬脑膜扩张、神经纤维瘤病、Marfan综合征。

流行病学
● 占直肠后肿块的5%。
● 发病年龄20～30岁。

临床表现
● 大多数无症状。
● 症状包括便秘、泌尿系问题、痛经或下背部或盆腔痛。

影像特征

US
● 无回声，分叶状。
● 无壁结节，无分隔，无内部碎片。

CT
● 低密度。
● 液体密度。
● 骶骨缺损。
● 与骶孔相接。

MR
● T_1WI：低信号。
● T_1WI增强：无明显强化。
● T_2WI：高信号。
● 同脑脊液强度一致。

关键知识点
● 并非所有源自附件区的囊性肿块都来自卵巢。
● 应行MR进一步检查。
● 在Marfan综合征或神经纤维瘤病的女性患者中，如果发现盆腔囊性肿块，应排除骶前脊膜膨出。

参 考 文 献

1. Polat AV et al：Anterior sacral meningocele mimicking ovarian cyst：a case report. Med Ultrason. 15（1）：67-70，2013
2. Mohta A et al：Anterior sacral meningocele presenting as constipation. J Pediatr Neurosci. 6（1）：40-43，2011
3. Erdogmus B et al：Anterior sacral meningocele simulating ovarian cyst. J Clin Ultrasound. 34（5）：244-246，2006

184. 类似附件肿块的骶前脊膜膨出

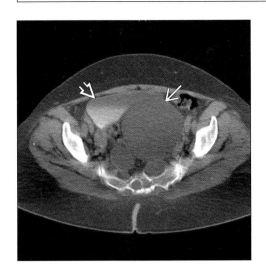

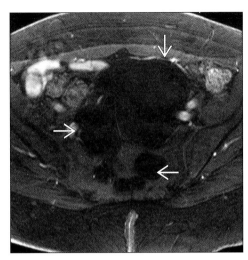

（左）横断位增强CT延迟期示骶前脊膜膨出➡️压迫膀胱➡️，肿块压迫骶骨前方形成凹陷。（右）横断位MR T₁WI增强显示左侧附件区一巨大、囊性分叶状肿块➡️，无明显强化

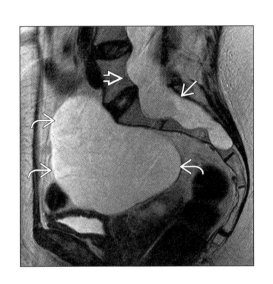

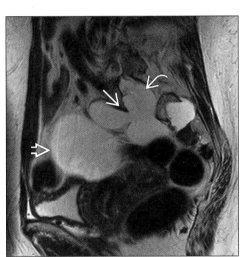

（左）矢状位MR T₂WI显示脊髓脑脊液（CSF）间隙➡️扩大，与硬膜扩张一致，并形成椎体后缘扇贝状压迹➡️。见盆腔巨大骶前脊膜膨出➡️。（右）矢状位MR T₂WI显示扩大的脊髓脑脊液间隙➡️与骨盆骶前脊膜膨出➡️连通➡️

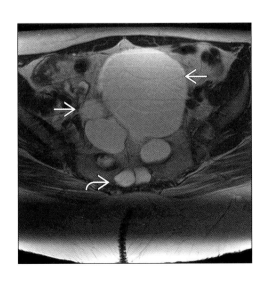

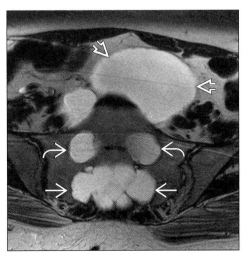

（左）横断位MR T₂WI显示盆腔内巨大骶前脊膜膨出➡️，以及位于骶孔的信号相似的较小结构➡️。（右）横断位MR T₂WI较高层面显示骶前脊膜膨出➡️，椎管内充满扩张的脑脊液间隙➡️，伴上方骶孔扩张➡️

185. 女性盆腔蜕膜化内膜异位囊肿

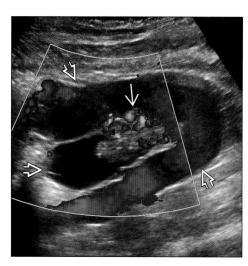 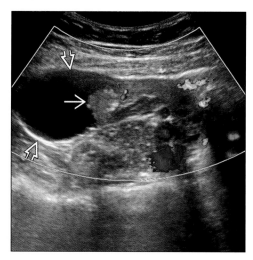

（左）16周孕妇横断位盆腔超声显示右侧附件区一囊性肿块➡含富血供的实性成分➡。患者拒绝手术。（右）同一患者分娩2周后横断位盆腔超声显示右侧附件区囊性肿块➡体积减小，实性成分➡的血供减少

临床背景

病史

- 25岁女性，妊娠16周，常规超声检查。
  - 2年前曾诊断右侧卵巢内膜异位囊肿。

相关实验室检查

- CA125正常。

影像解读

诊断陷阱

- 囊性病变内出现息肉样实性肿块，常提示卵巢肿瘤。

正确诊断

- 妊娠期蜕膜化子宫内膜异位囊肿。

诊断思路

- 妊娠期典型的子宫内膜异位囊肿中出现息肉样实性成分。
  - 有极小的可能性恶变为透明细胞癌或内膜样癌。
    - 但未见妊娠期恶变病例的报道。
- 分娩后随访检查显示实性成分减少。
- 结节状实性成分在T_2WI上相对于盆腔骨骼肌为高信号。
- 在T_1WI和T_2WI上与蜕膜化的子宫内膜有相同的信号强度。

背 景

概述

- 宫外子宫内膜组织对激素刺激的反应方式与正常子宫内膜相似。
- 蜕膜化不仅发生在子宫中，在妊娠期也可发生于宫外子宫内膜，尤其是在卵巢内膜异位囊肿的内膜间质

细胞。

相关临床信息

- 通常无症状。
- CA125无或仅有轻度升高。
  - 尚无CA125明显升高的病例报道。

影像特征

US

- 卵巢囊性病变中含息肉样肿块。
- 多普勒成像见丰富的血流。

MR

- 内膜异位囊肿内呈均匀的T_1高信号。
- 壁结节在T_2WI上呈高信号，在DWI上与正常子宫内膜或胎盘信号相似。
  - 蜕膜化壁结节的ADC值明显高于卵巢癌的壁结节。
- 在T_1WI和T_2WI上，壁结节信号强度与胎盘相似。

参 考 文 献

1. Machida S et al：Decidualization of ovarian endometriosis during pregnancy mimicking malignancy：report of three cases with a literature review. Gynecol Obstet Invest. 66（4）：241-247，2008

2. Poder L et al：Decidualized endometrioma during pregnancy：recognizing an imaging mimic of ovarian malignancy. J Comput Assist Tomogr. 32（4）：555-558，2008

3. Takeuchi M et al：Magnetic resonance manifestations of decidualized endometriomas during pregnancy. J Comput Assist Tomogr. 32（3）：353-355，2008

4. Telischak NA et al：MRI of adnexal masses in pregnancy. AJR Am J Roentgenol. 191（2）：364-370，2008

185. 女性盆腔蜕膜化内膜异位囊肿

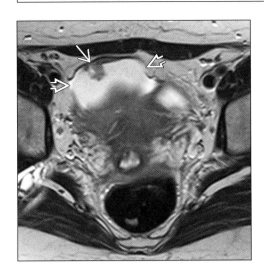
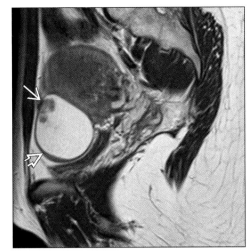

（左）同一患者分娩4周后，横断位MR T₂WI显示右侧附件区高信号肿块➡️，内含小的、稍高信号（相对于骨盆骨骼肌）的分叶状实性成分➡️。（右）同一患者矢状位MR T₂WI显示右附件区高信号肿块➡️，内含小的、稍高信号（相对于骨盆骨骼肌）的分叶状实性成分➡️

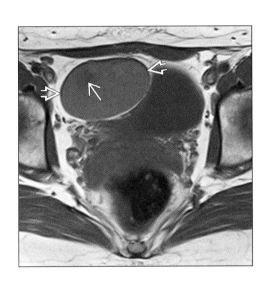
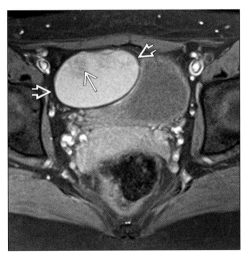

（左）同一患者横断位MR T₁WI显示右附件区稍高信号肿块➡️，内含小的、等信号（相对于骨盆骨骼肌）的分叶状实性成分➡️。（右）同一患者横断位MR T₁WI抑脂显示右附件区高信号肿块➡️，内含小的、等信号（相对于骨盆骨骼肌）的分叶状实性成分➡️

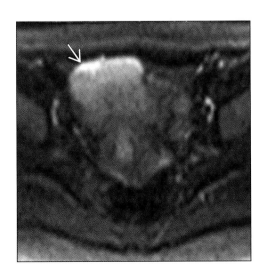
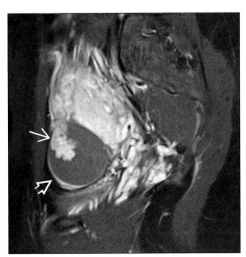

（左）横断位DWI（b＝900）显示囊性病变内的局灶实性成分➡️弥散受限。（右）同一患者矢状位MR T₁WI抑脂增强序列显示右侧附件肿块➡️内含强化的分叶状实性成分➡️。持续随访显示实性成分在产后3个月完全消失

186. 阑尾黏液囊肿类似附件肿块

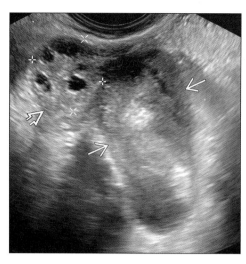 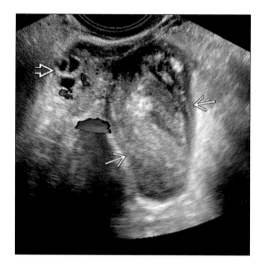

（左）横断位经阴道超声显示右侧附件区不均质病灶➡，与右侧卵巢➡分离。（右）同一患者横断位经阴道彩色多普勒超声显示右侧附件区病变➡与右侧卵巢➡分离。附件区病变内未见明确血流

临床背景

病史
● 24岁女性，盆部疼痛。

影像解读

诊断陷阱
● 右附件区的长条或管状结构可被误认为卵巢或输卵管疾病。

正确诊断
● 阑尾黏液囊肿。

诊断思路
● 超声诊断可能较为困难，但发现与卵巢分离的右附件区管状肿块时，应考虑阑尾黏液囊肿。
● 无齿轮征可与输卵管积液或输卵管积脓鉴别。
 ○ 横切面成像时，齿轮征是由于扩张输卵管的增厚纵向皱褶所致。
● CT或MR可显示管状或漏斗状结构，并可追踪到盲肠。

背　　景

概述
● 黏液异常积聚导致阑尾扩张。

流行病学
● 见于0.2%～0.3%的阑尾切除术。
● 良性病变平均发病年龄54岁，恶变平均发病年龄64岁。
● 女性好发［（4～2）:1］。

相关病理学
● 黏液潴留是由于管腔阻塞或黏液分泌过多所致。

● 黏液囊肿有4种不同的组织学亚型：单纯黏液囊肿（18%），黏膜增生（20%），黏液性囊腺瘤（52%～84%）和黏液性囊腺癌（10%～20%）。

影像特征

X线平片
● 盆腔右侧可见弧形钙化。

US
● 肿块的回声因黏液的成分不同而异，可导致多种声像类型。
 ○ 囊肿有内部回声和间隔及声影。
 ○ 复杂肿块可有声增强。
 ○ 囊性肿块伴层状壁和壁钙化。
 ○ 低回声肿块无后方声增强。
  ■ 后方声增强的缺乏是由于黏蛋白对超声束的衰减所致。
 ○ 葱皮征
  ■ 黏液分层是由于腔内不同的黏液分泌和凝胶积聚。

CT
● 管状或球状，界线清楚的盲肠旁厚壁囊性肿块，伴或不伴囊壁钙化或内部间隔。

MR
● T_1WI为低信号，T_2WI为高信号的囊性肿块。

参考文献

1.Papoutsis D et al：Mucocele of the vermiform appendix misdiagnosed as an adnexal mass on transvaginal sonography. J Clin Ultrasound. 40（8）：522-525，2012

186. 阑尾黏液囊肿类似附件肿块

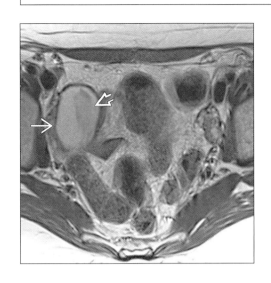
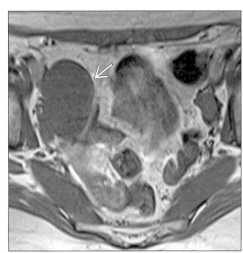

（左）同一患者横断位MR T₂WI显示右附件区肿块 ➡ 呈高信号为主，在病变的左侧有不均匀信号区 ➡。（右）同一患者横断位MR T₁WI显示右附件区肿块 ➡，信号强度类似于骨盆骨骼肌

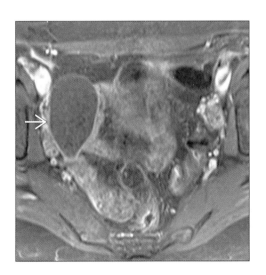
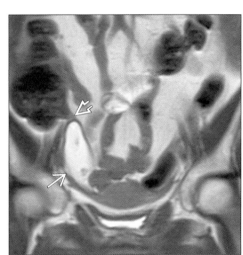

（左）同一患者横断位MR T₁WI 抑脂增强显示右附件区肿块 ➡ 呈低信号，囊壁均匀轻度强化，囊内无强化。（右）同一患者冠状位MR T₂WI显示右附件区肿块 ➡ 呈高信号为主，肿块在阑尾预期的位置 ➡ 与盲肠相连

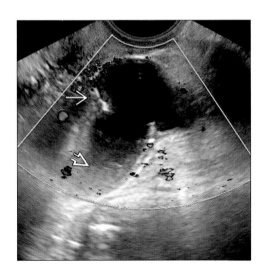
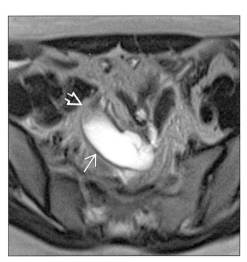

（左）33岁女性，诉盆部疼痛，横断位经阴道彩色多普勒超声显示一盆腔中线囊性为主的病变 ➡，内有层状碎屑 ➡。（右）同一患者横断位MR T₂WI显示盆腔中线管状病变 ➡，以高信号为主，病变具有圆钝的顶部 ➡，起自深入盆腔的盲肠

187. 类似卵巢恶性肿瘤的子宫内膜异位症

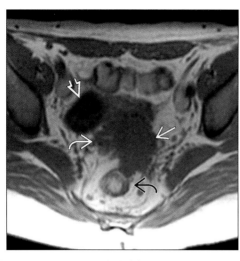 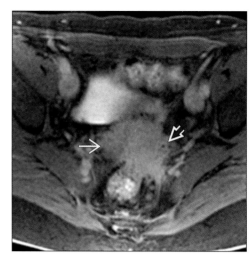

（左）横断位MR T_1WI显示在左侧宫旁邻近宫颈➡处不规则低信号肿块➡，毗邻直肠➡和膀胱➡。（右）横断位MR T_1WI抑脂增强显示左侧宫旁不规则肿块➡呈均匀强化，毗邻宫颈➡左侧面

临床背景

病史
- 48岁女性，有转移性甲状腺癌病史。
- CT显示左侧肾盂输尿管积水和盆腔肿块。

相关实验室检查
- CA125：95.6U/ml（正常值：0～35.0U/ml）。

影像解读

诊断陷阱
- 可误诊为恶性肿瘤。

正确诊断
- 子宫内膜异位症种植。

诊断思路
- 特征性的部位；CA125可升高。
- 其纤维化特性可造成邻近肠管拴系。
- 有时出现T_2高信号灶。

背　　景

概述
- 内膜腺体和间质异位至子宫外。
- 良性（恶变风险＜1%）。
- 治疗：外科手术；内科治疗：激素及其他。

流行病学
- 患病率：5%～10%的女性（峰值：35～45岁）。

相关解剖学
- 卵巢为最常见的子宫内膜异位症部位。
- 其他部位包括子宫韧带、浆膜表面、输卵管、直肠乙状结肠和膀胱。

相关生理学
- 病因不明确；假说包括经血逆行与浆膜上皮化生。
- CA125可升高，并可随访。

相关病理学
- 大体
  - 半透明小泡；黄褐色/红蓝色。
  - 厚纤维包囊；巧克力色稠厚液体。
- 镜下
  - 出现子宫内膜上皮、间质和腺体，伴有纤维组织、血液和囊肿。
  - 卵巢外内膜异位症：可有相关炎性细胞。

影像特征

US
- 低回声结节；邻近组织增厚。
- 超声敏感度低并随位置而不同。

CT
- 非特异性软组织，伴纤维索条。
- 囊性病变呈边缘强化。

MR
- T_1WI：典型的低信号（由于纤维成分）。
- T_2WI：低信号纤维化中有高信号灶。
- T_1WI增强：有强化（由于纤维化）。
- DWI：可以表现为弥散受限。

PET/CT
- 通常无或低FDG摄取，但也有高摄取报道，可能由于囊变或炎症。

关键知识点
- 子宫内膜异位症可类似盆腔肿块。
- 子宫内膜异位症CA125可升高。
- 可见T_2WI上的特征性表现。

参 考 文 献
1. Choudhary S et al：Unusual imaging appearances of endometriosis. AJR Am J Roentgenol. 192（6）：1632-1644，2009
2. Kinkel K et al：Diagnosis of endometriosis with imaging：a review. Eur Radiol. 16（2）：285-298，2006

187. 类似卵巢恶性肿瘤的子宫内膜异位症

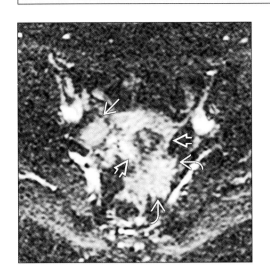 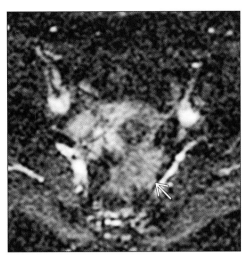

（左）DWI显示不规则宫旁病变呈中等信号➡️，部分显示的膀胱➡️和子宫为高信号，宫颈为低信号➡️。（右）ADC图显示病变内部低至中等信号➡️，提示轻度弥散受限

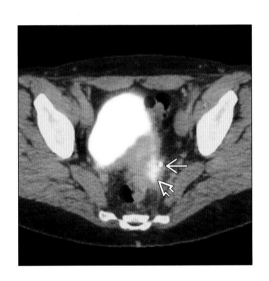 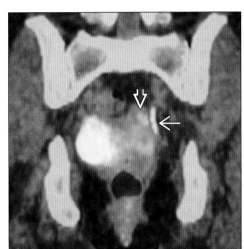

（左）横断位PET/CT显示左侧宫旁肿块➡️大部分轻度摄取，邻近输尿管支架➡️（因肿块引起肾积水放置）、病变的上外侧有小灶状中度摄取。（右）冠状位PET/CT显示邻近输尿管支架➡️的左侧宫旁肿块➡️大部分有轻度摄取

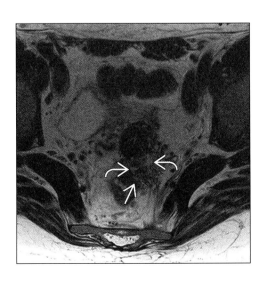 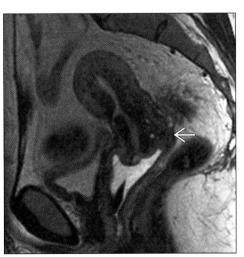

（左）经盆腔斜冠状位MR T$_2$WI显示左侧宫旁不规则病变散布许多高信号灶➡️，周围的低信号提示纤维化➡️。（右）经盆腔矢状面MR T$_2$WI显示不规则肿块与宫颈后壁➡️毗邻

188. 寄生性平滑肌瘤

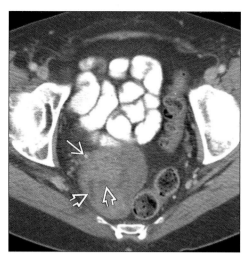
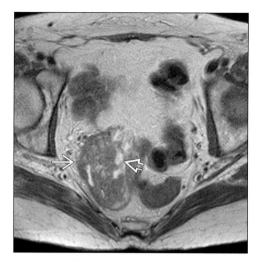

（左）横断位增强 CT 示盆腔右侧强化的实性肿块➡️，肿块内见低密度区➡️，可能由囊变造成。（右）横断位 MR T₂WI 示盆腔右侧肿块➡️，以实性为主，信号较盆腔骨骼肌高，伴囊变造成的极高信号区➡️

临床背景

病史
● 62 岁女性，曾行腹腔镜子宫和双侧卵巢切除术，近期诊断结肠癌。

影像解读

诊断陷阱
● 易误诊为腹膜转移灶。

正确诊断
● 寄生性平滑肌瘤。

诊断思路
● 腹腔镜子宫肌瘤剔除术或子宫全切术时电动组织粉碎机使用史。
● 影像学特征与典型的子宫平滑肌瘤类似。
● CTA 和 MRA 可观察到异常供血血管。

背　　景

概述
● 平滑肌瘤附着于周围结构后产生了额外血供，并不再附着于子宫，从而变为寄生性。
　○ 原发性寄生性平滑肌瘤极其罕见。
　　■ 可能源自从子宫完全分离的带蒂浆膜下肌瘤，并从他处获得血供。
　○ 医源性
　　■ 继发于腹腔镜子宫肌瘤剔除术或子宫全切中使用了电动组织粉碎机。
　　■ 小碎片可种植于盆腹腔，随后长成大肌瘤。

流行病学
● 粉碎手术后，医源性寄生性平滑肌瘤的发生率为 0.12% ～ 0.9%。

临床表现
● 可无症状。
● 盆腔疼痛。
　○ 邻近器官受压（如尿道、膀胱颈、输尿管、直肠）。
● 可伴胸腔积液、腹水（假梅格综合征）。

影像特征

US
● 旋涡状表现，可变回声，取决于肌瘤的变性、纤维化及钙化程度。

CT
● 常表现为均质的实性软组织密度。
● 3% ～ 10% 的平滑肌瘤可见钙化。

MRI
● T₁WI：信号与正常子宫肌层相仿。
● T₂WI：信号较正常子宫肌层低。
　○ 变性也与子宫肌瘤变性相同。
● T₁WI 抑脂增强：不均匀强化。

PET/CT
● 可见轻 - 中度 FDG-18 摄取，并随年龄增长而降低。

参 考 文 献

1. Leren V et al：Parasitic leiomyomas after laparoscopic surgery with morcellation. Acta Obstet Gynecol Scand. 91（10）：1233-1236，2012
2. Fasih N et al：Leiomyomas beyond the uterus：unusual locations，rare manifestations. Radiographics. 28（7）：1931-1948，2008

188. 寄生性平滑肌瘤

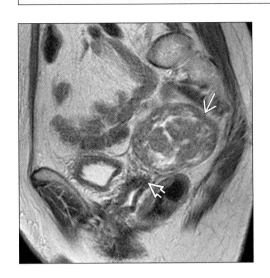

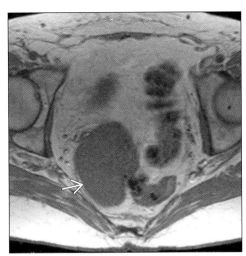

（左）同一患者矢状位MR T₂WI示一盆腔肿块➡️，位于阴道断端➡️上方，并不相连。（右）同一患者横断位 MR T₁WI 示盆腔右侧附件区肿块➡️，信号均匀，与盆腔骨骼肌信号相仿或略低

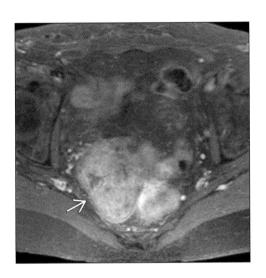

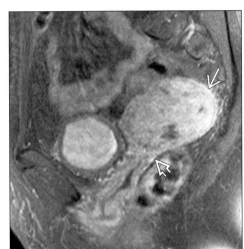

（左）同一患者横断位MR T₁WI 抑脂增强序列示盆腔右侧肿块➡️呈不均匀明显强化，肿块表现与典型平滑肌瘤相似。（右）同一患者矢状位T₁WI 抑脂增强序列示盆腔肿块➡️位于阴道断端➡️上方，呈不均匀明显强化。活检发现梭形细胞，符合寄生性平滑肌瘤

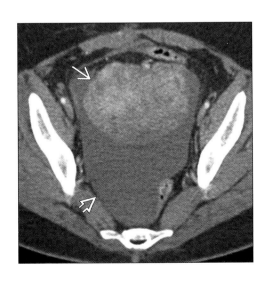

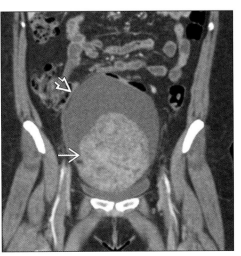

（左）55岁女性，3年前因子宫弥漫性平滑肌瘤行子宫切除术，近期发现有胸腔积液。横断位增强CT 示盆腔中线不均质肿块➡️及盆腔积液➡️。（右）同一患者冠状位增强CT示不均质盆腔肿块➡️及局限性盆腔积液➡️。这是一例假梅格斯综合征患者，包括胸腔积液、腹水、盆腔良性肿块（除了卵巢纤维瘤）

189. 高位卵巢

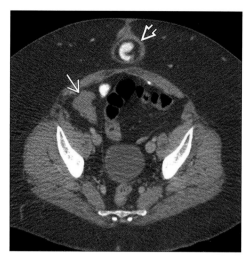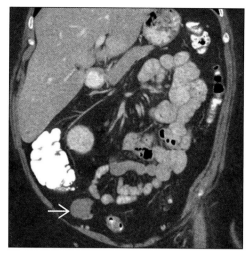

（左）横断位增强CT示盆腔右侧分叶状软组织密度病变➡（与骨骼肌密度相仿）。另见一偶然发现的腹疝➡。（右）冠状位重建增强CT显示盆腔右侧一均匀的软组织密度病变➡

临床背景

病史
● 54岁女性，因结肠癌行右半结肠切除术，因子宫内膜异位症行子宫切除术后。

影像解读

诊断陷阱
● 鉴于患者的结肠癌病史，可能被误诊为淋巴结、肿瘤复发或腹膜转移。

正确诊断
● 高位正常右侧卵巢。

诊断思路
● 形态学和位置。
● 追踪卵巢静脉，可见右侧卵巢静脉汇入下腔静脉，左侧卵巢静脉汇入左肾静脉（通常走行于腰大肌前方）。
● 卵巢悬韧带或子宫卵巢韧带与卵巢相连。
● 卵巢通常位于输尿管前方。
● 卵巢肿块推移输尿管向后或向外侧。
  ○ 相反，淋巴结推移输尿管向前或向内侧。
● 卵巢位于阔韧带后方。

背　　景

概述
● 子宫的存在有助于识别卵巢；子宫缺如时，卵巢可误诊为病变。
● 淋巴结可误认为正常卵巢。

卵巢的相关解剖
● 位于Waldeyer窝或卵巢窝内。
● 后方：输尿管；侧方：盆壁。
● 上界：髂外静脉。

影像特征

US
● 质地均匀，内伴无回声卵泡。
● 中央等或高回声卵巢髓质。
● 大小随激素状态和月经周期变化。
● 彩色多普勒：与富血供转移性肿瘤相比，卵巢少血供。

CT
● 附件区卵圆形低密度结构。
  ○ 直径1.5～3cm。
● 借卵巢系膜固定于子宫阔韧带，经卵巢悬韧带悬挂于骨盆壁，通过子宫卵巢韧带与子宫相连。

MRI
● T_1WI：低或等信号。
● T_2WI：髓质高信号，皮质等信号（参照骨骼肌）。
● 对比增强T_1WI：轻度强化。
● DWI：随月经周期变化。

PET/CT
● 随月经周期而变化；良性病变可高摄取，如生理性囊肿或感染。

关键知识点
● 如果卵巢高位，正常卵巢可误认为其他病变，包括盆腔淋巴结病变。

参考文献

1. Laing FC et al：US of the ovary and adnexa：to worry or not to worry? Radiographics. 32（6）：1621-1639；discussion 1640-1642，2012
2. Saksouk FA et al：Recognition of the ovaries and ovarian origin of pelvic masses with CT. Radiographics. 24 Suppl1：S133-146，2004
3. Langer JE et al：High-resolution computed tomography of the female pelvis：spectrum of normal appearances. Semin Roentgenol. 31（4）：267-278，1996

189. 高位卵巢

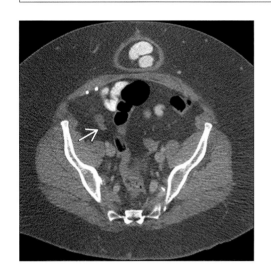
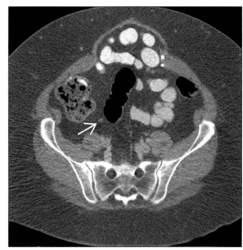

（左）横断位增强CT显示走行正常的右卵巢静脉➡️，起源于右侧盆腔肿块，走行于右侧腰大肌前方。（右）横断位增强CT显示走行正常的卵巢静脉➡️，起源于右侧盆腔肿块，走行于右侧腰大肌前方。右侧卵巢静脉汇入下腔静脉（未显示）

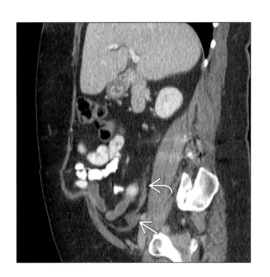
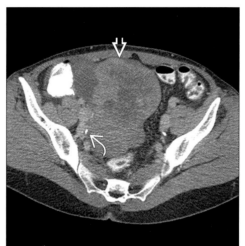

（左）矢状位重建增强CT显示右侧卵巢静脉➡️走向右侧卵巢➡️。（右）横断位增强CT延迟期见右侧输尿管含高密度造影剂➡️并被盆腔肿块➡️推移向外侧，此为另一患者（47岁女性，盆腔右侧肿块，手术证实为卵巢浆液性癌）

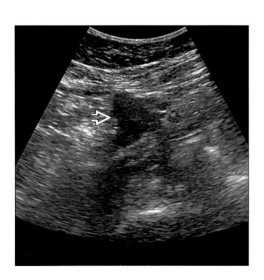
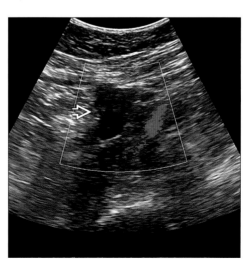

（左）纵向灰阶超声显示分叶状低回声的右侧卵巢➡️，呈不均质回声纹理。（右）纵向彩色多普勒超声显示右侧卵巢➡️无异常血供。转移性淋巴结或种植灶可显示血供增多

190. 放线菌病

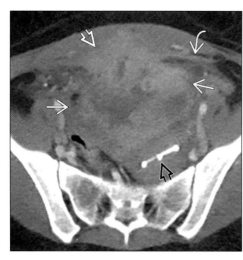 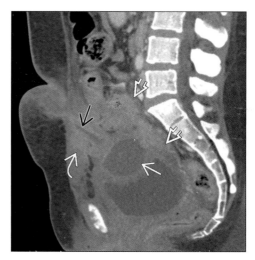

（左）横断位增强CT可见浸润性生长的软组织肿块➡，伴腹壁受侵➡及盆腔腹膜增厚➡。宫内可见节育器➡。（右）同一患者矢状位增强CT显示强化的软组织肿块➡，有不规则厚环及液体积聚➡，腹壁显示侵犯➡和厚壁窦道➡

临床背景

病史
● 37岁女性，腹前壁见流液的窦道。

影像解读

诊断陷阱
● 浸润性生长的软组织肿块，伴广泛局部浸润时可被误诊为盆腔恶性肿瘤。

正确诊断
● 盆腔放线菌病。

诊断思路
● 出现宫内节育器（IUCD）。
● 组织界面受侵，瘘管形成及出现宫内节育器高度提示诊断。

背　　景

概述
● 缓慢进展的慢性肉芽肿性感染性炎症。
● 与宫内长期放置节育器有关。
　○ 可发生于取出宫内节育器的数月或数年之后。

相关微生物学
● 放线菌属革兰氏阳性厌氧菌，以衣氏放线菌最多见。
　○ 属机会性致病菌，正常定殖于口咽部、肠道和女性生殖道。
　　■ 3%～4%正常女性可培养出病原体。
　　■ 约25%宫内节育器最终寄生放线菌。
● 确诊需培养出阳性厌氧菌或识别出放线菌颗粒（即硫黄颗粒）。
　○ ＜50%的病例可分离出病原体。
● 大多数放线菌感染为多种微生物混合感染。

　○ 放线菌属感染中常发现其他多种微生物。
● 无论疾病侵袭范围和严重程度，青霉素为首选药物。

相关病理学
● 最常累及卵巢和输卵管。
　○ 可累及子宫、膀胱、直肠和腹壁。
● 病原体可产生蛋白水解酶，促使其穿过正常解剖屏障。
　○ 形成脓肿、窦道和瘘管，周围为质硬的致密纤维组织。

影像特征

一般特征
● 可表现为瘘管、窦道、炎性实性假瘤或脓肿。
● 实性成分明显强化。
● 实性结节中可见环形强化的小脓肿。
● 输卵管-卵巢放线菌病的实性成分较典型的输卵管-卵巢脓肿多。

US
● 非特异性实性或囊性盆腔肿块。

CT
● 不规则厚壁的脓腔或实性肿块。
● 筋膜层增厚且强化。

MR
● 因含明显纤维组织，故实性成分 T_2WI 呈中等或低信号。

参 考 文 献

1. Heo SH et al：Imaging of actinomycosis in various organs：a comprehensive review. Radiographics. 34（1）：19-33，2014
2. Rezvani M et al：Fallopian tube disease in the nonpregnant patient. Radiographics. 31（2）：527-548，2011
3. Lely RJ et al：Case 85：pelvic actinomycosis in association with an intrauterine device. Radiology. 236（2）：492-494，2005

190. 放线菌病

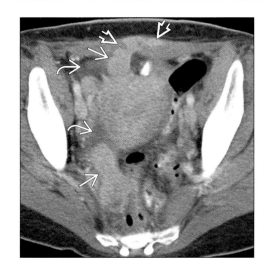

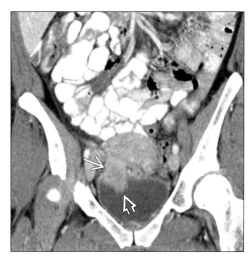

（左）27岁女性，出现盆腔痛和发热，横断位增强CT显示盆腔内强化的实性肿块➡️伴腹前壁侵犯➡️。正常盆腔脂肪中可见炎性浸润性条索➡️。患者有宫内节育器，于增强CT检查前2d移除。（右）冠状位增强CT显示盆腔肿块➡️侵犯膀胱顶➡️

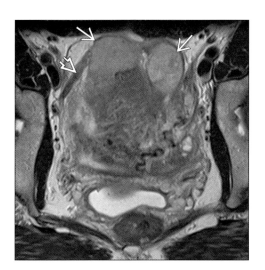

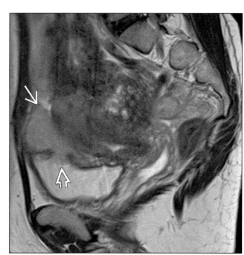

（左）同一患者横断位MR T₂WI显示盆腔内略高信号肿块➡️，伴低信号纤维索带➡️延伸至盆壁。（右）同一患者矢状位MR T₂WI显示盆腔前部略高信号肿块➡️侵犯膀胱顶➡️。肿块呈略高信号，但非液体信号

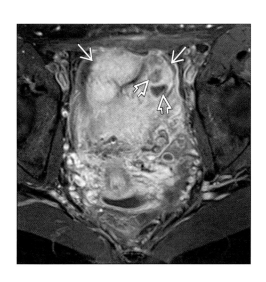

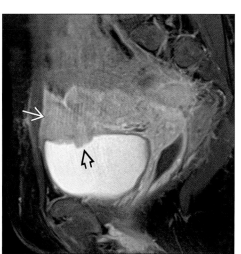

（左）同一患者横断位MR T₁WI抑脂增强显示盆腔内强化的肿块➡️，伴多个环形强化的小脓肿➡️。（右）同一患者矢状位MR T₁WI抑脂增强显示盆腔内强化的肿块➡️，侵犯膀胱顶壁且突入膀胱腔，表现为腔内小息肉状成分➡️

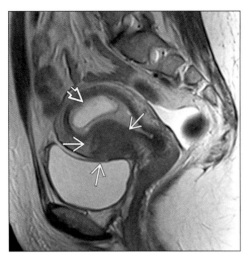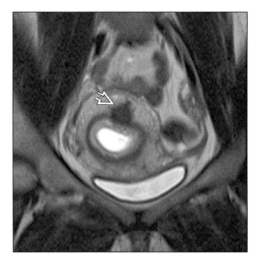

（左）矢状位MR T₂WI 显示位于子宫前下壁的肿块样结构➡。可见孕囊➤。肿块压迫子宫腔内陷。（右）5min后获得冠状位MR T₂WI见子宫前下壁肿块消失，子宫后上壁出现一新肿块➤

临床背景

病史

- 26岁孕妇，主诉右下腹痛。
  - 要求MR评估可疑的阑尾炎。

影像解读

诊断陷阱

- 可误诊为子宫肌层肿块，如平滑肌瘤或局限性腺肌病。
- 可类似于产科影像的前置胎盘。

正确诊断

- 短暂性子宫收缩。

诊断思路

- 顾名思义肌层收缩是一种短暂的现象，随后序列中可消失。
  - MR电影成像有助于鉴别短暂性子宫收缩和局限性子宫腺肌病。
- 肿块形态随时间而变。
- 无其他子宫腺肌病表现。
  - T₂WI 或 T₁WI 上出现高亮灶支持腺肌病的诊断。
  - MR磁敏感加权成像可见腺肌病中的小出血点，呈点状信号缺失。

背　　景

相关生理学

- 子宫的频繁运动，尤其在非妊娠女性，称子宫蠕动。
  - 可协助精子的运输、受精和着床。
- 子宫蠕动频率为2～6次/分。
- T₂WI低信号是由于收缩的肌层中的水分减少。
- 肌层收缩在口服避孕药妇女可相对受抑制。

- 黏膜下子宫肌瘤可部分阻断子宫蠕动，但肌壁间或浆膜下肌瘤不影响蠕动。
  - 可致流产。

影像特征

US

- 肌层中低回声或高回声肿块导致子宫内膜腔变形。
  - 肿块是短暂性的，在检查过程中会消失。

MR

- 肌层肿块，边缘模糊或锐利。
  - T₂WI 呈低信号。
  - 突向内膜腔。
- 收缩可表现为垂直于结合带的细黑带。

参考文献

1. Takeuchi M et al：Adenomyosis：usual and unusual imaging manifestations, pitfalls, and problem-solving MR imaging techniques. Radiographics. 31（1）：99-115，2011
2. Kido A et al：The effect of oral contraceptives on uterine contractility and menstrual pain：an assessment with cine MR imaging. Hum Reprod. 22（7）：2066-2071，2007
3. Nishino M et al：Uterine contractions evaluated on cine MR imaging in patients with uterine leiomyomas. Eur J Radiol. 53（1）：142-146，2005
4. Tamai K et al：MR imaging findings of adenomyosis：correlation with histopathologic features and diagnostic pitfalls. Radiographics. 25（1）：21-40，2005
5. Reinhold C et al：Uterine adenomyosis：endovaginal US and MR imaging features with histopathologic correlation. Radiographics. 19 Spec No：S147-160，1999

191. 短暂性子宫收缩

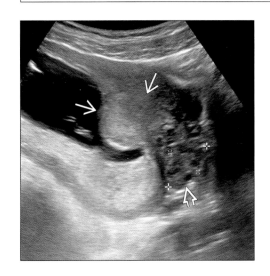
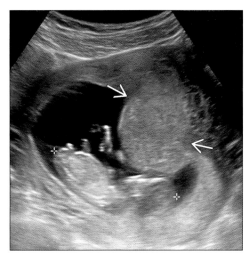

（左）妊娠13周女性，矢状位经腹超声显示子宫下段肿块样结构➡引起内膜和孕囊内陷。子宫旁可见形态正常的左侧卵巢➡。（右）同一患者横断位经腹超声显示子宫下段的肿块样结构➡。肿块回声较正常肌层回声略高，检查结束时肿块消失

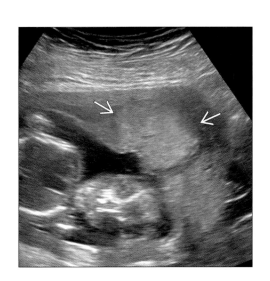
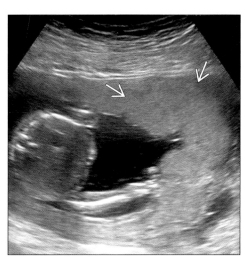

（左）妊娠18周女性，矢状位经腹超声显示子宫下段内的肿块样结构➡，类似前置胎盘表现。（右）同一患者矢状位经腹超声可见子宫下段内的肿块样结构➡较前形态不同

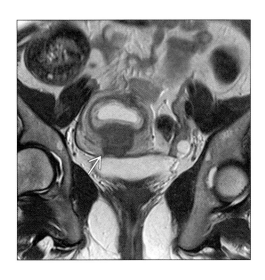
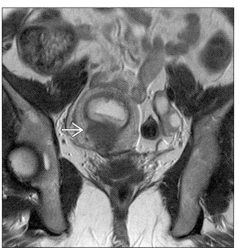

（左）妊娠女性的冠状位 MR T₂WI显示子宫前壁的低信号圆形肿块样结构➡，轻度突向内膜腔。肿块表现类似子宫腺肌病。（右）同一患者同层面数分钟后冠状位MR T₂WI显示子宫前壁肿块形态改变➡。更多延迟期图像可观察到肿块完全消失，符合短暂性子宫收缩

192. 局灶性腺肌瘤

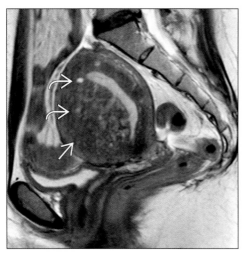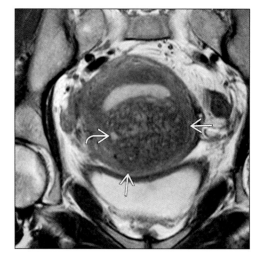

（左）矢状位 MR T₂WI 显示边界欠清的低信号肿块样结构➡️，伴内部多个小点状高信号➦。（右）冠状位 MR T₂WI 显示低信号结合带的肿块样弥漫性增厚➡️，内见多个小点状高信号灶➡️

临床背景

病史

● 46 岁女性，月经过多。

影像解读

诊断陷阱

● 可误诊为子宫肌瘤。

正确诊断

● 局灶性腺肌瘤。

诊断思路

● 与子宫平滑肌瘤相比，边界欠清。

● T₂WI 上病变呈弥漫性低信号伴点状高信号灶是特征性表现。

● 结合带特征性受累。

背　景

概述

● 一般表现：功能失调性子宫出血。

● 治疗方案：激素、手术及子宫动脉栓塞。

流行病学

● 多发生于绝经前多产妇。

● 患病率：见于 20%～30% 的切除子宫。

相关生理学

● 内膜腺体向子宫肌层迁移，伴平滑肌增生。

相关病理学

● 肌层中异位内膜组织岛。

● 典型的弥漫性增厚的结合带（＞12mm）具有诊断意义；局灶性增厚较少见。

● 被覆薄层上皮的腺体囊样扩张，常呈小囊性灶，或形成大囊肿（子宫腺肌病性囊肿）。

● 平滑肌肥大。

影像特征

US

● 结合带不对称且不均匀增厚。

● 内膜和肌层分界不清。

● 肌层中散在低回声小囊肿。

CT

● 增强 CT 难以诊断。

● 子宫非对称性增大。

● 子宫肌瘤较腺肌瘤更易钙化。

MR

● T₁WI：可见出血相关的高信号灶。

● T₂WI：结合带局限性增厚，呈边界不清的低信号，其内散在点状高信号灶。

● T₁WI C＋：异位内膜腺体强化。

● 也可表现为出血性腺肌病性囊肿。

PET/CT

● 常不摄取 FDG。

关键知识点

● 局灶性腺肌瘤可误诊为平滑肌瘤；MR 为适宜检查方法。

● T₂ 低信号的肌层病变内高信号灶提示腺肌瘤而非平滑肌瘤（虽然变性的平滑肌瘤可有相似表现）。

● 局限性腺肌瘤表现为结合带增厚，边界欠清，与子宫肌瘤不同（边界清楚的肿块）。

参考文献

1. Novellas S et al：MRI characteristics of the uterine junctional zone：from normal to the diagnosis of adenomyosis. AJR Am J Roentgenol. 196（5）：1206-1213，2011

2. Chopra S et al：Adenomyosis：common and uncommon manifestations on sonography and magnetic resonance imaging. J Ultrasound Med. 25（5）：617-127；quiz 629，2006

192. 局灶性腺肌瘤

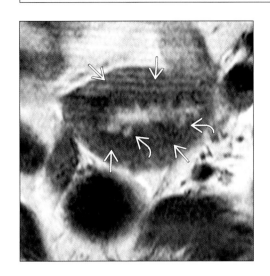
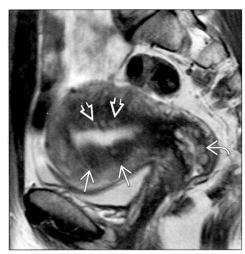

（左）横断位 MR T₂WI 显示结合带增厚➡。可见多个小圆形 T₂高信号灶➡深达内膜和肌层连接处。（右）矢状位 MR T₂WI 结合带增厚➡，内膜下见多个小圆形 T₂高信号灶➡。另见宫颈纳氏囊肿➡

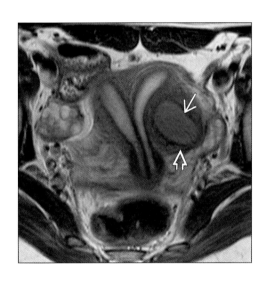
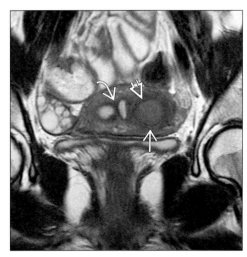

（左）横断位 MR T₂WI 显示边界清晰的病变➡，因含出血成分而呈略高信号，伴周围低信号环➡，符合腺肌病性囊肿。另见分隔子宫。（右）冠状位 MR T₂WI 显示边界清晰的等信号病变➡（代表出血产物），伴周围低信号环➡，符合腺肌病性囊肿。另可见一纤维性子宫分隔➡

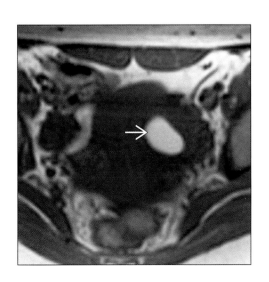
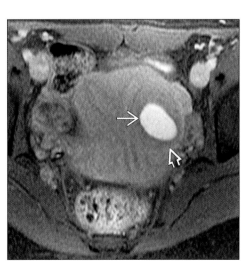

（左）横断位 MR T₁WI 示肌层内边界清晰的高信号病变➡，符合出血性腺肌病性囊肿。（右）横断位 MR T₁WI C＋FS 示出血性腺肌病性囊肿➡，周围低信号环无明显强化➡

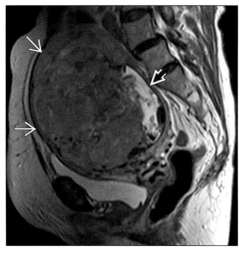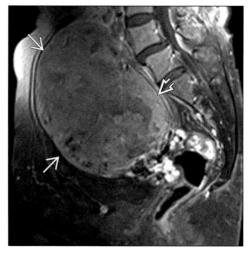

（左）矢状位 MR T$_2$WI 显示一巨大肿块➡累及子宫，信号不均匀增高，其后方可见信号明显增高区➡。（右）矢状位 MR T$_1$WI 增强显示不均匀强化的肿块➡，后方有明显均匀强化区➡，对应 T$_2$ 高信号区。

临床背景

病史

- 28岁女性，贫血、月经过多。

影像解读

诊断陷阱

- 可误诊为巨大子宫肌瘤。

正确诊断

- 子宫平滑肌肉瘤。

诊断思路

- 体积巨大（非特异性）。
- 无钙化（钙化常见于子宫肌瘤）。
- T$_2$WI 呈略高信号，可见强化。
  - 子宫肌瘤常呈 T$_2$WI 低信号。
  - 子宫肌瘤囊性变：T$_2$WI 高信号区，增强后无强化。
  - 子宫肌瘤黏液样变：T$_2$WI 极高信号，增强后呈轻度强化。

背　景

概述

- 表现为可触及的肿块、疼痛和阴道出血。
- 侵袭性肿块，复发率高。

流行病学

- 罕见：在美国，每10万人中有3～7人罹患此病。发病年龄为40～69岁。
- 非裔美国人发病率为白色人种的两倍。
- 危险因素包括年龄增长、绝经、长期服用他莫昔芬（抗雌激素药）及盆腔放射治疗。

相关病理学

- 大体：常为浸润性、巨大肉瘤状肿瘤。
- 镜下：细胞密集，含梭形细胞，核多形性；可有出血和坏死区。

影像特征

US

- 巨大肿块，回声不均。
- 低回声区域常为坏死区。
- 彩色多普勒（非特异性）：不规则血管分布，血流阻抗低，收缩期峰值速率高。

CT

- 巨大肿块。
- 可见强化。
- 因合并出血和坏死呈低密度区。
- 钙化较子宫肌瘤少见。

MR

- 巨大肿块、不规则边缘。
- T$_1$WI：与子宫肌层信号相仿；出血区可呈高信号。
- T$_2$WI：略高信号。
- T$_1$WI C＋：中度强化。

PET/CT

- 通常中-重度 FDG 摄取（罕见轻度摄取）。

教学要点

巨大平滑肌瘤 vs 平滑肌肉瘤

- 鉴别困难，常不能鉴别。
- 当巨大肿块中有 T$_2$WI 信号略增高区且可见强化时，提示为肉瘤。
- 不典型子宫平滑肌瘤更常见。

参 考 文 献

1. Kitajima K et al：Spectrum of FDG PET/CT findings of uterine tumors. AJR Am J Roentgenol. 195（3）：737-743，2010

腹盆部影像诊断陷阱与典型征象

193. 子宫平滑肌肉瘤

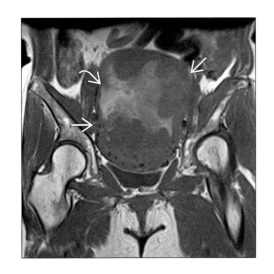
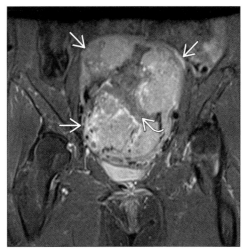

（左）冠状位 MR T_1WI 显示一巨大、分叶状、不均质子宫外生性肿块➡，中央可见大片状高信号出血区➡。（右）冠状位 MR T_1WI 增强显示肿块周边部➡不均匀明显强化，中央部出血区无强化➡

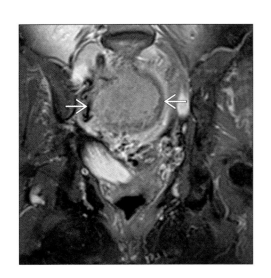
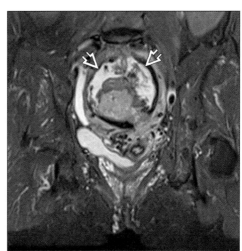

（左）同一患者后部冠状位层面 T_1WI 增强显示一明显强化区➡。（右）同一患者冠状位 T_2WI 示肿块信号明显不均，伴内部高信号区➡。当肿块信号不均且明显强化时，需考虑平滑肌肉瘤，患者需行手术治疗

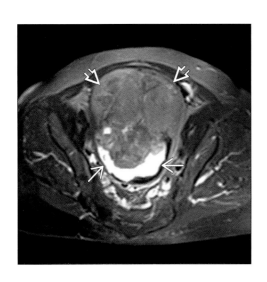
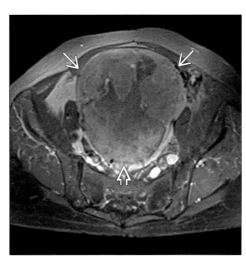

（左）横断位 MR T_2WI 显示一巨大、不均质、高信号为主肿块➡，其后方见显著高信号区➡。（右）横断位 MR T_1WI 增强显示肿块周边为主的显著强化➡，其后方部分更显著强化➡

194. 颗粒细胞肿瘤

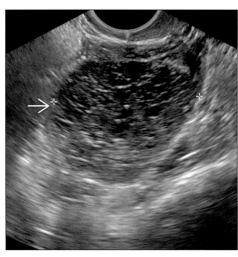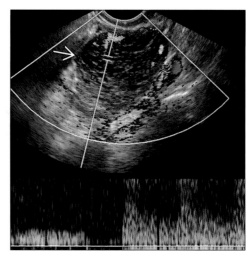

（左）矢状位经阴道超声显示一卵巢肿块➡️内许多小囊性区，由薄分隔形成渔网状表现。（右）同一患者矢状位经阴道多普勒超声显示卵巢肿块➡️内小囊性区分隔内有明确的血流

临床背景

病史
● 36岁女性，盆腔疼痛。

影像解读

诊断陷阱
● 类似渔网状的病变是出血性囊肿的特征。

正确诊断
● 颗粒细胞瘤。

诊断思路
● 病变内见血管。
　○ 多普勒观察出血性囊肿无血管。
● 颗粒细胞瘤可并发激素相关表现，包括子宫内膜增生和子宫内膜癌。
　○ 导致内膜增厚。

背　景

概述
● 属于性索-间质肿瘤。
● 认为起源于卵巢卵泡中围绕原始细胞的细胞。
● 2种亚型。
　○ 成年型：约占95%。
　○ 青少年型：约占5%。

流行病学
● 发病率：0.5～1.5/（10万女性·年）。
　○ 占全部卵巢恶性肿瘤的3%～5%。
　○ 除纤维瘤和纤维卵泡膜细胞瘤以外最常见的性索-间质肿瘤。
　○ 最常见的恶性性索-间质肿瘤。
● 患病年龄范围大（新生儿到绝经后）。
　○ 约5%发生于青春期前。
　○ 约35%发生于绝经前女性。
　○ 约60%发生于绝经后女性。

影像特征

概述
● 形态多变
　○ 多房囊性病变伴实性成分。
　○ 实性肿块。
　○ 海绵状表现的实性肿块，类似瑞士乳酪或渔网。
　○ 厚壁纯囊性肿块。
● 子宫增大伴内膜增厚。

CT
● 强化的实性肿块，伴不同程度囊变、出血或坏死的低密度区。

MR
● T_1WI
　○ 囊肿因出血而信号增高。
● T_2WI
　○ 实性肿块伴内部多囊（瑞士乳酪状）。
　○ T_2WI 呈低信号，囊内出血时见液-液平。
　○ 分隔呈低信号。
● $T_1WI C+$
　○ 分隔强化。

PET/CT
● FDG 摄取率非常低。

参考文献

1. Kim JA et al：High-resolution sonographic findings of ovarian granulosa cell tumors：correlation with pathologic findings. J Ultrasound Med. 29（2）：187-193，2010
2. Van Holsbeke C et al：Imaging of gynecological disease（3）：clinical and ultrasound characteristics of granulosa cell tumors of the ovary. Ultrasound Obstet Gynecol. 31（4）：450-456，2008

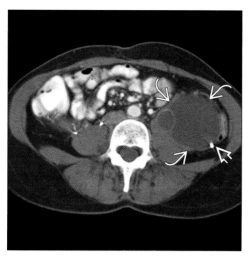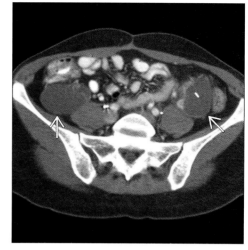

（左）左下腹部横断位增强CT显示左下腹部边界清晰的囊性结构➡。边缘可见外科夹➡。（右）盆腔上部横断位增强CT显示双侧对称性、边界清晰的囊性结构➡

临床背景

病史

● 35岁女性，有宫颈癌放射治疗病史，此次进行常规复查。

影像解读

诊断陷阱

● 异位移植的冷冻保存卵巢可被误诊为腹膜转移。

正确诊断

● 冷冻保存的卵巢组织。

诊断思路

● 有盆腔放疗或化疗史。
● 再植组织旁见外科夹。
● 多个紧邻的成熟卵泡。

背　景

概述

● 于1996年首次报道。
● 抗癌治疗（放疗、化疗）对卵泡和卵巢功能都有严重的损害。
● 卵巢组织的冷冻保存和再植术是保留生育能力的手段。
● 因患恶性和非恶性肿瘤，冷冻保存的卵巢组织有随时保留或恢复生育能力的作用。

相关病理学

● 获取小片状（1～5mm）卵巢上皮组织并储存于液氮中。
　○ 再植前解冻。
● 可行卵巢原位或异位再植。
● 原位再植位置多为原有的绝经期卵巢。

● 自体卵巢异位再植于耻骨上区；也有报道再植于前臂。

影像特征

US

● 再植区可见多个卵泡。
● 按复杂程度可显示为无回声、低回声、混合回声、强回声。
● 从单纯液体到出血或蛋白成分，回声特性不同。

CT

● 再植区的病变呈低密度，且以液体密度为主。
● 特征性表现为多个紧邻的卵泡。
● 再植区可见手术后改变。
● 如果是双侧再植，形态和位置都较对称。

MR

● T_1WI：如为单纯液体，信号减低（如为蛋白或出血性成分，信号增高）。
● T_2WI：如为纯液体，信号增高（如为蛋白或出血性成分，信号减低）。
● 手术区可见金属伪影。

关键知识点

● 再植卵巢组织：放疗或化疗后维持生育或性腺功能。
● 可被误诊为腹膜转移。
● 成熟卵泡部位找寻术后改变。

参考文献

1. Prasath EB：Ovarian tissue cryopreservation：An update. J Hum Reprod Sci. 1（2）：50-55, 2008
2. Donnez J et al：Ovarian tissue cryopreservation and transplantation：a review. Hum Reprod Update. 12（5）：519-535, 2006

196. 子宫动脉栓塞后正常表现

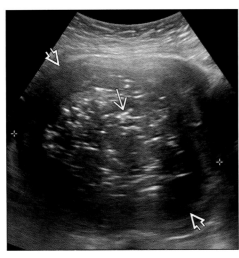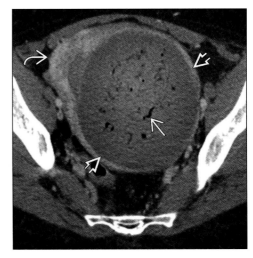

（左）横断位经腹超声示盆腔内低回声肿块 ⇨，伴分支状高回声线形结构 ➜ 和后方声影。（右）横断位增强CT示子宫肿块 ⇨ 内分支状低密度线形结构 ➜，肿块密度明显低于正常肌层 ⇨

临床背景

病史
- 45岁女性，无发热，有盆腔疼痛，1个月前因巨大子宫肌瘤行子宫动脉栓塞术。

相关实验室检查
- 白细胞计数正常。

影像解读

诊断陷阱
- 子宫肌瘤的血管内气体可被误诊为子宫动脉栓塞术后引发的感染。

正确诊断
- 子宫肌瘤行动脉栓塞术后的正常表现。

诊断思路
- 无发热。
  - 虽然子宫动脉栓塞术后可伴发热，但无发热可排除术后感染。
- 白细胞计数正常。
- 影像学可见分支状血管内气体表现。
  - 与此不同，在坏死、梗死区内的局限性气体积聚，提示为感染性肌瘤（脓性肌瘤），CT表现为球形灶，MRI表现为流空信号。
- 已报道的脓性肌瘤发生于子宫动脉栓塞术后6～10d。

关键知识点
- 识别无发热患者栓塞后子宫肌瘤中的气体特征非常重要，因为脓性肌瘤通常需要切除子宫。

背　景

概述
- 子宫动脉栓塞术后1个月内，可见子宫血管中分支状

线形分布的气体，临床无感染相关的症状。
- 约40%的女性可发生栓塞术后综合征。
  - 发热。
  - 盆腔疼痛。
  - 阴道流液。

流行病学
- 子宫动脉栓塞术后常可见病灶内气体。

影像特征

US
- 分支状线形回声结构，伴污浊声影。

CT
- 分支状气体密度结构为病灶内血管。

MR
- 分支管状结构，信号流空。
- T_1WI 正相位显示分支状流空较反相位更明显。

参考文献

1. Rosen ML et al: Pyomyoma after uterine artery embolization. Obstet Gynecol. 121（2 Pt 2 Suppl 1）：431-433, 2013
2. Abulafia O et al: Sonographic features associated with postuterine artery embolization pyomyoma. J Ultrasound Med. 29（5）：839-842, 2010
3. Verma SK et al: Spectrum of imaging findings on MRI and CT after uterine artery embolization. Abdom Imaging. 35（1）：118-128, 2010
4. Vott S et al: CT findings after uterine artery embolization. J Comput Assist Tomogr. 24（6）：846-848, 2000

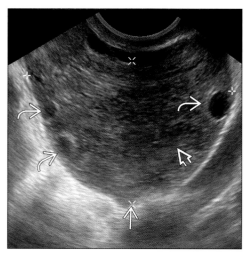 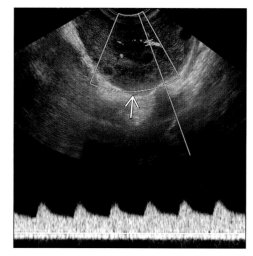

（左）横断位经阴道超声显示增大的卵巢➡，长径6cm，伴间质水肿➡，周围排列多个小卵泡➡。（右）横断位经阴道双多普勒超声显示增大的卵巢➡，伴实质内明确的动脉血流

临床背景

病史

- 20岁女性，急性盆腔疼痛。

影像解读

诊断陷阱

- 增大的卵巢中见动脉血流不支持卵巢扭转的诊断。

正确诊断

- 急性卵巢扭转。

诊断思路

- 出现卵巢扭转的形态特征，即使有动脉血流，也提示诊断。

背 景

流行病学

- 27%的卵巢扭转患者可见动脉血流。

相关解剖学

- 卵巢由卵巢动脉和子宫动脉的附件支双重供血，故卵巢扭转时也可有血流流向卵巢。

相关病理学

- 易致血管蒂扭转的肿块（始点）常易使卵巢扭转。
  - 常为生理性囊肿。
  - 最常见的肿瘤是成熟性囊性畸胎瘤。

影像特征

US

- 是评估疑似卵巢扭转患者的检查方法。

- 灰阶图像表现：
  - 增大的卵巢，间质回声不均。
    - 卵巢大于4cm。
    - 卵巢间质水肿和出血推移周围的多个小囊性卵泡，导致典型的串珠状表现。
    - 超声探头挤压时卵巢可有触痛。
    - 盆腔游离积液。
- 多普勒超声表现：
  - 扭曲的血管蒂（阔韧带、输卵管、卵巢血管）。
  - 动脉血流不一。
  - 静脉血流减少或消失较动脉血流消失更常见。

CT

- 增大的移位卵巢。
- 子宫偏向扭转侧。
- 水肿的间质呈低密度，伴周围囊肿。
- 不均质轻度强化或无强化，表示卵巢由缺血演变为梗死。
- 周围脂肪炎性改变。

MR

- T_1WI：卵巢水肿呈低信号。
- T_2WI：卵巢信号增高的背景上见分布于边缘的高信号小囊肿。

参 考 文 献

1. Lubner MG et al：Emergent and nonemergent nonbowel torsion：spectrum of imaging and clinical findings. Radiographics. 33（1）：155-173, 2013
2. Chang HC et al：Pearls and pitfalls in diagnosis of ovarian torsion. Radiographics. 28（5）：1355-1368, 2008

198. 卵巢囊肿破裂致腹腔积血

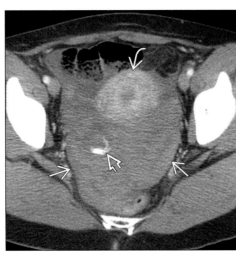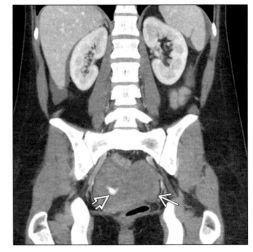

（左）横断位增强CT 显示直肠子宫陷凹内充满高密度物质➡，推移子宫向前➡。另见盆腔右侧活动性对比剂外溢➡。（右）冠状位增强CT 显示直肠子宫陷凹内高密度物质➡，盆腔右侧活动性对比剂外溢➡。肝和脾周围亦可见高密度液体

临床背景

病史

- 25岁女性，突发盆腔疼痛随后晕厥。
  - 患者有明显窘迫症状，如心动过速、脸色苍白、多汗。

相关实验室检查

- 妊娠试验阴性。
- 低血细胞比容。

影像解读

诊断陷阱

- 盆腔器官周围的高密度物质易被误诊为下述情况。
  - 异位妊娠造成的腹腔积血。
  - 腹膜转移癌。
  - 穿孔性阑尾炎或憩室炎造成的盆腔脓肿。

正确诊断

- 卵巢囊肿破裂造成的腹腔积血。

鉴别诊断

- 异位妊娠造成的腹腔积血。
  - 倾向异位妊娠的表现。
    - 妊娠试验阳性。
    - 经阴道超声显示与卵巢分离的附件区肿块。
- 腹膜转移癌
  - 增强CT 上的高密度出血与腹膜转移癌的盆腔强化肿块难以鉴别。
  - 倾向腹膜转移癌的表现。
    - CA125增高。
    - 盆腔或腹膜后淋巴结转移。
    - MRI 见盆腔内充满强化的软组织肿块。
  - 倾向卵巢囊肿破裂造成的腹腔积血的表现。
    - 突发盆腔疼痛。

- 活动性对比剂外溢。
- 低血细胞比容和低血容量性休克。
- 穿孔性阑尾炎和憩室炎造成的盆腔脓肿。
  - 倾向盆腔脓肿的表现。
    - 盆腔感染体征和症状（发热、白细胞计数增高）。
    - 有阑尾炎和憩室炎的影像学表现。
  - 倾向卵巢囊肿破裂造成的腹腔积血的表现。
    - 低血细胞比容和低血容量性休克。
- 成熟囊性畸胎瘤（皮样囊肿）破裂。
  - T_1WI 抑脂显示皮样囊肿内 T_1 高信号的脂肪组织信号被抑制。

背 景

流行病学

- 卵巢囊肿破裂（常为黄体囊肿或滤泡囊肿）是年轻女性急性盆腔疼痛和腹腔积血的最常见原因。
- 出血性卵巢囊肿破裂导致腹腔积血的报道很少。
- 发生于以下情况时，囊肿破裂合并腹腔积血的风险增高。
  - 使用抗凝剂。
  - 出血性疾病如血管性血友病。
  - 过度刺激卵巢。

相关解剖学

- 血液积聚于直肠子宫陷凹，当积血量大时血液沿解剖通路蔓延（沿结肠旁沟到肝下和膈下间隙）。

相关病理学

- 出血常发生于生理性囊肿。
  - 如果卵巢囊肿内急性出血持续，囊内压力将增高，最终导致囊肿破裂。

临床表现

- 由血液引发的腹膜刺激征，导致突发的、严重的盆腔疼痛。

198. 卵巢囊肿破裂致腹腔积血

- 膈肌刺激征可引起肩膀疼痛。
- 大失血导致晕厥。

治疗
- 多数病例可非手术治疗。
  - 输血和纠正凝血异常。
- 手术治疗指征
  - 血流动力学改变。
  - 诊断不明确或疑似扭转。
  - 48h 内症状不缓解。
  - US 监测腹腔积血增多，或血红蛋白浓度下降。
- 腹腔镜手术对治疗卵巢囊肿引起的腹腔积血较剖腹手术有明显优势。
  - 住院时间短。
  - 手术时间短。
  - 创口护理容易。
  - 术后疼痛较轻。

影像特征

US
- 卵巢囊肿可有锯齿状表现。
- 可确定囊肿壁不连续。
- 复杂的盆腔游离积液。
  - 多呈三角状或突出构型，相互交错于肠道与盆腔器官间。
  - 如出血量大，可于积液、或子宫和卵巢周围观察到不均质血凝块。
    - 多普勒图像无血流。

CT
- 混杂密度附件区肿块，伴高密度成分，部分可见液 - 液平面。
- 可见一侧附件区有对比剂外溢。
- 黄体囊肿的强化囊壁不连续，提示囊肿破裂。
- 高密度的腹水。
  - 出血囊肿周围可见血凝块。
    - 最高密度的血肿或哨兵血块紧邻出血点，而低密度未凝结的血液远离出血点。
    - 血凝块密度：45～70HU。
    - 未凝结血液：30～45HU。
  - CT 密度取决于出血时间和患者的血细胞比容水平。
    - 血细胞比容减低，患者 CT 值＜30HU。
    - 出血时间＞48h，患者 CT 值＜30HU。
  - CT 可量化腹水，评估手术干预需求。

MR
- 游离腹腔积液信号多样，取决于血凝块形成的程度。
- 血凝块形成后，常于 T$_2$WI 见到低信号液体层，混杂高信号液体。
- MR 可较容易分辨不同的盆腔器官及盆腔积液。

参 考 文 献

1. Kim JH et al：Successful conservative management of ruptured ovarian cysts with hemoperitoneum in healthy women. PLoS One. 9（3）：e91171，2014
2. Roche O et al：Radiological appearances of gynaecological emergencies. Insights Imaging. 3（3）：265-675，2012
3. Cicchiello LA et al：Ultrasound evaluation of gynecologic causes of pelvic pain. Obstet Gynecol Clin North Am. 38（1）：85-114，viii，2011
4. Faraj R et al：Massive ovarian cyst haemorrhage with haemoperitoneum as a complication of long-term anticoagulation. J Obstet Gynaecol. 28（2）：250-251，2008
5. Gunabushanam G et al：Hemoperitoneum from ruptured cyst in a hyperstimulated ovary：a sonographic mimic of ovarian hyperstimulation syndrome. J Clin Ultrasound. 35（5）：281-283，2007
6. Kaya D et al：MDCT findings of active bleeding from the ovarian cyst wall. AJR Am J Roentgenol. 188（4）：W392，2007
7. Lubner M et al：Blood in the belly：CT findings of hemoperitoneum. Radiographics. 27（1）：109-125，2007
8. Choi HJ et al：Ruptured corpus luteal cyst：CT findings. Korean J Radiol. 4（1）：42-45，2003
9. Teng SW et al：Comparison of laparoscopy and laparotomy in managing hemodynamically stable patients with ruptured corpus luteum with hemoperitoneum. J Am Assoc Gynecol Laparosc. 10（4）：474-477，2003
10. Miele V et al：Hemoperitoneum following ovarian cyst rupture：CT usefulness in the diagnosis. Radiol Med. 104（4）：316-321，2002
11. Hertzberg BS et al：Ovarian cyst rupture causing hemoperitoneum：imaging features and the potential for misdiagnosis. Abdom Imaging. 24（3）：304-308，1999

198. 卵巢囊肿破裂致腹腔积血

（左）34岁女性，突发盆腔疼痛。横断位增强CT显示直肠子宫陷凹内高密度物质➡️，见双侧卵巢囊性结构➡️。（右）同一患者横断位增强CT显示左➡️右➡️膈下间隙高密度液体。在因卵巢囊肿破裂导致的腹腔积血患者中，血液积聚于直肠子宫陷凹，如果出血量大，可沿结肠旁沟扩展至上腹腔

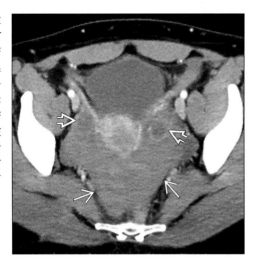
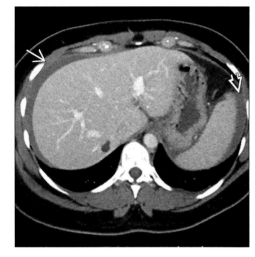

（左）同一患者横断位增强CT显示一锯齿状的左侧卵巢黄体囊肿➡️，呈环形强化。囊肿顶壁强化中断➡️，可能为囊肿破裂处。（右）横断位经阴道彩色多普勒超声显示左侧卵巢出血性囊肿➡️，呈低回声。囊壁可见缺口➡️，可能系囊肿破裂处。左侧卵巢周围见复杂盆腔积液➡️

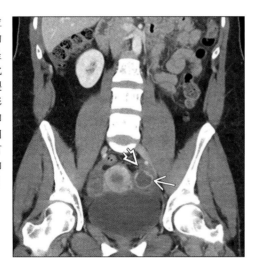
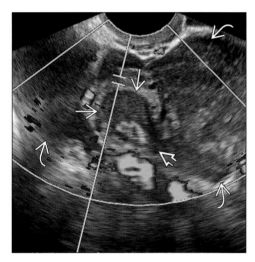

（左）39岁女性，突发盆腔疼痛。横断位增强CT显示一右侧卵巢囊肿➡️伴高密度成分➡️，为出血性卵巢囊肿中的凝血块。（右）同一患者横断位增强CT显示直肠子宫陷凹内高密度物➡️

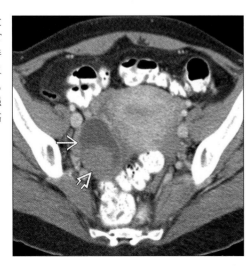
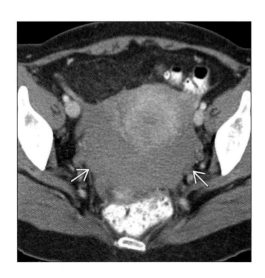

198. 卵巢囊肿破裂致腹腔积血

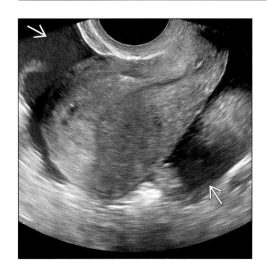

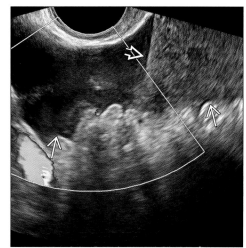

（左）24岁女性，突发严重盆部疼痛，妊娠试验阴性。矢状面经阴道超声显示大量低回声游离盆腔积液➡。（右）同一患者矢状面经阴道彩色多普勒超声显示大量游离盆腔积液➡。血液成分分层形成液-液平面➡

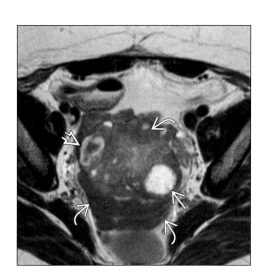

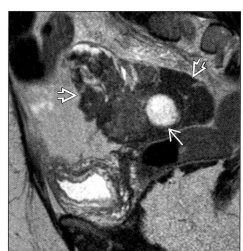

（左）34岁女性，严重腹痛，患者有子宫切除史。横断位MR T₂WI序列示左侧卵巢出血性囊肿➡、右侧卵巢黄体➡和中等量不均质盆腔积液➡。（右）同一患者矢状位MR T₂WI序列示左侧卵巢出血性囊肿➡，浸泡于中等量不均质血液中➡

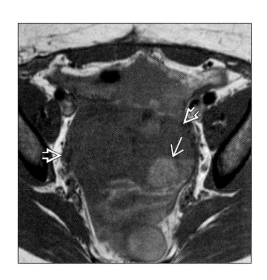

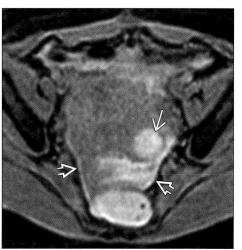

（左）同一患者横断位T₁WI序列示左侧卵巢出血性囊肿呈高信号➡，中等量不均质盆腔积液呈多层高低信号➡。（右）同一患者横断位T₁WI抑脂序列显示左侧卵巢出血性囊肿呈高信号➡和中等量不均质盆腔积液➡。T₁脂肪抑制序列对鉴别破裂的出血性囊肿与破裂的皮样囊肿有重要意义

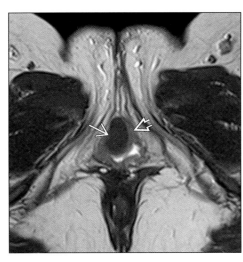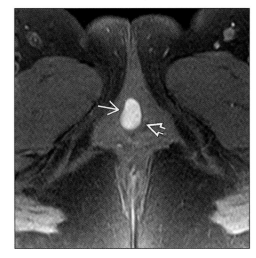

（左）MR横断位T₂WI序列示一卵圆形低信号结构➡位于尿道远段右侧⊐，尿道受压变扁并环绕病变。（右）同一患者MR横断位T₁WI抑脂序列示一卵圆形高信号结构➡位于尿道远段右侧⊐

临床背景

病史
● 盆腔MR检查偶然发现病变。

影像解读

诊断陷阱
● 可能误诊为其他女性下生殖道囊肿。

正确诊断
● 尿道旁腺囊肿。

诊断思路
● 位于耻骨联合和尿生殖膈下筋膜以下的外尿道口或其旁侧的圆形或卵圆形病变。
● 位于尿道周围和起源于会阴浅袋前侧。

背　　景

相关解剖学
● 尿道旁腺也称Skene腺。
● 位于尿道远段3点钟和9点钟处的成对腺体。
● 功能是润滑远段尿道。
● 被认为是女性的前列腺。

病因学
● 继发于先前的感染、炎症或创伤引起的腺管阻塞。

临床特征
● 常无症状，偶然发现。
● 并发症
　○ 可能导致感染（尿道旁腺炎）。
　○ 病灶较大能梗阻尿道。

　○ 罕见恶变为腺癌者。
　　■ 前列腺特异性抗原（PSA）水平升高。

治疗
● 无症状的囊肿可不治疗。
● 有症状的囊肿（脓肿或无菌性囊肿）可能需要抗生素治疗、手术切除或开窗减压术。

影像特征

US
● 单纯性囊肿为无回声。
● 合并出血或感染时为低回声。

CT
● 单纯性囊肿表现为液性密度伴无强化的薄壁。
● 合并蛋白成分或出血时囊肿密度增高。
● 合并感染时囊壁增厚伴周围脂肪条索影。

MR
● 单纯性囊肿表现为液性信号强度伴无强化的薄壁。
● 合并蛋白成分或出血时囊内T₁、T₂信号强度不同。
● 合并感染时，囊内容物不均质，呈不同的信号强度，伴囊壁增厚、不规则、强化。

参考文献

1. Tubay M et al：Resident and fellow education feature：what is that cyst? Common cystic lesions of the female lower genitourinary tract. Radiographics. 34（2）：427-428，2014
2. Surabhi VR et al：Magnetic resonance imaging of female urethral and periurethral disorders. Radiol Clin North Am. 51（6）：941-953，2013

199. 尿道旁腺囊肿

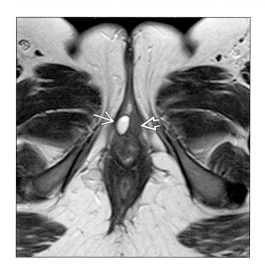
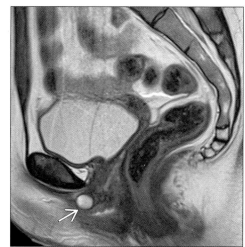

（左）横断位MR T₂WI序列示一卵圆形高信号结构➡️位于远段尿道右侧⬅️，单纯性尿道旁腺囊肿囊内液体通常呈高信号。（右）同一患者矢状位MR T₂WI序列示一卵圆形高信号结构➡️位于阴道前庭前部，低于耻骨联合和会阴膜水平

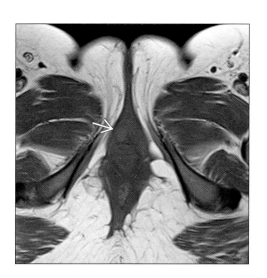
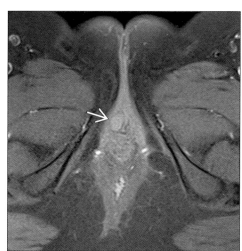

（左）同一患者横断位MR T₁WI序列示一卵圆形结构➡️位于阴道口，其信号强度与骨盆骨骼肌相似。（右）同一患者横断位MR T₁WI抑脂序列示一卵圆形结构➡️位于阴道口。因单纯性囊肿信号强度与周围结构相似，T₁WI序列可能难以发现

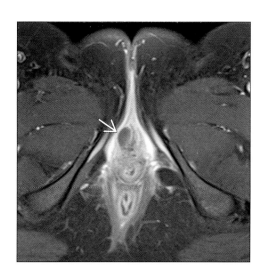
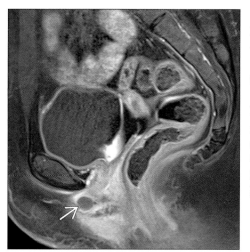

（左）同一患者横断位MR T₁WI抑脂增强序列示一卵圆形结构➡️位于阴道口。注射钆剂后，菲薄的囊壁呈轻度强化。由于周围组织的明显强化，囊肿更易发现。（右）同一患者矢状位T₁WI抑脂增强序列示一卵圆形结构➡️，囊壁菲薄、规则、强化，低于耻骨联合和尿生殖膈下筋膜水平

200. Gartner管囊肿

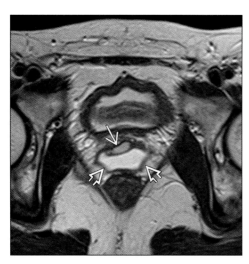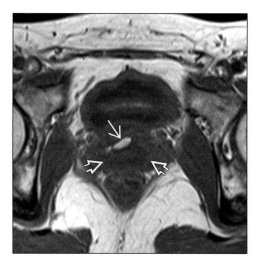

（左）横断位MR T₂WI序列示一卵圆形高信号结构➡️位于充满凝胶的阴道➡️右前外侧，由于出血其信号强度低于单纯液体。（右）横断位MR T₁WI序列示一卵圆形高信号结构➡️位于充满凝胶的阴道➡️右前外侧，高信号强度是囊内出血所致

临床背景

病史
- 25岁女性，盆腔MR检查偶然发现病变。

影像解读

诊断陷阱
- 可能误诊为其他女性下生殖道囊肿。

正确诊断
- Gartner管囊肿。

诊断思路
- 囊性结构常源于上阴道前侧壁。
- 高于尿生殖膈下筋膜和耻骨联合水平。

背　　景

概述
- 通常单发，直径<2cm。

流行病学
- 最常见的阴道良性囊肿。
  - 见于高达1%的女性。

相关胚胎学
- 起源于中肾管（Wolffian管）远端残余。
- 可能与其他先天性泌尿生殖系统畸形并存，如异位输尿管连接和单侧肾未发育或发育不良。

相关病理学
- 潴留型囊肿内覆非黏液分泌细胞。

临床特征
- 通常无症状。

- 通常表现为可触及的阴道前侧肿块。
- 并发症
  - 感染。
  - 出血。
  - 恶变。
  - 如病灶较大且位置较低，肿块可对尿道造成压迫。

治疗
- 小囊肿可以用抽吸法治疗。
- 大的、有症状的囊肿通常采用切除、硬化治疗或开窗减压术。

影像特征

US
- 单纯性囊肿为无回声。
- 合并出血或感染时为低回声。

CT
- 单纯性囊肿表现为液性密度伴无强化的薄壁。
- 合并蛋白成分或出血时囊肿密度增高。

MR
- 单纯性囊肿表现为液体信号强度伴无强化的薄壁。
- 合并蛋白成分或出血时，囊内T₁、T₂信号强度不同。

参 考 文 献

1. Tubay M et al：Resident and fellow education feature：what is that cyst? Common cystic lesions of the female lower genitourinary tract. Radiographics. 34（2）：427-428，2014
2. Walker DK et al：Overlooked diseases of the vagina：a directed anatomic-pathologic approach for imaging assessment. Radiographics. 31（6）：1583-1598，2011

200. Gartner管囊肿

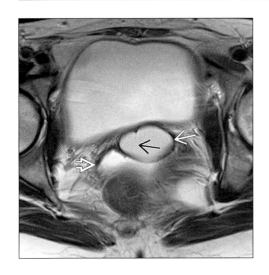
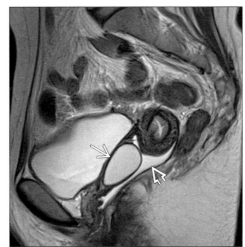

（左）横断位MR T₂WI序列示一卵圆形高信号结构➡位于充满凝胶的阴道➡左前外侧，膀胱后方。囊内见细小分隔➡。（右）同一患者矢状位MR T₂WI序列示一高信号卵圆形结构➡位于充满凝胶的阴道➡前侧，高于尿生殖膈下筋膜水平

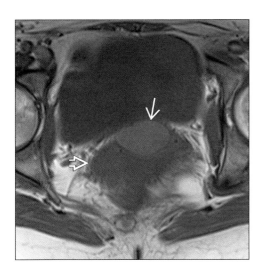
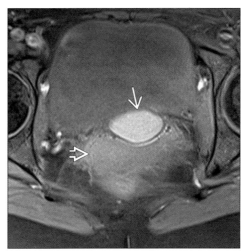

（左）同一患者横断位MR T₁WI序列示一卵圆形结构➡位于阴道➡左前外侧面。相较于骨盆骨骼肌，病变表现为高信号。（右）同一患者横断位MR T₁WI抑脂序列示一卵圆形结构➡位于阴道➡左前外侧面，由于囊内出血或蛋白质成分表现为高信号

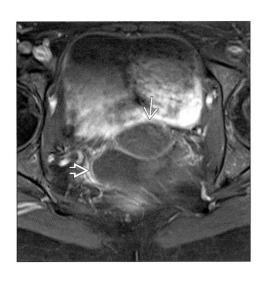
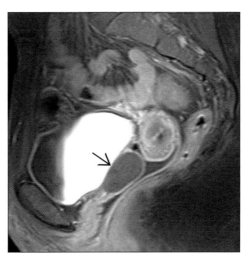

（左）同一患者横断位MR T₁WI抑脂增强序列示一卵圆形结构➡位于阴道➡左前外侧。注射钆剂后，菲薄的囊壁呈轻度强化。（右）同一患者矢状位T₁WI抑脂增强序列示一卵圆形结构➡位于阴道左前外侧，高于耻骨联合和尿生殖膈下筋膜水平，囊壁菲薄、规则、强化

201. 前庭大腺囊肿

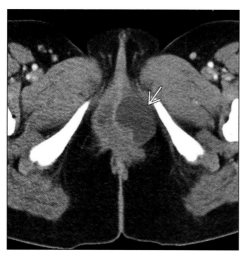 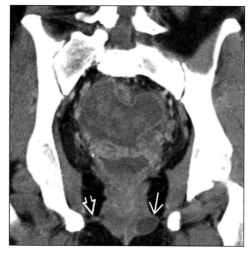

（左）横断位增强CT显示阴道口左后外侧病变➡，液体密度，壁薄、均匀、轻度强化。（右）同一患者冠状位增强CT序列示阴道口左侧病变➡，位于尿生殖膈下筋膜➡水平以下

临床背景

病史。
● 35岁女性，盆腔疼痛。

影像解读

诊断陷阱
● 可能误诊为其他女性下生殖道囊肿。

正确诊断
● 前庭大腺囊肿。

诊断思路
● 位于阴道口后外侧，位于或低于耻骨联合和尿生殖膈下筋膜水平。

背　　景

流行病学
● 最常见的外阴囊肿。
● 约2%的女性会发生前庭大腺囊肿或脓肿。
● 通常发生在育龄期。

相关解剖
● 前庭大腺又称Bartholin腺。
　○类似于男性Cowper腺（尿道球腺）。
● 位于阴道口后侧，低于尿生殖膈下筋膜水平的成对腺体。
● 腺体分泌的黏液从腺管的4点钟和8点钟处排至阴道前庭。

病因学
● 继发于感染、炎症或创伤所致的腺管阻塞。

相关病理学
● 通常直径为1～4cm。
● 脓肿比无菌性囊肿更常见。

临床特征
● 偶尔无症状，偶然发现。
● 并发症
　○ 前庭大腺脓肿（前庭大腺炎）。
　○ 罕见恶变。
　　■ 腺癌多于鳞状细胞癌。
　　■ 患者年龄常＞40岁。

治疗
● 无症状的囊肿通常不需要治疗。
● 前庭大腺脓肿和症状性无菌囊肿需要切开引流、置管引流、开窗减压术或切除。

影像特征

US
● 单纯性囊肿无回声。
● 合并出血或感染时为低回声。

CT
● 单纯性囊肿表现为液性密度及无强化的薄壁。
● 感染的囊肿壁有增厚、不规则的强化环，并伴有邻近的炎性条索影。
● 恶变表现为强化的外阴肿块，中心在阴道口后方。

MR
● 单纯性囊肿表现为液性信号强度伴无强化的薄壁。
● 如合并出血和感染，不均质的囊内容物表现为不同的信号强度，伴增厚、不规则、强化的囊壁。

参 考 文 献

1. Tubay M et al：Resident and fellow education feature：what is that cyst? Common cystic lesions of the female lower genitourinary tract. Radiographics. 34（2）：427-428, 2014
2. Walker DK et al：Overlooked diseases of the vagina：a directed anatomic-pathologic approach for imaging assessment. Radiographics. 31（6）：1583-1598, 2011

201. 前庭大腺囊肿

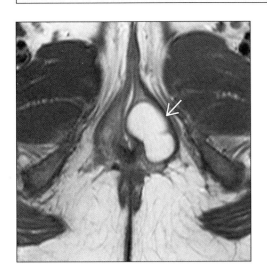
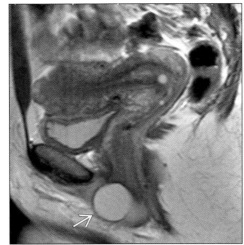

（左）横断位MR T₂WI序列示阴道口左后外侧高信号二分叶状病变 ➡，壁均匀菲薄。（右）同一患者矢状位MR T₂WI序列示阴道口高信号二分叶状病变 ➡，壁均匀菲薄，低于耻骨联合和尿生殖膈下筋膜水平

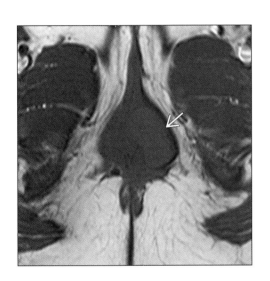
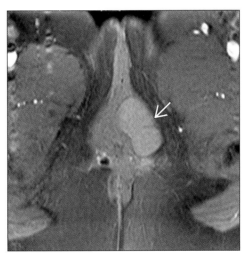

（左）同一患者横断位MR T₁WI序列示阴道口左后外侧二分叶状病变 ➡，相较于骨盆骨骼肌呈稍高信号。（右）同一患者横断位T₁WI抑脂序列示阴道口左后外侧二分叶状病变 ➡，相较于骨盆骨骼肌呈稍高信号。T₁高信号很可能是由出血或蛋白成分导致

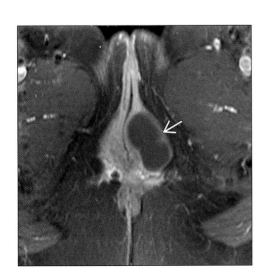
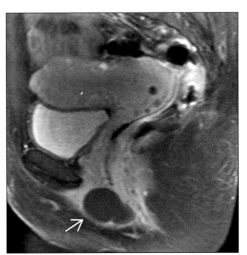

（左）同一患者横断位MR T₁WI抑脂增强序列示阴道口左后外侧二分叶状病变 ➡，注射钆剂后，薄壁呈轻度强化。由于周围组织的明显强化，囊肿更易发现。（右）同一患者矢状位T₁WI抑脂增强序列显示阴道口二分叶状病变 ➡，低于耻骨联合和尿生殖膈下筋膜水平，囊壁薄、均匀、强化

202. 尿道憩室

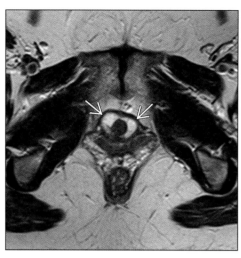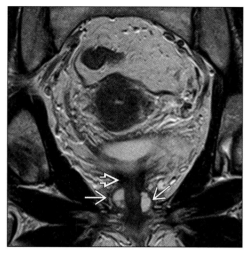

（左）横断位MR T₂WI序列示马蹄形高信号囊性结构➡️围绕尿道前面和侧面。（右）冠状位MR T₂WI序列示该高信号囊性结构➡️位于尿道⬆️两侧，高于尿生殖膈下筋膜水平

临床背景

病史
● 54岁女性，排尿后滴沥史。

影像解读

诊断陷阱
● 可能误诊为其他女性下生殖道囊肿。

准确诊断
● 尿道憩室。

正确诊断线索
● 以尿道中段后外侧为中心的囊性病变。
  ○ 高于尿生殖膈下筋膜水平。
● 与或不与尿道腔相通。

背　　景

流行病学
● 发生于0.6%～6.0%的女性。
● 多达40%的患者反复发生尿道感染。
● 30～50岁最常见。

临床特征
● 典型表现为"3D"，即排尿困难、性交困难、排尿后滴沥。
● 并发症
  ○ 感染。
  ○ 憩室内结石形成。
    ■ 见于5%～10%患者。
  ○ 恶变
    ■ 腺癌＞鳞状细胞癌。
  ○ 假如病变较大，可引起阻塞症状。

相关病理学
● 认为是源自尿道周围腺体感染形成的脓肿，以及尿道

腔瘘管。
● 通常很小（直径2～16mm）。
● 通常单发，也可多发。

治疗
● 切除或行开窗减压术。

影像特征

一般特征
● 新月形、马蹄形或鞍状，或环尿道周围的囊性病变。
● 不同宽度的憩室颈。
  ○ 通常难以分辨。
● 合并感染时囊壁强化。
● 恶变表现为结节样强化肿块。

US
● 单纯性囊肿无回声。

CT
● 单纯性囊肿为液性密度及无强化的薄壁。
● 可见结石。

MR
● T₂WI呈高信号，T₁WI呈低信号。
● 憩室内出血或含蛋白成分可表现为T₁WI高信号，T₂WI不同信号强度。

参 考 文 献

1. Tubay M et al：Resident and fellow education feature：what is that cyst? Common cystic lesions of the female lower genitourinary tract. Radiographics. 34（2）：427-428，2014
2. Surabhi VR et al：Magnetic resonance imaging of female urethral and periurethral disorders. Radiol Clin North Am. 51（6）：941-953，2013

202. 尿道憩室

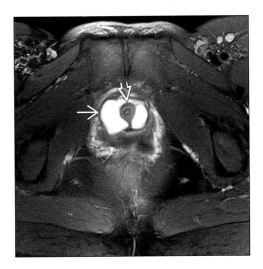
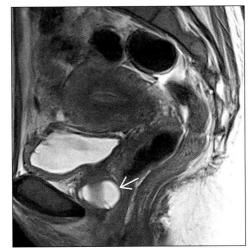

（左）58岁女性，反复下尿路感染，横断位MR T₂WI抑脂序列显示高信号囊性结构➡️环绕尿道➡️。（右）同一患者矢状位MR T₂WI序列显示高信号囊性结构➡️围绕中段尿道，高于尿生殖膈下筋膜水平

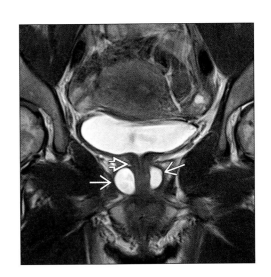
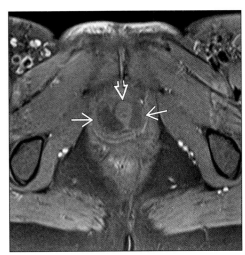

（左）同一患者冠状位MR T₂WI序列示高信号囊性结构➡️位于尿道➡️两侧，高于尿生殖膈下筋膜水平。高分辨率T₂WI能最佳显示与尿道腔的通道，但通常很难显示。（右）同一患者横断位MR T₁WI抑脂序列显示低信号囊性结构➡️环绕尿道➡️

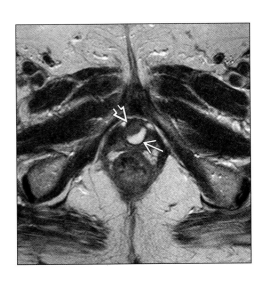
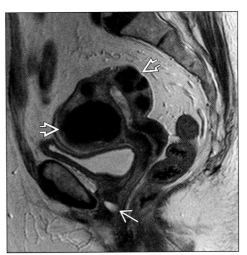

（左）43岁女性，排尿后滴沥及排尿困难，横断位MR T₂WI序列示新月形高信号囊性结构➡️位于尿道➡️后外侧。（右）同一患者矢状位MR T₂WI序列显示中段尿道水平的高信号囊性结构➡️。另可见多发子宫肌瘤➡️

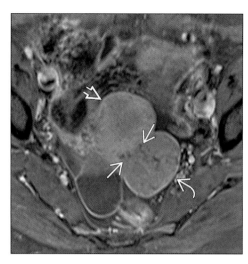
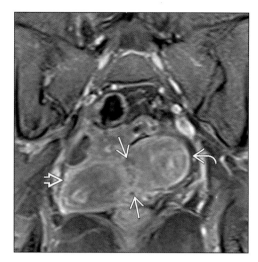

（左）横断位MR T₁WI抑脂增强序列显示一肿块➡️邻近子宫➡️，两者交界面见扭曲流空信号➡️。（右）冠状位MR T₁WI抑脂增强序列显示毗邻子宫的肿块➡️，与子宫➡️交界面可见纡曲流空信号血管影➡️

影像解读

表现
- 描述出现在子宫和毗邻的肿块交界面或流经两者的血管结构。
- 血管在多普勒超声上显示为流动信号，在MR上显示为信号流空或强化的管状结构，或在增强CT上显示为强化的管状结构。

意义
- 此征象有助于鉴别子宫外生性肿块与卵巢肿块。
- 当发现一实性盆腔肿块，无法确定子宫外生性来源或卵巢来源时，此征象的出现提示肿块源于子宫（外生性平滑肌瘤）。
  - 此征象鉴别浆膜下平滑肌瘤和子宫外肿瘤的效能。
    - 敏感度：91%～100%。
    - 特异度：89%～92%。

其他影像表现
- 显示正常卵巢与其旁的盆腔肿块不相连可排除卵巢源性肿块的可能。
- 沿腰肌腹侧向下追踪卵巢静脉至盆腔可达卵巢，提示盆腔肿块源自卵巢。
- 盆腔肿块附在子宫圆韧带上，更可能源自子宫而非附件。
- 爪征
  - 子宫或卵巢等原发器官组织呈爪状握住肿块边缘。

背 景

解释
- 桥血管征由源自子宫动脉的供血血管穿过交界面进入

肿块，为外生性平滑肌瘤的表现。
  - 与此相反，附件肿块通常由卵巢血管供血。
- 由子宫动脉分支发出的供血血管位于子宫与浆膜下平滑肌瘤之间的交界面。
  - 这些血管按照与肿块-子宫界面相关的形状和走行分类。
    - 血管平行于交界面。
    - 血管横跨交界面。
    - 兼有上述两者表现。

诊断陷阱
- 晚期卵巢恶性肿瘤侵犯子宫，除卵巢血管外还可有子宫血管供血形成桥血管征。

参 考 文 献

1. Madan R：The bridging vascular sign. Radiology. 238（1）：371-372，2006
2. Saksouk FA et al：Recognition of the ovaries and ovarian origin of pelvic masses with CT. Radiographics. 24 Suppl 1：S133-146，2004
3. Kim SH et al：Interface vessels on color/power Doppler US and MRI：a clue to differentiate subserosal uterine myomas from extrauterine tumors. J Comput Assist Tomogr. 25（1）：36-42，2001
4. Kim JC et al："Bridging vascular sign" in the MR diagnosis of exophytic uterine leiomyoma. J Comput Assist Tomogr. 24（1）：57-60，2000

203. 桥血管征

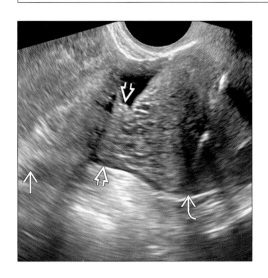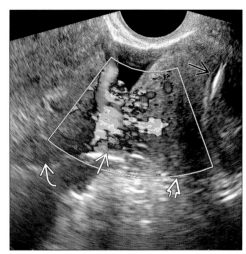

（左）40岁女性，出现间歇性盆腔疼痛，矢状面经阴道超声示盆腔肿块➡经短蒂➡附着于子宫➡。（右）同一患者矢状面经阴道彩色多普勒超声显示子宫➡和附件肿块➡间的蒂内血流➡伸展于两者间，提示肿块原发于子宫。子宫内见一枚宫内节育器➡

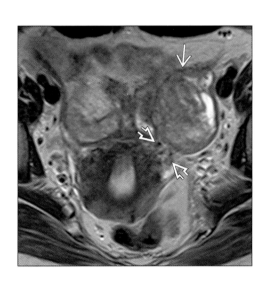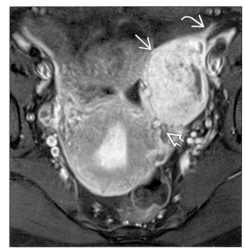

（左）35岁女性，可触及包块，横断位MR T$_2$WI序列示左侧子宫旁不均质肿块➡，肿块与子宫交界面可见流空信号血管影➡。（右）同一患者横断位MR T$_1$WI抑脂增强序列显示左附件强化肿块➡，肿块与子宫交界面见纤曲强化管状血管结构➡。该肿块附着于圆韧带➡，为另一个源自子宫的征象

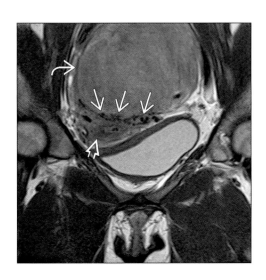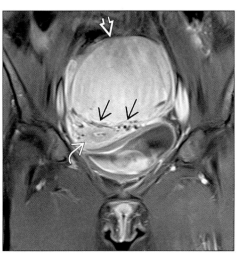

（左）42岁女性，可触及腹部包块，冠状位MR T$_2$WI序列示子宫➡上方均匀高信号肿块➡，肿块与子宫交界面可见流空信号血管影➡。（右）同一患者冠状位MR T$_1$WI抑脂增强序列显示子宫➡上方均匀强化肿块➡，肿块与子宫交界面见纤曲强化管状血管结构➡

204. 串珠征

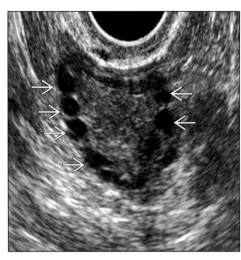 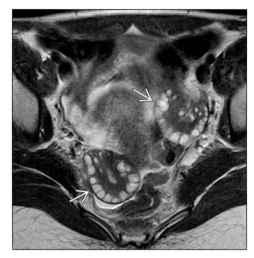

（左）经阴道超声显示增大的卵巢内多个小的、位于周围的囊肿（串珠征）➡，符合多囊卵巢。（右）盆腔轴位 MR T₂WI 序列显示在增大的卵巢➡内有多个小的、位于周围的高信号卵巢囊肿，中央的卵巢间质呈等信号

临床背景

病史

- 24岁女性，月经稀少，体格检查发现肥胖和多毛。

影像解读

典型征象

- 串珠征是多囊卵巢综合征的典型表现。
- 无此征象不能除外多囊卵巢综合征，有此征象不能确诊多囊卵巢综合征。

背　景

概述

- 多囊卵巢综合征又称 Stein-Leventhal 综合征。
- 鹿特丹标准要求在除外患者其他病因后满足3条症状标准中的2条。
  - 月经稀少和（或）停止排卵。
  - 临床和（或）生化提示雄激素过多症。
  - 多囊卵巢。
- 临床：闭经/月经稀少，多毛症，痤疮，男性型脱发，不孕，肥胖。
- 黄体生成素及其他雄激素相关生化指标升高。

流行病学

- 患病率：6.6%的美国育龄期女性。
- 育龄期女性最常见的内分泌异常（在超重女性中更常见）。

相关生理学

- 多囊卵巢综合征的主要病因可能是胰岛素抵抗。
- 下丘脑-垂体-性腺轴异常引起雄激素分泌过多。

相关病理学

- 未能发育成优势卵泡的囊状卵泡的积聚。
- 不孕症、自发性流产、血脂异常、高血压、糖尿病、冠心病、脑卒中和子宫内膜癌的风险增高。

影像特征

一般特征

- 必须与临床病史协同考虑。

US

- 超声时间选择
  - 月经规律的女性：卵泡期早期（3～5d）。
  - 月经稀少/闭经女性：随机或黄体酮性出血后3～5d。
- 当单侧或双侧卵巢出现下列表现时，鹿特丹共识定义为多囊卵巢。
  - 12个以上卵泡，直径为2～9mm（不只在一个平面可见）或体积超过10cm³（不包括优势卵泡或黄体）。
- 典型的表现是卵巢增大，伴多个小的周围性囊肿（串珠征）。
- 可有厚的高回声纤维包囊。
- 卵巢间质回声增高（由于体积增大）。
- 多普勒超声：可显示卵巢收缩期速率峰增高及阻力指数降低。

MR

- T₁WI：低信号的周围性囊肿。
- T₂WI：多发高信号的周围性囊肿。

参 考 文 献

1. Lujan ME et al：Updated ultrasound criteria for polycystic ovary syndrome：reliable thresholds for elevated follicle population and ovarian volume. Hum Reprod. 28（5）：1361-1368, 2013
2. Lee TT et al：Polycystic ovarian syndrome：role of imaging in diagnosis. Radiographics. 32（6）：1643-1657, 2012
3. RotterdamESHRE/ASRM-Sponsored PCOS consensus workshop group：Revised 2003 consensus on diagnostic criteria and long-term health risks related to polycystic ovary syndrome（PCOS）. Hum Reprod. 19（1）：41-47, 2004

205. 卵巢T₂阴影征

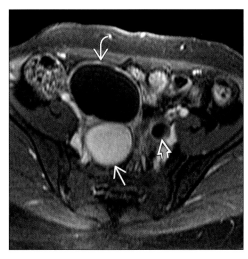
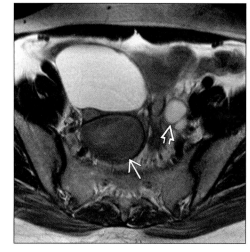

（左）横断位MR T₁WI抑脂增强序列显示膀胱➡后方、右侧附件内边界光整的卵圆形病变➡。正常的左侧卵泡➡呈低信号。（右）横断位MR T₂WI序列示右侧附件肿块呈低信号T₂阴影征➡，左侧卵泡囊肿呈高信号➡

临床背景

病史

● 29岁女性，慢性周期性盆腔疼痛。

影像解读

表现

● T₂阴影征是子宫内膜异位囊肿的典型表现。

背　　景

概述

● 蛋白质含量高是由于反复的周期性出血，导致血液产物累积于含铁血黄素的巨噬细胞中。
● T₂阴影征提示病变为慢性，因为血液产物（蛋白质）需要多个周期才能反映在MR上。

相关病理学

● 子宫内膜异位症是功能性子宫内膜细胞在子宫腔外的异位生长（最被广泛接受的理论是经血逆行）。
● 受周期性激素变化的影响。
● 大小不同，从显微镜下的病灶到肉眼可见的囊肿。
● 种植在深部腹膜卵巢表面的内膜反复周期性出血形成子宫内膜异位囊肿（也称子宫内膜瘤/巧克力囊肿）。
● 通常发生于育龄女性（25～30岁）。
● 临床：不孕（由于纤维化）、痛经、性交困难、功能异常性出血和急腹症。
● 20%病例合并腺肌病。
● 可恶变为透明细胞癌或子宫内膜癌。
 ○ 发生率为2.5%，当直径>15cm时更高。
 ○ MR上见强化的壁结节。
 ○ 因为级别低和更早期发现，其预后优于无子宫内膜异位症的患者。
● 妊娠时，强化壁结节可因孕激素增加而增大（不可误认为卵巢癌）。

影像特征

US

● 界线清楚的复杂囊性肿块，均匀低回声伴后方声影增强。
● 有时见液-液平（不同时期的出血，或血凝块引起的周边回声性结节）。
● 彩色多普勒：内部没有血流，故异常的血供意味着恶变。

CT

● 非特异性：无强化的复杂囊性肿块。

MR

● 能够检测不同时期的血液产物而具有高度特异性。
● T₁WI：高信号（抑脂序列不降低）。
● T₂WI：根据血液产物的期相变化。
● T₂阴影征（T₁WI信号增高及T₂WI信号降低）特异性为90%～98%，反映因高蛋白内容物及高黏度使得T₁及T₂弛豫时间缩短。
● 信号多样性提高了内膜异位囊肿的特异性。
● T₁WI增强：无强化
 ○ 如有强化，应怀疑恶变。
● 内膜异位囊肿可显示弥散受限。

PET/CT

● FDG PET扫描（光子稀少）大多呈低摄取。
 ○ 月经周期的月经期及排卵期可见正常的摄取增高。

参 考 文 献

1. Siegelman ES et al：MR imaging of endometriosis：ten imaging pearls. Radiographics. 32（6）：1675-1691，2012
2. Chamié LP et al：Findings of pelvic endometriosis at transvaginal US，MR imaging，and laparoscopy. Radiographics. 31（4）：E77-100，2011
3. Lerman H et al：Normal and abnormal 18F-FDG endometrial and ovarian uptake in pre-and postmenopausal patients：assessment by PET/CT. J Nucl Med. 45（2）：266-271，2004

206. 子宫内膜异位囊肿T$_2$黑点征

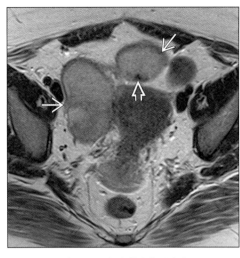 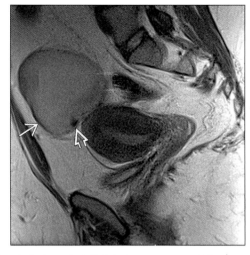

（左）横断位MR T$_2$WI序列示双侧卵巢高信号病变➡，T$_1$WI上均呈高信号。左侧卵巢病变内可见一局灶极低信号区➡。矢状位MR T$_2$WI序列示左侧卵巢高信号病变➡，伴一局灶极低信号区➡

影像特征

表现

- 囊性病变中小灶T$_2$极低信号（平均6.3mm）。
  - 见于囊内，通常紧邻囊壁，但不在囊壁内。

临床意义

- T$_2$黑点征对慢性出血性病变（如内膜异位囊肿）具有高度特异性。
- 可用于鉴别卵巢内膜异位囊肿与功能性出血性囊肿。
  - 敏感度：36%。
  - 特异度：93%。
    - 出血性囊肿不可见。
    - 出血性肿瘤可见。
  - 阳性预测值：89%。
  - 阴性预测值：48%。
- 可能对应超声上描述的内膜异位囊肿的壁上回声灶。

其他影像表现

- 内膜异位囊肿T$_1$WI呈典型高信号。
  - 出血性囊肿和出血性肿瘤T$_1$WI也呈高信号。
- T$_2$阴影征
  - 为内膜异位囊肿的典型MR特征。
    - 定义为T$_1$WI呈高信号的囊性病变，T$_2$弛豫时间缩短，导致T$_2$WI上信号强度低于单纯液体。
    - 可能继发于反复出血所致的高浓度蛋白成分和血液分解产物。
  - T$_2$阴影征鉴别卵巢内膜异位囊肿和功能性出血囊肿的效能。
    - 敏感度：93%。
    - 特异度：45%。
    - 阳性预测值：72%。
    - 阴性预测值：81%。

- T$_1$WI上多发高信号病变对诊断内膜异位囊肿有特异性。
- 良性内膜异位囊肿表现为弥散受限。

背 景

解释

- 确切病因尚不清楚。
  - 未见病理对照。
- 可代表慢性回缩血凝块，含高浓度蛋白和（或）含铁血黄素。
  - 慢性回缩凝块可富含蛋白质和血红蛋白产物，T$_2$弛豫时间缩短，表现为T$_2$黑点征。
- 由于出血性囊肿快速溶解，出血性囊肿内的回缩凝块可能没有足够的时间失去自由水，或进展成含铁血黄素，使T$_2$弛豫时间缩短。

病理学

- 子宫内膜异位症定义为子宫内膜组织存在于宫腔外。
  - 每年患病率为5%～10%。
- 内膜异位囊肿是反复出血形成的囊性病变，通常位于卵巢。

参 考 文 献

1. Corwin MT et al：Differentiation of ovarian endometriomas from hemorrhagic cysts at MR imaging：utility of the T$_2$ dark spot sign. Radiology. 271（1）：126-132，2014
2. Siegelman ES et al：MR imaging of endometriosis：ten imaging pearls. Radiographics. 32（6）：1675-1691，2012
3. Glastonbury CM：The shading sign. Radiology. 224（1）：199-201，2002
4. Woodward PJ et al：Endometriosis：radiologic-pathologic correlation. Radiographics. 21（1）：193-216；questionnaire 288-294，2001

207. 火焰环征

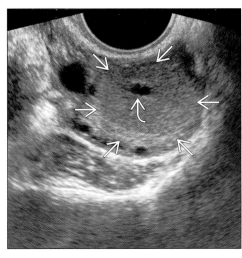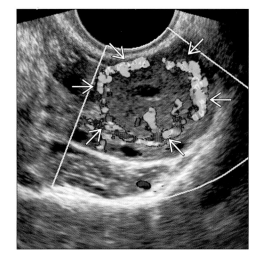

（左）横切面经阴道灰阶超声显示左侧附件肿块，伴中心小囊性区➡，周围有高回声➡。（右）横切面经阴道多普勒超声显示囊性肿块周围血流增多（火焰环）➡

临床背景

病史

- 25岁妊娠女性，盆腔疼痛伴阴道出血。
- 既往盆腔炎症病史。
- 定量尿β-hCG阳性提示早期妊娠。

影像解读

典型征象

- 火焰环征代表附件囊肿周围富血管（可能是宫外孕囊）。
  - 在适当临床和实验室背景下，符合异位妊娠。

鉴别诊断

- 非特异性征象，也存在于正常成熟卵泡或黄体囊肿周围。

背　　　景

流行病学

- 发病率：2%的妊娠女性。
- 死亡率9%～14%。

相关病理学

- 异位妊娠发生于胚囊着床在子宫内膜外时。
- 危险因素：异位妊娠史、输卵管手术史、盆腔炎史、宫内节育器使用史。
- 发病部位
  - 输卵管最常见，占95%的病例。
  - 较不常见的部位包括子宫间质、子宫角、卵巢、宫颈、瘢痕、腹腔内和异位性。
- 异位妊娠增大时破裂的风险增加。

影像特征

US

- 无宫内妊娠；无孕囊，无卵黄囊，内膜无胎芽。
- 假性孕囊（10%）偶尔可见；液体位于子宫腔中央，形态常不规则或扁平，无双蜕膜反应。
- 附件复杂病变（最常见的部位）有回声环，可显示血管增多（火焰环征）。
- 含碎片的复杂游离液体提示出血。
- 既无宫内妊娠、也无异位妊娠的特异表现，β-hCG水平低于阈值的患者。
  - 应对患者行超声密切监测随访，并持续检测β-hCG水平，直到证实异位妊娠或宫内妊娠为止。

CT

- CT平扫：复杂表现的囊性病变，伴囊内高密度。
- 周围型强化，对应火焰环征。

MR

- T_1WI：囊内容物呈高信号。
- T_2WI：囊内容物呈低信号，囊壁呈高信号。
- T_1WI增强：囊壁富血管致囊周围强化。

参考文献

1. Kao LY et al: Beyond ultrasound: CT and MRI of ectopic pregnancy. AJR Am J Roentgenol. 202（4）: 904-911, 2014
2. Lin EP et al: Diagnostic clues to ectopic pregnancy. Radiographics. 28（6）: 1661-1671, 2008
3. Pellerito JS et al: Ectopic pregnancy: evaluation with endovaginal color flow imaging. Radiology. 183（2）: 407-411, 1992

208. 齿轮征

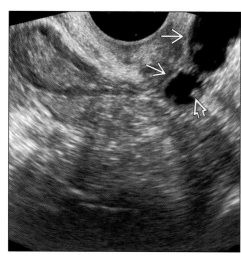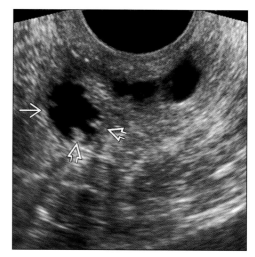

（左）纵切面经阴道灰阶超声显示右侧附件区管腔结构➡️伴周围结节➡️，为输卵管内膜皱襞增厚。（右）横切面经阴道灰阶超声显示右侧附件区扩张的管腔➡️伴周围结节➡️，因输卵管内膜皱襞增厚形成齿轮状表现

临床背景

病史
- 37岁女性，严重右下腹疼痛伴发热。

影像解读

表现
- 超声可见明显增厚的输卵管内膜皱襞（齿轮），壁增厚及内部碎屑。

诊断
- 输卵管积水。
- 齿轮征提示囊性附件结构为充满液体的扩张输卵管。
  ○ 为鉴别卵巢囊性病变与扩张输卵管的有用征象。

背　景

概述
- 输卵管积水是盆腔炎症病变的慢性表现。
- 通常始于输卵管炎→输卵管及输卵管周围粘连→伞端阻塞→液体积聚→输卵管积水。

流行病学
- 美国每年报告超过100万例急性输卵管炎病例。
- 对于16～25岁的女性，输卵管炎是最常见的严重感染（11%的育龄女性）。
- 社会经济水平低的女性和年轻女性的发病率增高（性生活早、性伴侣多、卫生保健差）。
- 宫内节育器的使用使盆腔炎症疾病发病率增加3倍。
- 分娩、人工流产、子宫内膜活检、宫内节育器置入、流产也可致病。

相关病理学
- 最常见的病原菌：淋球菌和衣原体。
- 明显的中性粒细胞浸润、充血和水肿。
- 黏膜溃疡病与反应性上皮改变。

影像特征

US（经阴道）
- 纤曲扩张的卵圆形或梨形输卵管伴高回声物质。
- 通常单侧性，但随着疾病的进展，感染可蔓延到另一侧输卵管。
- 增厚的输卵管内膜皱襞→齿轮征。
- 不完全分隔：扩张纤曲的输卵管伴突出的皱襞。
- 需要调整增益以观察内部回声。
- 彩色多普勒：增厚的壁内血管增多。
- 恰当治疗后异常表现很快消失。

增强CT
- 表现可很轻微，特别是早期。
- 扩张的输卵管可显示强化。
- 如合并感染可见脂肪条索影伴强化。

MR
- T_1WI：随蛋白质含量的变化而变化（通常为低信号至中等信号）。
- T_2WI：中等信号到高信号。
- T_1WI增强：强化的增厚/扩张输卵管，周围伴腹膜脂肪条索。

参 考 文 献

1. Rezvani M et al：Fallopian tube disease in the nonpregnant patient. Radiographics. 31（2）：527-548，2011
2. Horrow MM：Ultrasound of pelvic inflammatory disease. Ultrasound Q. 20（4）：171-179，2004
3. Tukeva TA et al：MR imaging in pelvic inflammatory disease：comparison with laparoscopy and US. Radiology. 210（1）：209-216，1999

209. 暴风雪征：葡萄胎妊娠

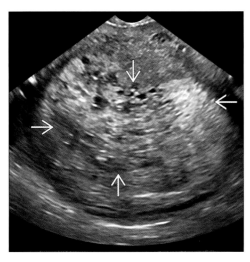 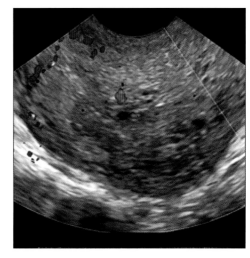

（左）横切面经阴道超声显示一大肿块➡️至宫腔扩展，伴多个囊性和实性区域呈暴风雪状表现，未见胎儿组织。（右）同一患者彩色多普勒超声显示肿块内血流增多

临床背景

病史

- 19岁女性，阴道出血及晨吐。

影像解读

典型征象

- 宫腔内囊性和实性区交替呈暴风雪状表现，在相应的临床和实验室背景下，符合葡萄胎。

背　　景

概述

- 葡萄胎是最常见的妊娠滋养细胞疾病。
- 妊娠滋养细胞疾病是异常受精导致的肿瘤性增殖表现。
- 妊娠滋养细胞疾病的分类：葡萄胎（完全性和部分性）、侵袭性葡萄胎、绒毛膜癌和胎盘部位滋养细胞疾病（罕见）。
- 90%的完全性葡萄胎有46，XX二倍体染色体（父系起源，表明受精由2个精子和1个丢失染色体的卵细胞完成）。
- 部分性葡萄胎有一个三倍体（69，XXY）染色体组型，由两个精子和一个正常卵细胞受精而成；一个是23X染色体，另一个是23Y染色体型。
- 罕见与正常妊娠并存。
- β-hCG显著增加，引起妊娠剧吐和黄素化囊肿。

流行病学

- 发病率：妊娠女性1∶（1000～2000），流产女性高达1∶41。
- 年龄：青少年及40～50岁成年人，但可发生于任何年龄组。
- 葡萄胎妊娠史增加再发类似病变的风险。
- 亚洲和拉丁美洲比北美和欧洲更多见。
- 20%的完全性葡萄胎继发侵袭性葡萄胎或绒毛膜癌。

相关病理学

- 绒毛囊状扩张产生葡萄串样表现。
- 非侵袭性葡萄胎不侵犯子宫肌层。
- 20%的侵袭性葡萄胎继发于完全性葡萄胎。

影像特征

US

- 子宫腔充满多个不同大小和形状的透声区（囊性和实性区交替成暴雪状表现），无胎儿组织（完全性葡萄胎）或有胎儿组织（部分性葡萄胎）。
- 前3个月葡萄胎可能有类似不全流产的超声表现。
- 卵巢黄素囊肿：高达50%。
- 彩色多普勒超声：血流丰富。

CT

- 作用有限。
- 增强CT提示子宫内膜肿块不均匀强化，有时伴网状类型。

MR

- T_1WI：子宫肿块信号与肌层相等（出血区呈高信号）。
- T_2WI：显著高信号肿块扩展子宫腔。
- T_1WI增强：强化的肿块伴或不伴无数小囊肿。

参考文献

1. Elsayes KM et al：Imaging of the placenta：a multimodality pictorial review. Radiographics. 29（5）：1371-1391，2009

210. 冰山一角征：卵巢皮样囊肿

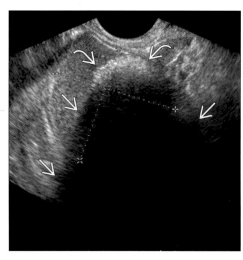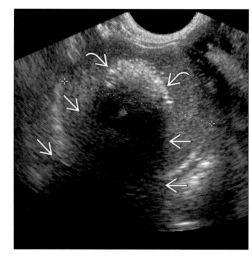

（左）纵切面灰阶超声显示一弧形高回声结构➡️，后方声影➡️模糊了肿块边界，呈冰山一角表现。（右）横切面灰阶超声从不同平面显示并确认了这些表现，强回声结构➡️及后方声影➡️模糊了肿块

临床背景

病史
● 33岁女性，右侧附件区可触及肿块。

影像解读

典型征象
● 冰山一角征是卵巢皮样囊肿的典型表现。

背　　景

征象解释
● 囊肿内高回声结构（毛发和皮脂物质）可呈弥漫性，其声影常使病变模糊不清。
● 钙化常可见声影。
● 后方声影应与肠气反射伪影鉴别。

概述
● 也称良性囊性畸胎瘤。
● 出生时即存在，但由于生长缓慢，通常到20～30多岁才被发现。
● 通常在体格检查时偶然发现或触及。
● 大的皮样囊肿可扭转或破裂，表现为急性腹痛，常需手术切除。

流行病学
● 女性最常见的卵巢肿瘤（＜45岁）和最常见的生殖细胞肿瘤。
● 占卵巢肿瘤的10%～20%。
● 10%～20%病例双侧发生。

相关病理学
● 由3个胚层组织的成熟细胞组成，以外胚层成分为主，包括毛发、皮肤、牙齿和脱屑上皮。
● 囊壁为复层鳞状上皮组成，壁内含皮脂物质。
● Rokitansky结节起源于囊壁，含有骨、牙齿和生发的毛囊。
● 1%～2%的皮样囊肿发生恶变，鳞状细胞癌最常见。

影像特征

US
● 表现不一，取决于上皮内容物。
● 弥漫性或局灶性高回声区伴后方声影。
● 典型超声表现。
  ○ 冰山一角征。
  ○ Rokitansky结节：包含毛囊和（或）其他实性成分，高回声伴后方声影，可单发或多发。
  ○ 皮样网：多发线样或点状回声，对应交织在一起的毛发。
● 脂-液平面与局部钙化（牙）。

CT
● 脂肪低密度（含脂肪的Rokitansky结节和含脂皮脂腺囊性物质）。
● 壁内可见或不可见钙化。
● 有时见毛发球或脂-液平面。

MR
● 不同成分，包括脂肪和钙化。
● T_1WI：高信号（类似脂肪）。
● T_2WI：中等信号（类似脂肪）。
● T_1WI和T_2WI抑脂序列上信号降低。

参 考 文 献

1. Wasnik AP et al: Multimodality imaging of ovarian cystic lesions: Review with an imaging based algorithmic approach. World J Radiol. 5（3）: 113-125, 2013
2. Jung SE et al: CT and MR imaging of ovarian tumors with emphasis on differential diagnosis. Radiographics. 22（6）: 1305-1325, 2002
3. Beller MJ: The "tip of the iceberg" sign. Radiology. 209（2）: 395-396, 1998

211. 鱼网征：卵巢出血性囊肿

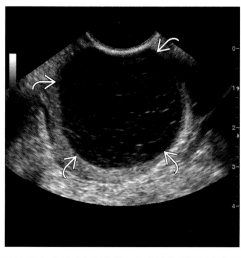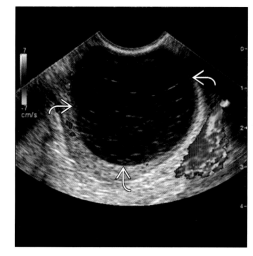

（左）经阴道灰阶超声显示左侧卵巢复杂囊性病变➡️呈细网状，表现为鱼网征伴后方回声增强。（右）经阴道彩色多普勒超声显示左卵巢病变内无确切的异常血管证据➡️

临床背景

病史

- 32岁女性，左下腹疼痛。

影像解读

典型征象

- 无内部血管的卵巢囊肿呈鱼网样的细网状回声是出血性卵巢囊肿的典型表现。

背 景

概述

- 黄体囊肿内出血。
- 良性，无恶变倾向。
- 通常在2个月经周期内吸收消失。
- 可出现疼痛，也可无症状。

流行病学

- 育龄期女性。

相关生理学

- 颗粒细胞层在排卵前无血管。
- 排卵后，颗粒细胞层血管丰富。
- 颗粒细胞层血管脆弱易破裂，导致黄体囊肿内出血。

相关病理学

- 大体上：典型直径为3～8cm，薄壁单房囊肿，囊内合并出血。
- 镜下：黄体化颗粒细胞、成纤维细胞、含铁血黄素的巨噬细胞和丰富的纤维蛋白。

影像特征

US

- 首选方法。

- 薄壁囊肿。
- 通常直径约3cm。
- 出血性囊肿内细网状回声呈鱼网征，代表纤维蛋白条索。
- 出血性囊肿内的血凝块可表现为三角形或曲线状回声簇。
- 囊内无彩色多普勒信号。

MR

- 边界光整的囊性病变。
- 内部信号特征因出血时间不同而异。
- 最常见的是T_1高信号，T_2不均匀信号或高信号。
- 钆剂增强扫描囊内无强化。

CT

- 卵巢肿块内密度＞10HU。

PET/CT

- 多变，但有FDG高摄取的报道。

关键知识点

- 描述出血性囊肿中代表纤维蛋白条索的细网状回声。
- 卵巢出血性囊肿的典型表现。

参 考 文 献

1. Kanso HN et al：Variable MR findings in ovarian functional hemorrhagic cysts. J Magn Reson Imaging. 24（2）：356-361, 2006
2. Patel MD et al：The likelihood ratio of sonographic findings for the diagnosis of hemorrhagic ovarian cysts. J Ultrasound Med. 24（5）：607-614；quiz 615, 2005
3. Jain KA：Sonographic spectrum of hemorrhagic ovarian cysts. J Ultrasound Med. 21（8）：879-886, 2002

212. 卵巢包裹征

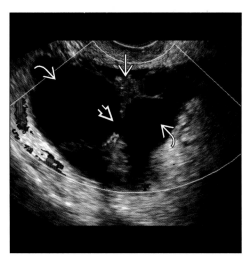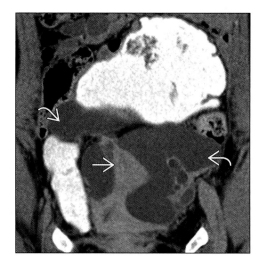

（左）经阴道彩色多普勒超声显示一轮廓清晰的多房囊性病变➡围绕右侧卵巢➡，囊内分隔有少量血流➡。（右）冠状位重建增强CT显示一边界清晰、分叶状多房囊性结构➡围绕卵巢➡，呈卵巢包裹征

影像解读

表现与解释
- 腹膜包涵囊肿的典型表现。
- 液体未被腹膜吸收，积聚在卵巢周围。

诊断陷阱
- 腹膜包涵囊肿可被误诊为卵巢冠囊肿、输卵管积水、输卵管积脓、多囊间皮瘤及恶性囊性卵巢肿瘤。

背　　景

临床表现
- 大部分患者表现为盆腔疼痛或盆腔肿块。

流行病学
- 几乎只发生在绝经前女性。

相关病理学
- 腹膜包涵囊肿的发生取决于卵巢和腹膜的活动性粘连。
  - 腹部或盆腔手术、创伤、盆腔炎症或子宫内膜异位症可造成腹膜粘连。
    - 非肿瘤性、反应性间皮增生→腹膜吸收能力下降→卵巢周围积液。
- 大小变化可从几毫米到占据整个盆腔和腹部的巨大肿块。
- 主要发生在盆腔，罕见于腹腔内其他部位。

影像特征

概述
- 盆腔内分隔性积液，正常卵巢位于积液的中间或边缘。

- 包裹的卵巢似蜘蛛在蛛网中，网为线状腹膜粘连，可误诊为肿瘤的实性结节部分伴周围分隔。
- 在盆腔结构间的缓慢扩展，无明显肿块占位效应。
  - 该表现有助于区分腹膜包涵囊肿和其他盆腔囊性病变。

US
- 囊肿内容物通常无回声，间隔细，壁薄。
- 罕见血管化的间隔有低阻力血流。

CT
- 囊内容物通常是液性密度。

MR
- 液体信号，T_1WI低信号，T_2WI高信号，囊壁无强化。
- 清晰显示卵巢与囊肿的位置关系。

关键知识点
- 卵巢包裹征是腹膜包涵囊肿的典型表现。
- 腹膜包涵囊肿可能被误诊为其他疾病，包括卵巢恶性囊性肿瘤。

参 考 文 献

1. Brown DL et al：Adnexal masses：US characterization and reporting. Radiology. 254（2）：342-354，2010
2. Jeong YJ et al：Neoplastic and nonneoplastic conditions of serosal membrane origin：CT findings. Radiographics. 28（3）：801-817；discussion 817-818；quiz 912，2008
3. Jeong JY et al：Sclerotherapy of peritoneal inclusion cysts：preliminary results in seven patients. Korean J Radiol. 2（3）：164-170，2001

213. T形子宫

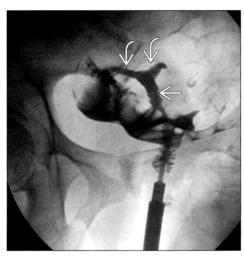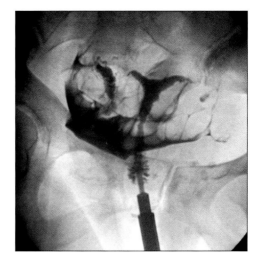

（左）子宫输卵管造影前后位显示一个由对比剂勾画的典型狭窄、不规则的T形子宫腔➡。也可见延长的子宫下段➡。（右）子宫输卵管造影另一前后位图证实了相同表现的T形子宫，宫腔明显变窄

临床背景

病史

- 26岁女性，反复人工流产史。

影像解读

典型征象

- 子宫输卵管造影和T_2WI显示宫腔呈T形构型，发生于己烯雌酚（DES）暴露。

背　　景

概述

- 己烯雌酚是一种合成雌激素，于1948年推出。
- 用于反复自然流产、早产和不良生殖结局。
- 因有子宫致畸作用而于1971年停用。
- 不孕症或自然流产的女性患者，有己烯雌酚暴露史，考虑己烯雌酚暴露。
- 82%的患者合并子宫畸形。

流行病学

- 100万～150万后代出生前暴露于己烯雌酚。
- 出生前暴露于己烯雌酚的女性，69%出现子宫畸形（T形子宫占31%）。

相关解剖学

- 正常的成人子宫可有不同的表现，有三角形的宫腔和光滑的边缘。
- 子宫的2/3是子宫体，1/3是宫颈管。
- T形子宫，宫体和宫颈的比例是1∶1（初经前子宫的比例）。

相关病理学

- 研究显示己烯雌酚可干扰生殖道间充质的胚胎发育。

- 阴道透明细胞癌发病率增加（每1000个暴露女性有0.14～1.4人患病）。
- 良性阴道腺疾病发病率增高67%。

影像特征

子宫输卵管造影术

- 宫颈发育不全和宫颈狭窄可致置管困难。
- 狭窄、不规则、不透X线的宫颈管。
- 子宫上段缩短，宫腔较小，呈特有的T形。
- 收缩带常在宫底中部。
- 收缩带导致输卵管间质段狭窄。
- 输卵管短，轮廓不规则。

US

- 子宫长度＜6cm。
- 宫腔长度、宫颈长度、子宫内膜厚度均较正常小。
- 子宫腔垂直和水平方向回声极其狭窄导致T形子宫。
- 脉冲多普勒显示子宫动脉搏动指数增加，表明子宫灌注减少。

MR

- T_2WI
  - T形轮廓：子宫腔纵横向狭窄。
  - 出现收缩带。
  - 结合带局限性增厚导致子宫腔小的凹陷。

参 考 文 献

1. Troiano RN et al: Mullerian duct anomalies: imaging and clinical issues. Radiology. 233（1）: 19-34，2004
2. Ubeda B et al: Hysterosalpingography: spectrum of normal variants and nonpathologic findings. AJR Am J Roentgenol. 177（1）: 131-135，2001

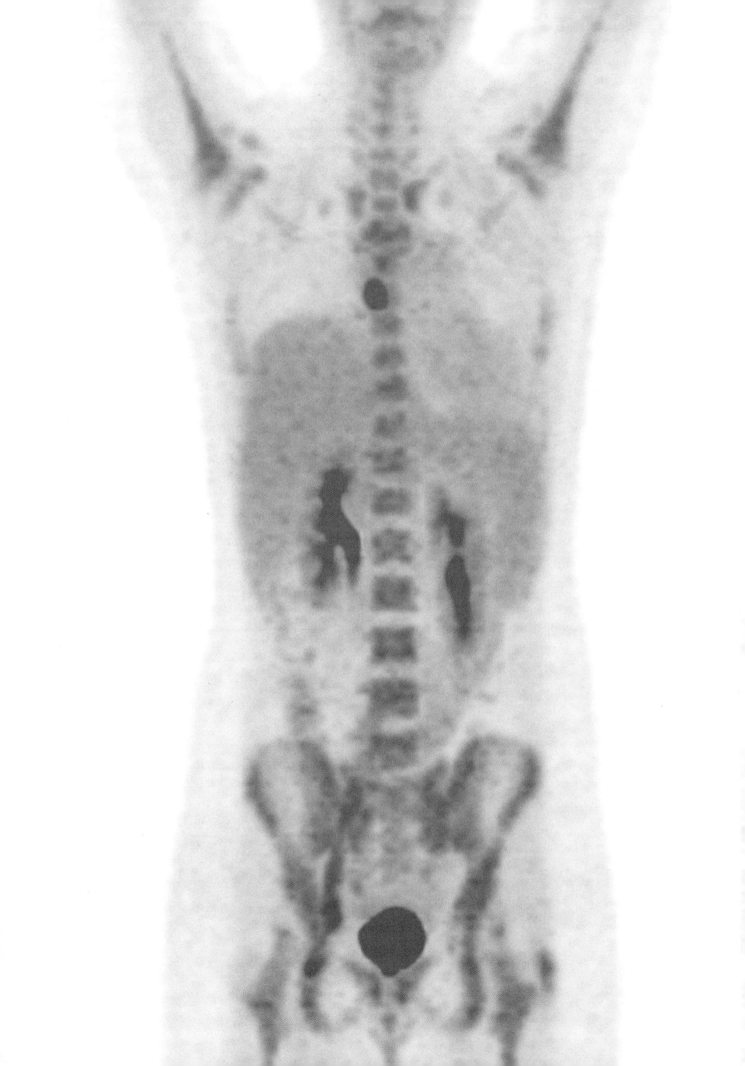

第12章　PET/CT

214. 棕色脂肪

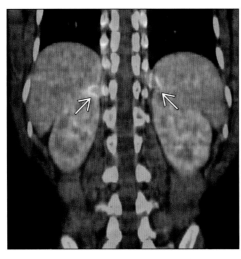 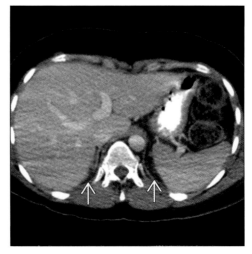

（左）冠状面PET/CT融合图像示双肾上腺摄取增高区➡️，符合高代谢脂肪表现。（右）横断面增强CT图像示双肾上腺区脂肪组织➡️，与FDG摄取增高区一致

临床背景

病史
- 19岁女性，霍奇金病。

影像解读

诊断陷阱
- 棕色脂肪的FDG摄取易被误诊为恶性疾病、感染或炎症，尤其是单侧摄取时。

正确诊断
- 棕色脂肪的FDG生理性摄取。

诊断思路
- 在高摄取区，CT上无解剖异常。
- FDG对称性摄取区位于棕色脂肪分布区域内。

背景

概述
- 儿童的棕色脂肪参与机体的体温调节。
- 成人残余的棕色脂肪在特定条件下可被激发发挥功能。

流行病学
- 发病率：儿童15%，成人1.9%。
- 冬季较夏季好发。

相关解剖学
- 棕色脂肪有特定分布区域，包括颈部、锁骨上、腋窝和脊柱椎旁区域。
- 与白色脂肪相比，棕色脂肪呈多房性，含有丰富的线粒体、微血管和去甲肾上腺素受体。
- 棕色脂肪受交感神经系统支配。

相关生理学
- 棕色脂肪内含有葡萄糖转运体，可生成ATP，用于受到刺激后的脂肪酸氧化过程。

- 棕色脂肪内含有去甲肾上腺素受体，既往通过注射苯二氮䓬或普萘洛尔减少棕色脂肪的摄取。
  - 当前研究质疑这一措施，目前提倡将保暖作为减少棕色脂肪摄取的最佳方法。

影像特征

CT
- CT平扫图像上棕色脂肪的CT值为 －150 ～ －50 HU（肌肉出现生理性摄取时，其CT值高于棕色脂肪组织）。
- CT平扫中的脂肪密度影与PET中的摄取增高区相对应。

PET/CT
- 同一脂肪区域的摄取值随温度改变而发生变化。
- 不典型摄取可见于纵隔或膈下区域，但也仅见于存在典型棕色脂肪摄取时。
  - 纵隔内的棕色脂肪为不对称分布。
  - 膈下及膈脚区域的棕色脂肪为对称性分布。
- 冬眠瘤和嗜铬细胞瘤内也可见棕色脂肪，因此，与CT图对照非常重要。
- 此外，与棕色脂肪无关的其他脂肪组织也可出现摄取增加（如房间隔脂肪瘤样肥厚）。

参考文献

1. Cypess AM et al：Identification and importance of brown adipose tissue in adult humans. N Engl J Med. 360（15）：1509-1517，2009
2. Paidisetty S et al：Brown fat：atypical locations and appearances encountered in PET/CT. AJR Am J Roentgenol. 193（2）：359-366，2009.
3. Christensen CR et al：Reversal of hypermetabolic brown adipose tissue in F-18 FDG PET imaging. Clin Nucl Med. 31（4）：193-196，2006.

214. 棕色脂肪

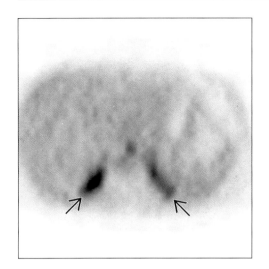
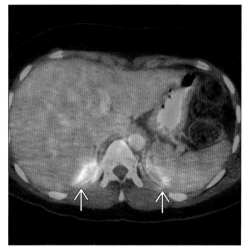

（左）横断面PET图像示双肾上腺区摄取增高区➡️，符合高代谢脂肪表现。（右）横断面FDG PET/CT融合图像示双肾上腺区代谢增高区➡️，符合高代谢脂肪表现

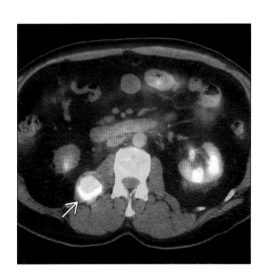
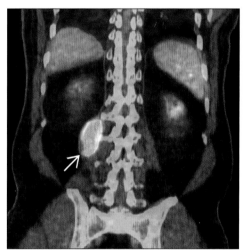

（左）49岁女性，淋巴瘤，横断面PET/CT融合图像示右腰大肌内、直径约3.3cm×2.3cm含脂肪区域的FDG摄取增高区（SUVmax 12.6）➡️。（右）同一患者的冠状面PET/CT融合图像示右腰大肌内、直径约3.3cm×2.3cm的含脂肪区域的FDG摄取增高区（SUVmax 12.6）➡️

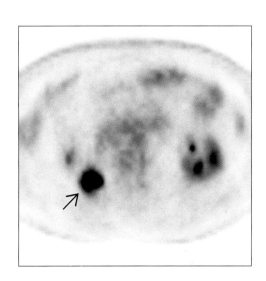
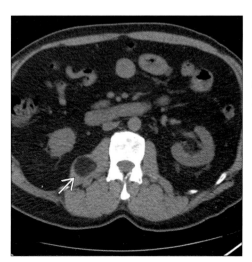

（左）同一患者右腰大肌内、直径约3.3cm×2.3cm含脂肪区域的FDG摄取增高区（SUVmax 12.6）➡️。（右）横断面CT平扫图像示右腰大肌脂肪密度影➡️

214. 棕色脂肪

（左）32岁女性，霍奇金病，横断面PET/CT融合图像示双颈部脂肪密度影摄取增高➡，符合高代谢脂肪表现。（右）同一患者的横断面CT图像中的脂肪密度影➡位置与PET图像中的摄取增高区吻合，符合高代谢脂肪表现

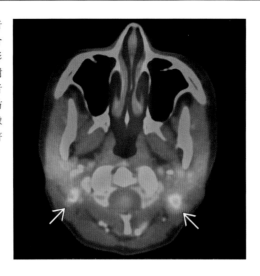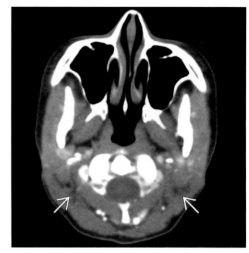

（左）横断面PET/CT融合图像示双锁骨上摄取增高区➡，符合高代谢脂肪表现。（右）同一患者的横断面CT图像示双锁骨上区脂肪密度影➡

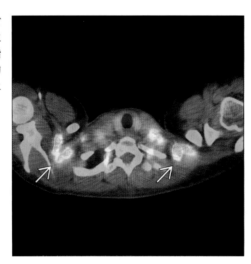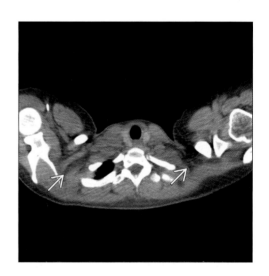

（左）冠状面PET/CT融合图像示双锁骨上区脂肪密度影摄取增高➡，符合高代谢脂肪表现。（右）横断面PET/CT融合图像示双锁骨上区脂肪密度影摄取增高➡，符合高代谢脂肪表现

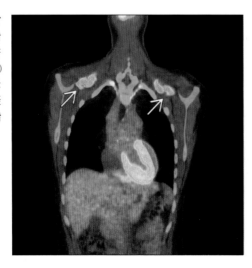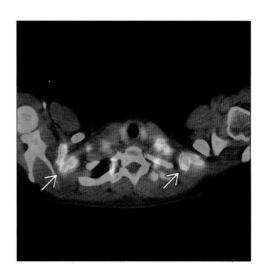

214. 棕色脂肪

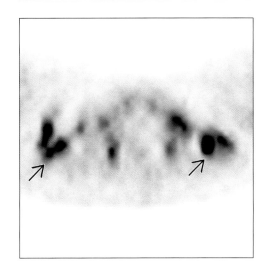

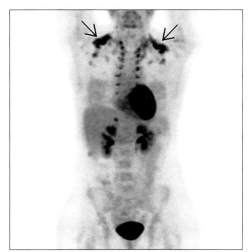

（左）横断面PET图像示双锁骨上摄取增高区➡️，符合高代谢脂肪表现。（右）同一患者冬季采集的MIP图像示双锁骨上区➡️、腋窝和脊椎椎旁区的高代谢脂肪的FDG摄取增高

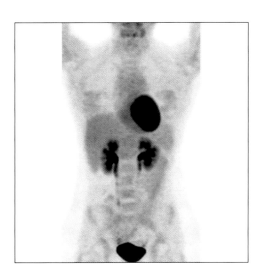

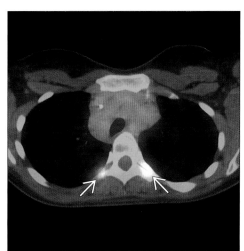

（左）同一患者夏季采集的MIP图示原高代谢脂肪区域（双锁骨上区、腋窝和脊椎椎旁区）的FDG高摄取区消失。（右）另一患者的横断面PET/CT融合图像示双侧脊椎椎旁区FDG摄取增高区➡️，符合高代谢脂肪表现

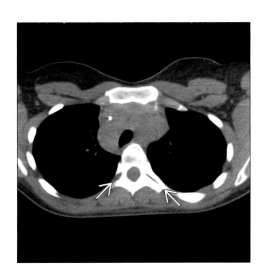

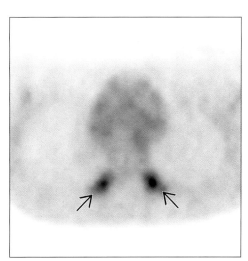

（左）横断面CT图像示双侧脊椎椎旁区脂肪密度影➡️。（右）同一患者的横断面PET/CT融合图像示双侧脊椎椎旁区摄取增高区➡️，符合高代谢脂肪表现

215. 肌肉生理性代谢

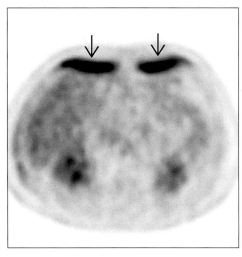
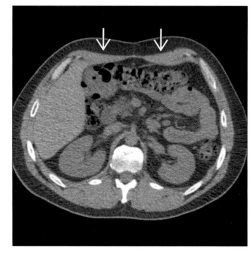

（左）横断面PET图像示双侧腹直肌对称性摄取增高➡。（右）横断面CT图像示肌肉内无异常组织、肿块或不对称结构存在➡

临床背景

病史
- 27岁男性，淋巴瘤。
  - PET检查用于淋巴瘤的再分期。

影像解读

诊断陷阱
- 肌肉生理性代谢与恶性肿瘤、感染或炎症的摄取相似。
- 肌肉摄取可能掩盖潜在的病灶。

正确诊断
- 肌肉的生理性FDG摄取。

诊断思路
- 肌肉对称性摄取提示近期可能进行了体育锻炼。
- 评估技师对于患者在药物摄取期间或药物注射前的活动信息记录。
- 了解易出现生理性摄取的肌肉群。
- 确认相应的CT图像中有无异常征象。

背　　景

相关解剖学
- 生理性摄取常见区域：头颈部、胸部、上肢及下肢。
  - 头颈部
    - 咀嚼时的咬肌活动。
    - 说话时的声带活动。
    - 颈部和锁骨上区域的摄取通常位于斜角肌和胸锁乳突肌。
  - 胸部
    - 呼吸肌（如肋间肌肉和膈肌）在呼吸困难患者中可表现为摄取（吸烟、慢性阻塞性肺疾病、呼吸衰竭）。
    - 摄取增高也可见于呼吸疲劳或应激状态时的肌肉

痉挛。
  - 呼吸肌摄取增高应注意
    - 吸烟者较不吸烟者更常见。
  - 上肢
    - 前臂、腕部和手的伸肌与屈肌。
  - 下肢
    - 大腿的前屈肌和足的伸展肌。

相关生理学
- FDG-18摄取与组织的葡萄糖代谢率有关。
- 肌肉几乎无FDG积累。
  - 然而，检查时或检查前进行体育锻炼者的肌肉可见摄取增高。
  - 体育锻炼后48h内均可见肌肉摄取增加。
- FDG-18正常情况下分布于以下部位。
  - 正常高摄取
    - 脑部。
    - 心脏。
  - 低水平摄取
    - 肝。
    - 肠道。
  - 排泄过程中肾和泌尿道的摄取增高。

影像特征

CT
- 任何PET图像的解读都必须结合CT图像。
- CT图像上肌肉表现正常。

PET/CT
- 肌肉的生理性摄取可以是区域性（局限于机体某区域的一块肌肉或一个肌肉群）或弥漫性（涉及身体的多个肌肉群）的。
  - 区域性摄取常由体育锻炼或用力运动导致。
  - 弥漫性摄取见于下述情况。

215. 肌肉生理性代谢

- ■非禁食状态。
- ■近期注射胰岛素。
- ●对称性摄取提示生理性摄取而非病理性摄取。
  - ○随意肌可为对称性的或非对称性摄取。
  - ○弥漫性摄取多见于非禁食状态或胰岛素的使用。
    - ■例如，上臂和胸肌的对称性摄取表明最近进行了上半身锻炼，而不是非禁食状态或胰岛素使用所致。
- ●条状摄取且无解剖学异常多提示为生理性摄取。
  - ○例如，说话时声带肌肉的条状摄取。
  - ○小片状摄取、并在特定条件下表现为局灶性浓聚的情况。
    - ■与呈条状摄取的声带相反，喉部后方的杓状肌等短小肌肉可见局灶性摄取。
    - ■颈部的带状肌内也可见局灶性摄取。
- ●局灶性摄取，特别是位于肌腹中心时，常提示为原发性恶性肿瘤或转移灶。
  - ○CT用于评估非对称性摄取的肌肉筋膜脂肪的填充或缺失（即便是增强CT有时也很难鉴别）。
  - ○可疑病例可采用彩色多普勒超声或MR（显示效果优于超声多普勒，静脉注射或不注射对比剂）进行辅助诊断。

MR

- ●用于评估肌肉病变的最佳成像方法。
- ●肌肉呈对称性摄取且CT图像未见异常征象者，无须使用MR。
- ●MR（增强前后多序列应用）可用于疑似病例的诊断。

US

- ●肌肉外观正常且无潜在异常的影像学证据。
- ●可用于可疑肌肉病灶性质的评估。
  - ○例如，鉴定肿块性质为实性、囊性或囊实性。

○彩色多普勒超声可用于评估可疑肿块内的异常血流分布。

关键知识点

肌肉生理性摄取

- ●熟悉以下要点，避免PET假阳性。
  - ○检查开始前确认有无进行运动锻炼。
  - ○对称性摄取及运动相关的肌肉群。
  - ○CT图像上无相应异常征象。
  - ○弥漫性肌肉摄取见于非空腹状态下或使用胰岛素者。
  - ○局灶性摄取，尤其是位于肌腹中心时，多提示为原发恶性肿瘤或转移灶。
    - ■结合CT明确是否有潜在病变。
    - ■超声或MR（更好）可用于可疑病例的诊断。

参 考 文 献

1. Reinking MF et al: Prospective evaluation of physiologic uptake detected with true whole-body 18F-FDG PET/CT in healthy subjects. J Nucl Med Technol. 37（1）：31-37，2009
2. Jackson RS et al: Prevalence and patterns of physiologic muscle uptake detected with whole-body 18F-FDG PET. J Nucl Med Technol. 34（1）：29-33，2006
3. Abouzied MM et al: 18F-FDG imaging: pitfalls and artifacts. J Nucl Med Technol. 33（3）：145-155；quiz 162-163，2005
4. Jacene HA et al: 2-Deoxy-2-[18F] fluoro-D-glucose uptake in intercostal respiratory muscles on positron emission tomography/computed tomography: smokers versus nonsmokers. Mol Imaging Biol. 6（6）：405-410，2004
5. Yeung HW et al: Patterns of（18）F-FDG uptake in adipose tissue and muscle: a potential source of false-positives for PET. J Nucl Med. 44（11）：1789-1796，2003

（左）横断面PET/CT融合图像示双侧腹直肌摄取增加➡️。（右）矢状面PET/CT融合图像示整条腹直肌摄取增加➡️

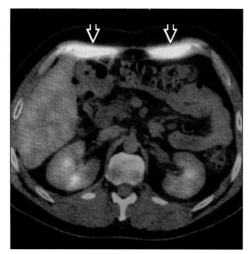
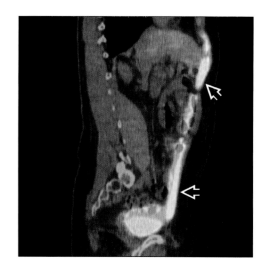

（左）冠状面重建CT平扫图像显示双侧粗大的腹直肌➡️。（右）冠状面PET/CT融合图像示邻近嵌入区的双侧腹直肌对称性摄取增加➡️

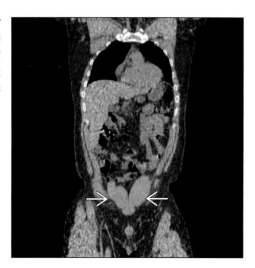
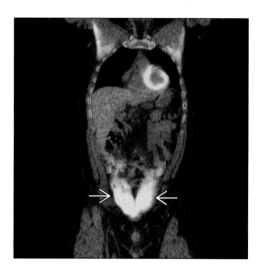

（左）冠状面PET MIP图示双侧腹直肌对称性摄取增加➡️。（右）冠状面（前面部分）PET MIP图示邻近嵌入区的双侧腹直肌对称性摄取增加➡️

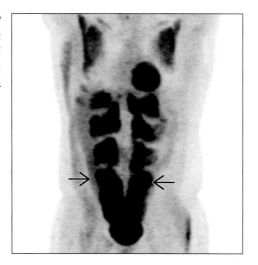
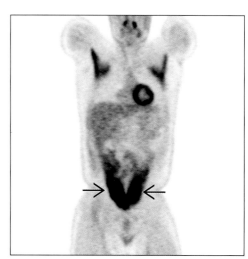

215. 肌肉生理性代谢

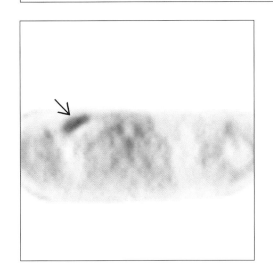 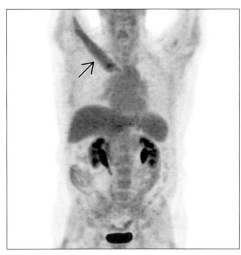

（左）69岁患者，弥漫性大B细胞淋巴瘤，横断面PET图像示右侧胸肌摄取增加➡️，符合运动锻炼或摆位后的肌肉生理性摄取表现。（右）MIP图示右胸肌FDG摄取增加➡️，符合运动锻炼或摆位后的肌肉生理性摄取表现

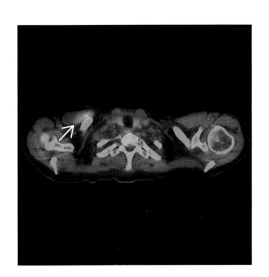 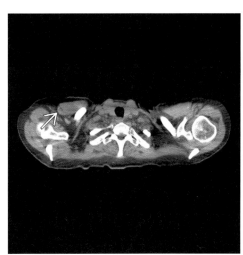

（左）同一患者的横断面PET/CT融合图像示右侧胸肌FDG摄取增加➡️，符合运动锻炼或摆位后的肌肉生理性摄取表现。（右）同一患者的横断面CT图像示右胸肌结构正常➡️。出现摄取增加区时确认对应的CT图像中有无异常征象至关重要

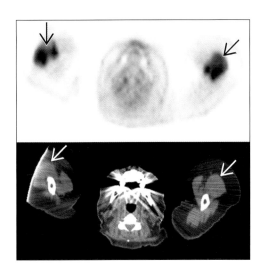 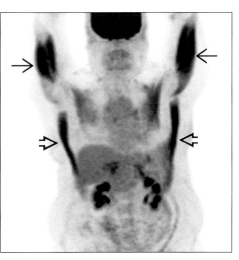

（左）57岁女性，乳腺癌，横断面PET图（上图）和CT图（下图）：双上臂肌肉群弥漫性摄取增加➡️，横断面平扫CT示肌肉未见异常征象➡️。（右）同一患者的MIP图像示胸部肌肉➡️和双上肢近端肌肉群➡️弥漫性FDG摄取增加。追问病史，患者在检查前4h进行了运动锻炼

216. 血栓的FDG摄取

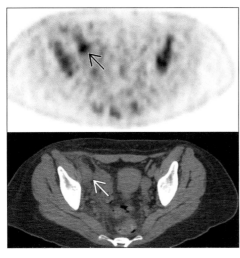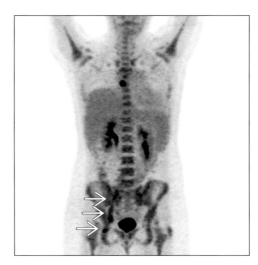

（左）横断面PET图（上图）和CT图（下图）示右髂外静脉和股静脉摄取增加➡，相应CT图像示上述静脉呈不对称扩张➡。（右）MIP图像示摄取增高区沿右髂外静脉和股静脉分布➡，符合血栓表现（Courtesy E，Rohren，MD.）

临床背景

病史

- 23岁男性，淋巴瘤，深静脉血栓形成。

影像解读

诊断陷阱

- 血栓局灶性摄取FDG易被误诊为淋巴结。
- 血管内FDG的条形摄取可能掩盖潜在的无菌或肿瘤相关性栓子，以及与血栓有关的炎症表现（如血栓性静脉炎）或对比剂渗漏。
- 静脉内导管感染引起的摄取可能被误诊为血栓。

正确诊断

- 无菌性血栓的FDG摄取。

诊断思路

- 准确定位FDG局灶性摄取区（血管内与血管外）。
- 参考增强CT图像确定血栓的位置和血管分布（肿瘤相关性血栓多有丰富的血管分布）。
- 了解可引起肿瘤相关性血栓的恶性疾病（与无菌性血栓鉴别）。

背　　景

流行病学

- 肿瘤相关性血栓相对少见，以恶性实体肿瘤的隐匿性下腔静脉血栓最常见，发病率约为0.11%。

相关解剖学

- 膈上静脉的血栓最常发生于颈静脉、锁骨下静脉和上腔静脉。
- 膈下静脉主要包括下腔静脉、肠系膜静脉和门静脉

（伴有HCC时）。

相关生理学

- 血管可见正常的生理性摄取，尤其是在注射显像剂的血管的近端。
- 左心室心肌可见FDG生理性摄取，一定程度上限制了心室腔内血栓的评估。
- 右心室心肌无FDG生理性摄取，PET/CT可用于右心腔内血栓的评估。

影像特征

US

- 静脉血管管腔不能被完全压瘪，伴或不伴血管内异常回声。
- 彩色多普勒超声示无血流信号。

CT

- CT平扫不能显示静脉血栓。
- CT平扫上，肿瘤相关性血栓有时可见相应的静脉扩张，伴或不伴邻近脂肪层的炎性改变。
- 肿瘤相关性血栓在增强CT表现为血管腔内充盈缺损，管腔扩张，富血供。

MR

- 血栓表现为血管内的高信号影，在可观察到流空效应的序列上尤为明显。

PET/CT

- 血管内局灶性或条状FDG摄取增加（高于本底水平）。

参 考 文 献

1. Davidson T et al：18F-FDG-PET/CT for the diagnosis of tumor thrombosis. Isr Med Assoc J. 11（2）：69-73，2009

216. 血栓的FDG摄取

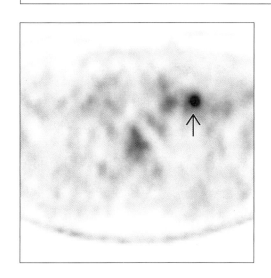
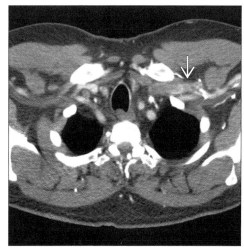

（左）横断面PET图像示FDG摄取增高区➡，与增强CT图像中左锁骨下静脉腔内充盈缺损区一致，符合血栓的FDG摄取表现。（右）同一患者的横断面增强CT图像示左锁骨下静脉腔内充盈缺损➡

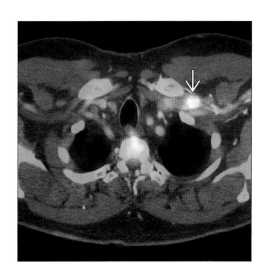
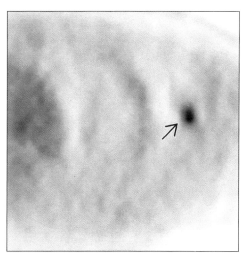

（左）同一患者的横断面PET/CT融合图像示FDG摄取增加区➡，与增强CT图像中左锁骨下静脉腔内充盈缺损区一致，符合血栓的FDG摄取表现。（右）另一患者的横断面PET图像示FDG摄取增加➡，与增强CT图像中的静脉腔充盈缺损区一致，符合血栓或栓子表现

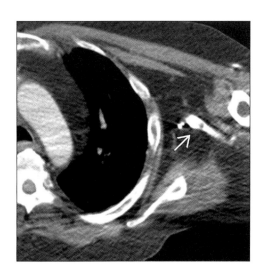
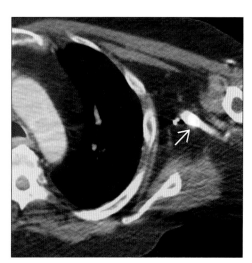

（左）同一患者的横断面CT图像示血管腔内充盈缺损➡，符合血栓或栓子表现。（右）同一患者的横断面PET/CT融合图像示FDG摄取增加➡，与增强CT中的血管充盈缺损区一致，符合血栓或栓子表现

217. 术后FDG摄取

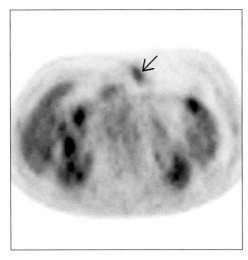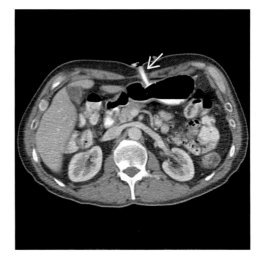

（左）横断面PET图像示胃造瘘管插入区短条状FDG摄取增加➡。（右）横断面CT平扫图像示胃造瘘管➡穿过皮肤和皮下组织到达胃腔

临床背景

病史

- 63岁患者，肺腺癌伴多发淋巴结转移，放疗/化疗中。
- PET/CT扫描5个月前行经皮内镜下胃造口术（PEG）。

影像解读

诊断陷阱

- PEG术后造瘘口区周围FDG摄取增高可能被误诊为恶性或炎性病灶。

正确诊断

- PEG造瘘口区的FDG生理性摄取。

诊断思路

- 与其他影像学结合（如CT）。
  - 发现结节影表明可能为转移或感染病灶。
    - 感染多表现为邻近区域的炎性改变（如脂肪间隙模糊）。
- 了解患者的病史，寻找支持感染诊断的症状和体征。

背　　景

概述

- 术后FDG摄取可见于多种医源性手术，包括胃造口术、植入手术及疝修补术。
- 胃造口术可于内镜或荧光镜下进行。
- 接受PEG手术的恶性肿瘤患者，尤其是头颈部肿瘤者。
  - 腹壁转移比较少见，但仍可能发生。
    - PEG管周围的转移灶常于晚期发现，PET/CT可以早期探测到病灶。

流行病学

- 咽部或食管鳞状细胞癌的患者更易发生PEG术区的种植转移。
  - PEG术区种植转移的危险因素包括未经治疗或进展期的鳞状细胞癌，以及经皮内镜下导丝牵拉引导胃造口管进入胃腔。

影像特征

CT

- PEG无合并症者无结节或积液等表现。
  - PEG术后短期内可有软组织轻度肿胀。
- 出现软组织密度结节伴或不伴强化应怀疑转移。
- 水样低密度区伴边缘强化者提示脓肿。

PET/CT

- 摄取轻度增高见于生理性摄取或肉芽组织摄取。
- 摄取明显增高伴有CT异常征象多见于转移。
  - 小结节可以是转移灶，也可以是感染灶或脓肿。
- 应结合炎症或感染相关的继发征象，如脂肪间隙模糊等。

参 考 文 献

1. de Monès E et al：Diagnosis of squamous cell carcinoma metastasis with 18F-FDG PET/CT in stoma after percutaneous endoscopic gastrostomy：a rare and poorly known iatrogenic cause of spread of head and neck cancer. Clin Nucl Med. 39（6）：544-546，2014
2. Purandare NC et al：Percutaneous endoscopic gastrostomy site metastases in head and neck cancer：use of FDG PET-CT. Diagn Interv Radiol. 14（2）：88-93，2008

217. 术后FDG摄取

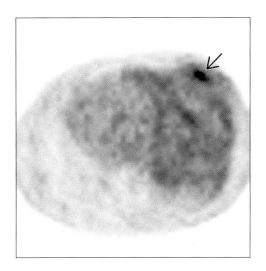
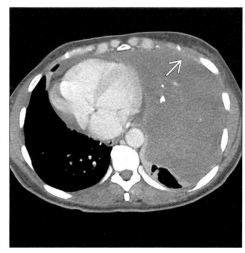

（左）50岁女性，结节硬化型霍奇金病，横断面PET图像示左胸壁条状FDG-18摄取增加区➡️（SUVmax：4.2）。（右）横断面增强CT图像示FDG摄取增加区无异常CT征象➡️

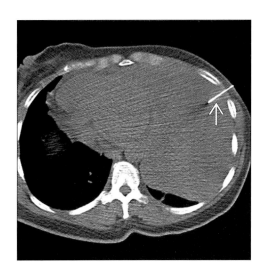
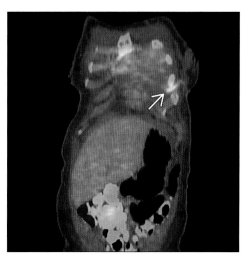

（左）横断面CT平扫图像示针吸活检区中活检针➡️穿过。（右）冠状面PET/CT融合图像示针吸活检术区的第6、7肋间隙见条状FDG-18摄取增加➡️（SUVmax：4.2）

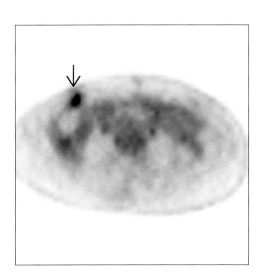
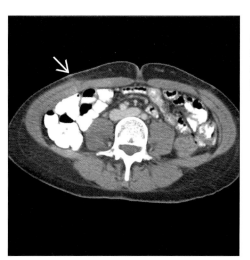

（左）横断面PET图示右下腹壁前方摄取增高区➡️。（右）横断面CT图示软组织密度影➡️，与腹腔镜入口位置一致

218. 女性生殖器官生理性摄取

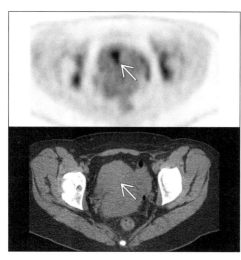
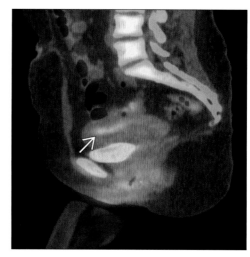

（左）横断面PET图（上图）和CT图（下图）示月经期子宫内膜FDG摄取增加➡。（右）矢状面PET/CT融合图像示月经期子宫内膜FDG摄取增加➡

临床背景

病史

- 30岁女性，霍奇金病化疗后。

影像解读

诊断陷阱

- 子宫内膜或卵巢的生理性摄取易被误诊为恶性肿瘤（包括已知为宫颈癌时）。

正确诊断

- 女性绝经前子宫的生理性摄取。

诊断思路

- 了解患者的月经周期。
- 参照其他检查方法以进行良恶性病变的鉴别。
- 仅凭SUV值不能诊断原发性恶性病变。

背　　景

概述

- 在已知无恶性肿瘤的情况下，月经期是FDG摄取最常见的原因。
  - 2个摄取高峰：排卵期和月经期。
- 绝经前卵巢的FDG摄取可能为恶性或功能性摄取，SUV＞7.9时高度提示恶性肿瘤。

相关生理学

- 绝经后的激素治疗导致FDG摄取增加；因此，绝经后患者出现FDG摄取时应怀疑恶性肿瘤。

相关病理学

- 良性病变（如浆液性/黏液性囊腺瘤、皮样囊肿、子宫内膜异位症、炎症、畸胎瘤）也可出现FDG摄取。

影像特征

CT

- 子宫内膜与卵巢的生理摄取对应于子宫内膜线性/三角形低密度区和卵巢滤泡。
- 与PET联合使用时，在淋巴结分期和检出远处转移灶方面具有很高的价值。

PET/CT

- 生理性摄取
  - 子宫内膜呈条状或三角形摄取，FDG摄取值在一定范围内波动，且在月经期和排卵期达到峰值。
  - 卵巢的FDG摄取值也是波动的，但仅在排卵期出现摄取。
    - 生理性摄取可见于双侧附件区、单侧附件区，或者双附件区均不见摄取。
- 卵巢的恶性摄取与生理性摄取的SUV值存在重叠区域，因此PET在鉴别交界性恶性肿瘤与良性肿瘤方面价值有限。
  - 结合月经周期和影像学表现。
- PET/CT的FDG摄取在宫颈癌、子宫内膜癌、外阴癌和卵巢癌的淋巴结分期与检出远处转移方面具有很高的价值。

参 考 文 献

1. Kitajima K et al：Spectrum of FDG PET/CT findings of uterine tumors. AJR Am J Roentgenol. 195（3）：737-743，2010
2. Nishizawa S et al：Incidence and characteristics of uterine leiomyomas with FDG uptake. Ann Nucl Med. 22（9）：803-810，2008
3. Nishizawa S et al：Physiological 18F-FDG uptake in the ovaries and uterus of healthy female volunteers. Eur J Nucl Med Mol Imaging. 32（5）：549-556，2005
4. Lerman H et al：Normal and abnormal 18F-FDG endometrial and ovarian uptake in pre-and postmenopausal patients：assessment by PET/CT. J Nucl Med. 45（2）：266-271，2004

218. 女性生殖器官生理性摄取

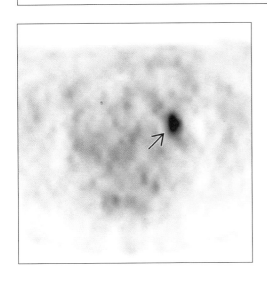
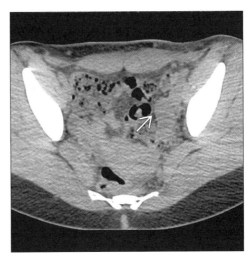

（左）22岁女性，蕈样肉芽肿，横断面PET图像示左侧卵巢FDG摄取增高区➡。这一影像学表现不具备特异性，最终证实为生理性摄取。（右）同一患者的横断面CT图示左侧卵巢➡大小、形态正常

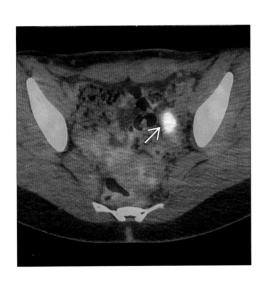
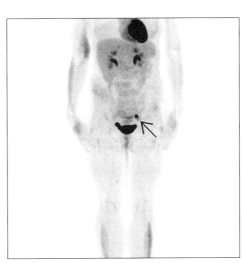

（左）同一患者的横断面FDG PET/CT融合图像示左侧卵巢摄取增加➡。（右）冠状面PET MIP图示左侧卵巢摄取增加➡

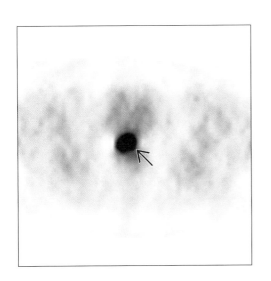
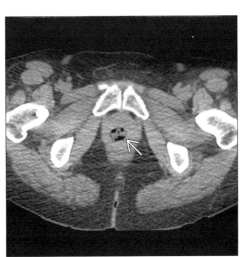

（左）40岁女性，转移性黑色素瘤，横断面FDG PET图示阴道摄取增加➡（SUVmax：34.1）。（右）横断面CT平扫图示PET图中阴道摄取增高区见阴道卫生棉条➡

218. 女性生殖器官生理性摄取

（左）同一患者的横断面FDG PET/CT融合图像示PET图中的摄取增高区为卫生棉条➡️（SUVmax：34.1）。（右）同一患者的矢状面FDG PET/CT融合图像示PET图中的摄取增高区为卫生棉条➡️（SUVmax：34.1）

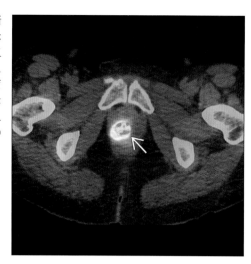
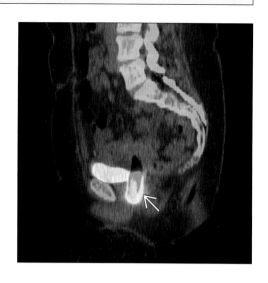

（左）28岁女性，宫颈癌复发，横断面PET图像示左中腹区FDG摄取增加（SUVmax：4.6）➡️。（右）同一患者的横断面增强CT图示左中腹区移位的卵巢➡️及其相邻的手术夹和肠袢

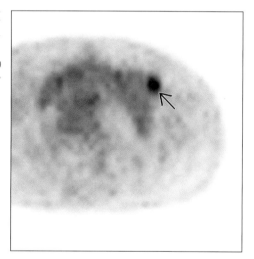
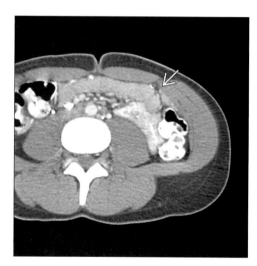

（左）同一患者的横断面FDG PET/CT融合图像示左中腹区FDG摄取增加➡️。（右）同一患者的MIP图示患者左中腹区FDG摄取增加（SUVmax：4.6）➡️，符合移位卵巢的生理性摄取表现

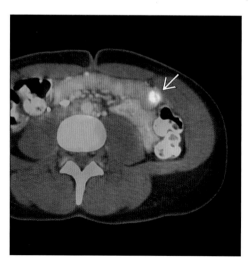
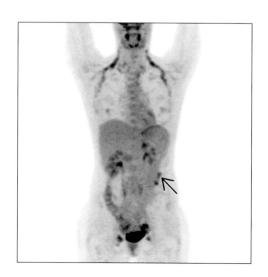

218. 女性生殖器官生理性摄取

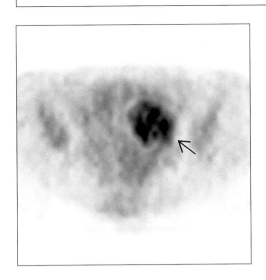

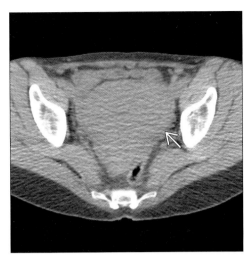

（左）34岁女性，霍奇金病，横断面PET图示子宫增大，子宫左侧FDG摄取增加➡（SUVmax：6.4）。（右）同一患者的横断面CT平扫图示子宫增大，子宫左侧壁似见类圆形等密度肿块➡

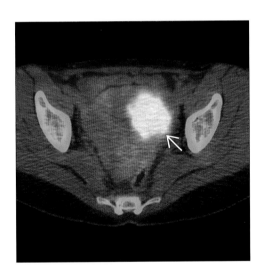

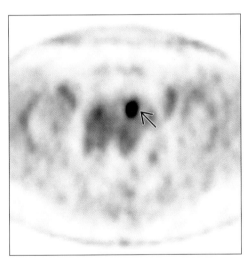

（左）与上图同一患者，横断面FDG PET/CT图示子宫增大，子宫左侧壁摄取增加➡。（右）53岁初子宫内膜癌的绝经后女性，横断面PET图示子宫摄取增加➡

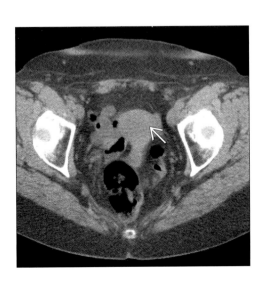

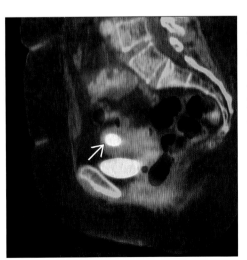

（左）同一患者的横断面CT平扫图像未见异常征象➡。（右）同一患者的矢状面FDG PET/CT融合图像示子宫内膜摄取增加➡，后被证实为子宫内膜癌。绝经后女性子宫和附件的FDG摄取都属于异常，应进一步检查

219. 二甲双胍所致肠道摄取

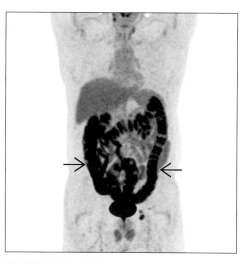
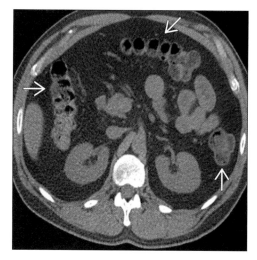

（左）MIP图示结肠和小肠弥漫性FDG-18摄取增加➡️，与二甲双胍的使用有关。（右）横断面CT示结肠和小肠结构正常➡️

临床背景

病史

- 42岁男性，霍奇金病复发，患有2型糖尿病。

影像解读

诊断陷阱

- 肠道内的FDG摄取增加易被误诊为恶性疾病、炎症或感染。
- 另一方面，恶性肿瘤所致的肠道摄取可能被错误地归因于二甲双胍。

正确诊断

- 二甲双胍引起的肠道摄取。

诊断思路

- 主要线索是患者的用药史。
- 在比较PET/CT检查时，要了解服用二甲双胍的开始和持续时间。
- 疑为肠道恶性肿瘤或转移时，PET检查前2d停用二甲双胍可减少肠道摄取。

背 景

概述

- 二甲双胍是2型糖尿病的一线口服药。

相关解剖学

- 注意肠道的放射性分布情况，以及肠道周围组织的摄取。

相关生理学

- 二甲双胍主要通过减少葡萄糖的吸收和增加小肠的葡萄糖利用引起肠道FDG摄取增高加。

影像特征

CT

- 比较肠壁的形态学改变有助于鉴别二甲双胍所致正常摄取与炎症或恶性肿瘤所致的肠道摄取。

PET/CT

- 二甲双胍所致的肠道摄取水平由高到低依次为：大肠＞小肠＞十二指肠（二甲双胍极少引起十二指肠的摄取）。
  - 淋巴细胞可在无二甲双胍的作用下增加葡萄糖的摄取，盲肠和右半结肠含有丰富的淋巴细胞，因此一般摄取较高。
- 摄取增加区的分布方式有利于病因的鉴别：弥漫性、节段性或局灶性。
  - 弥漫性摄取增加多为二甲双胍所致肠道摄取或潜在的弥漫性炎症。
  - 节段性摄取增高见于炎症。
  - 局灶性摄取增加可为良性、癌前病变或癌，包括息肉及痔疮，在CT平扫图像上难以鉴别。

参 考 文 献

1. Yılmaz S et al：Metformin-Induced Intense Bowel Uptake Observed on Restaging FDG PET/CT Study in a Patient with Gastric Lymphoma. Mol Imaging Radionucl Ther. 20 （3）：114-116, 2011

2. Oh JR et al：Impact of medication discontinuation on increased intestinal FDG accumulation in diabetic patients treated with metformin. AJR Am J Roentgenol. 195 （6）：1404-1410, 2010

3. Gontier E et al：High and typical 18F-FDG bowel uptake in patients treated with metformin. Eur J Nucl Med Mol Imaging. 35（1）：95-99, 2008

219. 二甲双胍所致肠道摄取

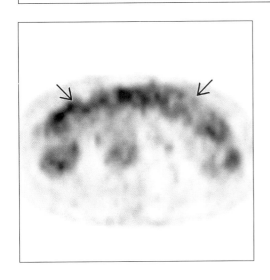 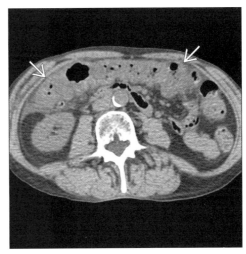

（左）67岁男性，白血病，横断面FDG PET图示结肠弥漫性摄取增加➡，相应肠道区域肠壁增厚，脂肪间隙模糊，后被证实为难辨梭菌性结肠炎。（右）横断面CT表现为弥漫性结肠壁增厚，脂肪间隙模糊➡。CT图像上的炎性改变有助于结肠炎与二甲双胍所致肠道摄取的鉴别

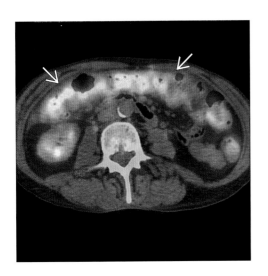 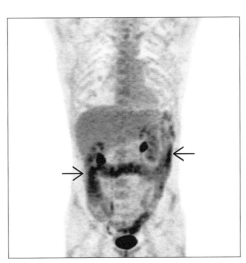

（左）横断面FDG PET/CT融合图像示结肠弥漫性摄取增加➡，相应肠道区域肠壁增厚，脂肪间隙模糊，后被证实为难辨梭菌性结肠炎。（右）MIP图示结肠弥漫性摄取增加➡，相应肠道区域肠壁增厚，脂肪间隙模糊，后被证实为难辨梭菌性结肠炎

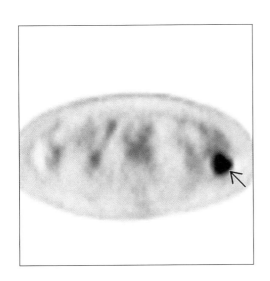 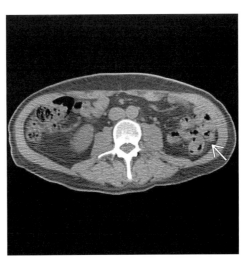

（左）66岁男性，头颈部鳞状细胞癌，横断面FDG PET图示降结肠局灶性摄取增高区➡，随后肠镜检查和活检证实为结肠腺癌。（右）横断面CT平扫图像示降结肠FDG摄取增加区无肠壁增厚等异常征象➡。肠道出现局灶性摄取增加时应行进一步检查协助诊断

220. 运动伪影

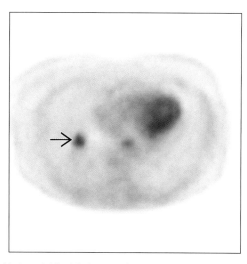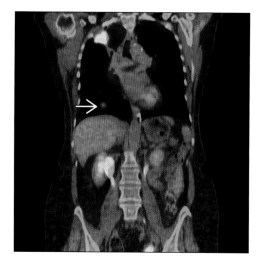

（左）横断面PET图像示右肺下叶局部FDG摄取增加➡️（SUVmax：3）。（右）冠状面PET/CT融合图像示右肺下叶局部FDG摄取增加
➡️

临床背景

病史
- 60岁女性，非小细胞肺癌。

影像解读

诊断陷阱
- CT和PET图像不匹配可造成摄取区的精确定位困难。
- 运动伪影可能掩盖潜在病变。

正确诊断
- 呼吸运动引起的肝病灶错误配准。

诊断思路
- 注意患者所有采集图像上的位置差别，判断患者是否移动。

背　景

概述
- PET/CT首先扫描CT定位像，然后进行CT扫描，随后进行PET采集（3～5分钟/床位）。
  - 非衰减校正（NAC）图像是根据原始数据建立的，反映放射性计数。
  - 衰减校正（AC）图像是根据CT的组织密度图来弥补由于软组织遮挡而导致的PET的光子/信号衰减。
- 运动伪影可由自主或非自主运动（如膈肌）造成。
- 扫描开始前确认患者处于舒适体位有助于减少运动伪影。

相关生理学
- PET扫描期间患者不屏气，膈肌运动可导致运动伪影。
  - 膈肌头尾方向运动可达20mm，肝为11mm。

- 呼吸伪影是由CT图像与后续的PET图像的位置差异造成的。
- 减少呼吸运动伪影的方法包括呼吸门控技术和不同的重建方法。
- PET/CT扫描时，肢体活动无异常者，通常需要举起手臂。
  - 对于PET成像而言，该采集体位可减少光子衰减，提高影像质量。
  - 对于CT而言，该采集体位减少了射束硬化伪影，但可增加头颈部的伪影。

影像特征

CT
- 运动导致CT图像模糊不清。
- "冷"区中未被评估的病理学变化可在CT图像上呈现。

PET/CT
- 运动伪影可导致部分区域的衰减校正不准确，进而使衰减校正后的PET图像丢失部分信息。
  - 该区域异常征象的发现更多地依赖于CT图像。
- 肢体运动伪影可导致解剖结构重复。
- 膈肌运动可能导致PET影像上的弧形冷区。

参 考 文 献

1. Pépin A et al：Management of respiratory motion in PET/computed tomography：the state of the art. Nucl Med Commun. 35（2）：113-122，2014
2. Lodge MA et al：Effect of patient arm motion in whole-body PET/CT. J Nucl Med. 52（12）：1891-1897，2011
3. Sureshbabu W et al：PET/CT imaging artifacts. J Nucl Med Technol. 33（3）：156-161；quiz 163-164，2005

220. 运动伪影

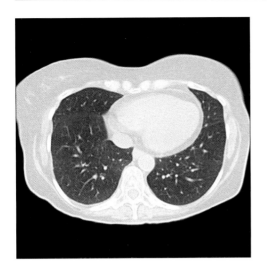

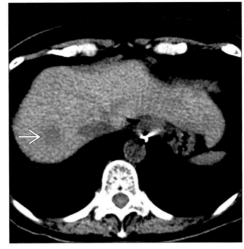

（左）同一患者的横断面CT图示右肺下叶未见结节或肿块。（右）同一患者的横断面CT示肝低密度区➡，类似于转移灶表现。呼吸运动伪影常可致肝病灶定位不准，判读时结合CT扫描可避免此类错误

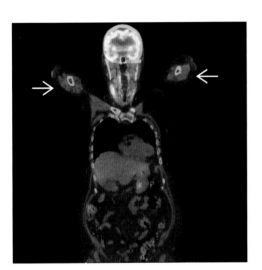

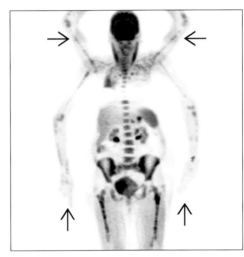

（左）PET/CT初始扫描时患者将双臂➡举过头部上方。（右）冠状面PET MIP示患者在图像采集期间将其手臂➡移动至身体两侧，图中出现4个上肢。患者在图像采集期间体位的移动也是运动伪影的来源之一

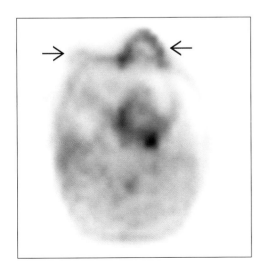

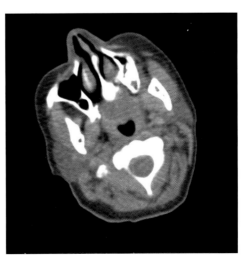

（左）37岁女性，大肠癌，横断面PET图中见两个鼻子，这是由于患者在图像采集期间移动了体位➡。（右）CT扫描中，患者的头部歪向右侧，其在随后的PET图像采集期间改变了体位

221. 异物内FDG摄取

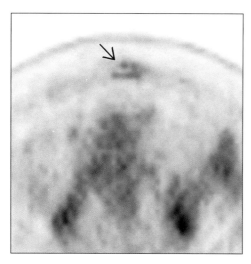 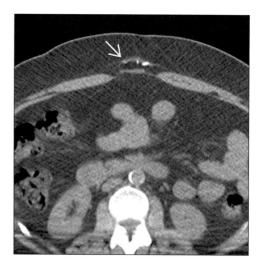

（左）横断面PET图示疝修补术患者前腹壁FDG摄取增加➡。（右）横断面CT图示前腹壁疝修补术补片➡，与PET图像中摄取增加区一致

临床背景

病史
- 55岁女性，乳腺癌伴转移。

影像解读

诊断陷阱
- 异物的FDG摄取，尤其是位于原肿瘤区域者，易被误诊为肿瘤复发。

正确诊断
- 疝修补术补片的异物FDG摄取，是由于炎症和肉芽肿反应所致。

诊断思路
- 与既往手术史相关，包括很久之前的手术，因为异物肉芽肿可于术后数年发生。
- 注射相关性异物的摄取通常是对称的，经常越过中线或双侧可见，这一特征可用于与肿瘤鉴别。
- 考虑有助于确诊的影像方法（如MR可用于特氟隆肉芽肿的诊断，超声波可用于硅树脂的诊断）。

背　　景

概述
- 可产生异物反应的物品包括不可吸收缝线、手术海绵、特氟隆、硅酮、活性炭。
- 特氟隆性质稳定，不易移动，过去曾被泌尿外科和耳鼻咽喉科用于填补软组织缺损。
- 硅胶用于隆胸，可发生破裂并引起手术区域周围广泛的小肉芽肿。

相关解剖学
- 熟悉各种异物植入/注射的常见部位。

相关生理学
- 肉芽肿反应是非肿瘤性FDG摄取的原因之一，如软组织内注射硅树脂或特氟隆。

影像特征

MR
- 注入特氟隆导致的纤维反应在T_2WI表现为低至中等信号，可与表现为高信号的恶性肿瘤相鉴别。

CT
- 植入术后软组织肿胀伴瘢痕的强化可能被误诊为肿瘤的强化。

PET/CT
- 对于FDG局灶性摄取增高区，应参考CT或其他影像方法以确认是否存在异物。

US
- 硅胶典型的"暴风雪征"有助于PET/CT中单发病灶的诊断。
  - 然而，这一征象存在局限性，当出现硅胶的多种肉芽肿反应时，其病理学改变可能被掩盖。

参考文献

1. Kim SW et al: Foreign body granulomas simulating recurrent tumors in patients following colorectal surgery for carcinoma: a report of two cases. Korean J Radiol. 10（3）: 313-318, 2009
2. Harrigal C et al: Teflon granuloma in the nasopharynx: a potentially false-positive PET/CT finding. AJNR Am J Neuroradiol. 26（2）: 417-420, 2005

221. 异物内 FDG 摄取

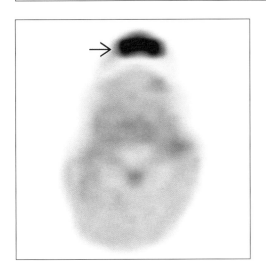
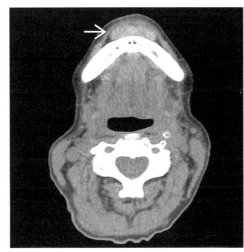

（左）60岁女性，舌根低分化鳞状细胞癌伴左颈部转移放射治疗后，横断面PET图示FDG摄取明显增高区（SUVmax：9.1），与颏部种植体相对应➡。已保持稳定至少4年。（右）同一患者的横断面CT图示颏部种植体➡，与FDG摄取增加区相对应

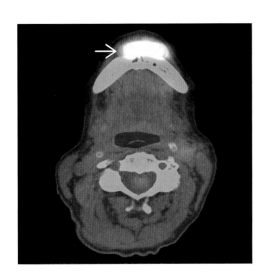
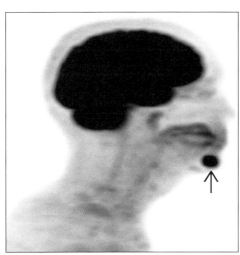

（左）横断面PET/CT融合图像示FDG摄取明显增加区（SUVmax：9.1），与颏部种植体相对应➡。（右）MIP图示FDG摄取明显增加区（SUVmax：9.1），与颏部种植体相对应➡

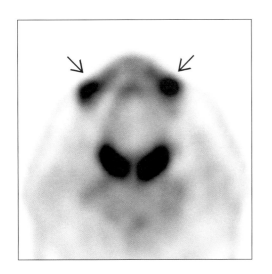
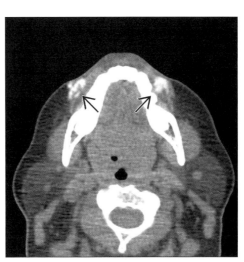

（左）50岁女性，淋巴瘤，横断面PET图示整容术后面部皮下致密影的FDG摄取明显增加（SUVmax高达7.6）➡，鼻唇沟皱襞与口腔交界处见真皮组织填充。（右）横断面CT平扫图示鼻唇沟皱襞与口腔交界处皮下致密影➡

222. 注射相关性伪影

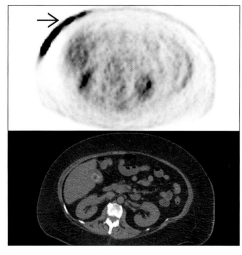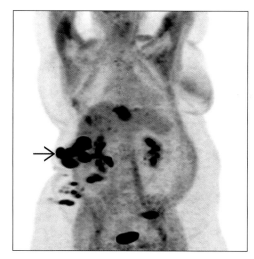

（左）横断面PET图（上图）示右前腹壁皮肤摄取增高区➡️，符合放射性污染表现。CT（下图）图像证实皮肤无异常征象。（右）MIP图像显示右前腹壁皮肤摄取增高区➡️，符合放射性污染表现。FDG的偶发外渗并不少见

临床背景

病史

- 55岁女性，乳腺癌伴转移，右骶前窝注射FDG行PET/CT扫描。

影像解读

诊断陷阱

- 显像剂外渗相关性伪影易被误诊为病变。
- 中央静脉区域的显像剂滞留可能被误认为血栓或感染。
- 可能影响半定量值的测定（如SUV）。
- 引流淋巴结的假阳性。

正确诊断

- 注射过程中显像剂外渗所致的皮肤放射性污染。

诊断思路

- CT图像确认无软组织结构异常。
- 通过技师的操作记录了解显像剂注射部位及注射方式，特别是经中心静脉导管注射。

背　　景

概述

- 注射相关伪影包括显像剂外渗、静脉导管内滞留和意外动脉内注射。
- 显像剂的注射剂量和注射过程中的损失量可使SUV值偏高或偏低。
  - SUV＝局部浓度/均匀分布在全身的浓度。
  - 若显像剂出现大量丢失，则将导致明显的计数减少。

相关解剖学

- 熟悉显像剂的静脉输注过程，可早期察觉中心静脉导管内滞留的发生。

相关生理学

- 显像剂外渗和意外动脉内注射的生理过程已研究清楚，但是中心静脉导管内滞留的机制尚不明确，可能与伴或不伴血栓的导管或导管周围蛋白质的摄取有关。

影像特征

CT

- 无明确的对应解剖部位。

PET/CT

- 伪影的来源不同，影像学表现也不同。
  - 外渗：与表面污染不同（如注射期间从注射器滴落或尿液污染），可出现注射部位皮肤与皮下组织的摄取。
  - 中心静脉导管内滞留：多表现为中央静脉头端的局灶性摄取。
    - 血栓：可表现为FDG高摄取或无摄取，高度怀疑血栓时，应选用其他影像学方法进行确认。
  - 意外动脉内注射：肢体末端的FDG摄取增加被称为"热手"。
- 出现显像剂外渗或动脉注射造影剂时，SUV值将低于正常值。

参 考 文 献

1. Zhu Z et al：Inadvertent intraarterial injection of ^{18}F-FDG：a case report and literature review of hot forearm and hot hand signs. J Nucl Med Technol. 39（4）：249-251，2011.

222. 注射相关性伪影

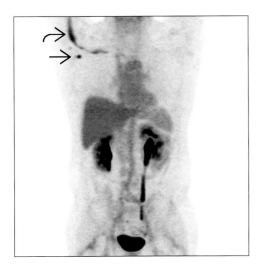
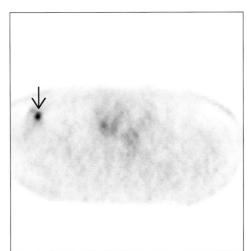

（左）51岁男性，舌根鳞状细胞癌，MIP图示右上肢与锁骨下静脉摄取增加➡。右腋窝局灶性摄取增加区为小淋巴结➡。部分显像剂在注射点右肘窝发生渗漏。（右）同一患者的PET横断面示右腋窝局灶性摄取增加➡

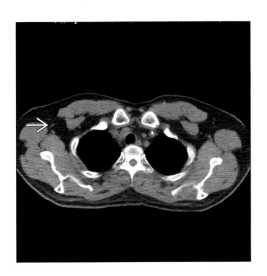
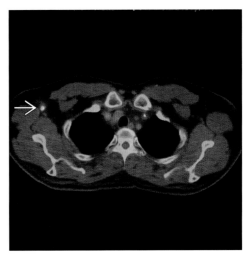

（左）CT示右腋窝局灶性摄取增加区为小淋巴结➡，由显像剂渗漏后的淋巴引流所致，为良性征象。（右）横断面PET/CT融合图像示右腋窝局灶性摄取增加区是小淋巴结➡，由显像剂渗漏后的淋巴引流所致，为良性征象

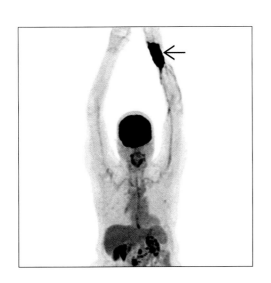
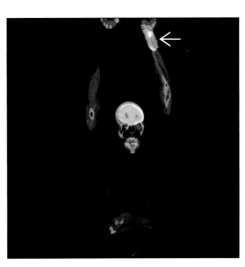

（左）69岁女性，卵巢癌伴转移，MIP图示左腕关节摄取明显增加，为显像剂渗漏所致➡。（右）冠状面PET/CT融合图像示左腕关节摄取明显增加，为显像剂渗漏所致➡

223. 经尿道前列腺切除术后摄取

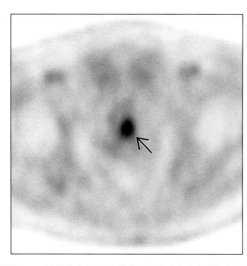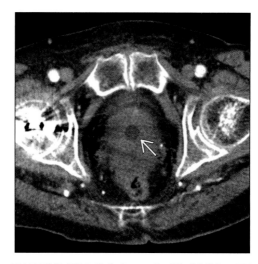

（左）横断面PET示骨盆内放射性增高区▱▶。（右）横断面增强CT示经尿道前列腺切除术（TURP）后的手术缺损区▱▶

临床背景

病史
● 44岁男性，前列腺肥大、良性前列腺增生症。

影像解读

诊断陷阱
● 经尿道前列腺切除术后缺损区的摄取可被误诊为恶性肿瘤或炎症。

正确诊断
● 经尿道前列腺切除术后的摄取。

诊断要点
● 手术史和近期的前列腺活检史。
● 前列腺及尿道周围的摄取增高区与CT图的低密度区一致。
  ○ 肿瘤一般呈圆形（或球形）。
● 前列腺特异性抗原（PSA）可用于原发性或复发性前列腺癌的评估。

背 景

流行病学
● 良性前列腺增生症是老年男性下尿路症状的最常见原因。

相关解剖学
● 前列腺分区：中央带、移行带和外周带。
  ○ 前列腺尿道近端被移行带包围，尿道远端被外周带包围。
● 经尿道前列腺切除术可用于良性前列腺增生症的治疗。
  ○ 经典手术方式：通过前列腺切除器切除前列腺尿道

周围组织和膀胱颈（包括内括约肌）。
  ■ 一旦内括约肌被切除，尿道由外括约肌控制。
  ■ 术后缺损区充满尿液。

相关生理学
● 前列腺对FDG-18呈轻度弥漫性摄取，膀胱由于尿路显像剂排泄蓄积而呈高摄取，限制了PET/CT在前列腺癌的诊断和分期方面的作用。
● 经尿道前列腺切除术区充满经泌尿系统排泄后的对比剂或其他显像剂。

影像特征

CT
● 前列腺的圆柱状低密度区在延迟期将充满对比剂。
● 单一横断面图像上，前列腺术区的低密度区为类圆形。
  ○ 连续多层横断面和矢状位重建图像上，前列腺术区低密度区表现为由膀胱延伸出的U字形。

PET/CT
● 前列腺内类圆形摄取增高区在矢状面图像上为由膀胱延伸出的U字形。
● 经尿道前列腺切除术区的低密度区通常位于前列腺的中心，而肿瘤则多靠近外周分布。
● SUV不能准确鉴别良恶性疾病的摄取。

参 考 文 献

1. Panebianco V et al：Advanced imaging for the early diagnosis of local recurrence prostate cancer after radical prostatectomy. Biomed Res Int. 2014：827265，2014.
2. Min DS et al：Effect of transurethral resection of the prostate based on the degree of obstruction seen in urodynamic study. Korean J Urol. 54（12）：840-845，2013.

223. 经尿道前列腺切除术后摄取

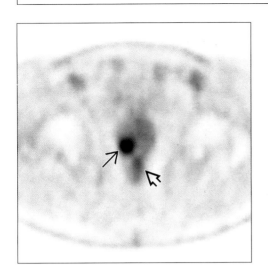

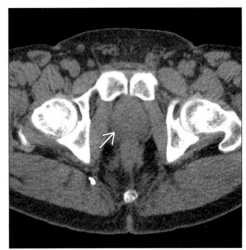

（左）68岁男性，胃肠道间质瘤，横断面PET示前列腺右侧局灶性FDG摄取增加➡️（SUVmax：7.2）。直肠见生理性摄取➡️。（右）横断面CT平扫示前列腺边缘区右侧无异常征象➡️

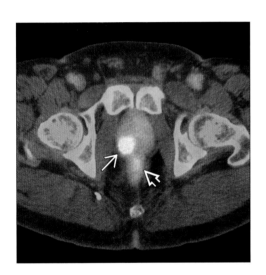

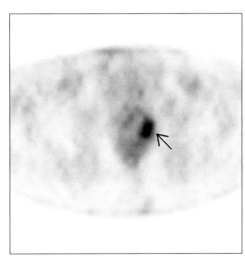

（左）同一患者的横断面PET/CT融合图像示前列腺右侧外周带局灶性FDG摄取增加➡️。超声引导下活检病理提示前列腺癌。直肠为生理性摄取➡️。（右）59岁男性，鳞状细胞癌，横断面PET示前列腺外周带左侧局灶性FDG摄取增加➡️（SUVmax：5.5）

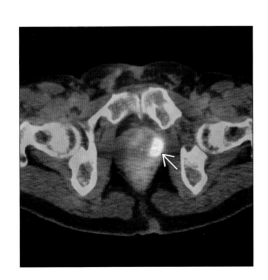

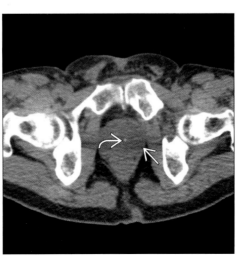

（左）同一患者的横断面PET/CT融合图像示前列腺左侧外周带局灶性FDG摄取增加➡️。（右）横断面CT平扫图示前列腺左侧外周带局灶性摄取增加区见低密度影，边界模糊➡️。活检病理示前列腺炎。同时该区域见微小钙化➡️

224. 憩室炎所致肠道摄取

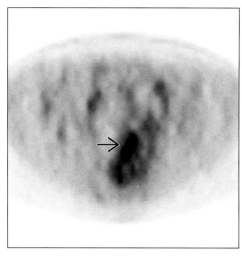 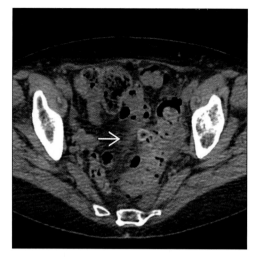

（左）横断面PET图示乙状结肠放射性摄取增加区➡（SUVmax：12.8），与CT上的肠壁增厚、憩室病和结肠周围脂肪间隙模糊区相对应。（右）横断面CT图示肠壁增厚，憩室病与肠周脂肪间隙模糊➡，符合憩室炎表现

临床背景

病史
● 70岁女性，多发性骨髓瘤患者。

影像解读

诊断陷阱
● 肠道或相邻区域的FDG摄取易被误诊为恶性肿瘤病灶，尤其是在已知胃肠道恶性肿瘤者。
● 憩室炎可导致肠腔狭窄，以致与恶性肿瘤更难鉴别。

正确诊断
● 憩室炎的肠道摄取。

诊断思路
● 了解PET/CT的恶性征象，以及转移灶的好发部位。
● 特定的临床条件下，不伴有憩室的炎性改变提示为炎症，但是很难通过单次影像检查同偶发原发病灶进行鉴别。
● 结合乙状结肠镜/结肠镜检查的活检病理结果。
● 如为恶性疾病，需要影像学随访监测疾病进展。

背　　景

流行病学
● 8.1% ～ 9.6%的憩室病发生憩室炎。
● 憩室可在原病灶处进展为结肠癌。

相关解剖学
● 憩室是无肌肉结构的假憩室。
● 好发于左半结肠，尤其是乙状结肠。

● 炎症可扩散到肠周脂肪间隙。

相关生理学
● 所有代谢过程均摄取FDG，包括炎症或感染。

影像特征

CT
● 结肠憩室周围脂肪间隙模糊、水肿，肠壁增厚。
● 憩室炎并发症包括脓肿、穿孔或狭窄。

PET/CT
● 局灶性FDG摄取增高（尤其是在左半结肠），肠周炎性改变。
● 无明确的SUV阈值用以鉴别炎性和恶性病灶。
  ○ 有时为除外恶性肿瘤，需加做结肠镜检查、活检及随访。

参 考 文 献

1. Nishiyama N et al：Difficulty in differentiating two cases of sigmoid stenosis by diverticulitis from cancer. World J Gastroenterol. 18（27）：3623-3626，2012
2. Metser U et al：Increased（18）F-fluorodeoxyglucose uptake in benign，nonphysiologic lesions found on whole-body positron emission tomography/computed tomography（PET/CT）：accumulated data from four years of experience with PET/CT. Semin Nucl Med. 37（3）：206-222，2007
3. Kamel EM et al：Significance of incidental 18F-FDG accumulations in the gastrointestinal tract in PET/CT：correlation with endoscopic and histopathologic results. J Nucl Med. 45（11）：1804-1810，2004

225. 硬化性肠系膜炎FDG摄取

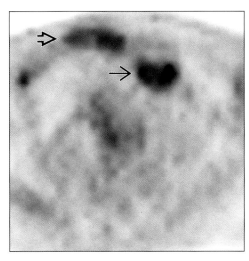 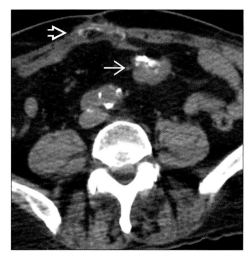

（左）横断面PET图示放射性摄取增加（SUVmax：4.2）➡。注意疝修补术前腹壁摄取条状增加➡。（右）横断面CT平扫图示肠系膜软组织肿块伴钙化灶➡，活检病理示硬化性肠系膜炎。可见前腹壁疝区➡

临床背景

病史
● 80岁男性，食管癌。

影像解读

诊断陷阱
● 肠系膜软组织肿块的摄取增高可被误诊为恶性肿瘤。
● 在PET/CT上PDG摄取程度不一。
● 硬化性肠系膜炎可与恶性肿瘤或其他炎症同时存在。

正确诊断
● 硬化性肠系膜炎的FDG摄取。

诊断思路
● 汇总临床症状、实验室检查结果，影像学动态变化及FDG摄取水平等信息来鉴别良性硬化性肠系膜炎，以及有无伴发恶性肿瘤。
● 患者的原发性恶性肿瘤病史及治疗过程。
● 剖腹探查/活检可用于明确诊断。

背 景

流行病学
● 基于CT的患病率：0.6%。
● 发病高峰：60～70岁。
● 69%的病例与恶性肿瘤相关，尤其是淋巴瘤。
● 同时还与胰腺炎、感染、创伤和手术有关。

相关解剖学
● 常见于小肠肠系膜，与淋巴瘤发病部位类似。

相关生理学
● 硬化性肠系膜炎主要表现为脂肪坏死和急性炎症，因而导致巨噬细胞反应。
● 巨噬细胞在炎症过程中摄取FDG-18，因而表现为PET/CT阳性摄取。

概述
● 硬化性肠系膜炎是一种病因未明的小肠肠系膜的良性疾病。

影像特征

CT
● 肠系膜脂肪中软组织密度增多，表现为淋巴结肿大，CT表现与恶性肿瘤如淋巴瘤或胃肠道间质瘤相似。
● 还可表现为小肠系膜增厚。
● 软组织肿块周围的低密度环状脂肪影可用于区分肠系膜炎与恶性肿瘤。

PET/CT
● 腹腔肠系膜软组织肿块不同程度的FDG摄取。
● 无FDG摄取者基本可除外肿瘤。

参考文献

1. Metser U et al：Increased（18）F-fluorodeoxyglucose uptake in benign，nonphysiologic lesions found on whole-body positron emission tomography/computed tomography（PET/CT）：accumulated data from four years of experience with PET/CT. Semin Nucl Med. 37（3）：206-222，2007
2. Zissin R et al：Mesenteric panniculitis in oncologic patients：PET-CT findings. Br J Radiol. 79（937）：37-43，2006
3. Daskalogiannaki M et al：CT evaluation of mesenteric panniculitis：prevalence and associated diseases. AJR Am J Roentgenol. 174（2）：427-431，2000

226. 高密度新月征

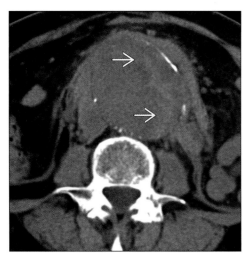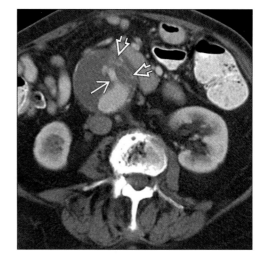

（左）横断面CT平扫示腹主动脉瘤左外侧壁新月形高密度区➡️。（右）横断面增强CT显示壁血栓破裂➡️，对比剂在主动脉壁浓聚⇨

影像特征

表现

- 腹主动脉瘤（AAA）的主动脉壁或附壁血栓内的新月形密度增高区。
  - 病灶在CT平扫图像上显示最好，密度高于主动脉内血液的密度。
  - 增强CT上，新月形高密度区的密度高于邻近的腰大肌。

临床意义

- 腹主动脉瘤急性或先兆破裂最早、最特异的影像表现之一。
  - 辨别该征象可挽救生命。
- 新月形密度增高区检出腹主动脉瘤破裂的敏感度和特异度分别为77%和93%。

腹主动脉瘤破裂的其他影像学表现

- 动脉瘤瘤体越大，破裂的风险越高。
  - 4cm动脉瘤：破裂风险约2%/年。
  - 5～6cm动脉瘤：3%～15%/年。
  - 6～7cm动脉瘤：10%～20%/年。
  - 7～8cm动脉瘤：20%～40%/年。
  - ＞8cm：30%～50%/年。
- 动脉瘤直径
  - 平均每年增加4mm。
  - 瘤体直径每增加5mm，破裂风险增加1倍。
  - 每年增加10mm以上者，需进行手术治疗。
- 主动脉壁的不连续钙化。
  - 与既往影像对比时，新出现该征象最有价值。
- 主动脉周围脂肪间隙模糊。
  - 多见于先兆破裂，可能是腹主动脉瘤完全破裂之前最早的征象。

- 血栓：管腔比
  - 随着动脉瘤的增大而减小。
  - 动脉瘤内血栓体积减小、管腔增大提示部分血栓溶解，易诱发动脉瘤破裂。

背 景

解释

- 高密度新月征代表血液穿透了腹主动脉瘤的附壁血栓。
- 然后，血液在主动脉壁内围绕血栓延伸。
- 最后，血液穿透主动脉壁并损伤肌层，导致完全破裂。

流行病学

- 腹主动脉瘤破裂是一种危及生命的并发症。
  - 死亡率为70%～94%。
  - 高达62%的腹主动脉瘤破裂患者在到达急诊科前死亡。
- 腹主动脉瘤破裂的急诊修复术死亡率接近50%。
- 未破裂的动脉瘤的择期修复术死亡率为4%。

参 考 文 献

1. Vu KN et al：Rupture signs on computed tomography，treatment，and outcome of abdominal aortic aneurysms. Insights Imaging. 5（3）：281-293，2014
2. Rakita D et al：Spectrum of CT findings in rupture and impending rupture of abdominal aortic aneurysms. Radiographics. 27（2）：497-507，2007
3. Pillari GP：Crescent sign origin and the thrombus-to-lumen ratio in abdominal aortic aneurysm. Radiology. 214（2）：604，2000
4. Gonsalves CF：The hyperattenuating crescent sign. Radiology. 211（1）：37-38，1999